科学出版社"十四五"普通高等教育研究生规划教材

温病学理论与临床

吕文亮　主编

科学出版社

北　京

内 容 简 介

本教材是科学出版社"十四五"普通高等教育研究生规划教材之一，编写目的是加强研究生应用中医经典知识能力和提升科研能力，以提高研究生临床水平为目标，重点培养研究生温病临床的辨治思维，拓展研究生运用温病学理论指导临床辨证论治能力和视野，在编写上保持温病学理论完整性，深化与延伸本科教学内容，强调温病学经典理论，突出温病名家及其经典著作，以加强温病学原创思维的解读；强化温病学理论临床运用，重点是温病学对感染性疾病，尤其是新发传染病的认识和辨治进展，并倡导用温病学理论指导治疗临床各科相关病证，拓展杂病的临床辨治思维。本教材内容共分四篇，其中上篇为温病学理论研究，包括温病病因与发病学说、温病辨证理论研究、温病治法研究、温病方证理论研究等内容；中篇为温病学术流派及名家学术思想研究，包括清代温病四大家名著及其学术思想概要、疫病学名著及其学术思想概要、伏邪学说名著及其学术思想概要、寒温兼容学派名著及其学术思想概要等；下篇为温病学临床研究，包括常见感染病温病学辨治思路、临床各科疾病温病学辨治思路；附篇为温病学科科研常用技术与方法。

本教材适于中医学、中西医结合各专业硕士及博士研究生教学使用，也可作为中医从业者的研修参考书。

图书在版编目（CIP）数据

温病学理论与临床 / 吕文亮主编. — 北京：科学出版社，2024. 6. —（科学出版社"十四五"普通高等教育研究生规划教材）. — ISBN 978-7-03-078732-3

Ⅰ. R254. 2

中国国家版本馆 CIP 数据核字第 2024HB3991 号

责任编辑：郭海燕　王立红 / 责任校对：刘　芳
责任印制：徐晓晨 / 封面设计：陈　敬

科学出版社 出版
北京东黄城根北街 16 号
邮政编码：100717
http://www.sciencep.com

固安县铭成印刷有限公司印刷
科学出版社发行　各地新华书店经销

*

2024 年 6 月第 一 版　开本：787×1092　1/16
2024 年 6 月第一次印刷　印张：16
字数：441 000
定价：88.00 元
（如有印装质量问题，我社负责调换）

本书编委会

主　编　吕文亮

副主编　刘　涛　刘　林　杨爱东　鲁玉辉

　　　　吴智兵　岳冬辉

编　委　（按姓氏笔画排序）

马伯艳　（黑龙江中医药大学）　　　叶　菁　（江西中医药大学）

吕文亮　（湖北中医药大学）　　　　刘　林　（湖北中医药大学）

刘　涛　（南京中医药大学）　　　　刘光华　（辽宁中医药大学）

刘铁刚　（北京中医药大学）　　　　刘臻华　（甘肃中医药大学）

孙玉洁　（湖北中医药大学）　　　　孙艳红　（云南中医药大学）

杨爱东　（上海中医药大学）　　　　肖群益　（井冈山大学）

吴智兵　（广州中医药大学）　　　　何宜荣　（湖南中医药大学）

张红梅　（安徽中医药大学）　　　　岳冬辉　（长春中医药大学）

周　波　（宁夏医科大学）　　　　　郑旭锐　（陕西中医药大学）

郑秀丽　（成都中医药大学）　　　　胡正刚　（浙江中医药大学）

贾志新　（山西中医药大学）　　　　渠景连　（贵州中医药大学）

鲁玉辉　（福建中医药大学）　　　　曾　兰　（湖北中医药大学）

谢忠礼　（河南中医药大学）

编写说明

科学出版社"十四五"普通高等教育研究生规划教材《温病学理论与临床》是为适应研究生教育教学改革的要求,由科学出版社组织湖北中医药大学、南京中医药大学、广州中医药大学、上海中医药大学、长春中医药大学、福建中医药大学、北京中医药大学、成都中医药大学、浙江中医药大学、甘肃中医药大学、湖南中医药大学、黑龙江中医药大学、宁夏医科大学、山西中医药大学、辽宁中医药大学、江西中医药大学、陕西中医药大学、云南中医药大学、安徽中医药大学、河南中医药大学、贵州中医药大学、井冈山大学22所中医药、医学院校的温病学专家编写而成。

根据教育部中医学专业、中西医结合专业研究生培养方案,结合国家卫生健康委员会、国家中医药管理局的行业要求和研究生今后从事临床工作需要,本教材以加强研究生应用中医经典知识和提升科研能力为宗旨,以提高研究生临床水平为目标,重点培养研究生温病临床的辨治思维,拓展研究生运用温病学理论指导临床辨证论治能力和视野。在编写过程中保持温病学理论完整性,延伸本科教学内容并予以深化。在特色方面,一是强调温病学经典理论,突出温病名家及其经典著作,以加强温病学原创思维的解读;二是强化温病学理论临床运用,重点是温病学对感染性疾病,尤其是新发传染病的认识和辨治进展,并倡导用温病学理论指导治疗临床各科相关病证,拓展杂病的临床辨治思维;三是培养研究生的科研能力,拓展研究生的科研思路。本教材的编写突出科学精神与文化自信,弘扬党的二十大精神,自强自信,守正创新,体现中医药特色。

本教材共分为上、中、下、附四篇,其中上篇为温病学理论研究,由吕文亮、岳冬辉、刘涛、刘铁钢、郑旭锐、张红梅编写,包括温病病因与发病学说、温病辨证理论研究、温病治法研究、温病方证理论研究等内容;中篇为温病学术流派及名家学术思想研究,由吴智兵、杨爱东、鲁玉辉、周波、马伯艳、刘光华、谢忠礼、郑秀丽编写,包括清代温病四大家名著及其学术思想概要、疫病学名著及其学术思想概要、伏邪学说名著及其学术思想概要、寒温兼容学派名著及其学术思想概要等内容;下篇为温病学临床研究,由杨爱东、刘林、何宜荣、孙艳红、肖群益、叶菁、胡正刚、渠景连、贾志新、刘臻华、曾兰、刘铁钢、孙玉洁编写,包括常见感染病温病学辨治思路、临床各科疾病温病学辨治思路;附篇为温病学科科研常用技术与方法,由吕文亮、刘林、周姝含、刘铁刚等编写。

本教材适用于中医学、中西医结合各专业硕士及博士研究生教学,并可以作为中医从业者的研修参考书。本教材难免有沧海遗珠之憾,希望读者在使用过程中提出宝贵意见,以便于我们在修订中进一步改进,以提高温病学课程教材建设质量。

《温病学理论与临床》编委会
2024年5月

目　录

下篇　温病学临床研究

附篇　温病学科科研常用技术与方法

绪　论

一、温病学概念与特点

（一）概念

温病学是研究温病发生发展规律及其预防与诊治方法的一门学科。它主要研究温病的病因、发病、病理变化及其转归，以揭示温病的本质，进而确立其诊断方法、预防和治疗措施，从而保护广大人民的身体健康。

（二）特点

1. 基础性

（1）外感病经典理论：温病学理论肇端于《黄帝内经》，承继于《伤寒论》，完善于各大温病学家的学术思想。《温热论》《温疫论》《温病条辨》等温病学经典著作蕴藏着外感病防治的经典智慧，其中如疠气致病说、毒邪致病说、卫气营血辨证、三焦辨证等学术思想为温病学说的核心理论，丰富、完善了外感病经典理论，一直有效指导着外感病的防治。特别是当今中医疫病学科的成立，温病学中的瘟疫理论更是中医药防治疫病核心思想的重要组成部分。

（2）临床基础理论：温病学是中医学的重要组成部分，其中有关温病病因学、发病学、诊断学、治疗学等理论推动了中医学临床理论，尤其是临床诊疗理论的发展。同时，温病学已经具有了完备的理论体系和辨证论治方法，对临床内、外、妇、儿各科，一直有效地指导着临床实践，因而其不仅仅是一种学说，而是一门独立的学科，即一门临床基础学科。从温病学的任务和性质来看，温病学不是单纯地讨论理论问题，更主要的是为了解决临床防治的实际问题，是防治疾病的应用学科，因此，温病学具有双重属性，是一门中医临床基础学科。

2. 实践性

（1）外感病临床实践：温病学理论在指导感染性疾病和部分急重症防治方面具有重要价值，又具有临床属性。温病是临床上的一类常见病、多发病，一年四季均可发生，男女老少均可患病，尤其对少年儿童危害尤烈。温病大多发病急骤，发展迅速，病情较为严重，有一定的死亡率，有的则可留下某些后遗症。其中有许多病种具有传染性，在一定条件下，可以在人群中传播、蔓延，从而造成程度不等的流行。由此可见，温病对人类的生命健康可造成严重的威胁。从历史来看，温病学的产生和发展对于外感温热病的诊治曾发挥了重要作用。在温病学产生前，一般医家都墨守《伤寒论》方治疗所有温热病，结果对许多病证治之不效而束手无策。正如吴又可在《温疫论》中所说："是以业医者，所记所诵，连篇累牍，俱系伤寒，及其临证，悉见瘟疫，求其真伤寒，百无一二。"而温病学的产生使许多外感病证的治疗有了新的突破，明显地提高了疗效。目前临床上的急性热病仍是常见病、多发病之一，温病对其治疗主要体现在三个方面：一是新发、急发传染病，如新型冠状病毒感染（简称新冠感染）、严重急性呼吸综合征（简称非典）、登革热、埃博拉出血热等，其中《新型冠状病毒感染诊疗方案》运用卫气营血辨证指导临床，确立治疗三方（金花清感颗粒、连花清瘟胶囊、血必净注射液），其他地区的诊疗方案也将温病的相关方药列入地区指南中，如北京地区治疗重型、危重型儿童新冠病毒感染，推荐使用宣白承气汤和紫雪丹、金振口服液、黄栀花口服液等中成药。临床上所见的发热性疾病中,如小儿肺炎、急性支气管炎、流行性脑脊髓膜炎(简称流脑)、败血症等,绝大多数属于温病范畴,这些感染性疾病参照温病学的卫气营血和三焦辨治理论得到很好的控制。虽然现代医学发展,特别是抗生素的问世和飞速发展,为治疗各种感染病提供了有效的武器,但并不能解决所有问题,例如,对于许多病毒感染的治疗尚无理想的药物,即使是细菌感染的治疗,抗生素也出现了诸如细菌耐药性、药物毒副作用等问题,现代医家发现中医药对病毒感染及细菌耐药性、药物毒副作用等有独特的疗效,如以王氏连朴饮配合四联疗法既有利于抑制幽门螺杆菌,又可以减轻克拉霉素等耐药性;在癌症放化疗过程中配合益气养阴、清热解毒药物可以减轻放化疗的毒副作用。而且对某些急重病证的治疗,如生脉散、清开灵注射液、醒脑静注射液等发挥了重要作用。

(2)临床各科指导:临床上许多内科杂病或外科、皮肤科、五官科等疾病也可以参照温病学理论指导诊断和治疗。如近代名家赵绍琴创造性地将温病卫气营血理论应用到内伤杂病治疗中,对某些疑难病症主张从营血进行辨治,如病毒性心肌炎、系统性红斑狼疮、慢性肾小球肾炎、肾病综合征等,取得满意效果。

3. 创新性

(1)创新发展:经典学科理论在临床上的运用往往局限于缺少系统、规范化的诊疗方案。运用"病证结合"模式防治外感病是临床常见模式,从《伤寒论》六经病论治到《温病学》中风温、暑温、春温等病分型论治,到目前普遍应用现代医学病名的病证结合,是在温病辨治理论上的创新,通过借助现代医学明确诊断疾病病名,坚持辨病与辨证相结合,研制专病专药,以期形成科学、系统、规范化的诊疗模式。同时加强对一病一因的"审因论治"研究,明代温病学家吴又可早有"一病只有一药之到病已"的论述,在中医古籍中,不乏此类方药的论述,如白头翁汤治疗痢疾、茵陈蒿汤治瘟黄、普济消毒饮治大头瘟、截疟七宝饮治疟疾等。专病专药与辨证论治相辅相成、相得益彰,在新发、急发传染病中得到一定程度的验证,通过一病一因一法一方辨治特色,在理论上对通治法进行探讨,在临床上对通治方进行验证也是有益的探讨。

(2)科研资源:温病学中的许多理论、治法在当前也成为了中医科研的重要科研方向,如卫气营血学说的病理实质和动物模型研究,清热解毒、清热化湿、活血化瘀、益气养阴等治法的研究,温病名方名药治疗临床疾病的疗效观察和作用机制研究,中药剂型的研发等,都在各地展开,例如,目前在临床广泛使用的连花清瘟胶囊是基于名方银翘散合麻杏石甘汤研制;血必净注射液则是在叶天士络病学说指导下以犀角*地黄汤为基础研制。这些科研成果将进一步深化和丰富中医学理论,提高了临床诊疗效果,也是中医药科研创新的源泉。

(3)文化资源:中医药千百年来不断发展,即使在当今西医学占据较大优势的背景下,由于中医药独特的疗效和不可替代性,仍然是护卫人民健康的一支重要力量。其中,与时俱进,不断创新优化学科理论的学术思想,是中医药生命力之所在。温病学的发展史,既是中医药防治传染病的历史,也是一种不断变革、创新的过程和文化体现,某种意义上讲,温病学发展的文化就是创新文化。温病学作为中医经典学科中最为年轻而充满生命力的一门学科,在西医学尤其是基础医学领域飞速发展的时代背景下,如何与时俱进,更好地指导当今临床实践,在中医药学科均面临传承与创新重大任务的今天,温病学说的传承与创新任重而道远。

二、中医药防治温病历程

1. 中医历代防治温病抗疫成果显著

据史籍记载,自公元前 11 世纪至 1911 年(周至清末),中国至少发生历史大疫 350 余场,中华民族历经疫病侵袭,朝代更迭,但文明得以传承,人口不断繁衍,中医药特别是温病学家作出了重大贡献。西汉至明代,我国人口基本波动在 4600 万~6000 万,其间经历过几次巨大的瘟疫流行,诸如《伤寒论·序》记载"余宗族素多,向余二百,建安纪年以来,犹未十稔,其死亡者三分有二",人口短期虽然大幅度下降,但后期有一定幅度提高。清代瘟疫流行超过以往各个时代,但通过救治,

---

* 基于保护珍稀动物,按照国家相关规定,现临床中用水牛角代替犀角。全书同。

人口却有大幅度提高，至乾隆年间，人口达2亿多，其原因之一还是中医药在历次瘟疫流行中发挥护佑人民健康作用。

2. 温病发生发展的认识

（1）温病病因的认识：《左传·昭公元年》中提到"阳淫热疾，风淫末疾"等外感热病的病因学理论。《黄帝内经》中虽然没有明确提出温病是感受温邪而病，但在《素问·六元正纪大论》中"气乃大温，草乃早荣，民乃厉，温病乃作"，强调气候反常，火热之气较盛时易发生温病，同时《素问·生气通天论》中有"冬伤于寒，春必病温"之说，提出了温病是由冬季感受寒邪当时未发病，至春夏而发为温病，在《素问·热论》中还提出"凡病伤寒而成温者，先夏至日者为病温，后夏至日者为病暑"，这些都说明当时已经意识到温病与伤寒的病变不同，乃是感受寒邪后经过节气的更移和机体内部的复杂变化才发病的，这是后世伏气学说之源。《黄帝内经素问遗篇·刺法论》说"五疫之至，皆相染易"，为避免瘟疫的传染和引起流行，强调"正气存内，邪不可干"和"避其毒气"，指出"毒气"是导致温病的因素。

晋代王叔和在上述病因认识基础上进行了补充，他在《伤寒论》序例中指出温病的成因分为两种：既可以由"冬令严寒"中而不即病，"寒毒藏于肌肤"，至春变为温病，指出了邪气伏藏部位；也可以"更感异气"，变为温疟、风温、温毒、瘟疫等。王叔和从感邪发病的时间上进一步阐发了《黄帝内经》中"冬伤于寒，春必病温"的精神，其"中而即病"与"中而不即病"之说，对后世新感与伏邪说的形成多有启发。此外，王叔和还提出了"时行"说，进一步阐释了"更感异气"是非时之气，具有较强的流行性，其中有部分属温病范畴，如"凡时行者，春时应暖反大寒，夏时应热而反大凉，秋时应凉而反大热，冬时应寒而反大温，此非其时而有其气。是以一岁之中，长幼之病每相似者，此则时行之气也"。其后又有医家提出了疠气或乖戾之气的病因学说，如晋代葛洪在《肘后备急方》中有"岁中有疠气，兼挟鬼毒相注，名为温病"。隋代巢元方在《诸病源候论》中又有"乖戾之气"说，言"因岁时不和，温凉失节，人感其乖戾之气而发病者，此则多相染易"。所谓乖戾之气与疠气，名异实同，都是指自然界中存在的一种致病暴戾，传染性强而不同于一般六淫所致的特殊致病因素。

朱肱提出"伏寒化温"而发病，实必感受时令之气，他说"寒毒藏于肌肤之间……因春温气而变，名曰温病；因夏热气而变，名曰热病"，指出寒毒内藏，其在体内变化、发病与时令气候有关。这为后世伏气温病学说有关伏邪外发条件提供了早期依据。朱肱还明确提出，春季的温病与夏季的热病在病理性质上有相似之处，只是温热的程度有所不同，他说"温热二名，直以热之多少为义"，就是指此而言。

宋代医家郭雍对温病的成因提出了新的认识，认为春季发生的温病不仅有冬受寒邪伏而化热至春而发者，也有因感受春季时令温邪即时发病者。如《伤寒补亡论》言："冬伤于寒，至春发者，谓之温病；冬不伤寒而春自感风寒温气而病者，亦谓之温。"后世认为温病分为伏邪、新感两类，理论实导源于此。明代吴又可认为"瘟疫之为病，非风非寒，非暑非湿，乃天地间别有一种异气所感"，瘟疫并非六淫所感，而是自然界中独特的致病物质"杂气"所致，这些认识否认了长期以来统治瘟疫病因学的"六淫说"和"时行说"，为病因学上的一大变革。其后有一些医家如戴天章、杨栗山、余霖等继承了吴氏的学术观点并予发扬光大，余霖在病因上进一步确定温病的病因性质以热毒为主，认为阳明为暑热疫主要病变部位。叶天士首先提出温病的病因是温邪，提出"温邪上受，首先犯肺"。薛生白在《湿热病篇》中说："湿热之邪，从表伤者十之一二，由口鼻而入者十之八九。"此与吴又可、叶天士等医家的论述是一致的。

（2）温病病机及传变规律的认识：《素问·金匮真言论》说"藏于精者，春不病温"，首先认识到阴精不足是导致伏寒化温的内在因素，说明冬不藏精，阴虚内热体质，能促使寒邪化热外达。发病上有"两感"和"互病"的不同，两感为病是指表里同病，如太阳与少阴同病、阳明与太阴同病、少阳与厥阴同病。《素问·热论》说"病一日则巨阳与少阴俱病，则头痛、口干而烦满""二日则阳明与太阴俱病""三日则少阳与厥阴俱病"。"互病"则是指外感与伏邪相互为病，较之两感同中有异，两感是内外同时受邪发病，而互病则是外感先发，伏邪后发。如《素问·刺热》说："太阳之脉，色荣颧骨，热病也，荣未交，曰今且得汗，待时而已，与厥阴脉争见者，死期不过三日。其热病内连肾。"在传变上，认为邪热按六经次第传变，即《素问·热论》所称一日巨阳受之，二日阳明受之，三日少阳受之，四日太阴受之，五日少阴受之，六日厥阴受之。其后《伤寒论》创立六经辨证学说对后世创立的卫气营血辨证和三焦辨证有很大的启示，且《伤寒论》中所论之阳明病，就是典型的温病。

王安道认为温病病理特点是里热外达，即使见表证，多属里热郁表所致，故温病发病机制与伤寒是两类完全不同的疾病。伤寒初起，寒邪在表，闭束毛皮，故见发热恶寒，口不渴；温病为怫热自内达外，郁闭于腠理，故见发热而渴，不恶寒。伤寒在表，其脉必浮紧；温病之脉多在肌肉之分而不甚浮，且右手反盛于左手。温病见恶寒脉紧者，多由重感风寒，伤其表气，并非温病本身所致。

吴又可创新性地提出了"邪伏膜原"和"九传"的理论。其传变大凡不出表里之间，出表者为顺，内陷者为逆。病邪留于气分则易疏透，当从汗解，汗解形式有多种，其中以战汗顿解者为主。病邪留于血分，恒多胶滞，当从斑出而求渐愈。喻嘉言在《尚论篇·详论温疫以破大惑》中提出："然从口从鼻所入之邪，必先注中焦，依次分布上下，此三焦定位之邪也。"

叶天士则以卫气营血辨证理论论述温病的发生发展规律，他在《温热论》中曰"温邪上受，首先犯肺，逆传心包"，指出温病是感受温邪（可夹风、夹湿）而病，邪从口鼻而入，首先犯于人体肺卫，在病程传变中有顺传和逆传的不同，病邪既可由上焦肺卫顺传中焦阳明胃经，亦可逆传心包，创造性地提出了卫气营血辨证施治理论和辨舌验齿、辨斑疹白痦等具有温病特色的诊断方法，从而形成了较为完整的温病学理论诊治体系。吴鞠通在继承叶天士学术成就的基础上，结合自己的实践体会，提出三焦辨证理论，以"三焦"理论为依据，论述温病发生和发展过程，形成三焦传变规律。

（3）温病的证候特点：《黄帝内经》对于温病的临床表现也有一定的描述，都突出了"热"的特点：如《灵枢·论疾诊尺》有"尺肤热甚，脉盛躁者，病温也。其脉盛而滑者，病且出也"。尺肤，指前臂尺泽至太渊穴之间的肌肤，为手太阴肺经循行所过。温病初起，邪在肺卫，所以尺肤热。《素问·评热病论》说："有病温者，汗出辄复热，而，脉躁急疾，不为汗衰，狂言不能食。"这是温病中一种危重病证，是由邪盛正衰，正不胜邪所致。这些脉证特点，强调温病与伤寒不同，表现为热象重，易伤津，对于后世诊断温病有重要的指导价值。《素问·刺热》更把热病按五脏分为五类，论述各类热病的临床表现"肝热病者，小便先黄，腹痛多卧，身热，热争则狂言及惊，胁满痛，手足躁，不得安卧。……心热病者，先不乐，数日乃热，热争则卒心痛，烦闷善呕，头痛面赤无汗。……脾热病者，先头重颊痛，烦心颜青，欲呕身热。热争则腰痛不可用俛仰，腹满泄，两颔痛。……肺热病者，先渐然厥，起毫毛，恶风寒，舌上黄，身热。热争则喘咳，痛走胸膺背，不得太息，头痛不堪，汗出而寒。……肾热病者，先腰痛胻酸，苦渴数饮，身热。热争则项痛而强，胻寒且酸，足下热，不欲言，其逆则项痛员员澹澹然。……肝热病者，左颊先赤；心热病者，颜先赤；脾热病者，鼻先赤；肺热病者，右颊先赤；肾热病者，颐先赤。"这实为温病分型辨证的先河。《伤寒论》对温病与风温均有论及，如"太阳病，发热而渴，不恶寒者为温病""若发汗已，身灼热者，名曰风温"。这里所论的温病、风温概念与后世亦有所不同，且未明确地提出温病的治法，但已经指出了温病初起的证候以热为主。

（4）温病的治疗：对于温病的治疗，有由针刺治疗过渡到方药治疗的发展特点。《素问·至真要大论》提出"热者寒之""温者清之"等一般性治疗原则。在具体治疗中《黄帝内经》主要以针刺治疗为主，如《素问·热论》言："治之各通其脏脉……其未满三日者，可汗而已；其满三日者，可泄而已。"时至东汉对温病的治疗逐渐过渡到方药运用，主要以《伤寒论》治法、方药治疗温病，如该书中所载清热、攻下、养阴等治法，以及与之相应的白虎汤、诸承气汤和竹叶石膏汤等方，为后世温病治则治法的发展和方药的运用打下基础，还从其中衍化出许多用于温病的治法与方剂，如滋阴攻下、养阴清热、祛瘀通便、滋阴利水等法和沙参麦冬汤、新加黄龙汤、加减复脉汤等方。晋代名医葛洪，在其《肘后备急方》中，不仅记载了治疗"温毒发斑"的黑膏方，还收录了一批预防温病的方剂。唐代孙思邈、王焘采撷了巢元方的理论，在《备急千金要方》《千金翼方》《外台秘要》中补充了大量治疗温病的方剂，如治疗温病血分证的犀角地黄汤，治疗温病高热、神昏的紫雪丹等，丰富了温病的证治内容。如孙思邈对于温热病的治疗强调对平素"暴竭精液"者，应注意顾护阴液，"皆不可轻以利药下之"。在治疗温热病的方剂中特别重视清热解毒药物的应用，有许多药物是《伤寒论》中未用的，如苦参、大青叶、龙胆草、羚羊角、玄参、犀角等。在发汗解表方中也常伍以寒凉清热解毒之品，如麻黄与黄芩同用，使辛温解表法转而寓有辛凉之意。该书中收录的犀角地黄汤成为后世治疗温病血分证的主方，《千金翼方》中收录的紫雪丹成为后世治疗温病高热、神昏的"三宝"之一。其他如葳蕤汤治疗风温、大青汤治疗温病阴伤热盛等，对于后世温病学家都有深刻的影响。

宋代医家朱肱提出使用经方治疗外感病不能一成不变，必须因时、因地、因人而灵活化裁运用。他在《伤寒类证活人书》中以"桂枝汤"为例进行了说明："桂枝汤自西北二方居人，四时行之，无不应验，自江淮间地偏暖处，唯冬及春初可行，自春末及夏至以前，桂枝可加黄芩半两，夏至后有桂枝证，可加知母一两、石膏二两，或加升麻半两。若病人素虚寒者，正用右方，不在加减也"，这一主张把《备急千金要方》《外台秘要》中辛温解表药与清热药并用的治法从理论上给予了总结，虽然其基本内容仍没有跳出《伤寒论》立法处方的圈子，未能脱离经方的框框，但这种对经方灵活加减运用的主张，反映了对热性病治疗要求变革的倾向，对当时突破墨守经方的局面，促进温病学的进一步发展，产生了积极的作用。

元代有的医家对温病证治作了规律性提示，如罗天益《卫生宝鉴》即按热在上焦、中焦、下焦及邪在气分、血分不同而施治，对后世温病辨证论治体系的形成有所影响，如在《卫生宝鉴·名方类集·泻热门》说："上焦热凉膈散、龙脑鸡苏散、洗心散；中焦热调胃承气汤、泻脾散、贯众散；下焦热桃仁承气汤、清凉四顺饮子。通治三焦甚热之气，三黄丸、黄连解毒汤。"

刘河间在此过程中创造性地提出要变革外感热病的理论与治疗，成为温病学发展史上一个重要转折人物。他在外感热病中提出新的理论，创立新的治法，制定了新的方药。刘氏在研究《黄帝内经》有关热病篇章和病机十九条时，重申六经传变，皆是热证，强调外感热病的证候性质皆是热证。如《伤寒医鉴·论六经传变》引刘氏语云："六经传受，由浅至深，皆是热证，非有阴寒证。"认为火热贯穿于外感热病发展的始终，其与张仲景《伤寒论》所论三阳经证为热证实证，三阴经证以阴寒之证为主者不同，这是刘河间对张仲景学说一大变革和创新。因而在治疗方面主张用药应以寒凉为主，力主热病初起治疗不可纯投辛温，而以辛凉、清下为治疗温病大法。用药上刘氏为克服温病初起时滥用麻、桂辛温之弊，遂"革误人之弊"，而创制了双解散、凉膈散、天水散等寒凉清里，辛凉透表的表里双解之剂，以适应临床需要，为后世建立以寒凉清里方药为主的温病治疗学体系打下了坚实的基础。刘氏的上述见解虽有一定的局限性，但对当时突破《伤寒论》中概用辛温解表和强调先表后里等传统认识起到了积极的作用，对温病学的发展做出了重大贡献。汪琥评刘完素《伤寒直格》时说："下卷则自仲景麻黄、桂枝汤外，复载益元散、凉膈散、桂苓甘露饮共三四方。推其意以仲景《伤寒论》寒热二证不分，其方又过于辛热，是书之作，实为大变仲景之法者也。"可见，刘氏大胆的革新思想，促进了温病从伤寒范围的脱离，所谓"伤寒宗仲景，热病崇河间"，正是刘氏学术思想影响的结果。

王安道继承刘河间思想，在治疗上强调温病初起应以清里热为主，兼以解表，更有里热清而表自解者。从此，温病开始摆脱了伤寒体系的束缚，所以吴鞠通在《温病条辨》中称："至王安道始能脱却伤寒，辨证温病。"吴又可强调以祛邪为第一要义，吴氏在《温疫论》中提到："大凡客邪贵乎早逐。乘人气血未乱，肌肉未消，津液未耗，病人不至危殆，投剂不至掣肘，愈后亦易平复，欲为万全之策者，不过知邪之所在，早拔去病根为要耳。"创疏利透达之法，立达原饮、三消饮等方，疏利透达膜原湿热秽浊疫邪，为温病邪伏膜原的治疗开辟了新的途径。杨栗山所著《伤寒瘟疫条辨》对吴氏的学术也有发展，提出了杂气为病的"三焦定位"说、病机的"邪热怫郁"说、传变的"自里达外"说，治疗上融清、下、宣诸法为一炉，倡导"清热解郁，放眼于上下升降、表里开阖，贯之以清下宣大法"，制订了以升降散为总方的治温十五方。余霖所著《疫疹一得》强调温病的发生是以热毒为患，治疗主张大剂清解，创清瘟败毒饮，重用石膏以清胃热，并根据疫病的不同表现而灵活加减变通。上述医家从不同侧面论述了瘟疫的病因病机和辨证治疗，创制了许多至今仍在运用的有效方剂，使瘟疫的理论诊治内容得到充实与完善，从而形成了温病学中的瘟疫学派。

清初名医喻嘉言在温病学理论研究上也有很深的造诣，在《尚论篇》论述了疫病的防治大法："未病前预饮芳香正气药，则邪不能入，此为上也。邪既入，则以逐秽为第一要义：上焦如雾，升而逐之，兼以解毒；中焦如沤，疏而逐之，兼以解毒；下焦如渎，决而逐之，兼以解毒。"这种逐秽解毒的方法实为后世创立芳香化浊法的开端，而瘟疫的治疗应根据上、中、下三焦病位论治的思想，更为吴鞠通三焦辨治体系的创立奠定了基础。叶天士则确立了温病各阶段的治疗大法："在卫汗之可也，到气才可清气，入营犹可透热转气，入血就恐耗血动血，直须凉血散血。"从而创立了卫气营血辨证施治的理论体系。由叶氏门人所著的《临证指南医案》中还记载了大量治疗温病的病案，为温病的辨证用药提供了范例。吴鞠通还在大量总结叶天士《临证指南医案》中有关温、暑、湿等病症的医案立法用药的基础上，整理了较为完整的一套温病的治法方剂系列方剂，使温病学的辨证论治内容更趋于完善。如银翘散、桑菊饮、清营汤、三仁汤、杏仁滑石汤，特别是吴鞠通将叶天士治疗温病后期肝肾阴伤的治法用药经验列入该书下焦篇中，立加减复脉汤，使叶天士的经验上升到理论，对于指导温病治疗作出了重大贡献。

（5）温病的预防：《黄帝内经素问遗篇·刺法论》曰"五疫之至，皆相染易，无问大小，病状相似，不施救疗，如何可得不相移易者……不相染者，正气存内，邪不可干，避其毒气"。既强调正气御邪作用，又重视避免直接接触病邪。晋代葛洪《肘后备急方》载有屠苏酒预防温病交相染易。《备急千金要方》指出"天地有斯瘴疠，还以天地所生之物以防之"。清代，随着温病学说的兴起，温病学奠基人叶天士提出"先安未受邪之地"原则，体现了温病既重治也重预防的预防思想；吴鞠通《温病条辨》中有关运气学说在预防时疫病流行中也得到应用。

三、当前任务

（一）理论与学术创新

温病学发展形成过程中，始终保持着传统中医特色，同时又汲取了各时期医学发展中的新理论、新成果。面对新的疾病谱和新发、突发的重大传染病，温病学亟待创新教材、课程，重构学科体系，特别是中医疫病学科设立以后，温病学作为临床基础学科，更需创新支撑疫病学科的理论，加强其对临床各科的基础理论指导，创新课题研究方向与内容。

（二）面临挑战

由于中医药现代化起步较晚，当前，中医瘟疫诊疗体系不够完善，中医学通过"望闻问切"等诊查手段收集病情资料，但获得的证据有限，仅能起到"司外揣内"的作用，难以辨别传染病内在的本质。如何将现代医疗技术、理论及思维方法有机配合，运用到中医诊断当中，建立病证结合模式下的中医诊疗体系，仍然是亟待解决的问题。中医药治疗传染病的临床、科研，多以临床报道、经验总结为主，缺乏或者循证医学证据不足，临床研究规范性较差等。因此，在后续工作中，我们应当：①要加强中医药核心理论引领，系统整理挖掘疫病的学术思想及经验，构建中医温病特色的防治疫病理论体系。中医学整体观念、天人相应及疾病预防方面的五运六气的运用，中医治未病思想，都应包含在此理论体系之中。②要构建新学科体系。温病学的具体内容与《伤寒论》在外感病的认识方面有共同特点，大致都有治法用药的相似之处，既是临床病证内容的反映，又能指导临床的具体治疗，所以学科的内容整合、调整，形成新的整合后的学科，具有创新性、实用性，对疾病发生发展的规律性认识较强。在辨证论治的系统性、规范性和指导性方面，也要开展研究，将中医温病学的研究在现代科学技术的运用上彰显出现代特征。

参 考 文 献

艾军. 2015. 赵绍琴从温病论治杂病经验. 中医杂志，（4）：258-259.

冯全生，吕文亮，2021. 温病学. 北京：人民卫生出版社.

杨进. 1997. 温病学发展之困惑与出路. 南京中医药大学学报，（5）：259-261，315-319.

杨进. 2013. 温病学理论与实践. 北京：人民卫生出版社.

钟嘉熙，朱敏，吴智兵. 2004. 中医药治疗传染性非典型肺炎61例临床疗效分析. 广州中医药大学学报，21（1）：1-3.

上篇　温病学理论研究

第一章　温病病因与发病学说

温病病因与发病学说是温病"因、证、脉、治"理论体系的重要组成部分，是温病学理论的重要内容。研究温病的病因及其致病特点、了解温病发病的条件和规律，对掌握各种温病的发病特征、病机演变规律，指导临床辨证施治具有十分重要的意义。其中，深入研究六淫学说、疠气学说、温毒学说、伏气学说、运气学说等温病病因与发病学说的理论内涵，拓展其外延应用，对指导温病及杂病的临床防治工作具有重大意义。

第一节　六淫学说

六淫学说是外感热病的主要病因学说，是历代医家在长期的临床实践中运用"天人合一""辨证求因，审因论治"原则探索而成的。六淫学说不但研究致病因素的形成、性质和致病特点，同时也探讨各种病因所致病证的发病规律和临床特征，对外感热病的临床诊断和治疗具有很强的指导价值。

一、六淫的概念

"六淫"是指自然界中风、寒、暑、湿、燥、火六种外感病邪的统称。风、寒、暑、湿、燥、火，本是自然界中六种气候现象，在《黄帝内经》中称为"六气"，《素问·至真要大论》说的"六气分治"是指在一岁之中，有风、寒、暑（热）、湿、燥、火六种气候"分治"于四时，六气的正常变化是万物生长变化的自然条件，亦是人类赖以生存的基本条件，所以《素问·宝命全形论》曰："人以天地之气生，四时之法成。"当气候变化异常，非其时而有其气，如冬应寒反暖、春应温反寒、秋应凉反热等，或气候的剧烈变化，如暴冷暴热时，正气充盛的人可自我调节适应气候变化而不会发生疾病；而正气不足的人抵抗力低下就有可能发生疾病；正气虚弱的人，即使是正常的气候变化也有可能致病，此时的六气就成为致病因素，称为"六淫"，或"六邪"。可见，六淫邪气致病与人体正气的强弱密切相关。

二、六淫学说的学术源流

对"六淫"邪气致病机制的认识经历了漫长的历史过程。《灵枢·百病始生》云"夫百病之始生也，皆生于风雨寒暑，清湿喜怒。喜怒不节则伤脏，风雨则伤上，清湿则伤下。三部之气，所伤异类。"六淫邪气侵袭人体，不同邪气所影响人体的功能变化不同，所导致的疾病亦不同，故《素问·至真要大论》有"风淫于内""热淫于内""湿淫于内""火淫于内""燥淫于内""寒淫于内"之说。东汉张仲景《金匮要略·脏腑经络先后病脉证》曰："千般疢难，不越三条：一者，经络受邪，入脏腑，为内所因也；二者，四肢九窍，血脉相传，壅塞不通，为外皮肤所中也；三者，房事、金刃、虫兽所伤。以此详之，病由都尽。"这一病因分类方法沿用了相当长的时期；晋代葛洪《肘后备急方·三因论》仍将病因分成"一为内疾，二为外发，三为他发"三类；直至宋代陈无择在《三因极一病证方论》中指出："六淫，天之常气，冒之则先自经络流入，内合于脏腑，为外所因；七情，人之常性，动之则先自脏腑郁发，外形于肢体，为内所因；其如饮食饥饱，叫呼伤气，尽神度量，疲极筋力，阴阳违逆，乃至虎狼毒虫，金疮踒折，疰忤附着，畏压隘溺，有悖常理，为不内外因。"因此"三因学说"较为全面地概括了各种致病因素，并进行了较为合理的分类，将六淫邪气归属于外因，为后世研究外感热病的病因奠定了理论基础。后世医家对六淫邪气致病的认识在《伤寒论》的基础上多有发挥，如金元时期刘河间提出"六经传受自浅至深，皆是热证，非有阴寒之病""六气皆从火化"的观点，阐明六淫邪气致病在不同的条件下，或郁滞体内过久，或治疗不当，或患者体质的因素，均可使其所致病证的性质发生转化，表现在邪热怫郁的病变过程中。因此，刘氏的病因观深刻地影响着温病病因学说的研究与发展。

三、六淫学说的临床特征

六淫病因学说既体现了"天人相应"的整体观念，又高度概括了"辨证求因，审因论治"方法对认识疾病的重要性，阐明了外感热病病因的特征性问题。

1. 表象性

六淫邪气有着各自不同的致病性，当六淫邪气入侵人体致病后，不同邪气扰乱人体脏腑功能活动所产生的临床表现是不同的，每种邪气致病均有一定的规律可循，具有某些共性的现象，称之为表象性。外感热病初起的不同临床表现可作为辨别不同邪气的依据；如当六淫邪气侵袭卫表时，风寒邪气为患，可出现恶寒重、发热轻、头痛、无汗、全身疼痛、脉浮紧等表寒证；风热邪气为患，可出现发热、微恶风寒、口微渴、咽痛、咳嗽、舌边尖红、脉浮数等肺卫表热证；湿热邪气为患，可出现身热不扬、胸脘痞闷、身重肢倦、苔腻、脉濡等湿遏卫气证；燥热邪气为患，在肺卫表热证的同时又有口、鼻、咽等干燥症状。这些临床症状就是各种病邪侵犯人体后"形诸于外"的具体表现。在不同病程阶段，不同邪气所导致的临床证候（包括各种症状、体征和实验室检查结果等）又有若干共性的特点。六淫病因学说就是基于这种"有诸内必形诸外""藏居于内，形见于外"的思想，通过对人体生命现象的观察和分析对临床症状和体征的综合归纳，并在丰富临床经验积累的基础上逐步发展形成了可资鉴别六淫邪气致病的理论。因此，研究外感热病的病因并不在于研究六淫邪气的形态结构、生活习性、生长繁殖方式等，而主要是从邪气侵袭人体后引起脏腑组织器官的功能变化所表现出来的临床现象入手，分析推演、归纳判断、研究其致病的特点，进而透过临床表象，探析其脏腑组织器官的病理损害，包括功能障碍、代谢异常、结构破坏等，揭示疾病的本质。可见，六淫邪气的表象性是研究外感热病病因学说的立足点，也是其与现代病原微生物学说的重要区别点。

2. 整体性

中医学认为，人与自然、社会是一个有机的整体，"天人合一"是人类生存的最高境界，体现在六淫病因学方面则为邪气的形成、致病的特点与自然环境、社会因素、人的体质因素等紧密相连。六淫邪气性质各异，人体五脏各有所属之气，故不同季节形成的邪气可导致疾病的病位不同、性质不同、病情轻重不同、病程长短不同、预后亦不同；气候的异常变化、地域环境的特殊性均可形成与之相应的致病邪气；社会因素在一定程度上影响着致病邪气的传染与流行。各种病邪虽然种类不同，形成条件和致病性质有一定的差别，但其侵入人体致病后，都会产生全身性的病理变化。六淫邪气中温热性质的邪气致病大多具有起病急骤、传变迅速、变化多端的整体病势，都具有不同程度的发热症状。病程中都会产生热象偏重、易化燥伤阴的病理变化；正是温邪的这种整体属性，使温病的发生发展具有一定的规律可循，大多表现出由表入里、由浅入深、由轻到重的病机传变，临床表现有其特殊性。六淫病因学说强调邪气具有整体性的致病属性，是综合了六淫病因所包含的季节气候、地域环境、致病微生物对机体的作用及机体防御功能、病理表现特征等多方面的概念，是符合临床实际的。

3. 定位性

六淫邪气致病具有明显的定位性，此与外邪侵袭人体有着"同气相求""同类相召"的特性有关。六淫邪气致病，既可导致全身性的病变，也可因其与脏腑组织器官所对应的六气属性而出现相应的特定部位的损伤，即产生相应的定位性病变。如风热病邪性升散而数变，易犯上焦，故风热致病初起以肺卫表热证为主，病程中易致逆传心包等危急重症；湿性黏滞缠绵，湿土之气同类相召，故湿热病邪最易困阻中焦脾胃，导致气机阻滞，升降失常，出现胸闷脘痞、呕恶便泄等证候，且病情缠绵难愈；暑性炎热酷烈，暑气通于心，故暑热病邪可直入阳明或直中厥阴，出现高热、神昏、痉厥等证候；燥热之气与肺脏同属一气，故燥热病邪为患，病位在肺，导致肺气失宣，出现咳嗽、气喘、胸闷等症。正因为各种病邪致病具有特异的定位性和对脏腑组织器官的选择性，因而不同的温邪导致不同温病的发生，如风热病邪导致风温病，湿热病邪导致湿温病，暑热病邪导致暑温病，燥热病邪导致秋燥病；各种温病的病变重心即致病温邪特异的定位所在。

4. 特异性

六淫病因学说是通过对临床现象的不断探究、推导，认识到不同的疾病是由不同性质的病邪所导致的。由于各种病邪的性质、致病特点不同，机体对致病因素的反应性亦有差异，因而不同病邪致病后所产生的病理变化包括病位、病机特点、病势传变等均不相同，这些各异的临床表现就是进行辨证的客观依据，也是六淫病因辨证性的体现。在临床上，六淫病因不仅是用以解释各种疾病不同的致病因素，更主要的是揭示一切疾病的发生都是机体与某种病邪抗争的结果。如《素问·骨空论》云"风从外入，令人振寒，汗出，头痛，身重，恶寒"，说明风邪入侵人体，扰乱了腠理、卫气的正常功能。这些症状是临床判断风邪侵犯人体的依据；如临床症见发热、恶风、头痛、汗出、舌淡、苔薄白、脉浮缓，其证与自然界"风"的属性相类似，通过辨证分析得出病因为"风邪"为患；症见身热不扬、头重如裹、胸闷脘痞、神疲肢倦、舌淡苔白腻、脉濡缓，其证与自然界"湿"性黏腻、重浊的属性相类似，通过辨证分析得出病因为"湿邪"为患。这种模拟病因并非真正意义上的原始病因，它已超越了自然因素的范畴，也超越了病因学的范畴，而是对疾病发生的病机本质的高度概括，具有病因和发病的双重含义。通过对病邪致病特点的分析研究，明确区分不同的证候类型，揭示发病特点，指导辨证论治，既体现了病邪致病的特点，又反映了在病邪作用下机体产生病机变化的特征，这就是六淫病因学说的特异性。特异性是研究六淫病因学说的重要内容。

5. 物质性

六淫邪气是个抽象的概念，但六淫病因学说的六淫实质上是有其客观物质属性可寻的。历代医家认为，六淫病因是自然界的六气（风、寒、暑、湿、燥、火）在异常的情况下，如太过、浸淫所形成的。随着医学的发展和对外感病因本质探讨的不断深入，人们认识到六淫病因虽然与自然界的气候因素有密切的关系，但两者并不完全等同，于是对致病邪气的认识逐渐从单纯的气候因素，发展为寻找自然界特异致病物质的研究。西医学对病原微生物的研究，为温病病因的物质性提供了可靠的客观依据，病原微生物是导致温病的直接原因，温病的发生及发病后的各种病机变化取决于病原体的数量、致病毒力、致病特点及人体的免疫状态等因素，因此，病原微生物是构成温邪的基本物质。但同时也不能忽视温邪形成中气候因素的存在，一方面，气候条件在某些情况下就是温病的致病原因，如中暑、夏季热等即由于夏季炎热的气候所造成；另一方面，气候的变化对病原微生物的生长繁殖和传播有重要的影响，对人体正气的防御功能也有一定的影响，从而导致温病的发生具有明显的季节性。所以，对于六淫邪气物质性的认识，应当把病原微生物与自然气候因素有机地结合起来，方才全面。

四、六淫病因的主要致病特点

六淫邪气风、寒、暑、湿、燥、火致病有着各自的特性。例如，风者阳邪，其性轻扬开泄，善行数变，动摇不定，易兼夹其他病邪为患；寒者阴邪，其性寒凉、凝滞、收引，易阻滞气血，伤人体阳气；暑者阳邪，其性炎热升散，致病常不分表里渐次，迅速入里，伤阴耗气，导致各种危急重证，易兼夹湿邪为患；湿者阴邪，其性黏腻、重浊、趋下，以脾胃为病变中心，阻滞气机、困遏清阳，缠绵不化者可化燥化火而伤阴津，亦可从寒化而伤阳，见湿胜阳微等病变；燥者阳邪，其性干燥、涩滞，易耗伤津液，以肺为病变中心；火者阳邪，火性燔灼、炎上、急迫，极易形成热毒为患，而致伤津耗气，生风动血、扰乱心神，或可聚于局部，腐蚀血肉，形成局部的红肿热痛等症。六淫邪气形成于自然界，除了各自的致病特点外，还有许多共同的致病特点：①外感性：六淫之邪袭人多从肌表、口鼻而入，所致疾病为外感病。②季节性：六淫致病多与季节气候变化密切相关。③环境性：六淫致病常与生活、工作地区和环境有关。④相兼性：六淫邪气既可单独侵袭人体发病，又可两种以上邪气相兼同时侵袭人体而致病。⑤转化性：六淫致病在一定的条件下，其所致证候的病理性质可发生转化。

六淫邪气中具有温热性质的邪气称为温邪，因此，温邪具有六淫病邪的致病特点。由于温邪性质属热，且多为相兼为患，其致病后又有许多特殊性，主要表现为：①致病迅速，多由口鼻或皮毛而入。②温邪袭人有"同类相从""同气相引"的特点，不同的邪气入侵部位有别，因而有不同的脏腑定位。③温邪致病后出现以发热为主症的临床表现。④温邪在一定的条件下可以互相影响及转化，致使病情复杂多变。

第二节　疠　气　学　说

疠气学说是瘟疫的主要病因学说，是历代医家在对瘟疫大流行的长期观察、分析的基础上推断出的具有独特致病性的外邪，揭示了各种瘟疫的发生、传播、流行等规律，对瘟疫的预防与治疗具有重要的指导意义。

一、疠气的概念

疠，《说文解字》称为"恶疾也"；段玉裁注释云"训疠为疠疫，古多借厉为疠"，包含有暴戾和疫疠之意。疠气，指致病暴戾，具有强烈传染性的外感邪气，又称为"厉气""戾气""戾""疫气"；其致病特点有别于一般的六淫邪气，故又称为"异气"；因其与六淫又有一定的联系，致病特点包含了许多自然界的致病因素，故又称为"杂气"。疠气的属性有寒热之分，属温热性质者能引起瘟疫的发病、传染和流行。

二、疠气学说的学术源流

疠气病因学说形成于明清时期，以吴又可为代表的瘟疫学家，从理论上揭示了"疠气"致病与一般四时六淫致病的不同，具有致病暴戾、传播迅速、相互传染的特点。早在《黄帝内经》中就提出"毒气"这一概念，《黄帝内经素问遗篇·刺法论》中指出"不相染者，正气存内，邪气可干，避其毒气"，同时提出"尸鬼"这一概念，《黄帝内经》中认识到感受自然界的特异性致病因子致病的立论，对疠气学说的提出有重要启发。晋代葛洪在《肘后备急方》中认为温病是由"疠气，兼夹鬼毒相注"所致；隋代巢元方在《诸病源候论》中指出"人感乖戾之气而生病，则病气转相染易，乃至灭门，延及外人""人有染疫疠之气致死，其余殃不息，流注子孙亲族，得病证状与死者相似"，阐明了疠气致病的暴戾性和传染性；唐代王焘在《外台秘要》中也赞同乖候之气致疫，他认为人体在冬天温暖之时感受乖候之气，待天气炎热时温毒从内发病；宋代庞安时在《伤寒总病论》中亦指出天行温病乃乖候之气所致。庞氏强调：五大温热证即春有青筋牵，夏有赤脉攒，秋有白气狸，冬有黑骨温，四季有黄肉随，此均属乖候之气所致，绝不同于六淫之邪。并描述了疫病的不同流行程度："天行之病，大则流毒天下，次则一方，次则一乡，次则偏着一家。""乖戾之气"和"乖候之气"说为吴又可"疠气学说"的创立奠定了基础。

明末医家吴又可受前辈先贤医家启发，创造性地提出"疠气学说"，突破了前贤对瘟疫因所持有的"时气说""伏气说"及百病皆生于六气的束缚。《温疫论·原病》云"病疫之由……伤寒与中暑，感天地之常气，疫者感天地之疠气，在岁运有多寡，在方隅有厚薄，在四时有盛衰""夫疫者,感天地之戾气也。戾气者,非寒、非暑、非暖、非凉,亦非四时交错之气,乃天地间别有一种戾气",认为疠气不以年岁四时为拘,盖非五运六气所能定;吴氏亦强调"此气之来,无论老少强弱,触之者即病"。戴天章推崇吴又可"杂气说",鉴于吴又可之后诸多医家于外感热病中仍偏重伤寒之说,针对吴又可之论"有未见而不用其法,或虽见其书,而不能信者"的状况,写成《广瘟疫论》一书。书中指出瘟疫的病因是"时行疫疠"之气,"若瘟疫,乃天地之杂气,非臊、非腥、非焦、非腐,其触人不可名状,非鼻观精者,不能辨之"。杨栗山同样继承吴又可"杂气说",提出杂气致病的病机特点为"邪热怫郁三焦",在《伤寒瘟疫条辨》中列"温病非时行之气辨""温病是杂气非六气为辨""杂气所伤不同辨""杂气有盛衰辨"等多篇论述杂气,认为瘟疫的发生源于杂气,"伤寒得天地之常气""温病得天地之杂气""常气者,风寒暑湿燥火,天地四时错行之六气",而杂气"非风非寒非暑非湿非燥非火,天地间另为一种,偶荒旱潦疵疠烟瘴之毒气也"。刘松峰上承运气学说,下宗吴又可疠气说,编著的《松峰说疫》将疫病分为瘟疫、寒疫、杂疫三种,指出疫病是由多种因素相加而成,而疠气是致疫的主要因素。"瘟疫者,不过疫中之一证耳,始终感温热之疠气而发,故以瘟疫别之""疫者民皆疾也……盖受天地之疠气""凡凶年饥岁,僵尸遍野,臭气腾空,人受其熏触,已莫能堪,又兼扶持病疾,敛坤道殣……夫人而曰与此二气相习,又焉得不病者乎",加之运气之乖违、人事之悖逆等因素,发为疫病。余师愚推崇刘河间火热论、吴又可杂气说,对瘟疫辨治积累了丰富的经验,著《疫疹一得》专论发疹性疫病,力主火毒致疫说。"疫症者,四时不正之疠气""疫既曰毒,其为火也明矣",认为瘟疫是感受四时不正之疠气为病,疠气为无形之火毒;"火者疹之根,疹者火之苗",对外发斑疹的辨证析理皆以火毒为本。

三、疠气的主要致病特点

1. 病邪本身的物质性

疠气是一类客观存在于自然界的极其微小的致病物质。吴又可在《温疫论》中指出:"夫瘟疫之为病,非风、非寒、非暑、非湿,乃天地间别有一种异气所感。"此气虽然"无形可求,无象可见,况无声复无臭",但是"气者物之变也,气即是物,物即是气,知气可以知物,则知物之可以制气也",充分强调了疠气的物质性。西医学对病原微生物的研究,为温病病因疠气的物质性提供了可靠的客观依据,毫无疑问,病原微生物是导致温病的直接原因,温病的发生及发病后的各种病机变化取决于病原体的数量、致病毒力、致病特点及人体的免疫状态等因素,因此,病原微生物是构成疠气的基本物质。对于疠气物质性的认识,应当把病原微生物与自然气候因素有机地结合起来,更显全面。吴氏基于朴素的唯物主义世界观,阐明了疠气的物质性,而绝非是虚无缥缈的东西,在当时实属难能可贵。这在17世纪中叶细菌学、病毒学未出现之前可谓见解独到,是对传染病病原学发展的重大贡献。

2. 感邪途径的多样性

疠气致病有从口鼻而入、从皮毛而入或由密切接触等途径邪从皮肤、黏膜、肌腠、窍道而入侵人体。吴又可《温疫论·原病》中指出"邪之所着,有天受,有传染,所感虽殊,其病则一。凡入口鼻之气,通乎天气,本气充满,邪不易入,本气适逢亏欠,呼吸之间,外邪因而乘之",明确了疠气通过空气或密切接触而从口鼻传染,疠气能否入侵或入侵后是否发病均与人体正气的强弱密切相关。所谓"天受"是指通过自然界空气传播,邪气从鼻吸入而致病;"传染"则是指通过密切接触传播,疫疠之邪可经污染的水、食物从口而入,或通过与患者的密切接触,或因不良的生活习惯等邪从体表直接入侵而发病。疠气的感邪途径与西医学传染病的传播途径相吻合。邪从皮毛而入,提示疫邪袭人常有邪气困束肌表的病机存在,其病机演变呈由表入里、由浅入深、由轻到重的特点;邪从口鼻而入,解释了许多瘟疫初起即有肺或胃肠症状的机制,亦提示如果素有肺热、胃肠积热或有宿疾者,更易感受疠气而发病,因而疠气致病可表现出个体的差异性。

3. 种属选择的特异性

疠气致病具有种属选择性,在不同物种之间疠气不会互相传染。传染于人的疠气不会传染于动物，传染于动物的疠气不会传染于人，在动物之间不同种属的疫病也不会互相传染；正如吴又可在《温疫论·论气所伤不同》中所说："至于无形之气，偏中动物者，如牛瘟、羊瘟、鸡瘟、鸭瘟、岂当人疫而已哉？然牛病而羊不病，鸡病而鸭不病，人病而禽兽不病，究其所伤不同，因其气各异也。"这一见解与西医学所称的"种属感受性"或"种属免疫性"颇为相似，在世界传染病学史上占有领先的地位。

随着对温病病因学研究的不断深入，发现某些疠气致病存在人畜共患的特点，即某些疠气可以在人和动物之间传播。例如，流行性乙型脑炎（简称乙脑）是人畜共患的自然疫源性疾病，家畜家禽（主要是猪）为主要传染源，通过蚊虫叮咬传播，人或动物感染乙脑病毒后均可出现病毒血症，其疠气病因诊断属暑热疫邪或暑湿疫邪为患。流行性出血热是一种自然疫源性疾病，由汉坦病毒引起，以鼠类为主要传染源，病毒由鼠的血液、唾液、尿液、粪便排出污染环境，经各种途径（口、鼻、皮肤、黏膜、血液等）直接传染给易感者，其疠气病因诊断多属暑湿疫邪郁伏为患。

4. 病变部位的定位性

不同疠气致病具有不同脏腑经络的定位性，导致不同的疫病发生；感受相同的疠气，发病后所影响的脏腑经络也相同，出现的临床症状也大致相同，即有是气则有是病。吴又可曰"盖当其时，适有某气专入某脏腑经络，专发为某病"，说明疠气对于某个脏器组织有特异性定位，这与西医学认为，某些病原体可选择性地侵犯某些脏器组织颇相似。吴又可还指出："众人有触之者，各随其气而为诸病焉。其为病也，或时众人发颐，或时众人头面浮肿，俗名为大头瘟是也……或时众人瘿疫，俗名为疙瘩瘟是也……为病种种，是知气之不一也。"西医学早已证明，致病微生物不仅有细菌、病毒、衣原体、立克次体、螺旋体等之分，而且每一类型又可分为若干个种属，如细菌又有球菌、杆菌、弧菌属之别，球菌中又有葡萄球菌属、链球菌属、肺炎球菌属、奈瑟菌属等不同，这些不同的病原微生物致病均有其靶器官，无论是病原体本身，或由病原体产生的毒素，均能选择性地侵犯某脏器、某组织导致某种疾病的发生；如脑炎病毒、破伤风毒素易侵犯神经系统，痢疾杆菌容易侵害肠道组织，腮腺炎病毒易引起腮腺组织的炎症等。疠气致病的病位特异性决定了其致病病种的特异性，反映了自然界致病微生物的致病特性。

5. 流行特点的传染性

疠气致病暴戾，具有强烈的传染性。巢元方在《诸病源候论》中指出"人感乖戾之气而生病，则病气转相染易，乃至灭门，延及外人"；吴又可在《温疫论》中强调"疫者感天地之疠气……此气之来，无论老少强弱，触之者即病"，阐明了疠气致病的暴戾性和传染性。

吴氏在《温疫论》中提出的"疠气"与"杂气"两个概念并非"名异实同"，而非同一概念，不可将二者相混。吴氏指出"天地之杂气，种种不一"，故称为"杂气"；"实不知杂气为病更多于六气为病者百倍，不知六气有限，现在可测，杂气无穷，茫然不可测也"；"疫气者亦杂气中之一，但有甚于他气，故为病颇重，因名之疠气"。说明杂气是多种致病因素的总称，既可引起各种急性传染病，亦可引起某些非传染性疾病；而疠气则属杂气中致病最甚的一种，多导致一些具有强烈传染性并能引起流行的外感病。关于杂气的流行特点，吴又可总结了三个方面：一是，杂气致病多有强烈传染性，并可引起流行者为"疠气"。在《温疫论》中有诸多论述，如"疫气者亦杂气中之一，但有甚于他气，故为病颇重，因名之疠气"。二是，杂气所至无时，所着无方。杂气一年四季均有流行，不为季节的变化所限定，亦不受五运六气变化的拘束，且流行区域亦不是固定不变的。三是，杂气致病亦有散发者。吴又可认识到在一定条件下，杂气可以造成程度不同的流行，从散发至大流行，有"疫气盛行之年""疫气衰少之年""疫气不行之年"的区别，并指出瘟疫之所以有程度不等的流行是由于"毒气所钟有厚薄"之故。以现在的视角来看，瘟疫的流行程度与周围环境中致病因子（病原体）存在的多少和毒性强弱有关，亦和人群的易感性有关。

疠气病因学说突破了"百病皆生于六气"的传统观点，较准确地揭示了温病传染与流行的原因，丰富和发展了温病的病因理论。

第三节　温毒学说

温毒学说是历代医家在长期的临床观察中发现的。有一类温病除了具有一般温病的基本证候外，还有局部红肿热痛甚则溃烂或肌肤斑疹等特征，推导出此类温病的病因为热毒炽盛，易蕴蓄壅结，有别于其他温邪，称之为温毒病邪。

一、温毒的概念

毒，《说文解字》中称："毒，厚也。"引申意义有聚集、偏盛等含义。据《辞源》记载，毒的本义有三：①恶也，害也；②痛也，苦也；③物之能害人者皆曰毒。可见，邪气聚集或偏亢即为毒邪。尤在泾在《金匮要略心典·百合狐惑阴阳毒病证治》的注释中说"毒者，邪气蕴蓄不解之谓"；温毒病邪是六淫邪气蕴蓄不解而形成的具有温热性质，且局部有肿毒特征的一类致病温邪，其致病与时令季节有关，并可引起传染、流行，故又称作"六淫时毒"。

二、温毒学说的学术源流

"温毒"作为致病因素最早见于《黄帝内经》。《黄帝内经素问遗篇·刺法论》曰"余闻五疫之至，皆相染易，无问大小，病状相似，不施救疗，如何可得不相移易者？岐伯曰：不相染者，正气存内，邪不可干，避其毒气"，指出毒气致病具有传染性。王叔和《伤寒例》曰"阳脉洪数，阴脉实大者，更遇温热，变为温毒，温毒为病最重也"；巢元方《诸病源候论》曰"四时之间，忽有非切之气……一气之至，无人不伤，长少虽殊，病皆相似者，多夹于毒"；王焘《外台秘要》引《小品方》曰："天行瘟疫，是毒病之气"；刘完素在解释阳毒病时，称"毒"为阳热亢极之证。吴又可《温疫论》指出，可引起疫病流行的"戾气"，又名"毒气""疫毒"。吴鞠通《温病条辨》曰"温毒者，诸温夹毒，秽浊太甚也"。周杓元《温证指归·治温毒当于痘疹同参》曰："温毒有质皆伤，如枣得雾即枯，蟹得雾即死，人中之无论老幼强弱，一触即病……温毒燎原，势属燃眉。"石寿棠《温病合编》曰："温毒，即瘟疫之秽浊最重者也。"雷少逸《时病论》曰："温毒者，由于冬受乖戾之气，至春夏之交，更感温热，伏毒自内而发。"陈平伯《外感温病篇》有"风温热毒""风温毒邪"致病的描述。邵步青撰《温毒病论》专门论述温毒。历代医家认为，温毒炽热致病具有传染性和流行性，且来势凶猛，变化迅速，病情较重；强调热毒易化火，人体感受毒邪后，无论体质强弱，均可迅速传变，易引起变证、坏证，故有"变由毒出"之说。现代有学者提出"毒寓邪中""无邪不有毒，无毒不发病"，认为温病的发生发展，病机演变，证候转化及治疗、转归等，无不与"毒"密切相关。"毒"作为病因学概念的内涵和外延不断地扩大，成了温病病因学理论的重要组成部分。

"温毒"特指能引起局部红、肿、热、痛，甚则溃烂，或发斑等症状的一类温邪。葛洪《肘后备急方》对某些具有肿毒特殊临床表现的温病病因进行了概括，提出"温毒"的概念；吴鞠通《温病条辨》描述"温毒，咽痛喉肿，耳前耳后肿，颊肿，面正赤，或喉不痛，但外肿，甚则耳聋"；雷少逸《时病论》曰"然有因温病而发斑、发疹、发颐、喉肿等证，不可不知"，揭示了温毒致病的临床特征。温毒病邪形成于四季，常与六淫邪气兼夹为患，有"风毒""湿毒""暑毒"之谓，有"风热时毒""温热时毒""湿热时毒"之分。这些"时毒"的概念强调了其所致疾病的局部表现和全身症状的特殊性。由于温毒病邪为六淫邪气蕴蓄不解而形成，因此，温毒病因学说未脱离六淫病因学说的范畴。除了按温病辨证论治原则注重清热解毒外，温毒病因学说的临床意义在于指导具有肿毒特征温病的治疗。

三、温毒病邪的主要致病特点

1. 具有火热之性

温毒具有显著的火热之性。《温热经纬》曰："疫既曰毒，其为火也明矣。"《时病论》曰："温热成毒，毒即火邪也。"温毒一旦形成就是一种剧烈的致病因素，温毒火热亢盛，致病力强，发病颇急，来势迅猛，初起即热势较高，易化燥化火，伤阴耗液重，极易损伤人体的正气，败坏形体，加剧病情的进展；临床常见高热、烦渴，甚或神昏、斑疹等脏腑功能严重失调和实质损害、气滞血瘀等多种病理变化；局部多见红、肿、热、痛，甚至溃烂等热、毒、瘀蕴结的征象。临床上具有清热解毒功效的药物，均属寒凉之品，亦反证了"毒"的火热之性。

2. 易有兼夹

"毒"具有很强的依附性，往往不单独致病，常与其他邪气相夹为患。《温病条辨》中有"诸温夹毒""毒附湿而为灾""温毒者，秽浊也"之说；温毒随着兼夹邪气的性质不同而有温热邪毒与湿热邪毒之分。《诸病源候论》曰"风热入于肠胃，故令洞泄。若夹毒，则下黄赤汁及脓血"，提示温毒为患常见所犯部位热毒肉腐致溃烂等病变；若温毒兼夹秽浊之气为患，临床上会出现秽浊的分泌物或排泄物；若湿毒浸淫肌肤，则可见局部皮肤淫水淋沥、分泌物臭秽等症状。因此，临床上辨证温毒为患时一定要明确其兼夹病邪的性质，以澄其源，指导用药。

3. 攻窜流走

温毒邪气具有攻窜流走的特性，外窜经络、肌腠、皮肤，可见丹痧、斑疹、痈脓、疮毒；流注经脉，可形成结核、包块；上冲头面，可见头颈、颜面红肿疼痛；下注宗筋阴器，则出现阴囊、睾丸肿胀疼痛；内攻脏腑，可出现内痈（如肺痈、肝痈、肾痈等），或可攻肺，致使肺失宣降，或肺气壅滞，甚则化源速绝，其症轻则咳喘，重则呼吸困难，甚则喘喝、时时欲脱；或可攻心，闭塞机窍，症见神昏谵语，甚则引动肝风而发生痉厥等。正如《伤寒瘟疫条辨》曰："温毒流注，无所不至，上干则头痛目眩耳聋，下流则腰痛足肿，注于皮肤则斑疹疮疡，壅于肠胃则毒利脓血，伤于阳明则腮脸肿痛，结于太阴则腹满呕吐，结于少阴则喉痹咽痛，结于厥阴则舌卷囊缩。"不同性质的温毒致病有不同的病机特点与临床表现，如烂喉痧由温热时毒为患，除了皮肤丹痧、咽喉肿痛糜烂外，还可引发关节、心脏、肾脏等病变；痄腮由风热时毒为患，除了有耳下部位肿痛外，还可导致睾丸、卵巢、脑膜等多部位的病变。

4. 蕴结壅滞

温毒病邪可客于脏腑、经络、组织、器官，致使局部血脉阻滞，气血壅滞，毒瘀互结而形成肿毒的特征，局部出现红、肿、热、痛，甚至破溃、糜烂等症状。若病变蕴结滞上，则多发于咽喉部位；若温毒结于阴器，可致睾丸肿胀疼痛。温毒引起的肌肤斑疹或皮下结节也与其蕴结壅滞的致病特点有关。吴鞠通《温病条辨·上焦篇》曰"温毒，咽痛喉肿，耳前耳后肿，颊肿，面正赤，或喉不痛，但外肿，甚则耳聋，俗名大头瘟、蛤蟆瘟者"，就是从临床所见具体描述了温毒导致局部气血蕴结壅滞的特点。

第四节 伏 气 学 说

伏气学说是温病发病学的主要内容，它植根于《黄帝内经》，肇始于晋代，嗣后代有阐述，至清代温病学鼎盛，这一学说内容更趋丰富。现代随着对温病发病学的深入研究，对伏气学说尤多阐发。

一、伏气的概念

一般认为"伏气"即是"伏邪"，其实二者是有区别的。中医学之"气"代表了正气和邪气。

正气泛指人体中脏腑之气，以及体内流动的营养精微物质，如水谷之气；而邪气主要指外侵的致病因素。如人体脏腑气机紊乱，精微物质化为腐浊，蕴蒸化热则可形成伏气温病的基础。故《丹溪心法》有"气有余便是火""气血冲和，万病不生；一有怫郁，诸病内生焉"的说法，这也可帮助理解伏气之意。由于人体内部气机紊乱，此时更容易感受外邪而成为伏气温病。《素问·金匮真言论》云："夫精者，身之本也，故藏于精者，春不病温。"精，代表正气，可见《黄帝内经》是温病伏气学说立论之源。

"伏气温病"的发病，不能简单地理解仅是外邪入侵内伏那么简单，应认识到脏腑气机紊乱，气血耗损，精微物质化为腐浊，蕴蒸化热是伏气温病的发病基础。在此基础上，既可进一步蕴蒸化热外发，又可由外邪引动而发。这就可以理解伏气温病理论不仅可指导治疗急性传染病，还可治疗一些具有温病病理特点的自身免疫病、白血病、肿瘤等。

二、伏气学说的学术源流

《黄帝内经》中有关伏气的论述成为后世伏气学说的主要理论根据。如《素问·生气通天论》说"冬伤于寒，春必温病"，即是说冬季感受寒邪，未即时发病，至春季则易发生春温，也就是后世所说的"伏寒化温"。这种认识奠定了温病伏邪病因学说的基础，较长时间影响着温病病因的研究方向。晋代王叔和推崇伏气病因学说，在《伤寒例》中指出"其伤于四时之气，皆能为病，以伤寒为毒者，以其最成杀厉之气也。中而即病者，名曰伤寒；不即病者，寒毒藏于肌肤，至春变为温病，至夏变为暑病……春夏多温热病者，皆由冬时触寒所致，非时行之气也""凡时行者，春时应暖而反大寒，夏时应热而反大凉，秋时应凉而反大热，冬时应寒而反大温，此非其时而有其气。是以一岁之中，长幼之病每相似者，此则时行之气也"。其认为，四时温病由伏寒化温病邪所致，其中具有传染性者由时行之气所致。王氏的病因观可谓是划分伏邪与新感之先河。金元张子和认为，伏邪致病与重感时气有关，并与邪伏部位的浅深关系密切，在《儒门事亲》中指出"人之伤于寒也，热郁于内，浅则发早，为春温；若春不发而重感于暑，则夏为热病；若夏不发而重感于湿，则秋变为疟痢；若秋不发而重感于寒，则冬为伤寒，故伤寒之气最深"。其认为，内伏之邪虽同，但病位浅深可有不同，故所发温病亦不同；伏邪可由新感时邪诱发，因新感时邪性质各异，故四时外感热病有各种不同的病种；这一认识在"伏寒化温"的基础上又有新的见解。清代柳宝怡《温热逢源》指出"邪之初受，盖以肾气先虚，故邪乃凑之而伏于少阴，逮春时阳气内动，则寒邪化热而出"，发为伏邪温病，"常以少阴为据点，或出之阳，或去肺胃，或陷厥阴，或窜太阴，或结少阴，路径多枝，随处可发"，说明伏邪致病的多样性和复杂性。俞根初《通俗伤寒论》指出"伏温内发，新寒外束，有实有虚；实邪多发于少阳募原，虚邪多发于少阴血分、阴分"，说明邪伏部位及其与病证虚实的关系。此外，对伏气学说研究较有影响的医家还有朱肱、王安道、戴天章、喻嘉言等，均阐发了伏邪温病的形成，既有外因又有内因的发病特点。

时至清代，随着伏邪理论的不断发展，才逐渐扩展到伏邪温病以外的外感疾病。清代著名医家雷丰在其所著的《时病论》中对《黄帝内经》中有关伏气温病认识的原文加以逐条阐发。雷氏在其著作中对《黄帝内经》中"冬伤于寒，春必病温；春伤于风，夏生飧泄；夏伤于暑，秋必痎疟；秋伤于湿，冬生咳嗽"八句经文的论述进行了充分的发挥和阐释，认为风、寒、暑、湿皆可伏而不发成为伏气，并进行了详细的分类和辨治，并把《黄帝内经》中的伏气论述与当时的实践及理论予以有机结合，也大大超出了伏气温病的范围。清代医家叶子雨在《伏气解》一书中指出："伏气之为病，六淫皆可，岂仅一端。"该书中重点强调了两方面：一是伏邪发病与人体阴阳的关系，即"重阴必阳，重阳必阴，感阳则阴病，感阴则阳病"。二是伏邪与五脏的关系，认为五脏皆有伏邪，未必皆发为温病，还可以发为疟疾、痿痹、泄泻、咳嗽、头痛等多种疾病，并详细论述了五脏伏邪的原因、临床特征及治疗方法。进一步扩展伏气学说内涵的最突出的代表为清代医家刘吉人。他提出了"六淫皆可伏气"的观点，为后世医家将伏气学说应用于内伤杂病的领域起到了重要作用。

三、伏气学说的主要内容

1. 伏气的成因

温病"伏气"之成，历代主要有以下几种说法。

（1）伏寒化温说：《黄帝内经》中记载"冬伤于寒，春必病温""藏于精者，春不病温""其热病内连肾"。冬时严寒，为杀厉之气，精不固密者，感受寒邪而不即病，郁而化热，至春发为温病。可见其病因包括了气候、身体脏腑功能、致病因子等多方面，这是伏气温病理论之源。

（2）伏暑晚发说：王肯堂《证治准绳》中指出"暑气久而不解，遂成伏暑"，吴鞠通《温病条辨》中也提出"长夏受暑，过夏而发者，名曰伏暑"，解释了由于气候、病邪的异常变化，在秋冬季出现类似暑温病表现的一种温病的发病原因。

（3）六淫伏邪说：刘吉人《伏邪新说》中对伏邪的概念作了更加扩展的解释。文中云："感六淫而不即病，过后方发者总谓之曰伏邪；已发者而治不得法，病情隐伏，亦谓之曰伏邪；有初感治不得法，正气内伤，邪气内陷，暂时假愈，后仍复作者，亦谓之伏邪；有已发治愈，而未能尽除病根，遗邪内伏后又复发，亦谓之伏邪。"还说："夫伏气有伏燥、有伏寒、有伏风、有伏湿、有伏暑、有伏热。"这些伏邪导致的疾病，远远超出了伏气温病的范畴，极大地扩展了伏气学说的范畴。

（4）阴虚内热说：王季儒《温病刍言》中提出"阴虚内热，就是温病的伏邪"，主张肾气先虚，正气不足，不能胜邪，是伏邪发病的内因。"精不藏者，肾必虚，精虚，肾虚，古人皆谓之阴虚，阴虚生内热，是阴虚内热之体，再受外邪病毒感染，则发生温病"。这与"冬不藏精，春必病温"的论点是相应的，也指出了机体脏腑的功能障碍与损伤是伏气温病发病的内在基础。

2. 发病的临床特点

伏气温病，是指发病初起以里热证候为主要表现，而与当令时邪的致病特点不相符合的温病。四时伏气温病的成因、发病季节、临床证候各有不同，但从发病初起的临床表现及其病机传变情况来看，则有其共同特点。即初起证候表现与当令时邪的致病特点不相一致。具体地说，伏邪温病的发病特点，是初起必见里热内郁的症状，如灼热、烦躁、口渴、溲赤、舌红、苔黄等。部分患者初起虽可兼见表证，但必以里热见症为主要表现。对于里热而兼有表证者，古人称之为"新感引动伏邪"。

伏气温病的基本病机及其传变趋向是邪郁伏于里，里热既可由里达外，亦能进而深陷。由于伏邪温病感邪有轻重，患者体质亦有差异，因此里郁之热尚有浅深可分。以卫气营血辨证分析，浅者热在气分，以热郁胆、胃、肠等为病变中心；深者热在营分，以热灼心营为主要病机变化。热邪郁于气分者既可外透而解，亦可进而深入营血；热郁营分者既可向外透出气分，亦可深入血分，内陷厥阴。王孟英在阐发"卫气营血"病机时说"若伏气温病自里出表，乃先从血分而后达于气分"，即体现了这一传变特点。

3. 邪伏部位

邪伏部位是伏气学说中的重要内容，它是前人根据伏邪温病的证候表现差异提出的。但由于各人的认识不同，所观察的病种有所不同，因此对邪伏部位提出了多种不同说法，其中具有代表性的有以下几种。

（1）邪伏肌肤说：王叔和提出了"伏寒化温"论和"邪伏肌肤"说。他指出"不即病者，寒毒藏于肌肤，至春变为温病"，这一见解实是根据受邪之处便是邪伏之处的认识推导而来，因为风寒外邪侵袭人体多先犯人体肌腠之表，故将肌肤作为邪伏所在。

（2）邪伏肌骨说：巢元方对于邪伏的部位提出了"邪伏肌骨"说。《诸病源候论•温病候》指出"寒毒藏于肌骨中"，即认为冬季感受的寒毒是藏于人体肌肉与骨骼中间。此与王氏所谓"藏于肌肤"的基本精神类同，但从文字上看，"肌骨中"更能体现病邪潜伏藏匿的特点。

（3）邪伏少阴说：叶天士提出"邪伏少阴"说。叶氏在《三时伏气外感篇》中指明 "春温一证，由冬令收藏未固，昔人以冬寒内伏，藏于少阴，入春发于少阳，木内应肝胆也"。这是根据五脏应四时的理论，结合发病后临床证候特点提出来的。再从临床特点分析，春温初起多见身热、心烦、口苦、溲赤、脉弦数等胆热证是"发于少阳"的客观依据，而其病变后期易见真阴欲竭的严重变化，又可作为"藏于少阴"的佐证。

（4）邪伏膜原与少阴说：俞根初提出伏温邪伏膜原与少阴说。俞氏在《通俗伤寒论》中指出："伏温内发，新寒外束，有实有虚；实邪多发于少阳膜原，虚邪多发于少阴血分、阴分。"俞氏把邪伏部位分为少阳膜原和少阴血分、阴分，也是根据其证候特点提出来的。

（5）随体质不同而异说：雷少逸在《时病论》中提出伏气于体内所藏之处随体质不同而异的观点。雷氏强调伏气于体内所藏之处亦有不同："其藏肌肤者，都是冬令劳苦动作汗出之人；其藏少阴者，都是冬不藏精，肾脏内亏之辈。此即古人所谓最虚之处，便是容邪之处。"国医大师任继学非常推崇新感和伏邪，尤其对于伏邪理论有深入的阐发，在其重要的文章《伏邪探微》*中，他强调了伏邪可分为外感伏邪和杂病伏邪，探伏邪之奥义，切中肯綮，提出了"邪存虚处"的观点，此与雷氏思想一脉相承并有所发挥。

（6）三纲鼎立说：喻嘉言提出邪伏部位为肌肤、少阴、肌肤之间及少阴的"三纲鼎立说"。喻氏以《素问》中关于温病发生的理论为主旨，在《尚论后篇》中强调："以冬伤于寒，春必病温，为一大例；以冬不藏精，春必病温，又为一大例；以既伤于寒，又冬不藏精，此又为一大例。"喻氏将伏气温病归纳为三类：其一为"冬伤于寒，春必病温"则寒邪伏在肌肤；其二为"冬不藏精，春必病温"则邪气伏在少阴；其三为"冬既伤于寒，冬又不藏精，至春月两邪同发"则病邪伏于肌肤之间及少阴，这就是著名的温病三纲鼎立说。

上述医家所提出的各种邪伏部位之说，实质是根据不同证候的表现推断出来的，试图从理论上解释某些温病的发病原因及其临床特点，但其实际意义在于指导临床辨证，分析病位，借以区分证候类型。因此，对邪伏部位的认识，不应刻板地把它看成是解剖学上的具体病变部位，而是阐述某些温病病因病机的理论概括。

四、伏气学说的临床运用

1. 阐释病机

伏气是建立在辨证的基础上，通过分析、归纳推断出来的。伏邪多为湿热、暑湿、疫毒所致，湿的特性使其容易滞伏。邪伏蕴蒸化热，容易造成阴津暗耗，故本病尤多见于阴津亏虚。伏邪温病，自里达表，从气分、营血分而出。外邪侵犯人体后引起"伏邪"，即在体内开展邪正斗争。先天禀赋不足，后天失养，脾、肾亏损，抗邪功能低下，这可能是"邪伏少阴"的实质所在。这一学说强调了内因在疾病发生发展过程中的重要作用，从而有助于明确防治疾病的主导思想，即树立未病之时要注意正气的保护以防病，既病之后，亦要注意正气的保护以祛病。

伏气温病，热邪自内而发，初起即见气分、营血分里热证，常见口渴、心烦、尿赤、舌红、脉数等热郁于里的证候，甚至可见斑疹、吐衄、痉厥、神昏等。伏气温病的病情多复杂、病位较深。这与新感温病初起多表热证，病情多由表入里，病情渐进发展有所不同。

2. 指导防治

伏气温病，邪伏于里，热自内发，治疗原则以清里透热为主，兼顾护阴。初起宜清解不宜汗解。对于里热盛而兼表证者，以新感引动伏邪论治，仍以清透伏邪为主。"伏邪"久藏体内，化热伤津，自始至终应重视养阴救津。所以对伏气温病的治疗贯彻了清热以祛邪，养阴以扶正，透邪以外出的指导思想。何廉臣指出："所伏之邪，有微甚，有浅深；人之性质，有阴阳，有强弱，故其中又有轻重之分焉。"由于感受邪气有轻重，人体正虚有微甚，邪伏时间有久暂，发病季节有迟早，因此，其里热见证有邪在气分和邪在营分之别。伏气温病，邪气深伏于里，暴发于外，即成燎原之势，故病势较重，且非短时间内所能透出，层层抽剥，变幻无穷，故病程较长，缠绵难愈。

---

* 《伏邪探微》是国医大师任继学在《长春中医学院学报》上发表的文章，2005 年，21 卷 1 期，4-6 页。

伏气温病可因伏气蕴蒸化热外发，亦可由外邪引动在里之邪而发，故一年四季均可有伏气温病的发生。临床时对一些反复发作的感染性疾病和部分传染病，如肾盂肾炎、病毒性肝炎、某些自身免疫病及白血病、肿瘤的某些阶段，都可用伏气学说得到一定的解释，并指导治疗。

第五节 运 气 学 说

运气学说以自然界的气候变化，以及生物体（包括人体）对这些变化所产生的相应反应作为基础，从而把自然气候现象和生物生命现象统一起来；把自然气候变化和人体发病规律、治疗用药规律统一起来；从宇宙节律上来探讨气候变化对人体健康与疾病发生的影响关系。运气学说与有 3000 年历史的干支纪时相结合，总结了中国几千年来疾病的发病规律，尤其对疫病和温病的发病规律，对于现今研究外感病有着重要的指导价值。

一、运气学说的概念

运气学说是中国古代研究天时气候变化规律及其对生物影响的一门学说。它运用"天人相应"整体恒动观，将自然气候变化与生物生命现象紧密联系，研究气候变化与人体生理、病理、诊断及防治的相关性，突出了自然气候变化规律与人体生命活动节律的密切关系。运气学说的基本内容是以五运、六气、三阴三阳等理论为基础，用天干和地支作为推演工具，系统揭示了以 60 年为一个甲子周期的气候、物候及疾病变化规律，对防治流行性疾病及传染病具有重要的指导价值。

二、运气学说与六淫

六淫致病是运气学说病因理论的核心，也是中医病因学的重要组成部分。运气学说高度重视六淫致病，它揭示了六淫致病与气化的密切关系，提示了研究六淫病因既要注意主气常规气化与致病的规律，更要考虑六淫特殊气化与致病的机制。如《素问·至真要大论》所云"夫百病之生也，皆生于风寒暑湿燥火，以之化之变也"，认为百病之生不外风、寒、暑、湿、燥、火六气的异常变化。风、寒、暑、湿、燥、火六气皆由五运六气所化，当六气气化失常或不当其位时，则六气异常而成为致病邪气，即六淫。

1. 气化失常为六淫

气化的正常与否是导致疾病发生的主要外因。"非气化者，是谓灾也"，即人体能够与之相适应，则不会致病，亦即"气相得则和"；若气化反常，六气便演化为六淫，人体若不能与之相适应则易发生疾病，即"不相得则病"。

2. 不当其位为六淫

运气学说认为五运和六气均有主持的相应气位，气位正常才能保证气化正常，人体安和。若失于位序，则易引起气候反常而使人体发生疾病。如《素问·五运行大论》云："不当其位者病，迭移其位者病，失守其位者危。"强调了五运六气正常化序是气候正常的保证，而异常化序是气候发生异常变化的重要因素。

三、运气学说与温病发病

运气学说是《黄帝内经》理论体系的重要组成部分，在中医学理论体系中占有重要地位。从唐宋以后运气学说出现了研究热潮，医家们普遍关注运气学说的价值，运气学说和临床应用直接联系更能体现其医学价值。历代医家研究运气学说的成功处，就在于他们找到了一个既能紧密结合临床实际，又能充分发挥运气学说特色的切入点，即外感病辨治体系，对后世研究温病的病因与发病意义重大。明清医家汪机、杨栗山、余师愚、吴鞠通及雷少逸对于运气学说多有发挥。应用于运气学说阐发温病的病因与发病，更能凸显出运气学说的临床实用价值。

（一）《黄帝内经》中运气学说与温病发病

《黄帝内经》提出了运气异常变化致使温病发病的理论。运气学说变化规律即指在一个60年的甲子周运气变化中，气候时令有未至而至、至而未至的太过和不及规律，以及相互胜负的"亢害承制"规律，而致自然界气候出现异常变化，某气太过或被郁均不能发挥正常政令，从而导致人体发生相应疾病，如果这一特定时段的异常气候恰符合按木、火、土、金、水分类的某种疫疠邪气的繁殖与传播，就可导致传染性温病流行。

1. 六气变化规律提示瘟疫发生时段

温病的发生流行与60年运气变化规律相关。运气学说主要是通过认识、运用宇宙间节律性周期运动、自然界天地变化规律，和人体疾病发生的周期变化相联系，进而预测疾病。《素问·六元正纪大论》原文从六气变化规律指出气化异常决定温病尤其是瘟疫易发时段的不同。辰戌之岁，初之气，民厉温病；卯酉之岁，二之气，厉大至，民善暴死；终之气，其病温；寅申之岁，初之气，温病乃起；丑未之岁，二之气，温厉大行，远近咸若；子午之岁，五之气，其病温；巳亥之岁，终之气，其病温厉，总结出瘟疫易发生时段。瘟疫发生于初之气，为辰戌之岁"民厉温病"、寅申之岁"温病乃起"；瘟疫发生于二之气，为丑未之岁"温厉大行"、卯酉之岁"厉大至"；瘟疫发生于五之气，为子午之岁"其病温"；瘟疫发生于终之气，为巳亥之岁"其病温厉"、卯酉之岁"其病温"。由此可知，瘟疫流行的高峰季节渐次为"初之气""二之气""终之气""五之气"，而三之气、四之气的发病率不高。说明瘟疫容易暴发的年份中夏季至秋季发病率较低。六气变化规律及瘟疫发生年份举例见表1-1。

表 1-1　六气变化规律及瘟疫发生年份举例表

年支	辰戌	卯酉	寅申	丑未	子午	巳亥
司天之气	太阳寒水	阳明燥金	少阳相火	太阴湿土	少阴君火	厥阴风木
在泉之气	太阴湿土	少阴君火	厥阴风木	太阳寒水	阳明燥金	少阳相火
《黄帝内经》记载	初之气，民厉温病	二之气，厉大至，民善暴死；终之气，其病温	初之气，温病乃起	二之气，温厉大行，远近咸若	五之气，其病温	终之气，其病温厉
瘟疫发生时主气	厥阴风木	少阴君火	厥阴风木	少阴君火	阳明燥金	太阳寒水
瘟疫发生时客气	少阳相火	少阳相火	少阴君火	少阴君火	少阳相火	少阳相火
清代及近年瘟疫发生年份列举	1694（甲戌）1742（壬戌）1748（戊辰）1760（庚辰）1790（庚戌）1814（甲戌）1820（庚辰）1826（丙戌）1832（壬辰）	1747（丁卯）1767（丁酉）1771（辛卯）1783（癸卯）1795（乙卯）1819（己卯）1831（辛卯）	1674（甲寅）1668（戊申）1680（庚申）1728（戊申）1770（庚寅）1800（庚申）1818（戊寅）1824（甲申）1836（丙申）2022（壬寅）	1703（癸未）1709（己丑）1757（丁丑）1787（丁未）1793（癸丑）1799（己未）1805（乙丑）1811（辛未）1823（癸未）1835（乙未）2003（癸未）2009（己丑）2021（辛丑）	1702（壬午）1756（丙子）1786（丙午）1792（壬子）1798（戊午）1816（丙子）1822（壬午）1834（甲午）2002（壬午）2020（庚子）	1677（丁巳）1707（丁亥）1785（乙巳）1797（丁巳）1815（乙亥）1821（辛巳）1827（丁亥）1833（癸巳）2019（己亥）

《素问·六元正纪大论》对丑未年气运的描述："凡此太阴司天之政,气化运行后天……二之气,大火正,物承化,民乃和,其病温厉大行,远近咸若,湿蒸相薄,雨乃时降。"在60年中,年支为丑未的年份为太阴湿土司天,太阳寒水在泉,客气的二之气为少阴君火。由于主气、客气的二之气均为少阴君火,故曰"大火正"。所以,在春分至小满这段时间内,一般情况下,气候偏热,植物生长良好,人体感觉到很舒服。但如果遇到二火加临,气候偏热,则人体容易感受温疫邪气而发生瘟疫,远近各地,证候表现大都相同,由于这样的年份太阴湿土司天、岁运为土运不及,所以瘟疫的证候表现也易以湿热症状为主。

2. 运气升降失常易致瘟疫

瘟疫的发生流行与运气的升降往来失常有关。《黄帝内经素问遗篇·刺法论》和《黄帝内经素问遗篇·本病论》均指出了客气六步升降不前、司天在泉之气不迁正、不退位,五运阴阳"刚柔失守"是产生疫疠的重要原因。提出若五运六气不能按正常规律升降、迁正、退位,从而造成气候反常变化,以致变生疾病,或引起疫疠的流行;认为天地气交的反常变化,破坏了四时的正常节序,影响万物生、长、化、收、藏的生化规律,可导致疫病的发生。《黄帝内经素问遗篇·本病论》指出:"上下升降,迁正退位,各有经论,上下各有不前,故名失守也。是故气交失易位,气交乃变,变易非常,即四时失序,万化不安,变民病也。"《黄帝内经素问遗篇·本病论》指出丑未年客气升降失常能引发疫病。文中云:"是故丑未之岁,少阳升天,主室天蓬,胜之不前;又或遇太阴未迁正者,即少阴未升天也,水运以至者,升天不前,即寒冰反布,凛冽如冬,水复涸,冰再结,暄暖乍作,冷复布之,寒暄不时。民病伏阳在内,烦热内生,心神惊骇,寒热间争;以久成郁,即暴热乃生,赤风气肿翳,化成疫疠,乃化作伏热内烦,痹而生厥,甚则血溢。"丑未年客主加临情况见图1-1。

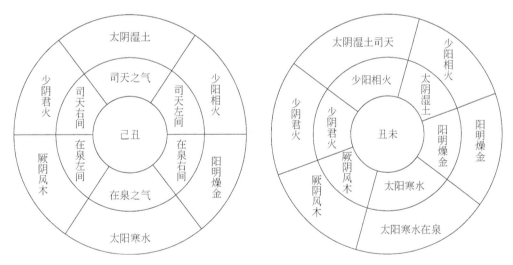

图 1-1　丑未年客主加临图

从上图试分析 2009 己丑年气运,太阴湿土司天,太阳寒水在泉,岁运为土运不及。二之气应属"升天不前",少阴欲降,少阳欲升,又逢岁运土运不及,岁运之气,比正常时令晚到,致其所胜水运反侮而出现:"水运以至者,升天不前,即寒冰反布,凛冽如冬,水复涸,冰再结,暄暖乍作,冷复布之,寒暄不时。"2009 己丑年,司天之气不迁正,即不能应时而至,因 2008 戊子年,火运太过,少阴君火司天,气运不退位留而不去,致使 2009 年气候变化仍有上年 2008 年的岁气特点,即病候表现为"民病伏阳在内,烦热内生"。由于气运变化的特点而致"……寒热间争;以久成郁,即暴热乃生,赤风气肿翳,化成疫疠",加之自然环境、卫生防护意识、生活起居饮食失调等,致使疫疠之邪繁殖,并有可乘之机,易暴发瘟疫。

3. 郁气待时暴发三年化疫

疫病发生与近三年运气变化相关。《黄帝内经素问遗篇·刺法论》《黄帝内经素问遗篇·本病论》提出了气运失常后"三年化疫"。《黄帝内经素问遗篇·刺法论》曰:"天地迭移,三年化疫。"《黄帝内经素问遗篇·本病论》曰:"失之迭位者,谓虽得岁正,未得正位之司,即四时不节,即生大疫。"天气与地气更迭运转,司天与在泉之气逐年迁移,在六气运行正常的条件下,上下甲子相互对应和合,如少阴对应阳明,太阴对应太阳,少阳对应厥阴;若运转失常,出现司天之气不退位的情况,就会改变当年的运气格局,两年或三年时间失常的运气就会化作大的疫疠,这就是疫疠产生的根本原因。说明疫病发生的反常气候变化,有一个渐变的过程,先从气运失常,结而成郁,大约在三年,郁气待时暴发,疫疠乃行。疫情暴发的轻重,与运气失守程度相关。运气失守程度差异越大,疫情流行范围广、发病迅速且病情危重;反之,则发病迟,流行范围窄,病情轻。

《黄帝内经素问遗篇·本病论》中关于丁酉年的论述:"下丁酉未得迁正者,即地下丙申少阳未得退位者,见丁壬不合德也,即丁柔干失刚,亦木运小虚也,有小胜小复。后三年化疠,名曰木疠,其状如风疫。"例如,2017丁酉年为木运不及之年,此处"木运小虚"即指中运木运被郁滞的状态。若在2016丙申年与2017丁酉年六气交司时刻,丙申年司天少阳相火的气数有余,虽然到了丁酉年,但上一年的司天之气不退位,造成严重的气交失守。而在泉之气却因无所阻而正常迁正退位,出现天气与地气不相对应和合,上位甲子与下位甲子更迭不同步,由此改变整个运气格局,导致中运木运被郁,出现反常的气候。木运被抑产生郁气,必待发。2018戊戌年太阳寒水司天,克伐中运火运,火为木之子,火气被水气克伐而无力为母复仇;进入2019年后,中运土运不及,厥阴风木司天,木气克伐土气使邪有出路,则木郁之气未见发作;至2020庚子年,中运金运加上在泉阳明燥金,阳明燥金之气尤为剧烈,金克木,被压制到极点的木郁之气奋起反抗,化为"木疠"之邪侵袭人体。

李杲创立脾胃学说的背景为金元之交大疫流行期间,亦符合气运失常后"三年化疫"理论。当时疫疠发于壬辰年,按时间推算是1232年,向前推三年即1229己丑年,瘟疫造成的人员严重死亡情况,在《内外伤辨惑论》中有较详细的描述。按《黄帝内经素问遗篇·本病论》中"甲己失守,后三年化成土疫"理论,若1229年运气失常,至1232年应发"土疫"。据《内外伤辨惑论》李杲见到的疫病确与脾胃相关,故李杲未用通常治疗火热疫之法,而用补中益气汤合升阳散火汤,甘温除热。

再如,据吴又可《温疫论》记载,崇祯辛巳正值疫气流行,阖门传染,疫情严重。《吴江县志》曾记载:"一巷百余家,无一家仅免;一门数十口,无一口仅存。"崇祯辛巳是1641年,往前推三年是1638戊寅年,据清代马印麟《瘟疫发源》记载,崇祯十二年戊寅,"天运失时,其年大旱"。根据运气学三年后化疫,正是吴又可所经历之瘟疫。

《黄帝内经素问遗篇·刺法论》指出庚辰刚柔失守,三年变疠,名曰金疠,速至壬午,徐至癸未。意为如果疫疠来得快的话,在第二年的五之气(秋分至小雪)时发生疫疠,慢的话,在第三年的二之气(春分至小满)时发生疫疠。

4. "三虚"为疫病发生的根本原因

异常气候变化是疫病发生的外在条件,疫病发生的根本原因是"重虚"或"三虚"。所谓"三虚",即人体正气虚、运气虚、人神失守。《灵枢·岁露论》曰:"乘年之衰,逢月之空,失时之和,因为贼风所伤,是谓三虚。"《黄帝内经素问遗篇·本病论》指出:"人气不足,天气如虚,人神失守,神光不聚,邪鬼干人,致有夭亡。"说明疫病为病必须具备三个条件,一是"天虚",即岁运不及;二是正气不足;三是神气失守,加之疫邪的干犯,从而导致发病。《黄帝内经素问遗篇·刺法论》强调:"不相染者,正气存内,邪不可干。"疫邪在正气虚时才能致人于病,此与《素问·评热病论》的"邪之所凑,其气必虚"的思想一致,突出了《黄帝内经》以内因为主的发病学观点。

对于2019己亥年岁末疫情而言,三年前的气交失守导致六气运行不能按照正常的规律升降迁退。己亥年终之气不寒反暖的异常气候,皆为天之虚,这是疫疠之气萌发的运气条件;若运气变化出现异常,不仅带来气候和物候的改变,人身亦现病候。人体相应脏腑失去时令之气的庇护,脏腑功能紊乱,阳气不藏,精气外泄,此为脏虚和精气虚,也即人之虚;加之"木疠"之邪乘虚而入,

"三虚"相合，为此次疫病的传播与流行提供了条件，最终导致了疫疠的暴发。

（二）历代医家阐述运气学说与温病发病

历代医家继承了《黄帝内经》运气学说与温病发病相关性的观点并有所发挥。本于天人相应思想，分析气候、藏象、病证变化规律，进一步推演五运六气格局，分析温病、疫病致病机制。

唐代王冰遵《黄帝内经》运气致疫观点，发掘并传承了运气之学。王冰之《素问六气玄珠密语》紧紧围绕运气理论这一主题，论述五运、六气，以及运气相合与疫病的相关性。指出太阴湿土、少阳相火或少阴君火司天时与疫病发生存在正相关；还在《素问六气玄珠密语·运符天地纪》中指出"戊寅，中火运太徵，火气太过……又运与天合德，名曰天符也"，认为在火运太过、少阳相火司天的天符年，盛暑流行，火热之气过盛，根据五行生克制化关系，人体肺金受邪易出现疟疾的流行。

宋金元时期，对疫病的发生和运气异常变化相联系的认识与《黄帝内经》观点相一致。《圣济总录》首列"运气"二卷，认识到疫病的病因与运气异常变化的相关性，研究发现，六十甲子周期中疫疠易发时段与五运六气"火"所主时段关系紧密。刘完素对运气学说有深入研究和独到见解，在其代表作《素问玄机原病式》中将病机阐述与运气学说有机结合，发挥了《黄帝内经》运气亢害承制理论，并将其应用于病证分析。提出"六气皆从火化"，创造性地提出火热病机理论，为温病的治疗开辟了新的途径。

明清之际，温病、瘟疫频发，温病学说得以形成完善、中医疫病学有了进一步发展。很多医家阐述温病的病因时注重了其与运气变化规律的相关性。清代医家杨栗山重视运气异常变化对气候的影响，进而影响疾病的发生发展，并强调在治疗瘟疫时应根据该年的运气变化情况来选取相应的治疗方法。余师愚《疫疹一得》中提出君相二火失调运气变衍为火毒发生瘟疫；五运六气异常变化易发瘟疫等观点。清代吴鞠通指出"医不备四时五行六气之学，万不能医四时五行六气之病"。他特别强调了君相两火加临易发生温厉，即"温厉大行，民病温厉之处，皆君相两火加临之候，未有寒水湿土加临而病温者"。《温病条辨·原病篇》指出各年发生温病，有早晚轻重之别，是由于每年的司天、在泉、客气循环变化和主气、客气之间相互加临不同的缘故。雷少逸亦强调时病与五运六气变化密切相关，强调掌握五运六气变化的"常"与"变"对疾病的影响及对临证辨治的重要指导价值。《疫疹一得》中重点提到瘟疫流行年份的运气情况见表1-2。

表1-2　《疫疹一得》中重点提到瘟疫流行年份的运气情况表

年份	干支	岁运	司天	记载瘟疫发生时段	瘟疫发生时段客主加临情况
1764	甲申	土	少阳相火	夏（三之气）	两少阳相火加临
1768	戊子	火	少阴君火	夏（三之气）	司天少阴君火与主气少阳相火加临
1786	丙午	水	少阴君火	夏（三之气）	司天少阴君火与主气少阳相火加临
1792	壬子	木	少阴君火	夏（三之气）	司天少阴君火与主气少阳相火加临
1793	癸丑	火	太阴湿土	春夏间（二之气）	两少阴君火加临
1794	甲寅	土	少阳相火	夏（三之气）	两少阳相火加临

历代温病医家重视运气异常变化与温病发生的相关性。温病医家杨栗山、余师愚、吴鞠通、雷少逸等对温病的发生与运气变化的相关性做了深刻阐述。主要观点有三：其一，气运异常变化导致瘟疫发生流行，并强调了人体正气的决定性作用。其二，瘟疫发生与二火加临密切相关。瘟疫发生时段多为君相二火加临、主气君火与客气君火加临或主气相火与客气相火加临。其三，丑未岁瘟疫多发。吴又可、余师愚、吴鞠通等生活的年代发生的疫病丑未岁均较多。丑未岁太阴司天之政，二之气两少阴加临，《素问·六元正纪大论》称之为"大火正"。

温病医家重视运气学说和温病病因与发病的相关性论述有深入发掘的必要。《黄帝内经》阐述了六十甲子周运行规律中，随着岁运递迁、客主加临、变异、胜负、郁发，出现德化政令之变、气候异常、万物荣枯，形成温病、疫病流行的时空环境。运用运气学说理论推演重大疫情可能出现的年份，研究温病、疫病发病规律，分析病因病机指导临床诊治，对于现今指导新冠病毒感染、甲型H1N1流感及手足口病等新发疫病发病和防治的研究，具有重要的参考价值和现实意义。提示我们在新生传染病不断出现的今天，重视运气变化对疾病的影响是现今值得研究的重要内容。

四、小结

运气学说是中医疫病理论的重要组成部分，运气理论不仅可以指导临床实践，还能在疫病的防治中发挥重要作用。通过近年来相关疫病发病规律的研究，结合疫病流行特点，可以挖掘其中的规律，例如，从五行的生克制化中找到可以分析和预测疫病的规律。另外，历来的运气学研究发现火，如少阳相火、少阴君火是疫病发生的根本动因，但是忽略了受伤的是肺金。运用运气学五行相生及生克制化关系的分析，可以得出非常清晰的疫病发病规律。其中五运之中主运、客运是火太过，金不及，水不及，六气之中主气、客气是少阳相火，少阴君火出现重叠条件下，疫病发生的概率较高。所以要重视运气学说分析肺系疫病的发生发展及流行规律。以此类推，逐步推进脑系、肝系等多系统疫病研究。

疫情的发生、先决条件是《黄帝内经》揭示的"冬不藏精，春必病温"和"冬伤于寒，春必病温"，主要原因就是阴阳五行之中的五行失衡，特别是火与金力量的失衡导致肺金及大肠金等金行的力量受到严重抑制，才会发生疫情。疫情发生之后，就个体而言，疫病的发展会按照中医的辨证模型的规律发展，如卫气营血辨证、六经辨证等模式，对于疫病本身而言，在一年之中的不同时间段，发病规律会有所差别，这个差别是各方面因素导致的。由于这些因素的影响可能导致热化、寒化、湿化、燥化等变化，具体的情况需要综合分析。

参 考 文 献

蔡秋杰，曹洪欣，张华敏.2009."温毒"浅析.中国中医药信息杂志，16（6）：7-8.

冯全生，吕文亮.2021.温病学.北京：人民卫生出版社.

付琨，苏颖.2022.《圣济总录》中疫疠易发时段与五运六气的变化关系.吉林中医药，42（3）：268-272.

谷晓红，马健.2017.温病学说理论与实践.北京：中国中医药出版社.

刘兰林，王灿晖，杨进.2003.疠气学说创立基础及发展迟滞的原因.安徽中医学院学报，22（2）：2-4.

吕文亮.1995.体质因素与温病发病的关系.山东中医杂志，14（9）：390-391.

吕文亮.1998.温病"毒"之概念再析.中医药研究，14（1）：2-3.

彭胜权.2000.中医药学高级丛书·温病学.北京：人民卫生出版社.

沈凤阁.1988.温病的理论与临床.南京：江苏科学技术出版社.

苏颖.2009.中医运气学.北京：中国中医药出版社.

王晓萍，周语平.2006.浅谈吴又可《温疫论》的"杂气"病因说.甘肃中医，19（3）：1-3.

杨进.2003.新编温病学.北京：学苑出版社.

杨进.2009.温病学理论与实践.北京：人民卫生出版社.

岳冬辉.2010.吴鞠通从运气学说论治温病的贡献与特色探析.中国中医基础医学杂志，16（12）：1094-1095.

岳冬辉.2012.中医疫病病因学理论探析.中华中医药杂志，27（12）：3044-3047.

岳冬辉.2013.温病论治探微.合肥：安徽科学技术出版社.

岳冬辉.2021.温病理法析要.北京：中国医药科技出版社.

岳冬辉，毕岩，宋伍.2018.清代医家雷少逸论治时病的贡献与特色探析.中华中医药杂志，33（6）：2534-2536.

岳冬辉，毕岩，张瑞彬.2016.刘完素对温热病的论治特色探析.中华中医药杂志，31（6）：2057-2059.

岳冬辉，苏颖.2011.余师愚从运气规律认识瘟疫防治策略的特色探析.中国中医基础医学杂志，17（12）：1307-1308，1310.

第二章　温病辨证理论研究

通过研究温邪侵袭人体，导致卫气营血及三焦所属脏腑功能失调及实质损伤所产生的病理变化和临床表现，探究温病的发生原因、病变部位、病理变化、病程阶段、证候类型和传变趋向等是温病辨证的主要内容。卫气营血辨证和三焦辨证是温病辨证的核心，两者有着密切的关系，在具体运用时相互补充，共同组成了温病的辨证体系。卫气营血和三焦辨证理论主要是由明清时期的温病学家叶天士、吴鞠通等通过长期的医疗实践，在《黄帝内经》《伤寒论》等对卫气营血和三焦生理病理认识的基础上，结合温病的特点，将其深化为辨证理论，以指导温病的辨证。

第一节　卫气营血辨证理论

卫气营血学说作为温病学的理论核心，既是指导临床辨别证候、确立治法的大纲依据，亦是分析温病过程病机变化的理论基础，因此对温病的辨治具有纲领性的指导意义。深入探讨"卫气营血"的学术渊源和特点，研究其运用规律，掌握其发展概况，对推动温病学术发展，促进临床水平提高具有重要的意义。

一、卫气营血辨证源流

卫气营血概念渊源于《黄帝内经》《难经》，如《素问·痹论》说："荣者，水谷之精气也。"《灵枢·营卫生会》进一步明确营与卫的区别，云其"清者为营，浊者为卫"。《灵枢·决气》论述了气血的生成，"上焦开发，宣五谷味，熏肤，充身，泽毛，若雾露之溉，是谓气……中焦受气取汁，变化而赤，是谓血"。营卫气血与五脏六腑有着密切的关系，《难经·三十二难》说："心者血，肺者气，血为荣，卫为气，相随上下谓之荣卫。"《黄帝内经》认为营卫气血是水谷化生的精微物质，是构成机体并维持其正常生命活动的基本物质。卫气"其气剽疾滑利"而运行于脉外，主要活动于人体的肌腠部分，且有"温分肉，充皮肤，肥腠理，司开阖"和防御外邪侵袭等作用，故有卫气职司卫外之说。气的活动范围广泛，表里上下、脏腑经络无所不在，因此气的含义较广，但一般主要是指原气和宗气；原气亦称真气，是推动人体脏腑功能活动的动力和物质基础；宗气聚于胸中，上出喉咙而行呼吸，内贯心脉而行气血。营气行于脉中是化生血液的主要物质，亦是血液中具有营养作用的主要成分，它营运全身，营养脏腑器官。血是运行于血脉中的红色液体，它由营气和津液化生而成，是滋养脏腑器官，维持人体生命活动的重要物质。血与营同属，气与卫同类，卫附于气，营附于血。《黄帝内经》中也有一些"卫气营血"病理方面的论述。如"虚邪之中人也……搏结于内，与卫气相搏，阳胜则为热，阴胜则为寒""玄府不通，卫气不得泄越，故发热"。简要说明了人体卫气与外邪抗争所产生的病理变化；对于气的病变，提出了"百病生于气"的观点，强调气之为病的广泛性；对"营"的病变，多营卫并论，提出"营卫不可复收""荣涩卫除""营卫留止"等病机概念；对血的病变，除论述了吐血、呕血、衄血、溲血、便血等多种出血证外，还提出"血闭""留血"等血瘀的病机概念。

《伤寒论》在《黄帝内经》认识的基础上进一步拓展，从病理角度阐述了营卫气血所反映的病理变化。在论述太阳病变时，运用"卫气"来阐述某些证候的病机，如"病人脏无他病，时发热，自汗出而不愈者，此卫气不和也""卫气不共荣气谐和""发热汗出者，此荣弱卫强"等，阐发卫气失常并进而造成营卫不和是太阳中风证的病理基础。在论述痞证时，提出"但气痞耳"的病机概念。有关营血方面的论述，除在太阳病篇提到的营卫不和外，还提出火劫迫血妄行的病理改变，如"太阳中风，以火劫发汗，邪被火热，血气流溢，失其常度""血弱气尽""营气不足，血少故也"等有关营血亏虚的病机变化，以及蓄血证、热入血室证和多种出血证等与血有关的病变。

唐宋时期对卫气营血的认识主要是根据《黄帝内经》论述，侧重于生理功能方面，而对于病理方面则论述较少，且内容大多以杂病的气滞、血瘀等气血病变为主，相对于温病则涉及较少。元代医家罗天益《卫生宝鉴》按邪热在"气"、在"血"浅深层次不同而辨证施治，如《卫生宝鉴·名方类集·泻热门》称："气分热柴胡饮子、白虎汤；血分热桃仁承气汤、清凉四顺饮子。"明代医家袁体庵在《证治心传·治病必审四时用药说》中指出温病初起侵犯肺卫，治宜清轻之品以清解表热，失治则温邪可传入营分，又指出温邪传里有顺传、逆传之分。明末吴又可强调气分、血分病变是浅深轻重不同的两个层次，宜气血分治，在《温疫论》中指出"邪之伤人也，始而伤气，继而伤血""气属阳而轻清，血属阴而重浊。是以邪在气分则易疏透，邪在血分恒多胶滞"。

清代时期，叶天士基于《黄帝内经》和《伤寒论》等对卫气营血的认识，从生理、病理的角度引申其义，用以说明温病过程中的病理变化及病变的证候类型，作为温病的辨证纲领，并指导温病的治疗，为温病学的形成奠定了理论基础。叶天士指出"肺主气属卫，心主血属营""卫之后方言气，营之后方言血""在卫汗之可也，到气才可清气，入营犹可透热转气……入血就恐耗血动血，直须凉血散血"，明确提出温病须"辨卫气营血"而论治的观点，不仅阐述了温病发展过程中卫气营血变化的浅深轻重，病程不同阶段及证候的传变，而且指出了卫气营血证候的临床特点和治疗原则，从而形成了以分析温病不同阶段、不同证候病机变化为核心的辨证论治理论体系。此后的温病学家如吴鞠通、王孟英等在叶天士认识的基础上，从病机、证候或治疗等不同角度进行了充实，使其内容更为完善。温病学理论中的"卫气营血"与《黄帝内经》《伤寒论》等的认识有所不同，具有特殊的意义，不仅从生理、病理的角度，更是从辨证论治的角度研究温病的病理变化、证候类型、治疗原则和方法，是温病辨证论治的纲领。温病卫气营血辨证理论是《黄帝内经》"卫气营血"学说运用于临床实践的突破，是从生理学说发展为病机认识，进而作为辨证理论的新发展。

综上所述，"卫气营血"作为温病辨证的理论虽确立于清代，但其学术则渊源于《黄帝内经》，其间经历了漫长的发展过程，充分体现了"卫气营血"学说悠长历史和与《黄帝内经》理论一脉相承的关系。

二、卫气营血辨证思路

卫气营血的作用各不相同，温邪一旦入侵人体，一是防御功能被激发，出现一系列的抗邪反应；二是温邪导致卫气营血功能失调及实质损害。一般而言，卫气分的病机变化以功能失调为主，营血分的病变既有功能失调也有明显的实质损害。

（一）卫分证

1. 卫分证证候

卫分证是温邪初袭人体，引起以卫气功能失调为主要表现的证候类型，属于温病表证的范畴。卫分证的主要表现有发热、微恶风寒、头痛、无汗或少汗、咳嗽、口微渴、舌边尖红、苔薄白、脉浮数等。其中以发热与恶寒并见，口微渴为辨证要点。卫分证是温邪初袭人体，与卫气相争所出现的一系列表现，其病理特点是温邪外袭，卫气抗邪，肺气失宣。温邪外袭，卫气抗邪，邪正相争，卫阳亢奋而发热；卫受邪郁，肌肤失于温养，故见恶寒；邪留肌表，卫气受阻，郁而不伸，腠理开阖失职，则无汗或少汗；温邪上袭头面，阳热上扰清空，经气不通而头痛；邪郁肺经，清肃失司则咳嗽；温邪伤津则口渴；舌边尖红、苔薄白、脉浮数为温邪犯表的表现。卫分证的发展大致有以下两种情况：一是温邪犯于卫分，病情较轻，正气未衰，能够驱邪外出，或经及时恰当的治疗，温邪从表而解，疾病得愈。二是感邪较重，或治疗不及时或不恰当，正气不能祛邪外出，温邪可由卫入气。如患者正气虚弱，温邪可由卫分而直接传入营分、血分、心包，则病情较为重险。

2. 卫分证辨证要点

卫分证是温病初起常见的证候类型，由于温邪侵入人体，导致卫气功能失常所致。辨证过程中主要掌握以下几个环节。

（1）掌握卫分证的临床特点：温病卫分证是温邪袭表所致，证属表热性质，所以临床除具有发热、恶寒、脉浮、苔薄白等一般邪在肌表的见症外，还表现出发热重恶寒轻、口微渴、舌边尖红、脉浮数等热象偏重的征象，这是确定表热性质，并与表寒证做出区别的依据所在。卫分证主要出现于温病的初期阶段，一般病程较短，持续时间不长。卫分证病位偏于上焦、体表，病情大多较为轻浅。

（2）辨析卫分证的具体病因，区分卫分证的不同类型。一般来说，温病卫分证大多由于风热病邪侵袭肺卫所致，多见于风温初起阶段，常有明显的咳嗽、咽痛等表现，形成风热侵袭肺卫证。秋令燥热病邪侵袭肺卫时常伴有口、鼻、唇、咽等清窍干燥表现，主要见于秋燥病中温燥的初起阶段。湿热病邪入侵虽以脾胃为病变重心，但亦常伴有邪着肌腠的卫表见症，形成内外合邪、卫气同病的类型，其表证虽亦具发热恶寒的特点，但具体表现则与一般温热之邪侵袭肺卫的表热见症有所不同，大多表现为身热不扬、头昏身重、胸闷脘痞、苔白腻等湿阻气机的表现。暑热病邪兼湿夹寒侵袭肌表，往往恶寒较重，无汗明显，头痛身痛，苔腻。

（3）审察病变重心，注意辨证与辨病结合。卫分证是多种温病早期的共有证候，温病的病种众多，不同的温病往往具有特定的病变重心，表现出特异的临床表现，因此温病早期不仅具有卫分证的基本表现，也具有反映疾病病变重心、病机变化的特异表现，根据这些表现，有助于疾病的诊断和有针对性的治疗。如风温的病位在肺，往往咳嗽、咯痰较为明显；乳蛾病位在咽部，往往咽喉肿痛较为明显；麻疹病位在皮肤黏膜，常常出现特异的皮疹。因此，注意诊查体现不同疾病病变重心、病位所在、独特征象，如体温、咳嗽、咽痛、皮疹、项强呕吐、腹痛下利等，注重辨证与辨病相结合，对疾病的早期诊断和早期治疗具有独特意义。

（二）气分证

1. 气分证证候

气分证是温邪在里，导致人体脏腑或组织气机活动失常的证候，属于温病里证范畴，并包括半表半里证。气分证的病变较广泛，凡温邪不在卫分，又未传入营（血）分，都属气分证范围，涉及的病变部位主要有肺、胃、脾、肠、胆、膜原、胸膈等。气分证因涉及的病变部位较为广泛，所以临床证候较多，表现复杂多样，以热势壮盛、不恶寒、汗多、渴喜饮凉、尿赤、舌质红、苔黄、脉数有力等为主要临床表现，其中以但发热、不恶寒、口渴、苔黄为辨证要点。病邪进入气分，正气奋起抗邪，邪正剧争，导致里热蒸迫，热炽津伤，是气分证的主要病机变化。邪入气分，正邪剧争，里热蒸迫，故见热势亢盛；温邪在里不在表，故仅有发热而不伴有恶寒；里热亢盛，迫津外泄而多汗；热炽津伤而口渴喜凉饮；气分热炽，故舌红苔黄燥、脉洪大而有力。气分证形成的主要途径有：卫分的温邪传入气分，温邪直接犯于气分，气分伏热外发，营分邪热转出气分等。气分证进一步发展，大致有以下几种转归：一是邪在气分，邪气既盛，正气抗邪力亦强，正气奋起抗邪，或经及时治疗，可冀邪退而病在气分得愈；二是正不敌邪，或未得到及时正确的治疗，病变可进一步发展而深入营血分，病变趋于危重；三是经过邪正抗争，气分的病邪渐衰，但人体正气，特别是阴液损伤，正虚邪少，经过恰当治疗，正气得复而病向愈。

2. 气分证辨证要点

气分证是温病发展过程中的关键阶段，持续时间较长，病情复杂多变，常是病情好转或恶化的转折阶段。因此，准确及时辨别气分证，对温病的治疗及转归具有重要意义。针对气分证的病变特点，辨别气分证应注意以下几点。

（1）辨析邪热的状态：气分证以邪热郁蒸于里为主要病理变化，主要临床表现为发热、口渴、舌红、苔黄等，气分邪热的主要状态为"外蒸"和"内郁"，临床表现相应有异，一般来说，里热蒸腾于外多表现为身体壮热、面赤大汗、脉洪数有力等，通常称其为邪热充斥内外；热郁于里多表现为灼热、心烦、口苦、溲赤、便干等热邪内郁的表现，通常称其为气分郁热或气分伏热。辨清气分里热的不同态势，是决定治疗使用辛寒泄热外达，还是苦寒直清里热两种不同治法的前提，同时也是把握证候传变趋向的依据。

（2）区分证候类型：气分证病变范围较广泛，病位可涉及上、中、下三焦脏腑。温邪进入气分，可侵犯不同脏腑部位，出现不同类型的气分证候。常见的有：①邪热壅肺证，症见身热、汗出、口渴、咳喘或胸痛、舌红苔黄、脉滑数。②阳明热炽证，症见壮热、不恶寒反恶热、脉洪大或洪数、多汗或大汗、口渴甚或大渴冷饮。③热结肠腑证，症见日晡潮热、便秘或稀水旁流、臭秽异常、腹胀满疼痛拒按、烦躁不安甚或谵语、苔黄厚干燥或灰黑起刺、脉沉有力。④热郁胸膈证，症见身热、心烦懊憹、坐卧不安、舌苔微黄、脉数。⑤热灼胸膈证，症见发热不退、烦躁不安、胸膈灼热如焚、唇焦咽燥、口渴或便秘、苔黄、脉滑数。⑥热郁胆腑证，症见身热、口苦而渴、干呕、心烦、小便短赤、舌红苔黄、脉弦数等。⑦湿热困阻证，症见身热、汗出不解、胸闷脘痞、头昏、身重、舌红苔腻等。其中发热、胸闷脘痞、苔腻对于判断湿热的侧重有重要意义，湿偏盛者，热为湿遏而多表现为身热不扬；热偏盛者，因湿热交蒸，身热较盛而不为汗衰；脘腹痞满为湿邪郁阻气机的表现；苔腻为湿热征象，其中湿热初入气分，湿邪偏盛者多为白腻苔，湿邪化热，热重湿轻或湿热俱盛时则为黄腻苔或黄浊苔。

（3）注意动态观察，把握传变趋向。气分证是温病过程中邪正剧烈交争的阶段，常常是病情转折节点，病情演变，证候发展复杂多变。因此不仅要辨明其证候性质、病位所在、病理损害，还要注意证候的动态变化，把握疾病的发展趋势，特别辨察有无邪热内传的征象，如邪热传营的斑疹隐隐、心烦不宁、舌色转深等；热盛动风的惊搐、手足震颤、两目直视等；同时，还要注意诊察有无正气欲脱的征兆，如突然发生的身热骤降，肢冷汗出，面色苍白，脉象微细等。根据证候表现的动态变化进行辨证分析，不仅是判断证候传变、进行随证施治的依据，也是掌握疾病转归愈后，探索有效措施以截断证候传变的关键。

（4）辨察证候兼夹：气分证虽以热盛伤津为基本特点，但在病程中亦可因气机被郁，津液不布，产生夹痰兼湿的情况。痰湿属阴，与阳热相兼，易致病邪留恋难解，病情迁延难愈。胸脘有无异常感觉及舌苔表现是辨察是否兼夹痰湿的辨证要点，如气分证伴见胸闷咯痰或脘痞呕逆、舌苔黏腻等，则为兼夹痰湿之象，其中又有偏痰偏湿的不同，须根据具体表现加以区别。

（三）营分证

营分证是温邪侵犯营分，营分邪热炽盛，灼伤营阴为主要病理变化的证候类型，属于温病里证范畴。温邪入营，脏腑组织的实质损害较为明显，同时功能障碍更为严重，以营热阴伤，热扰心神和波及血络为主要特点。

1. 营分证证候

营分证的主要表现是身热夜甚、口干、反不甚渴饮、心烦不寐、时有谵语、斑疹隐隐、舌质红绛、脉细数等。其中以身热夜甚、心烦谵语、舌质红绛为辨证要点。营分证的主要病机为热入营分，营热炽盛，损伤营阴，扰神窜络。营分邪热亢盛，则劫伤营阴，故表现为身热夜甚，脉细而数；营热蒸腾于上，则口虽干不甚渴饮、舌质红绛；营气通于心，营热干扰心神，可见神识异常，轻则心烦不寐，重则时有谵语；营气受热，窜于肌肤血络，则出现斑疹隐隐。营分证的形成，一是气分邪热失于清泄或湿热病邪化燥化火传入营分；二是肺卫之邪乘虚直接内陷营分；三是内伏于营分的伏邪自内而发出；四是温邪不经卫气分而直接深入营分。营分证进一步发展，大致有以下几种情况：一是营分的邪热透出气分，病情减轻；二是在营分的邪热深入血分，出现热盛动血的表现，病情加重；三是营热亢盛内陷手足厥阴，形成热闭心包之证或引起肝风内动而出现热盛动风之证。

2. 营分证辨证要点

营分证大多由卫分证、气分证传变而来，提示病情进入危重阶段，辨析营分证应注意以下几点。

（1）掌握辨证要点：邪入营分的辨证要点是身热夜甚、心烦谵语、斑疹隐隐、舌质红绛，反映营分证邪热伤阴，扰神窜络的基本病理，辨证时应抓住这一基本特征及早发现邪热入营征象，及时采取"透热转气"的治法，阻断病证的传变。一般而言，若在气分证阶段，出现心烦不宁、间有谵语、舌渐红绛或斑疹隐隐等症，即提示邪热传入营分，是营分证早期阶段的表现，可运用清营汤"透热转气"，清营泄热以冀初入营分之邪透出气分而解。

（2）区分证候类型：营分证的常见类型如下。①热灼营阴证：症见身热夜甚，口不渴或口不甚渴，或口干不喜饮，烦躁不安，斑疹隐隐，舌质绛。②热闭心包证：在热灼营阴见症的基础上出现明显的神识症状，如神昏谵语或昏愦不语，舌謇肢厥等。湿热病邪（或暑湿病邪）化燥入营时，常兼见湿邪未化之象，既有身热夜甚，时有谵语，斑疹隐隐，舌红绛，脉细数等营分热炽的症状，又有苔腻等湿象。

（3）重视辨察神识异常："营气通于心"，邪热入营，易侵扰心神，故营分证均有神识异常表现，由于病变阶段和病邪轻重的不同，所以神识异常在表现方面有一定的差异，一般来说，邪热初入营分时，由于邪势尚不太盛，神识见症较轻，大多表现为心烦不宁，"夜甚无寐"；此后随着营分之热转盛，心神被扰程度加剧，则神识见症亦相应加重，多表现为躁扰不宁，时有谵语等；若营热炽盛内陷心包，则可出现神昏谵语甚或昏愦不语的严重见症。因此，辨别神识见症的具体表现及其程度轻重，是确定营分证候、判断其轻重转归的重要依据。

（4）注意证候的兼夹及体质差异：营分证在证候传变过程中常有证候兼夹，如营热已炽而卫分、气分之邪未净，即"卫营同病"和"气营两燔"。因此应注意辨析证候的兼夹情况，其中舌象是重要的依据。一般而言邪热入营后，舌质红绛而无苔，若舌色虽呈红绛但舌面有黄白苔者，通常为气分或卫分之邪未解之征，应采用泄卫透营和气营两清之法治之。体质差异对营分证的发展具有重要的影响，是辨析营分证应予重视的环节，如小儿脏腑娇嫩，气血未充，邪热入营劫灼营阴，极易产生闭窍动风之变；年老体弱患者，营分邪热容易内陷深入，导致内闭外脱；产妇血室空虚，邪热入营易内陷血室而成热入血室之证；"平素心虚有痰"者，营分邪热易内闭心包；素有"瘀伤宿血"者，易形成瘀热互结之证。

（四）血分证

血分证是邪热深入血分，引起以血热亢盛、动血耗血为主要病理变化的证候，属温病里证范畴。温邪深入血分，说明病变进入危重期，病情严重，预后不良。

1. 血分证证候

血分证的主要表现是身热灼手、躁扰不安甚或神昏谵狂、吐血、衄血、便血、尿血、斑疹密布、舌质深绛。其中以斑疹密布、出血及舌质深绛为辨证要点。血分证主要病理是热入血分，血热炽盛，动血耗血，瘀热内阻，干扰心神。其中血热是血分证病机变化的基础，血分热毒炽盛，经血沸腾，血络损伤，血液离经妄行，出现多脏器急性出血，肌肤斑疹等；血热炽盛，煎熬血液，耗伤血液，导致血行不畅形成瘀血，血热炽盛迫血妄行，血溢脉外也可形成瘀血，邪热与瘀血互结而形成热瘀交结之势；血热干扰心神，逼乱神明则见躁扰不安，神昏谵语等。血分证多由营分邪热未解，营热羁留，病情进一步发展而传入血分，也可由卫分或气分的病邪传入血分，或因血分的伏邪自里而发，直接出现血分证。血分证的发展一般有以下几种情况：一是经过治疗血分邪热渐衰，正气逐渐恢复，病情缓解；二是血分热毒极盛，损伤正气，正不敌邪，血脉瘀阻，脏气衰竭或急性失血，气随血脱而致病情更加严重；三是血分热毒虽衰，但人体正气，特别是阴液大伤，出现肝肾阴伤等证。

2. 血分证辨证要点

血分证是温病发展过程中病情最严重的阶段，因此，准确辨析血分证对疾病的预后转归具有重要意义，辨析营分证应注意以下几点。

（1）辨出血部位：出血是血分证的主要表现，由热盛动血引起，既可表现为全身广泛出血，还可因病种不同，病位重心有异，伤络动血的部位有别而出现不同部位的出血表现，如风温、暑温、秋燥等可因热伤肺络而出现咯血、衄血，湿温病由于湿热化燥灼伤肠络而出现大便下血。辨证时分清出血部位，不仅有助于明确病位所在，区分病证类型，而且对于治疗有着重要意义。

（2）察神识变化：血属心所主，血热炽盛，心神必受侵扰，故热入血分多有神识异常表现。因此，辨证时审察神识异常的轻重程度及其表现差异，对于判断邪热的轻重、病机的浅深有着重要意义。一般来说，血热较轻者多表现为躁扰不宁，偶有谵语；血分热毒炽盛者常表现为昏狂谵妄；若血热致瘀，瘀热扰乱心神则可见如狂发狂的狂乱之象；营血热邪内陷心包，灼液为痰堵闭清窍，则可见神昏谵语或昏愦不语。

（3）析血脉瘀滞程度：血分证热盛动血常产生血脉瘀滞甚或瘀热搏结的病机变化，严重者可导致血瘀气脱之变。因此，辨证时不仅要着眼于热盛动血症状的辨析，而且要注意审察血瘀表现并分析其轻重程度，其中舌象变化、斑疹色泽、血液颜色及神识、脉象等变化是辨证要点。

（4）察正气盛衰状况：血分证可因出血太多或血瘀严重，致气失依附而产生气随血脱的病机变化，及时发现正气欲脱征兆，是血分证辨治的重要环节，关系整个疾病的预后转归。辨察的关键是注意发热、出汗、面色、神情、气息、脉象等表现及其动态变化。如在病程中发现患者面色苍白、神情萎靡、四肢不温、脉微细欲绝等征象，则为正气欲脱或外脱之象。

（5）区分常见类型：血分证的常见类型如下。①热盛迫血证：症见灼热躁扰，甚或昏狂谵妄，吐血、衄血、便血、斑疹紫黑成块或成片，舌质深绛或紫绛。②气血两燔证：症见壮热口渴，苔黄脉数，烦躁舌绛，发斑，吐衄便血等。③热瘀交结证：症见少腹坚满，按之疼痛，小便自利，神识如狂，或昏或乱，舌紫绛色暗或有瘀斑，脉沉实或涩。

三、卫气营血辨证现代研究概要

卫气营血辨证理论是温病学理论的核心内容，长期以来温病学研究者对其进行了多层次、多途径、多侧面的深入研究，从文献整理、临床运用及实验研究等方面进行了深入研讨，获得了不少规律性认识，进一步提高了卫气营血辨证的理论价值和实践意义。

（一）卫气营血辨证理论文献研究

在文献研究方面，现代温病学家通过历代中医文献的研究，特别是对叶天士有关温病论著的深入研究，从中整理出有关卫气营血论述的基本内容和主要学术观点，在此基础上再吸取叶氏之后主要温病学家如吴鞠通、王孟英等对卫气营血辨证理论的认识，加以充实和完善，使其成为内容完整、理论系统、规律性强的温病辨证体系。同时对卫气营血辨证体系形成发展的演变规律进行了探讨，明确卫气营血理论是温病辨证施治体系的理论基础，与《黄帝内经》所阐述的营卫气血生理学说有着一脉相承的关系，后者是前者发展的基础，前者是后者的引申和发展，两者既有联系又有区别。在文献整理研究中，以传统理论为基础，临床实践为依据，并从现代认识角度加以审视，提出温病卫气营血辨证理论的意义是在揭示病变本质的基础上，对证候类型所作的区分和概括，并进而作为立法制方的依据，因此对临床辨证施治具有规律性的指导意义。

（二）卫气营血辨证理论临床研究

卫气营血辨证理论在防治多种急性感染性疾病方面取得了诸多研究成果，如在诊治新冠病毒感染、非典、艾滋病、甲型流感、手足口病、埃博拉出血热等传染病方面发挥了重要作用。在中西医结合防治急性感染性疾病的实践中，根据辨病与辨证相结合的原则，在运用卫气营血辨证理论进行辨证分型的基础上，结合不同疾病的特点，体现卫气营血理论在现代临床运用中的普遍性与特殊性相结合的特点。例如，在中医药防治新冠病毒感染的临床研究中，根据新冠病毒感染病因复杂，证候多变的特点，以卫气营血辨证为纲，结合脏腑辨证、八纲辨证、病因辨证等研究新冠病毒感染的证候特点，认为新冠病毒感染早期多为卫分证，特别是邪袭肺卫证，表现为寒、热、湿等病邪侵犯肌表；中期多属气分证，以肺为病变重心，常可涉及脾、胃、肠等脏腑，证候性质有热、寒、湿的不同；危重期多属营血分证，常见痰热邪毒闭肺、化源欲绝，邪闭心包，动风动血等危重证候。

卫气营血辨证理论在临床各科疾病的辨治中有着广泛的应用，在辨治临床常见病、多发病、疑难病等方面具有重要的指导意义。现代临床运用卫气营血辨证理论辨治疾病时，通常在卫气营血基本病证分型的基础上，注重结合不同病种的特点，如慢性肝病气分证多伴胸胁胀闷或隐痛；营分证多伴右上腹剧烈疼痛或压痛；血分证多伴面色晦暗、蜘蛛痣、双下肢及腹部水肿、厌食腹胀、黄疸等。

第二节　三焦辨证理论

温病三焦辨证是以上焦、中焦、下焦所属的脏腑为纲，对温病过程中的临床表现进行综合分析和判断，以区分病程阶段、识别病情传变、明确病变部位、归纳证候类型、分析病机特点、确立治疗原则并推测预后转归的辨证方法。与卫气营血理论互相渗透、相辅相成组成温病辨证的理论体系。三焦辨证具有病位明确、病机具体、证候典型等特点，对于分析温病过程中温邪侵犯三焦所属脏腑的病机变化和证候特点具有重要意义。

一、三焦辨证渊源

清代医家吴鞠通创立了温病三焦辨证理论，研究人体上、中、下三焦所属脏腑在温病过程中的病理变化、病机演变、证候类型、治疗原则和方法。在学术上主要渊源于《黄帝内经》有关"三焦"部位划分的认识，《伤寒论》《金匮要略》及其后世医家医著关于三焦病位、病机的论述，特别是清代温病学家叶天士对于温病发展过程上、中、下三焦脏腑病机和证候的论述，对吴鞠通创立温病三焦辨证理论具有重要影响。

三焦的概念源自《黄帝内经》，《黄帝内经》有关"三焦"的论述颇多，含义不尽一致。其中有的指人体胸腹部位及其功能活动，有的指某一具有独特功能的脏腑经络系统。从三焦辨证内容分析，其理论主要与《黄帝内经》关于"三焦"部位论述的关系比较密切。《黄帝内经》关于三焦部位的基本认识是把人体胸腹部划分为上焦、中焦、下焦三个部分，并进而概括其不同功能，如《灵枢·营卫生会》说"上焦出于胃，上口并咽以上，贯膈而布胸中……中焦亦并胃中，出上焦之后……泌糟粕，蒸津液，化其精微，上注于肺脉，乃化而为血……下焦者，别回肠，注于膀胱而渗入焉"，并进而将三焦的功能概括为"上焦如雾，中焦如沤、下焦如渎"。由此可见，上焦指胸膈部位，为心肺所居，主要反映心肺的功能活动；中焦指大腹部位，为脾胃肠所居，主要反映脾胃肠的功能活动；下焦指小腹部位，为肝肾所居，主要反映肝肾的功能活动，这一认识为后世温病学家以人体上、中、下三焦所属脏腑来阐述温病病机和概括证候奠定了基础。

时至汉代，三焦的概念开始涉及病理变化。张仲景《金匮要略》有"热在上焦者，因咳为肺痿；热在中焦者，则为坚；热在下焦者，则尿血，亦令淋秘不通"等记载，以三焦来划分热病的不同病变类型和病位。《诸病源候论》提出"客热者由人脏腑不调，生于虚热，客于上焦，则胸膈生痰实，口苦舌干；客于中焦则烦心闷满，不饥不食；客于下焦，则大便难，小便赤涩"。刘河间以三焦作为外感热病的分期依据，如《素问病机气宜保命集·小儿斑疹论》中称斑疹"首尾不可下者，首曰上焦，尾曰下焦"。首曰上焦者，指疾病的初期，尾曰下焦者，指疾病的后期。罗天益在《卫生宝鉴》中提出外感热病按邪热在上、中、下焦和气分、血分不同病位制方用药的观点。明末温病学家吴又可在《温疫论》中提出"肠胃燥结，下既不通，中气郁滞，上焦之气不能下降，因而充积，即膜原或有未尽之邪，亦无前进之路。于是表里、上中下三焦皆阻，故为痞满燥实之证"，认为阳明腑实与三焦郁阻不通有关。清代喻嘉言在《尚论篇》中认为"然从鼻从口所入之邪，必先注中焦，以次分布上下""此三焦定位之邪也"，强调瘟疫的三焦病变定位，并提出三焦分治的原则："上焦如雾，升而逐之，兼以解毒；中焦如沤，疏而逐之，兼以解毒；下焦如渎，决而逐之，兼以解毒。"清代温热大师叶天士在创立卫气营血辨证理论的同时也论述了三焦所属脏腑病机变化及其治疗方法。如他指出"邪气分布，营卫皆受，上中下三焦交病"，有人统计叶氏温热医案53例，有32例运用了三焦辨治。薛生白在《湿热病篇》中倡论"湿热三焦辨证"，体现了湿热病的一般演变规律。

清代温病学家吴鞠通在《温病条辨》中以三焦为纲，创立温病三焦辨证理论。论述温病发展过程中三焦所属脏腑的病位所在、病机变化、证候类型、病情演变、治疗与预后等。如《温病条辨》指出"温病由口鼻而入，鼻气通于肺，口气通于胃。肺病逆传则为心包。上焦病不治，则传中焦，胃与脾也；中焦病不治，即传下焦，肝与肾也。始上焦，终下焦""治上焦如羽（非轻不举）；治中焦如衡（非平不安）；治下焦如权（非重不沉）"。三焦辨证的本质为温病过程中上、中、下三焦所属脏腑病变所产生的证候。以脏腑病证为核心的三焦辨证体系，补充了卫气营血辨证理论的不足，完善了温病辨证的理论体系。

二、三焦辨证思路

三焦辨证主要论述温病过程中上、中、下三焦所属脏腑病变出现的证候，即上焦证主要包括手太阴肺经与手厥阴心包经的证候；中焦证主要包括足阳明胃经、手阳明大肠经及足太阴脾经的证候；下焦证主要包括足少阴肾经及足厥阴肝经的证候。上焦证候主要是指温病的早期，中焦证候主要是指温病的中期，下焦证候主要是指温病的后期（衰竭期）。三焦证候传变的主要形式是由上焦传入中焦进而深入下焦，反映温病由上而下、由浅入深、由轻转重、由实转虚的发展过程。

（一）上焦证

上焦证主要为肺及心（心包）的病变，肺经证候多见于温病的早、中期阶段，其中肺卫证候多见于温病的初期阶段，邪热壅肺证多见于温病的中期阶段，心包证候多见于温病的危重期阶段。

1. 上焦证证候

（1）邪犯肺卫证：温病初起，温邪首先犯肺，肺合皮毛而统卫，所以温邪犯肺之初主要表现为卫受邪郁及肺气失宣。主要症状有发热、微恶风寒、咳嗽、头痛、口微渴、舌边尖红赤、苔薄白欠润、脉浮数等。以发热，微恶风寒，咳嗽为辨证要点。由于温邪初侵于肺卫，正气抗邪，卫阳亢奋，故发热；温邪犯肺，清肃失司，故咳嗽；肺气不宣，卫气不能正常敷布，肌肤失于温煦，故微恶风寒；温邪属阳邪，性热，易伤津液，故口渴。

（2）肺热壅盛证：肺卫的温邪由表入里，可导致邪热壅肺，肺气闭郁，表现为身热、汗出、咳喘气促、口渴、舌红苔黄、脉数等。以身热、咳喘、苔黄为辨证要点。由于肺经邪热壅盛，耗伤津液，故身热、汗出、口渴；邪热壅肺，肺气郁闭，故咳喘气促；舌红苔黄，脉数是里热偏盛征象。

（3）湿热阻肺证：湿热病邪侵犯上焦肺卫，卫受邪郁，肺失宣降，常见恶寒发热、身热不扬、胸闷、咳嗽、咽痛、苔白腻、脉濡缓等。以恶寒，身热不扬，胸闷，咳嗽，苔白腻为辨证要点。由于湿热郁于卫表，故恶寒发热；湿热互结，热为湿遏则身热不扬；湿热郁肺，宣降失司，则见胸闷、咳嗽、咽痛等；湿热相合湿邪偏盛，故舌苔白腻，脉濡缓等。

（4）热陷心包证：心主神明，心包为心之外卫，代心行事，所以温病过程中温邪犯心出现神识异常多责之于心包。热陷心包是指邪热内陷，导致心包机窍阻闭，心不能主神明的病理变化，又称热闭（入）心包证。常见身灼热、神昏、肢厥、舌謇、舌绛等。以神昏、肢厥、舌绛为辨证要点。热陷心包的途径有多种：其中有肺卫之邪热逆传至心包；有气分邪热渐传心包；有营血分邪热传入心包；有外邪直中，径入心包等。温邪深入心包，邪热炽盛，病位较深，故身灼热夜间为甚；热陷心包，逼乱神明，则见神识异常，如神昏谵语甚或昏愦不语、舌謇；心窍为邪热所闭，气血周行郁阻，不能布达四肢，四末失去温煦而厥冷不温；心主血属营，邪乘心包，营血热盛，故舌质红绛。

（5）湿蒙心包证：气分湿热酿蒸痰浊，蒙蔽心包，常见身热、神识昏蒙、似清似昧或时清时昧、间有谵语、舌苔垢腻、舌红不绛，脉濡滑数等。以神识昏蒙、舌苔垢腻为辨证要点。痰湿蒙蔽心窍，心神困扰，故神识昏蒙，间有谵语。邪留气分，未入营血，故舌质不绛。湿热郁蒸，故身热、舌苔垢腻。

温病上焦证候一般属于发病初期，感邪轻者，因正气抗邪，邪气受挫而不传变，邪从表解；感邪重者，温邪由卫入气，演变为肺热壅盛证等；更严重者导致化源欲绝而危及患者生命。若患者心阴心气素虚，肺卫热邪可内陷逆传心包，出现热闭心包证，甚至内闭外脱而死亡。正如吴鞠通指出温病死证"在上焦有二：一曰肺之化源绝者死；二曰心神内闭，内闭外脱者死"。

2. 上焦证辨证要点

上焦证是指肺和心包病变的证候，辨证过程中应注意以下问题。

（1）手太阴肺经证候：上焦手太阴肺经的证候主要是指温病初起邪从上受，侵袭于肺而致肺卫失宣的表热证候和热邪入里，壅阻于肺而致肺气郁闭的肺热证。前者属卫分证范畴，后者属气分证范畴，两者病机层次上虽有表里浅深之分，但其病位都以肺为主，均属手太阴肺经的病变。

1）明主证、分别表里：手太阴肺经病变，主要表现为肺气的宣肃功能失常，从而出现咳嗽、气喘、咯痰等症状。这些肺经特有的症状，是辨别邪在手太阴肺经的主要依据。手太阴肺经的证候在病位上有表里浅深之分，可根据咳喘的微甚、痰的多少、热势高低、是否恶寒、口渴程度及舌苔、脉象表现，并结合病程阶段进行辨析，一般而言，病变初期，以发热、恶寒、咳嗽少痰，舌边尖红苔薄白为主要表现者，提示温邪在表，病情较轻；病变中期，以发热不恶寒、热势壮盛、咯痰、气喘、胸痛、舌红苔黄、脉数为主要表现者，提示肺经邪热炽盛，病位在里，病情较重。

2）辨寒热、定属性：邪在上焦手太阴肺经的肺卫证候，是外感病初起常见的证候类型，不仅可见于温病的初期阶段，也可见于伤寒太阳病的初起阶段，前者性质属热，后者性质属寒。辨证时应注意区分上焦肺卫证的寒热属性，温邪侵袭肺卫多表现为发热较重恶寒较轻、口渴、苔薄白而舌边尖红，脉浮而数等；寒邪侵袭肺卫多表现为恶寒重发热轻、头痛、身痛、脉浮紧等。

3）审兼证、察变证：温邪犯肺以邪热为主要病理因素，但常有兼夹病邪，如兼湿、夹痰，以及素禀阴亏气虚等，辨证时应根据不同的证候表现，结合素体状况，全面分析，明确证候的兼夹。邪在肺卫，病情大多轻浅，但也有因体质虚弱或感邪太重而使病情突变的情况，如正虚邪陷、逆传心包等，其来势急骤，病情严重，辨证时应予重视。

（2）手厥阴心包经证候：手厥阴心包经的证候主要是指温病过程中邪热、湿热痰浊内陷心包导致机窍阻闭而出现神识异常的病变。手厥阴心包经病变病位虽在上焦，但病情危重，预后不良，正确辨证及时治疗，对于疾病的转归预后至关重要。

1）辨析主症、区分类型：心包证以神昏为主要表现，但由于侵犯心包的病邪不同，神昏的表现亦有差异，热邪内闭心包者常见神昏谵语甚至昏愦不语；湿热痰浊蒙蔽心包者常见神识昏蒙、似清似昧或时清时昧、间有谵语，掌握主症的特异表现，对正确判断证候性质、病情的浅深轻重具有重要意义。此外，温病过程中神昏的表现还可因营血热邪扰乱心神，阳明腑实热邪上乘心神，瘀热互结干扰心神等所致，但这些证候病位重心尚未及心包，虽有神识变化但一般不属于心包证候，辨证应掌握各自的证候特点，通过对临床表现的综合分析，做出鉴别诊断。

2）分析形成途径、掌握病证特点：温病过程中病邪可通过不同途径侵犯心包，形成邪入心包证，如上焦肺卫之邪不下传中焦阳明而逆传心包，气分邪热不得外解而陷入心包，热入营血后再进一步内陷心包等，注意心包证的形成过程，对于掌握疾病的传变特点，指导治疗具有一定意义。一般来说，邪从肺卫而逆传心包者，治疗在清心开窍的同时伍以宣开透泄之品，以透邪外达；邪从气分陷入者，每配伍清热转气之品，使邪热外透气分；邪从营血陷入者，治疗则须配合清营凉血之品。一方面清解营血的邪热，另一方面促使内陷之邪外透，从而有针对性地祛邪外出，减轻病情。

3）识别兼证、审视变证：辨析邪入心包的兼证和变证，对于分析证候轻重、掌握传变趋向、判断预后转归、指导治疗均有重要意义。在温病过程中心包证候常伴有阳明腑实证、热盛动血证、热盛动风证等，这些兼证每与心包证互为因果、相互影响而致病情复杂多变，因此辨证时注意辨察证候相兼。邪入心包证属温病的危重阶段，容易发生变证危及生命，如"内闭外脱""心肺化源欲绝"等，因此应密切注意心包证候的严重变证，以便及时有效地进行救治。

（二）中焦证

中焦证主要是指温邪侵犯胃、脾、肠等脏腑所出现的证候，中焦证一般属温病的中期阶段。

1. 中焦证证候

（1）阳明热炽证：指邪入阳明，里热蒸迫而盛于内外的证候。常见壮热、大汗出、心烦、面赤、口渴引饮、脉洪大而数等。以壮热、汗多、渴饮、苔黄燥、脉洪大为辨证要点。由于邪热入胃，正气奋起抗邪，邪正剧争，里热蒸迫，外而肌表，里而脏腑，无不受其熏灼，故见壮热、大汗出；邪热扰心则心烦，邪热上蒸，则见面红赤；邪热耗伤阴液则口渴而多饮，喜饮凉水；脉洪大而数亦是邪热盛于内外的表现。因邪热弥漫内外而未里结成实，故称其为"散漫浮热"或"无形热盛"。

（2）阳明热结证：指肠腑邪热与糟粕相结，形成燥结，耗伤阴津，肠腑传导失司而致的证候，又称热结肠腑证，或阳明腑证。常见日晡潮热或有谵语、大便秘结或热结旁流、腹部硬满疼痛、舌苔黄黑而燥、脉沉实有力等。以潮热、便秘、苔黄黑而燥、脉沉实有力为辨证要点。邪热与糟粕相结肠腑，午后阳明气血旺盛，故发热日晡益甚；胃肠邪热干扰心神，故谵语；肠腑热结津伤，传导失职，故大便秘结不通，若热迫津液从燥结旁流则表现为下利稀水，其气臭秽；肠中热结阻塞，气机不通，故腹部硬满疼痛；腑实津伤则舌苔老黄而干燥，甚则可见黑燥之苔；脉沉实有力是肠腑热结之征。

（3）湿热中阻证：指湿热病邪、暑湿病邪等困阻于中焦脾胃的证候。湿热中阻证因湿与热之偏盛不同而有不同的表现：湿重热轻者，脾气受困，气机郁阻，常见身热不扬、胸脘痞满、泛恶欲呕，舌苔白腻或白厚或白苔满布或白多黄少等。由于热处湿中，热势为湿邪所遏，故身热不扬；湿困太阴，气机不畅，故胸脘痞满；脾失健运，胃失和降，浊气上逆，故泛恶欲呕；舌苔白腻、白苔满布或白多黄少等，均系湿邪偏盛的征象。如湿渐化热，湿热并重或热重湿轻者，常见高热持续、不为汗衰、烦躁不安、脘腹痞满、恶心欲呕、舌苔黄腻或黄浊等。里热偏盛，故见高热持续；湿热相蒸，故虽汗出而热势不衰；中焦湿热互结，升清降浊受阻，气机失于宣展，则脘腹痞满；湿热中阻，胃气上逆，则恶心呕吐；舌苔黄腻或黄浊，亦为湿热互结的征象。湿热中阻以身热、脘痞、呕恶、苔腻为辨证要点。

（4）湿热积滞搏结肠腑证：指肠腑湿热与糟粕积滞相搏，肠道传导失职的证候，常见身热、胸脘痞满、腹痛、大便溏垢如败酱、便下不爽、舌赤、苔黄腻或黄浊、脉滑数等。以身热、腹痛、大便溏垢不爽、苔黄腻或黄浊为辨证要点。肠腑湿热熏蒸则身热；湿邪郁阻气机则胸脘痞满；湿热积滞内阻肠道，气机不通，故见腹痛、便溏不爽、溏垢如败酱；舌赤、苔黄腻或黄浊、脉滑数为湿热内盛之象。

邪在中焦，邪热虽盛，正气亦未大伤，尚可祛邪外出。但若腑实津伤，真阴耗竭，或湿热秽浊偏盛，困阻中焦，弥漫上下，阻塞机窍，均可威胁患者生命。正如吴鞠通所说"一曰阳明太实，土克水者死""二曰脾郁发黄，黄极则诸窍为闭，秽浊塞窍者死"。

2. 中焦证辨证要点

中焦证包括足阳明胃经、手阳明大肠经和足太阴脾经病变所形成的证候，其中手阳明大肠经和足阳明胃经的证候，同属于阳明经病变，即阳明经证和阳明腑证。阳明胃肠与足太阴脾同居中焦，互为表里，但两者的生理属性有阴阳、湿燥之分，所以在证候上有燥热和湿热的不同。辨证时应注意以下问题。

（1）阳明胃肠证候：温病邪传阳明，其性质属里实热证，但有"经证"和"腑证"之别，阳明热炽证为"经证"，阳明热结证为"腑证"，"经""腑"二证在临床表现、病机变化、治疗方法等方面有明显差异，辨证时应注意分析。

1）审主症、别类型：阳明经证、腑证都属里热实证，都有发热、口渴、苔黄等邪热在里见症，但其病机不同，治法各异。阳明经证病位在胃，属无形邪热亢炽，蒸腾内外，弥漫全身，以壮热、大渴、大汗、脉洪大为主要表现，无胃肠有形实邪内结的征象；阳明腑证病位在肠腑，属邪热与肠中糟粕相结而形成热结里实证，病机以热结阴伤，腑气壅滞为特点，常见日晡潮热、腹部硬满胀痛、便秘或纯利稀水、苔黄厚焦燥等。阳明热炽证治疗以辛寒清热为主，阳明腑实证治疗以苦寒攻下为主。

2）辨腑实、分燥湿：温病肠腑实证有燥热内结，也有湿热夹积滞搏结肠腑。阳明燥结证常见日晡潮热，或有谵语、大便秘结或热结旁流、腹部硬满疼痛、舌苔黄黑而燥、脉沉实有力等；湿热搏结肠腑常见身热、腹痛、大便溏垢、排便不爽、苔黄腻或黄浊。

3）审兼证、察变证：温病阳明腑实证的兼证较多，如兼痰热壅肺、热闭心包、热结小肠等，在病位上并不局限于中焦肠腑，而是多脏腑合病，如肺肠同病、二肠同病等，因此辨证时必须全面分析，明确有无兼夹证及兼夹证的类型，从而采取相应的治疗方法。此外，审察变证亦是阳明腑实证辨证中的重要环节，阳明腑实证在性质上虽属热证、实证，但在病程中亦可因邪气太盛或正气素虚及治疗失当等因素而产生"虚"的变化，即如吴鞠通所说"阳明阳土，未有不克少阴癸水"，从而形成阳明腑实、肾阴损伤或阳明腑实、气液两虚的复杂证候，因此辨证时须注意机体正气和阴液的盛衰状况，主要着眼于神色、形态、气息、脉象及口舌润燥等情况的诊察。

（2）足太阴脾证候：湿热病邪蕴阻中焦、困遏脾胃是温病足太阴脾经证候的主要病理变化。

1）辨湿热、别类型：湿热困阻中焦脾胃，有湿重于热、热重于湿及湿热并重的不同，足太阴脾经的病证多属于湿重于热和湿热并重。热重于湿者，其病机则以阳明胃热为主，兼太阴脾湿未化。临床辨证应根据热象表现、口渴情况、舌苔、脉象等进行区分。湿重于热者，常见身热不扬、胸脘痞满、泛恶欲呕、舌苔白腻等；热重于湿者，常见高热持续、不为汗衰、烦躁不安、脘腹痞满、恶心欲呕、舌苔黄腻或黄浊等。辨别湿和热的孰轻孰重对于明确证候性质和病位重心，确立治则治法具有重要意义。

2）察动态、析演变：足太阴脾经证候主要见于湿热病中。湿热病病势缠绵，病程较长，传变较慢，病变久羁于气分，其证候传变的特点是：初起多为湿中蕴热、湿重热轻，随着湿热郁蒸，湿邪不断化热、化燥，证候则由湿重于热，而逐步转化成湿热并重进而热重于湿。湿困太阴脾经病位虽以中焦为主，但在病证发展过程中湿热之邪亦可上蒙下蕴、外郁内聚出现多种演变。因此辨证时应注意病证的动态变化，掌握证候演变趋向，特别是辨析"热象"和"湿象"表现的孰轻孰重及其转化，以及湿热在上、中、下焦不同病位所产生的特有表现，从而准确辨证。

3）审兼证、察变化：湿热困脾证是足太阴脾经的主要证候，以中焦为病变重心，在病变过程中容易出现证候的兼夹，主要表现为和不同部位的湿热病邪相兼夹，如兼湿遏卫阳、邪郁少阳、湿郁上焦、湿蕴下焦等；或者和其他病邪相兼夹，如兼痰浊阻肺、积滞内停等，辨证时应注意辨析，分清主次。审察证候变化是湿热病辨证的重要环节，湿热病证虽然病势缠绵，传变较慢，但其证候的变化比较复杂，如湿热病后期阶段，湿热郁蒸，化燥化火，可损伤阴液，出现湿热阴伤证候；若素禀阳气偏虚，或湿邪太重而久困不化者，损伤阳气，则可导致"湿胜阳微"，出现阳虚有寒，湿邪困阻证候；湿热困脾化热化火，易灼伤肠络而产生大便下血的变证，严重者可造成气随血脱的危重证候。

（三）下焦证

下焦证是指温邪深入下焦，损伤肝、肾出现的证候，属温病的后期（衰竭期）阶段。

1. 下焦证证候

（1）肾精耗损证：由邪热深入下焦，耗伤肾精，形体及脏腑失于滋养所致，又称真阴耗伤证。常见低热、神惫萎顿、消瘦无力、口燥咽干、耳聋、手足心热甚于手足背、舌绛不鲜干枯而萎、脉虚等。以手足心热甚于手足背、口干咽燥、舌绛不鲜干枯而萎、脉虚、神倦为辨证要点。由于肾精耗损，形体失养，故神惫萎顿、消瘦无力、脉虚；肾精不足，不能上养清窍，故耳聋；肾阴不能上滋，故口燥咽干；肾精枯涸，阴虚内热，故低热、手足心热甚于手足背等；舌绛不鲜干枯而萎为肾阴不足之象。

（2）虚风内动证：指肾精虚损，肝木失养，风从内生的证候，即所谓"水不涵木"，又称阴虚风动证。常见神倦肢厥、耳聋、五心烦热、心中憺憺大动、手指蠕动甚或瘛疭、舌干绛而萎、脉虚弱等。以手指蠕动，或瘛疭，舌干绛而萎，脉虚为辨证要点。虚风内动证多在肾精虚损证的基础上发展而成，故有肾精虚损证的基本表现；同时，肝为风木之脏，依肾水而滋养，当肾水受劫，肝失涵养，筋失濡润，则风从内生，故见手指蠕动甚或瘛疭；肾水枯竭，不能上济心火，心神不能内舍，故见心中空虚而悸动不安，即所谓憺憺大动。

温病下焦证候为温病的后期阶段，多由中焦病证发展而来，特别是阳明邪热不解，损伤肝肾阴液，如吴鞠通说："温邪久羁中焦，阳明阳土未有不克少阴癸水者，或已下而阴伤，或未下而阴竭。"肾精耗损证一般为邪少虚多，若正气渐复，正能敌邪，尚可祛邪外出而逐渐痊愈；但若阴精耗尽，阳气失于依附，则可因阴竭阳脱而危及生命。

2. 下焦证辨证要点

下焦证的主要病理变化为肝肾真阴损伤，是温病后期特别是衰竭期的主要证候，辨证过程中应注意以下问题。

（1）足少阴肾证候：足少阴肾经的证候由温病后期邪热耗损下焦肾阴所致，肾阴损伤较重，且肾阴属人体真阴，故称真阴欲竭证。

1）明确病位、主症，辨析轻重类型：足少阴肾经证候是温邪深入下焦，损伤肾阴所致，病位在肾，主症为肾阴虚损所引起的阴虚内热证，阴虚为主，邪热不甚，邪少虚多，常见低热、手足心热甚于手足背、舌绛不鲜、脉虚等虚热表现。足少阴肾经证候的病情有轻重之分，轻者可表现为阴虚火炽证，以心烦不得卧、舌红、脉细数等火旺阴伤症状为主要表现；邪虽少而深留阴分者则常见夜热早凉、热退无汗等表现；较重者有阴精亏损，重要脏器失养，心神疲惫的表现；危重者可出现阴精耗竭，阳不潜藏，时时欲脱的危候。

2）注意证候演变，掌握病变转归：足少阴肾经证候为邪少虚多之证，邪热虽衰，但阴伤显著，病情进一步发展，常见"阴虚动风"和"阴竭气脱"两种发展趋向，前者是因阴精耗损致"水不涵木"，肝失滋养而发展为"阴虚动风"；后者是因阴竭而阳气无所依附，阴阳离决而导致正气外脱。

（2）足厥阴肝证候：足厥阴肝经的证候是指肾阴耗损，肝木失养而导致的肝风内动之证。肝肾同源，肾阴耗损容易导致"水不涵木"而引起虚风内动。

1）掌握虚风特点，判断轻重预后：虚风内动证因真阴亏损引起，是在肾精虚损的基础上发展而成，性质属虚，动风的特点是抽搐缓慢无力，手指蠕动，口角颤动，心中憺憺大动等，且多与舌干绛、脉虚细无力等肾阴耗损症状并见。阴虚动风证在病情程度上有轻重之分，阴精耗损愈重则动风愈甚，动风愈甚则病情愈重，恢复愈困难，预后亦愈差。

2）注意虚中夹实，辨析夹痰夹瘀：阴虚动风证为虚证，但亦可有实邪夹杂，如兼夹痰瘀，留滞经脉、阻塞机窍，从而形成虚中夹实的复杂局面，常有肢体震颤、瘫痪及神呆失语、失聪、失明等痰瘀闭阻机窍的表现，其中夹痰者，多舌苔白腻或黄腻，夹瘀者，多舌质紫暗有瘀点，应注意辨析。

三、三焦辨证现代研究概要

三焦辨证理论是温病学理论的重要组成部分，运用现代技术从文献整理、临床运用及实验研究等方面深入研究三焦辨证理论的实质，对于发展温病学理论具有重要意义。

（一）三焦辨证文献研究

"三焦"最早见于《黄帝内经》，而吴鞠通所提出的三焦辨证，其内涵与之不尽相同。现代温病学者通过文献整理、源流探讨，较为准确地揭示了温病三焦辨证体系与《黄帝内经》所述三焦的关系，认为《黄帝内经》所述"三焦"与吴鞠通所确立的温病"三焦"辨证体系，内涵虽然不同，但两者有着密切的内在联系：前者主要是指人体胸腹上、中、下三个部位的划分及其功能表现，属于生理学范畴；后者则是指温病过程中人体上、中、下三焦所属脏腑的病机和证候，其内容属于辨证学范畴。前者是后者形成理论体系的基础，后者则是在前者的基础上结合温病的临床实践在内容上加以充实发展形成。对于三焦辨证的内涵，有的学者认为三焦辨证主要代表了温病发展过程初、中、末三个阶段；也有学者认为三焦辨证主要是体现了上、中、下浅深不同的病位。还有学者认为三焦辨证主要适用于湿热病证。上述观点只是从某一方面论述了三焦辨证的意义，而全面准确地认识三焦辨证的概念，可概括为三焦辨证主要研究温邪侵犯三焦所属脏腑的病位所在、病机变化、证候类型、病证传变、病情轻重、病变阶段、预后善恶等。对于三焦辨证的理论价值和实践意义，研究表明：三焦并不仅是指人体胸腹上、中、下三个部位，而主要是指其所属的脏腑，即心肺、脾胃肠、肝肾等重要脏腑在温病过程中的病机变化、证候类型、证候演变等；三焦辨证所揭示的脏腑病变，主要侧重于温病方面，与内科杂病脏腑辨证的内容有所不同；三焦所属脏腑的病变虽然病机证候各具特点，但在温病过程中又是互相联系，密切相关，三焦辨证能基本上反映温病的传变规律。对于卫气营血辨证和三焦辨证的关系，王灿晖认为：三焦辨证较之卫气营血辨证在内容上更具有病位明确、病机具体、证候表现典型的特点。其所概括的证型亦较卫气营血辨证更为丰富。它既有性质属实的证型，也有性质属虚的证型；既反映了温热性质的病变，也有湿热性质的证候。因而临床在运用卫气营血辨证时，结合三焦辨证，可以更清楚地认识每个脏腑病证的特异表现，在病程中所处的阶段和发展过程的动态演变，更能揭示内在病变的本质。沈凤阁认为：三焦辨证实质上就是脏腑辨证，上焦肺与心包，中焦脾与胃，下焦肝与肾。因此，与其说它是三焦为纲，实则是以脏腑为纲，它较之六经辨证和卫气营血辨证，在分析温病的病位和证候类型等方面，更为具体、更符合临床实际，但也有不够完善之处，如未有论及温病中常见的邪入少阳和热盛动风证。对于三焦辨证的意义，许家松认为：吴鞠通创立的三焦辨证，主要包括辨病变的部位和脏腑、辨证候性质、辨病程和病势三方面含义，不仅指导外感热病的辨证，而且对内伤疾病的辨证也很有意义。

（二）三焦辨证临床研究

对于三焦辨证理论的临床运用，一般认为：上焦手太阴肺经证候主要见于呼吸系统急性感染性疾病。其中肺卫表证主要反映急性上呼吸道感染早期的病变，即以上呼吸道炎症与体表神经-血管反应为主。而肺热里证，则主要反映急性支气管炎、肺炎等呼吸系统疾病中期病变。上焦手厥阴心包证主要是由于中枢神经系统感染而导致中枢神经系统功能严重紊乱造成的。中焦阳明证主要见于感染性疾病的中期阶段，特别是消化系统感染病，其中阳明经证多为消化系统感染病毒血症高热阶段，而阳明腑证多是在此基础上产生中毒性的肠肌运动功能紊乱甚至发生肠麻痹、肠梗阻等。下焦肝肾病变则见于多种急性感染性疾病的后期衰竭阶段，其病理变化主要表现为主要脏器如心、肺、脑、肝、肾等的严重损害，病情严重。周仲瑛认为三焦证候传变可能是非典、甲型 H1N1 流感、新冠病毒感染等肺系疫病的主要传变方式，故治疗时以三焦辨证为主导，重视疫病的三焦传变规律。

第三节　卫气营血辨证与三焦辨证的关系

一、卫气营血辨证与三焦辨证的意义

温病卫气营血辨证和三焦辨证理论在指导温病的辨证过程中，具有以下几方面的意义。

（一）区分证候类型

运用卫气营血辨证和三焦辨证理论能够区分温病病变过程中的不同证候类型。这种类型区分是以病机的不同为基础、以证候表现的差异为依据的。如将温病中出现发热，恶寒，口微渴，舌边尖红，脉浮数等温邪袭表，肺卫失宣的病变概括为卫分证。温病不同的病变阶段，由于病机变化不同，证候表现也就相应有所区别，掌握这些区别，临床就能正确区分卫气营血证候和三焦证候的不同类型。

（二）分析病变机制

温病过程中的卫气营血和三焦的病机变化是人体在温邪作用下所导致的卫气营血和三焦所属脏腑的功能失调或实质损害。因此根据温病卫气营血和三焦各个病变阶段的临床表现，运用卫气营血辨证和三焦辨证理论能够分析其内在的病理变化，提示致病原因、病变部位、病变阶段、病理属性等。如卫分证的致病主因是温邪，病变部位在肌表，病变阶段为温病初期，病理属性为正盛邪轻。

（三）识别病情的轻重和病变阶段

温病过程中所出现的卫气营血和三焦证候，不仅能够反映温病过程中的病理变化、证候类型，而且可以提示病情的轻重和病变的阶段。

一般来说，卫分证见于病之初期阶段，病位在表，邪热不甚，对机体损害尚不显著，故病情轻浅；气分证多见于卫分证之后，表邪内传入里，不仅病位渐深且邪势转盛，邪正剧烈交争，以功能障碍为主的病理变化亦渐显著，故病情较之卫分证明显增重；邪入营分，病位又深一层，邪势深入，对机体的病理损害更为严重，不仅营阴受损，抗邪能力下降，而且邪热扰及心神，出现以神识异常为主要表现的功能障碍，故病情较之气分证更为深重；血分证大多在营分证基础上进一步发展而成，不仅邪热较营分证更盛，而且病理损害亦更为广泛而严重，若不及时而有效地进行救治，可造成严重后果，故其病情最为深重。

肺居上焦，上通口鼻外合皮毛，新感外邪多先犯于肺，正如叶天士所说"温邪上受，首先犯肺"。所以温病初期阶段，大多以手太阴肺经的证候为主要表现。心包虽居上焦，但其病变较重，初期虽可见到，但属于病情暴发的特殊类型，而非温病初期的典型表现，所以手厥阴心包经证属于温病的危重阶段。中焦阳明病变多从上焦手太阴经的病证传变而来，大多为病变的中期阶段，正邪剧烈交争，病势亢盛。足太阴脾经的病证属于中焦病变，但其性质多属湿热困阻，而湿热病邪入侵人体后，多直趋中焦而以脾为病变中心，所以足太阴脾经的病证在湿热病初期即可见到，在病变的中期阶段留恋过程较长。下焦足少阴肾经的病证，多因中焦阳明燥热久羁，灼伤下焦肾水所致，故其病程多为温病后期阶段，此际邪热虽然不甚但阴精虚损严重。足厥阴肝经的病证是在肾阴亏损基础上由于"水不涵木"导致的，多属温病后期衰竭阶段。

（四）提示病情传变

温病的发生发展，总的趋势是：由表入里，由浅入深，由实致虚，由轻转重。温病发病初起，大多从卫分表证开始，病位较浅，病情较轻。随着病程发展，病邪内传入里，病情随之加重，出现里热实证。此后，如病变继续发展，病情进一步加重，则可出现邪热更甚，正气虚衰或邪虽不甚但正气衰败的严重证候。

温病发展过程的病理变化主要表现为人体卫气营血与三焦所属脏腑的功能失调和实质损害。一般来说，温病初起，大多邪在卫分，病变以上焦肺经为主；温邪由表入里，由卫分传入气分，病变则大多以中焦阳明胃肠为主；若上焦肺卫之邪内传入里后，不下传中焦阳明气分，而直接内陷心包则为"逆传心包"，属于营分病变范围。中焦阳明气分之邪进一步深入可内传入营血分，引起神昏、动血之变，病变常涉及全身多个脏腑。若温邪久留不解，无论是气分之热还是营血之热，都可损伤肾阴，导致阴精耗竭，或引起肝风内动，其病变传入下焦。故叶天士强调"卫之后方言气，营之后方言血"；吴鞠通也指出"上焦病不治，则传中焦……中焦病不治则传下焦"；王孟英说"外感温邪，由卫及气，自营而血也"。

（五）指导立法制方

辨证的目的不仅在于认识病机本质，区分证候类型，识别传变，判断轻重，同时可指导立法制方。叶天士针对"卫气营血"证候提出"在卫汗之可也，到气才可清气，入营犹可透热转气，如犀角、玄参、羚羊角等物，入血就恐耗血动血，直须凉血散血，如生地、丹皮、阿胶、赤芍等物"的治疗大法。在卫用"汗"法，是指解表透邪之法，以辛凉解表为主。"到气才可清气"强调清气法的适应证邪入气分，邪在卫分不可早用，但如果温病初起表现为卫气同病，可在解表的同时配合清气之品；另外，由于气分证范围广泛，证候复杂多样，所以其治疗除了清气法之外，还有化湿、攻下、宣气等法。营分证之用透热转气法，是指在清营之剂中配伍轻清宣透之品，如金银花、连翘、竹叶等，以使营分之热透出气分而解。血分证的治疗，在强调凉血的同时，注意散血，一方面是针对血分证常有瘀血形成的病机，另一方面也是为了避免凉血之品有碍血行之弊。吴鞠通在《温病条辨》中对"三焦"病证治疗提出的基本大法是"治上焦如羽（非轻不举），治中焦如衡（非平不安），治下焦如权（非重不沉）"。上焦手太阴肺经证候治宜辛开轻透，凉散表邪；手厥阴心包经证候则宜清心泄热、开闭通窍；中焦阳明病经证治宜清热保津，腑证则须通下泄热；下焦足少阴肾经证候治宜滋肾养阴，而足厥阴肝经证候则治宜滋阴息风。

二、卫气营血辨证和三焦辨证的同中有异，各有侧重

卫气营血辨证与三焦辨证都是温病的辨证纲领，两者既有联系又有区别，各有侧重，互有短长。卫气营血辨证与三焦辨证研究温病的角度不同，研究的证候各有侧重，卫气营血辨证由表入里，三焦辨证由上而下，一纵一横，说明温邪入侵人体后的病理变化，但其证候实质都体现于所属脏腑。从具体证候而言，上焦手太阴肺卫之病，相当于邪在卫分，但上焦病变中邪热壅肺而无表证者，则属于气分证范围。邪陷上焦厥阴心包的病变，可属于营分证范围，但其病机变化与营分证不完全相同：前者主要是邪热内陷，包络机窍阻闭，心神逆乱；后者则是营热阴伤，心神受扰。气分病变不仅限于中焦阳明胃肠及足太阴脾经，只要温邪不在卫表，又未深入营血，皆可属于气分证范围。足少阴肾经、足厥阴肝经等下焦病变，则与动血耗血，瘀热互结的血分病变有明显的区别，前者是热伤肾肝真阴、精血，其证属虚，后者病变以热盛迫血为主，病变不限于下焦，其证属实，或属虚实相杂之候。

三、卫气营血辨证与三焦辨证配合运用

卫气营血辨证与三焦辨证既有联系又有区别，卫气营血辨证长于辨析病变的阶段、浅深、轻重，三焦辨证长于辨别病变的部位、性质和证候类型，故应将两者结合综合运用，一般先以卫气营血辨证确定病变阶段、浅深、范围、病变性质，再用三焦辨证确定病变部位、证候类型及性质等，两者相辅运用，经纬交错，可将病变浅深层次、阶段、部位、证候类型及性质，以及病情轻重、病势发展及其转归等辨析清楚、准确，为治疗提供可靠的依据。正如秦伯未在《谦斋医学讲稿·温病一得》中所说：温病从发生到痊愈，以上中下三焦和卫气营血为次序，这种次序不是一般的分类法，而是脏腑和卫气营血在发病变化过程中生理和病理功能紊乱的客观反映。因此上中下三焦不能离开卫气营血的层次分辨，卫气营血也不能离开三焦病变的部位。

第四节　温病其他辨证理论研究

温病卫气营血辨证和三焦辨证理论体系与《伤寒论》的六经辨证体系都是外感热病的辨证纲领，均能反映温病由表入里、由浅至深、由轻到重、由实转虚的发展过程，在学术渊源方面有着一脉相承的关系，六经辨证是卫气营血辨证和三焦辨证的基础，卫气营血辨证和三焦辨证是六经辨证的发展和创新。卫气营血辨证和三焦辨证理论补充了《伤寒论》六经辨证理论在外感病辨证方面的不足。

六经辨证以经络脏腑及其气化功能为立论依据，卫气营血辨证和三焦辨证主要反映温病过程中脏腑气血的病变，经络病变涉及较少。卫气营血辨证、三焦辨证和六经辨证在内容方面既有共同之处，也有不同之处。如六经的太阳经证与卫气营血的卫分证、三焦的上焦手太阴肺经证候有相同之处，均属外感疾病的表证阶段；六经辨证的阳明病证与卫气营血的气分证和三焦的中焦证均属里实热证。但六经辨证中有较多的"寒化"证候，而卫气营血辨证和三焦辨证中均为热证。六经辨证虽可运用于温病，但毕竟"详于寒而略于温"，难以准确、全面地反映温病独特的病变规律。

卫气营血辨证和三焦辨证与脏腑辨证、气血津液辨证的关系十分密切。脏腑辨证理论主要用于内伤杂病的辨证，研究内伤疾病发生演变过程中脏腑功能活动失常和实质损害所引起的病理变化，并为临床治疗提供依据。气血津液是脏腑功能活动的物质基础，气血津液辨证是研究人体气血津液病理变化的辨证方法。卫气营血辨证与三焦辨证主要反映温病由表入里、由浅入深的病变层次和阶段，与脏腑和气血津液有密切的关系，如见高热，烦渴，气喘，咳嗽痰黄，舌红苔黄，脉数，用卫气营血辨证，属气分证，但由于气分证的病变涉及的脏腑较多，仅仅定位于气分，没有落实到具体的脏腑，就难以有效地指导临床治疗；气血津液是脏腑功能活动的物质基础和表现形式，脏腑功能失常和实质损害，都会伴有气血津液的异常。同时，在温病过程中，常有伤津、损血、耗气等病变，因此，温病卫气营血和三焦辨证在具体应用时须与脏腑辨证、气血津液辨证相结合，以卫气营血辨证、三焦辨证为纲，脏腑辨证、气血津液辨证为目，对温病的证候进行全面的分析。

卫气营血辨证和三焦辨证与八纲辨证具有密切的关系，均可作为分析病机、辨别证候的纲领，但其立论基础、体系结构和应用范围则有所不同。卫气营血辨证和三焦辨证，以脏腑、气血的生理病理为理论基础，主要运用于揭示温病过程中脏腑、气血的病变规律。八纲辨证是中医辨证体系中的核心内容，主要用于揭示疾病发生发展的普遍规律，即对病位所在、病变性质、邪正消长等做出的概括，因此在运用方面具有普遍的指导意义，无论内伤外感皆可应用。但八纲辨证比较原则和概括，只能从普遍意义上明确病证类型的一般概念，如阴阳、表里、寒热、虚实等，而难以深入具体揭示证候特殊病理变化和发展演变趋势等，所以在运用于温病辨证时，通常作为卫气营血辨证、三焦辨证的辅助和配合，以提高温病辨证的准确性。

参 考 文 献

艾碧琛，贺又舜，赵国荣，等. 2011. 内毒素血症兔血浆内毒素及组织病理动态改变与卫气营血辨证相关性研究. 中国中医药信息杂志，18（10）：35-37.

杜恒. 2008. 大鼠肾炎湿热证血尿模型的实验研究. 武汉：湖北中医学院.

龚婕宁，杨进，陆平成. 1995. 家兔病毒性肺热证模型的建立. 中国中医基础医学杂志，（3）：46-48，35.

胡小勤，曾雪霞，付蓉，等. 2021. 黄芩、苍术对脾胃湿热证大鼠燥湿作用的性效关系. 中国实验方剂学杂志，27（13）：35-42.

马健，蔡定芳，孟澍江. 1988. 卫气营血证候实质的研究概况. 上海中医药杂志，（4）：32-35.

沈凤阁. 1986. 论吴鞠通的三焦辨证. 南京中医学院学报三十周年特刊，40-41.

王灿晖. 1995. 温病诊断辨病识证基本思路的研究. 南京中医药大学学报，11（2）：6-7.

王俊壹，李柳，叶放，等. 2021. 周仲瑛教授辨治新发肺系疫病学术思想探讨. 南京中医药大学学报，37（2）：171-174.

熊启逵，赵慧业，赵凌云，等. 1983. 实验性温病卫、气、营、血证候动物模型复制的研究. 四川医学，（2）：65-67.

徐应抒，李跃英，廖大忠，等. 1986. 温病卫气营血证候 103 例的微循环和血液流变学研究. 中医杂志，（8）：39-42.

徐应抒，李跃英，廖大忠. 1986. 温病卫气营血证候的血液流变学研究（195 例总结）. 泸州医学院学报，（4）：233-238.

许家松. 1989. 吴鞠通三焦辨证源流考析. 新中医，21（5）：14-15.

杨进，马健，陆平成，等. 1992. 建立温病"气营两燔证"动物模型的实验研究. 中医研究，（3）：27-31.

第三章 温病治法研究

第一节 温病治疗思想

温邪入侵人体，人体正气奋起抗邪，导致温病发病具有一定的特点，其病程发展有一定的规律性，临床表现也有其特殊性。导致温病发生的主要原因是温邪，因此温病治疗把祛除病邪放在第一位，但同时邪正相争也会损伤人体正气，尤其在温病发生的后期，正气损伤往往是温病的主要表现，因此扶正亦是温病治疗的另一重要治则。

一、祛邪与扶正思想

（一）祛邪思想

在温病的治疗中，由于外邪是温病的致病因素，并进而造成人体功能失调和实质损伤，所以祛邪是治疗温病的关键。温病祛邪应强调务早、务快、务尽。正如吴又可《温疫论》所说："大凡客邪贵乎早治，乘人气血未乱，肌肉未消，津液未耗，病人不至危殆，投剂不至掣肘，愈后亦易平复。欲为万全之策者，不过知邪之所在，早拔去病根为要耳。"及早地祛除病邪不仅可以使患者早日解除病痛，而且人体正气的损害较少，有利于康复。

对温病病邪的祛除，温病学家历来都强调"透"与"泄"。所谓"透"是侧重于使病邪由里向外，特别是通过体表向外透达，用药上注重运用轻清宣透之品。不仅在表之邪可通过"透"外解，在里之邪热也往往运用"达热出表""透热转气"等透法向外透解。所谓"泄"则包括了祛邪外出的各种治法。其中使病邪从下而外出的"泄"法不仅是为了通利二便，更重要的是使邪热等病邪通过二便得以外泄。在温病的诸多治法中，大部分是针对祛邪而设的，如泄卫解表、清解气热、通下逐邪、和解祛邪、祛湿解热、清营凉血、开窍醒神、息风止痉等。温病的祛邪思想有以下几种。

1. 祛邪分病位

不同的温邪侵入人体会有其特定的侵犯部位，因此温病祛邪应分清病位，如风热、燥热病邪易于侵犯上焦肺卫，以肺为主要病变中心，治疗当遵循吴鞠通"治上焦如羽，非轻不举"原则，在用药选方方面，应注意选择药性轻清之品，如金银花、连翘、薄荷等。湿热病邪多以中焦脾胃为病变中心，治疗当注重调理中焦脾胃，如半夏、厚朴、陈皮、黄连、黄芩等辛开苦降之品。若病邪犯下，实热燥结肠腑需承气汤苦寒下夺；若属湿热积滞胶结，则当轻法频下，通导积滞，如枳实导滞汤之类；湿热蕴结膀胱，气化不利，则需淡渗分利，使湿热之邪从小便而去。

2. 祛邪辨病性

温病根据病证性质是否兼湿分为温热、湿热两大类，因此温病的祛邪应分清温热还是湿热。温热类当遵循"热者寒之""温者清之"，多用辛凉、辛寒、苦寒、甘寒、咸寒之品清热养阴。湿热性质的温病常有湿重于热、湿热并重、热重于湿的不同，祛除湿热病邪，必须权衡湿热的轻重，或注重祛湿，辅以清热，或清热、祛湿并重，或以清热为重，祛湿为辅。病邪阻滞肠腑，有实热燥屎内结，也有湿热积滞胶结，前者治当苦寒攻下，泻热通便，后者治当清化湿热积滞，导滞通便。

3. 祛邪辨病期

温病的祛邪还应辨病期，即根据温病病程发展的各个病期使用相应的祛邪法。清代温病大家叶天士根据温病卫气营血不同阶段的病理变化，针对不同病变部位的病邪而提出"在卫汗之可也，到气才可清气，入营犹可透热转气……入血就恐耗血动血，直须凉血散血"。"在卫汗之可也"，是指解表法，一般以辛凉解表为主，而不是主用辛温发汗之品。但对湿邪在表者，当用辛温芳香化湿之剂。温病的病因有风热、暑热、湿热、燥热等区别，如邪在表时，分别有疏风泄热、透表清暑、宣表化湿、疏表润燥等不同治法。同时，对表气郁闭较甚而恶寒较明显、无汗者的表热证，亦每在辛凉之剂中配合少许辛温之品，以增加透邪达表之力。"到气才可清气"强调清气之法应针对邪入气分之证而用，但若温病初起表现为卫气同病，当在辛凉透表之中配合一些清气之品。另外由于气分阶段病邪性质和病位各有不同，所以其治疗除了清气法之外，还有化湿、攻下等法。"入营犹可透热转气"，是指在清营之剂中配伍轻清宣透之品，如金银花、连翘、竹叶等，使营分邪热透出气分而解。"入血就恐耗血动血，直须凉血散血"强调血分证治疗在凉血的同时，应注意散血，即活血化瘀，这一方面是针对血分阶段常因血分热毒极盛而有瘀滞之象，另一方面也是为了避免凉血之品有碍血行之弊。

（二）扶正思想

温病的发生发展是正邪双方互相抗争的过程，人的体质和正气状况是决定温病发生发展和预后的主要内在因素，所以在温病的治疗中应注意对人的体质和正气状况的全面分析，并采取相应的扶正措施，如滋养阴津、固脱救逆等法。特别由于温病的病因是温邪，易耗伤津液，所以温病的正虚多以阴液不足为主，往往在病之初期即有阴液的耗伤，在温病的发展过程中，阴液的损伤逐步加重，而在温病的后期多表现为肺胃或肝肾阴虚。温病患者阴液的盈亏存亡是决定病情轻重和预后好坏的主要因素，正如王孟英在《温热经纬》中说："若留得一分津液，便有一分生理。"因而顾护津液是贯穿于温病全过程的一个重要的治疗指导思想。

1. 扶正养阴法

养阴法即生津养液，通过滋补阴液可以发挥多方面的治疗作用，如补水以制火，可调和阴阳之失调，补不足之水，以制过亢之阳；养阴以助透邪，伏气温病初起因阴液不足而内伏之热不能透达，养阴有助于透邪；养阴以润下，对于因阴液不足而引起的便秘，可用增水行舟法；若因血耗脉涩而致的瘀血，津液煎熬而成的痰浊，均可用滋阴之法以润行之；补阴以敛阳，吴鞠通曾提出热病阴液"耗之尽则阳无以恋，必气绝而死矣"，说明阴阳互根，因伤其必致阳气外脱，此时补阴就可有敛阳固脱之功。

养阴当分甘寒、咸寒，温病阴伤，主要表现为肺胃阴伤和肝肾阴伤两类。风热病邪和燥热病邪多伤肺胃阴液，而温热病邪和暑热病邪则易伤肝肾阴液；温病邪在卫分、气分和上焦、中焦阶段，常伤肺胃阴液；邪入营分、血分和邪入下焦，则易伤肝肾阴液。滋养肺胃津液，常用沙参麦冬汤、益胃汤、五汁饮等，用药主以清润，不可重浊滋腻，如沙参、麦冬、玉竹、生地黄、天花粉、石斛等，多属甘寒凉润之剂，称之为"甘寒养阴"法。肝肾阴伤治疗当遵循吴鞠通"治下焦如权，非重不沉"之训，以咸寒重浊滋腻之品，填补肝肾真阴，常用加减复脉汤、三甲复脉汤等，多味厚质重，咸寒滋腻，如生地黄、白芍、鳖甲、牡蛎、龟板、阿胶、鸡子黄等，多属咸寒滋腻之剂，称之为"咸寒养阴"法。

在温病过程中，邪热与阴伤两者自始至终都存在，但要注意邪热与阴伤的侧重，以确定清热与滋阴之主次。一般而言，在温病的早期和中期多以邪热亢盛为主，阴伤不甚显著，治疗当以祛邪清热为重，辅以滋阴养液。在温病的后期阶段，阴伤大多较为显著而已无邪热或余邪未净，即"邪气已去八九，真阴仅存一二"，此时治疗以滋阴为主，阴复而热自退。运用养阴法还当注意滋阴不可忽略阳气，养阴之剂多用滋润之物，特别是咸寒滋补肝肾之品，滋腻之性尤著，药性滋腻，药力不易运行，伍以宣散透泄、调气和中之品，可助滋腻之药充分运行药力，以更好地发挥治疗作用。

2. 扶正佐用温法

温病过程中亦有阳气受损之变，如素体阳气虚弱而患温病者、湿热病中湿胜阳微而伤阳者、寒凉攻伐太过而伤阳者，其治疗当注重温补，如吴鞠通所言："至调理大要，温病后一以养阴为主……有阳气素虚之体质，热病一退，即露旧亏，又不可固执养阴之说，而灭其阳……下焦篇又列建中、半夏、桂枝数法，以为阳气素虚，或误伤凉药之用，乃其变也。"如素体阳虚患温，可以桂枝汤复其阳；素体中阳不足，寒凉过剂，导致中焦寒饮内停，可用半夏汤温中化饮等。

二、调理气血原则

温病的病变过程虽以邪正相争为基本变化，但具体病机则又表现出脏腑、气血的功能障碍，因此必须根据具体病机变化参以调整功能、疏理障碍的方药，达到宣通气机、清化痰瘀、开窍息风等目的。

（一）宣通气机

温病常见的病理变化有正邪相争，邪热亢盛，气机壅塞不畅，这些病理变化必然导致脏腑功能失调，因此宣通气机，调整脏腑功能是温病治疗的重要环节。如邪热犯肺，壅滞肺气、肺气失于宣肃，常常出现咳嗽、气喘、胸闷等表现，清泄肺热之麻杏石甘汤中的麻黄、杏仁则是为宣畅肺气而设；热郁胸膈，气机郁遏，心中懊恼为常见临床表现，栀子豉汤中栀子与豆豉相伍，即在清泄胸膈之热中寓有宣畅胸膈气机之意；阳明腑实燥屎内结，腹部硬满胀痛是腑热壅盛，腑气不通的指征，承气汤中不但有大黄、芒硝峻下腑实以除燥结，也有枳实、厚朴破气行滞以行消胀；至于湿热为患，气机郁滞更为常见，湿为重浊黏滞有形之邪，湿留体内，气机郁滞，故胸闷、脘痞、身重等气机郁阻之证常伴随始终，所以宣畅气机是湿热病基本治疗方法，三仁汤中配杏仁就是宣气化湿的代表，连朴饮中黄芩、黄连、厚朴、半夏相配，辛开苦降，具有开通痞塞，透畅气机之意。

（二）清化痰瘀

痰浊是温病病变过程中常见的病理产物，特别是邪热传入营血或深入手足厥阴之时，尤易化生痰瘀之邪，所以温病的治疗须正视清化痰浊。温病邪在气分、营血分，邪热炽盛，煎熬津液、阴血，津血黏稠浓缩，则易形成痰浊、瘀血等病理产物；邪热亢盛，津血沸腾，不循常道而妄行，津血溢于脉外，停滞不去，则成痰瘀。温病后期脏腑疲惫，元气虚衰，不能有效鼓动气血运行，以致津血运行乏力，留滞不行，易于形成痰瘀；病后经脉之损未能完全修复，脉道涩涩不利，津血艰涩难行，也易形成痰瘀。因此在温病治疗中应注重清化痰瘀之法。如麻杏石甘汤可清化肺经之痰热；宣白承气汤寓清化肺经痰热于苦寒攻下之中；菖蒲郁金汤寓豁痰开窍于清化湿热之中等。

（三）开窍息风

温病发展到危重阶段的常见症状有神昏窍闭、动风抽搐，温病之窍闭多因温邪兼夹痰瘀闭阻心包或因湿热痰浊蒙蔽心窍所致；温病之动风或因温邪熏蒸肝经，筋脉挛急或因肝肾真阴亏损，水不涵木，筋脉失养所致。窍闭者当分热闭痰蒙，热闭者常见神昏谵语或昏愦不语，身热，舌謇肢厥，舌质红绛或纯绛鲜泽，脉滑数，重者可见循衣摸床，撮空理线等，常以安宫牛黄丸、紫雪丹、至宝丹等清心化痰，芳香通络，开窍通闭；痰蒙者常见神识昏蒙、时清时昧，似清似昧，时有谵语，舌苔黄腻或白腻，脉濡滑而数等，常用菖蒲郁金汤合至宝丹清化湿热痰浊，宣开窍闭苏醒神识。热盛动风者常见灼热肢厥，手足抽搐，甚至角弓反张，口噤神迷，舌红苔黄，脉弦数等，常用羚角钩藤汤以清热凉肝，息风定痉；虚风内动者常见手足蠕动，甚或瘈疭，肢厥神倦，舌干绛而痿，脉虚细等，常用三甲复脉汤、大定风珠等育阴潜镇之品培补肝肾真阴，滋水涵木，平息虚风。

第二节　温病常用治法

温病治法以祛邪而言，有解表、清热、攻下、和解、祛湿、化瘀等法，以扶正而言有滋阴、益气等法。以下就温病中较为常用的解表、清热、攻下、和解、祛湿清热、化瘀、养阴、开窍、通治等法进行介绍。

一、解表法

解表法是温病初期的主要治法，具有疏泄腠理，透邪外出的作用，主要用于治疗温病初期邪在肌表的证候。

（一）溯源

《黄帝内经》中提出表证的治疗方法主要是发汗法。张仲景《伤寒论》中治疗伤寒邪在太阳的表证时，所用的麻黄汤、桂枝汤等属辛温解表法之例。《伤寒论》中还有在辛温解表法中配合寒凉之品的方剂，如治疗风寒表实证，并有里热的大青龙汤。晋代《肘后备急方》中创制了辛温解表与寒凉清热药并用，治疗热性病邪在表者的方剂，如葛根解肌汤治疗伤寒二日，外袭里热者。金元时期，以刘河间为代表的"寒凉派"的崛起，强调"六经传受自浅至深，皆是热证"，明确提出热性病初起不可纯投辛温之剂，对邪热在表者，常用滑石、石膏、葱白、豆豉等辛凉疏泄、开发郁热，并创防风通圣散、双解散等方。张子和提出解表有辛凉和辛温两法，为后世解表法分为辛温、辛凉打下了基础。清代随着温病学的成熟，对表证的认识进一步深入。如清初喻嘉言对病在上焦者提出了"升而逐之，兼以解毒"的大法，突出了在发散之中配以寒凉清热解毒的治疗思想。清代叶天士、薛生白、吴鞠通、王孟英等温病学家，强调治疗风热表证时，应运用具有辛凉之性的药物来解表祛邪。叶天士在《临证指南医案》中对风温、温热等病的治疗，多用牛蒡子、薄荷、桑叶、连翘、山栀子等药，并明确指出："上焦药用辛凉，中焦药用苦辛寒，下焦药用咸寒。"其辛凉所治上焦之证，即指邪犯肺卫。吴鞠通的《温病条辨》创银翘散、桑菊饮等辛凉解表方，使解表法趋于完善。

（二）临床运用

由于引起温病卫表证的病邪性质有风热、暑湿兼表寒、湿热、燥热等不同，表证的性质各有不同，所以泄卫透表法又可分为如下几种。

（1）疏风泄热法：属辛凉解表法。本法是用辛散凉泄之剂以疏散卫表风热之邪，主治风温初起，风热病邪袭于肺卫者，症见发热，微恶风寒，无汗或少汗，口微渴，或伴有咳嗽，咽痛，苔薄白，舌边尖红，脉浮数等。代表方剂如银翘散、桑菊饮等。

（2）透表清暑化湿法：本法是用辛温之品外散表寒，并配合清暑化湿之品内解在里的暑湿，主治夏月感受暑湿，复受寒邪侵犯肌表者，症见恶寒发热，头痛，身形拘急或酸楚，无汗，口渴，心烦等。代表方剂如新加香薷饮。

（3）宣表化湿法：本法是用芳香宣透之品以疏化肌表湿邪，主治湿温初起，湿热病邪侵于卫表者，症见恶寒微热，头昏重如蒙，身体困重，四肢酸楚，少汗，胸闷脘痞，苔白腻，脉濡缓等。代表方剂如藿朴夏苓汤。

（4）疏表润燥法：又称"辛凉清润"，也属辛凉解表法。本法是用辛凉透表和清润之品以疏解肺卫燥热之邪，主治秋燥初起，燥热病邪伤于肺卫者，症见发热，咳嗽少痰，咽干喉痛，鼻干唇燥，头痛，苔薄白欠润，舌边尖红等。代表方剂如桑杏汤。

运用泄卫透表法时，应注意以下几点：①治疗温病表证，应根据在表病邪性质的不同而分别采用不同的治法。②对温病表证的治疗应注意患者的体质和病邪兼夹。如素体阴虚而感受外邪所致的卫表证，可予滋阴解表法；平素气虚而外感温邪所致的卫表证，可予益气解表法。如属新感引动伏邪的温病，在出现表证的同时，还有明显的里热见证，此时就不能单纯投用解表之剂，而应把泄卫透表与清泄里热结合起来。如卫分证又夹有痰、食、气、瘀、湿等邪者，应分别配合化痰、消食、理气、化瘀、祛湿等法。③治疗温病邪在卫表者，一般忌用辛温发汗法，而重在疏解透表。本法属汗法范畴，但并非都要以发汗为目的，更不能用治疗伤寒寒邪在表的辛温发汗法来治疗温病。对多种温病，吴鞠通强调："温病忌汗，汗之不唯不解，反生他患。"这是因为辛温之品易助热化火、耗伤阴津，从而导致斑、衄、谵妄等变证的发生。但若属腠理表气郁闭较甚而无汗，或卫表有寒、湿之邪者，亦非绝对不可用辛温之品。④在温病初起时，如属里热外发而无表证者，不可用本法，叶天士所说的"温邪忌散"即指此而言。⑤对温病表证的治疗，虽主以辛凉，但也应注重疏散，用药不可过于寒凉，以防凉遏不解。⑥使用本法应中病即止，表证解除后即停用，同时也不可发散过度，特别要注意避免过汗伤津。

当今临床上解表法主要用于普通感冒、流感、急性扁桃体炎、流脑、百日咳、急性眼结膜炎等疾病初起阶段的辨治。

（三）作用机制

现代研究提示，解表法大致有以下几方面作用。

（1）促进汗腺分泌功能及血管舒张反应，加快人体散热，促使体温下降。

（2）调整人体免疫功能，有利于祛除病原微生物及其毒素，减轻感染初期的一些超敏反应，改善全身和病变局部的血液循环，有利于局部炎症的吸收和人体功能的恢复。

二、清热法

清热法是以寒凉药物清除不同阶段邪热的治法。适用于温病气分里热虽已亢盛，但尚未与燥屎、食滞、痰湿、瘀血等有形实邪相互搏结的病证。清解气热法的主要作用是清热保津、止渴除烦，使气分无形邪热或从外泄或从里解。

（一）溯源

早在《史记》中记载仓公用大齐汤治疗热病的案例，《黄帝内经》对清热法的论述较为丰富，如《素问·至真要大论》中提出"热者寒之，温者清之"的治疗原则；对于因阴虚而发热的治疗提出"诸寒之而热者取之阴"的治疗原则，即通过滋养阴液来治疗阴虚而达到清虚热的作用。《伤寒论》中创制了若干清热方剂，如白虎汤、栀子豉汤、竹叶石膏汤、黄芩汤、葛根芩连汤、黄连阿胶汤等，这些方剂也是后世治疗温病的常用方。唐代孙思邈《备急千金要方》中，重视清热解毒法的应用，创制了治疗血分热盛的犀角地黄汤。金元时期，寒凉派代表刘河间强调治疗外感温热病当重视运用寒凉清热方药。明清时期清热法的运用更臻完善，对于温病各个阶段的不同邪热证候，都有相应的清热方药，如上焦气分热盛者主以清宣，肺胃热盛者主以辛寒，里热火郁者主以苦寒，热入营分者则主以清营泄热，热入血分者即投以凉血解毒。

（二）临床运用

清解气热法的主要作用是清热保津、止渴除烦，使气分无形邪热或从外泄或从里解。在临床上，温病气分证较为多见，因而本法在温病的治疗中运用机会较多。气分证是温病过程中邪正交争最激烈的阶段，如果邪在气分而失治或治不如法，其邪往往可以内传营血，甚至导致液涸、窍闭、动风、正气外脱等严重后果，所以把好气分关对于提高温病疗效、改善温病的预后至关重要。

由于气分无形邪热的所在部位、病势浅深、病邪性质各有不同，清解气热法又可分为以下几种。

（1）轻清宣气法：本法是用性质轻清之品宣畅气机、透热外达，主治邪在气分，热郁胸膈，热势不甚而气失宣畅者。本证可见于温病热邪初传气分，或里热渐退而余热扰于胸膈者，症见身热微渴,心中懊憹不舒,起卧不安,苔薄黄,脉数。代表方剂如栀子豉汤加瓜蒌、杏仁、芦根等。

(2)辛寒清气法:本法是用辛寒之品透热外达,大清气分亢盛的邪热,主治邪热炽盛于阳明气分,热势浮盛者,症见壮热,汗出,心烦,口渴喜冷饮,苔黄燥,脉洪数等。代表方剂如白虎汤。

(3)清热泻火法:本法是用苦寒清热解毒之品直清里热,泻火解毒,主治邪热内蕴,郁而化火者,症见身热,口苦而渴,心烦不安,小便黄赤,舌红苔黄,脉数等。代表方剂如黄芩汤、黄连解毒汤。

上述三法的作用及主治病证各有不同:轻清宣气法的清热作用较轻,对于气分热盛者力不胜任;辛寒清气法适用于热邪浮盛于内外者;清热泻火法则适用于热势内郁而化火者。

运用清解气热法时,应注意以下几点:①本法所治邪热属气分无形邪热,如邪热已与有形实邪,如腑实、食滞、痰湿、瘀血等相结,单用本法往往只能"扬汤止沸",必须去其所依附的有形实邪才能解除邪热。②如病邪在表而未入气分,不宜盲目早用本法,用之不当反能凉遏邪气,不利于病邪的透解,所以叶天士强调:"到气才可清气。"③对湿热性温病湿中蕴热而流连气分者,不可一味滥用寒凉,当重视祛除湿邪。④素体阳虚者在使用本法时,切勿过剂,应中病即止,以防寒凉药戕伤阳气。⑤本法在具体运用时还应灵活化裁或配合他法。如邪初入气分,表邪尚未尽解,须加透表之品于轻清之剂中,称为轻清透表;如气分邪热亢盛而阴液大伤,则须与生津养液之品相伍,称为清热养阴;如邪热壅肺而肺气闭郁者,须在清泄气热之中配宣畅肺气之品,称为清热宣肺;如邪热壅结而化火成毒,除发热口渴外,还见某一局部红肿热痛者,则在清热泻火中伍以解毒散结之品,称为清热解毒;如兼有肠腑结热而成里实证者,应配合攻下,称为清热攻下等。

当今临床上清热法广泛运用于各种急性感染性疾病和非感染性发热类疾病的治疗,如乙脑、流行性出血热、流感、病毒性心肌炎、急性病毒性肝炎、病毒性肺炎、细菌性肺炎、流脑、急性细菌性痢疾、伤寒、急性阑尾炎、急性胆道感染、急性泌尿系感染、白血病等。清热法在剂型改革方面进行了深入的研究形成了一系列有效的中成药制剂,如板蓝根冲剂、小柴胡冲剂等用于感染性疾病早期阶段的治疗;双黄连口服液、连花清瘟胶囊等用于感染病中期邪热亢盛证的治疗;清开灵、紫雪丹等用于感染性疾病高热神昏惊厥等病证的治疗等。

(三)作用机制

现代研究提示,本法的作用大致有以下几方面。

(1)抑制病原微生物:部分药物对细菌、病毒等病原微生物有一定的抑制、杀灭作用,或对细菌的内毒素、外毒素有中和解毒作用。

(2)抗炎、抗渗出作用:有的药物可以降低毛细血管的通透性,具有一定的抗炎、抗渗出作用,可减少病理损害。

(3)调整免疫功能作用:有的有增强血中白细胞吞噬功能,提高溶菌酶活力,提高人体血淋巴母细胞的转化能力,促进抗体生成等调整免疫功能的作用。

(4)改善血凝状态:有的具有调整血液流变性质,改善血凝状态等作用。

(5)其他作用:有的还具有解热、镇静、升压、强心、止血和修复机体组织器官等作用。

三、攻下法

攻下法是温病的常用治法之一,是祛除有形病邪的主要方法。适用于温病邪热与有形实邪如燥屎、湿滞、瘀血等互结于胃肠及下焦的证候。其主要作用是通腑泄热、荡涤积滞、通瘀破结等。

(一)溯源

攻下法在《黄帝内经》中已作为外感热病的主要治法,如《素问·热论》说:"已满三日者,可泄而已。"即指以攻下泄热法治疗里热亢盛证。《伤寒论》对攻下法的认识非常深刻,不仅创制了许多攻下方剂,如大承气汤、小承气汤、调胃承气汤、大陷胸汤、十枣汤、桃核承气汤等,还论述了攻下法的使用宜忌，为后世运用攻下法治疗外感热病奠定了基础。金元时期的张子和，尤以擅长运用汗、吐、下而闻名于世，被称为"攻下派"。而最善于用攻下法治疗温病的医家当首推吴又可，吴又可在《温疫论》中提出，对温病运用攻下"非专为结粪而设"，而是为了祛除病邪，认为"邪为本，热为标、结粪又其标也"，是"邪热致操结，非燥结而致邪热"。提出"勿拘于下不厌迟""一窍通，诸窍皆通"等观点，对丰富攻下法理论作出了重要贡献。清代叶天士在《温热论》中，对于湿热积滞阻于肠道时使用攻下法的特点进行了阐述，指出"湿邪内搏，下之宜轻""湿温病大便溏为邪未尽，必大便硬，慎不可再攻也，以粪燥为无湿矣"。吴鞠通在《温病条辨》中对攻下法在温病中的运用做了全面总结，并在《伤寒论》承气汤的基础上创制了新加黄龙汤、宣白承气汤、导赤承气汤、牛黄承气汤、增液承气汤等承气汤加减方，进一步扩大了攻下法的应用范围。

（二）临床运用

攻下法的主要作用是通腑泄热、荡涤积滞、通瘀破结等。攻下法尤其是通腑泄热法，是温病治疗中较为常用的治法，如能适时恰当运用，则奏效甚捷。清代柳宝诒说："胃为五脏六腑之海，位居中土，最善容纳……温热病热结胃腑，得攻下而解者，十居六七。"可见通下逐邪在温病治疗中占有很重要的位置。

由于内结的实邪有燥屎、积滞、瘀血等区别，而病变部位也有肠腑、下焦的不同，通下逐邪法又可分为如下几种。

（1）通腑泄热法：本法是用苦寒攻下之品攻逐肠腑实热燥结，主治热结阳明，内结肠腑者，症见潮热，谵语，腹胀满，甚则腹硬痛拒按，大便秘结或热结旁流，苔老黄或焦黑起刺，脉沉实有力等。代表方剂如调胃承气汤、大承气汤。

（2）导滞通便法：本法用通导肠胃湿热积滞之品导泄胃肠湿热积滞，疏通肠道气机，主治湿热积滞交结肠胃者，症见身热，脘腹痞满，恶心呕逆，便溏不爽，色黄赤如酱，舌苔黄浊等。代表方剂如枳实导滞汤。

（3）增液通下法：本法是用通下剂配合滋养阴液之品以泻下肠腑热结，主治肠腑热结而阴液亏虚证，即所谓"热结液亏"者，症见身热不退，大便秘结，口干唇裂，舌苔干燥等。代表方剂如增液承气汤。

（4）通瘀破结法：本法是用活血通瘀攻下之品以破散下焦瘀血蓄结，主治温病热瘀互结，蓄于下焦者，症见身热，少腹硬满急痛，小便自利，大便秘结，或神识如狂，舌紫绛，脉沉实等。代表方剂如桃仁承气汤。

以上几种通下逐邪法在运用时，应根据病证的具体情况而选用：属邪热与燥屎互结者，攻下较为峻猛；湿热积滞阻于肠道者，攻下之力较轻，但因湿邪具有黏滞之性，往往不能一下而解，需多次用下，即所谓"轻法频下"；如阳明腑实而肠道阴液又虚者，盲目攻下不仅热结难下，也易更伤阴液，所以要攻下与增液并用；瘀热结于下焦者，攻下当与化瘀并施，攻下也有助于祛瘀。

运用通下逐邪法时，应注意以下几点：①如里热未成实结或里无郁热积滞者，下法不宜盲目投用。②使用通下法后邪气复聚，可以再度攻下，但要慎重掌握，避免过下伤正。③平素体虚或在温病过程中阴液、正气耗伤较甚，虽有实邪里结，不宜一味单用攻下之法，应注意攻补兼施。④在运用下法时，应根据体质与兼夹之邪的不同而灵活变化。如腑实而正虚者，攻下当配合扶正之品，即攻补兼施；如腑实而兼肺气不降者，攻下当配合宣肺之品；如腑实而兼热蕴小肠者，攻下当配合清泄肠腑火热之品；如腑实而兼邪闭心包者，攻下当配合开窍之品；如腑实而兼阳明邪热亢盛者，攻下当配合清解气热之品。⑤在温病后期由于津枯肠燥而致大便秘结者，应主以润肠通便，忌用苦寒攻下。

当今临床上攻下法用以治疗急性胰腺炎、急性胆道感染、病毒性肝炎、急性细菌性痢疾、乙脑、流行性出血热、肺炎、感染性休克等病具有较好的疗效。如以大承气汤合清瘟败毒饮治疗有腑实证的感染性休克；以含有大黄、芒硝的柴黄解毒汤、柴黄清痢汤合生脉注射液治疗化脓性胆管炎伴中毒性休克；用承气汤治疗急性呼吸窘迫综合征属于里、实、热证者；用大承气汤加桃仁、牡丹皮、丹参、赤芍、桔梗白散等方药治疗流行性出血热的高热、急性肾衰竭有显著疗效。从攻下法运用来看，以消化系统疾病为多，但对呼吸系统、神经系统等病证也同样可用，适应证相当广泛。另外，现代临床上采用的中药保留灌肠法，多以攻下方药为主，一方面可以通过肠壁吸收部分药物成分而起到治疗作用，另一方面也可荡涤肠道的积滞，对于难以口服药物的患者尤为适用。

（三）作用机制

现代研究提示，通下逐邪法方药的作用大致有以下几方面。
（1）增强胃肠蠕动，改善肠管的血液循环，降低毛细血管通透性。
（2）抗菌、消炎、排除肠道及全身的毒素，促进新陈代谢。
（3）通过对肠道的局部刺激作用，引起全身性应急反应，增强机体免疫力。
（4）其他：有的还具有利胆、利尿、抗血栓形成等作用。

四、和解法

和解法是以和解、疏泄、分消以祛除半表半里病邪的一种治法。本法属于八法中的和法。适用于温病邪不在卫表，又未完全入里，而是处于少阳、三焦、膜原等半表半里者。

（一）溯源

"和"是中国古代哲学最具特色的思想观念之一，《黄帝内经》是"和"的思想在中医学上的集大成者，主要包括人与自然之和，人体自身气血、阴阳平衡之和。《伤寒论》充分地继承、发挥《黄帝内经》中"和"的思想并运用于临床，例如，创立了调和人体阴阳的代表方桂枝汤、调和人体枢机的代表方小柴胡汤及四逆散。金代成无己提出"和解少阳"法，并将小柴胡汤作为和解法的代表方剂；清代程国彭在《医学心悟》中明确提出汗、吐、下、和、温、清、消、补为"医门八法"，"和法"正式确立为中医治疗大法之一。广义的和法，包括表里双解、调气和血、调和脏腑、寒热并用、攻补兼施、平衡阴阳六大类。狭义的和法，早先理解为"和解少阳"之法，到了明清时期，温病学家对和解法与方剂有了新的阐发，把少阳、三焦、膜原作为半表半里病位层次并贯穿于一体，体现了温病学在传承《伤寒论》少阳病脉证辨治基础上，拓宽了外感热病半表半里证候空间领域。明代吴又可倡导邪伏膜原说，认为膜原"内不在脏腑，外不在经络，舍于夹脊之内，去表不远，附近于胃，乃表里分解，是为半表半里"，创制达原饮以开达膜原之邪；叶天士辨治三焦气病，创立"分消走泄"法，选用杏仁、厚朴、茯苓，温胆汤之走泄，俾使湿、热、痰、浊之邪从三焦分而消之、走而泄之；何秀山制蒿芩清胆汤，兼顾清泄少阳和化痰祛湿两方面，使和解方剂在配伍理论上更臻完备。

（二）临床运用

在温病运用中，和解法具有清泄少阳、分消走泄、开达膜原的作用。适用于温病邪已离表又尚未入里成结，而是郁滞于少阳或膜原、留连三焦的半表半里证。主要分为以下几种。

（1）清泄少阳法：是用清化痰热之品以清泄少阳胆经半表半里邪热，祛除痰湿，和降胃气的治法。主治邪热夹痰湿郁于少阳，枢机不利，胃失和降者。本证多见于某些湿热性温病，症见寒热往来，口苦胁痛，烦渴溲赤，脘痞呕恶，苔黄腻，舌红，脉弦数等。代表方剂如蒿芩清胆汤。

（2）分消走泄法：是用宣气化湿之品以宣展气机、泄化三焦邪热痰湿的治法。主治温病邪热与痰湿阻遏于三焦，既不外解，又不里传，而导致三焦气化失司者。本症见于各种湿热性温病湿重于热阶段，症见时寒时热，寒热时起时伏，胸痞腹胀，溲短，苔腻等。代表方剂如温胆汤加减，或如叶天士所说的用杏仁、厚朴、茯苓之类以升上、宣中、导下。

（3）开达膜原法：是用辛通苦燥之品，疏利透达盘踞于膜原的湿热秽浊之邪的治法。主治湿热秽浊之邪郁伏膜原者。本证多见于湿温或湿热性瘟疫的早期，症见寒甚热象较微，脘痞腹胀，身痛肢重，苔腻或白如积粉而舌质红绛甚或紫绛。代表方剂如雷氏宣透膜原法或达原饮。

以上和解治法都用于邪在半表半里者，皆属气分之病变，但具体作用各不相同，临床上应根据不同情况选用。总的来说，清泄少阳法所治之证为邪在少阳胆经，痰热较盛；分消走泄法所治之证为邪在三焦，湿邪尚未明显化热；开达膜原法所治之证为邪在膜原，湿热秽浊郁闭较甚。

运用和解祛邪法时应注意：①清泄少阳法虽有透邪泄热作用，但只适用于邪热夹痰湿在少阳者，对里热炽盛而无痰湿者不适用。②分消走泄与开达膜原二法清热之力较弱，其作用侧重于疏化湿浊，故不能用于湿已化热，热象较著及热盛津伤者。

当今临床上和解法主要运用于呼吸、消化、泌尿、内分泌、精神神经系统的感染性和非感染性疾病的辨治，如病毒性肺炎、上呼吸道感染、胆囊炎、胆汁反流性胃炎、抑郁症、精神分裂症、心血管疾病、泌尿道感染、肠伤寒、肝炎、诸多类型的发热等疾病。

（三）作用机制

和解法具有抗病毒、解热、抗炎、抑制神经细胞凋亡和抗炎等药理作用。

（1）抗病毒作用：达原饮治疗新冠病毒感染的活性化合物为槲皮素、山柰酚、黄芩素等，这些活性化合物能通过与血管紧张素转换酶Ⅱ（ACE2）结合作用于 PTGS2、HSP90AA1、ESR1 等靶点调节多条信号通路，可能对新冠病毒感染有治疗作用。另外，达原饮抗乙型肝炎病毒的机制可能是通过激发机体免疫应答完成的。

（2）解热作用：蒿芩清胆汤具有明显的退热作用。在体外实验中，有明显的抗菌作用，不但对革兰氏阴性菌，而且对革兰氏阳性菌也有良好的抑菌作用，同时还有较强的抗内毒素作用。提示其治疗发热的作用机制可能是通过抑制及消杀细菌，减少外源性病原微生物的侵袭能力来实现的。

（3）对神经系统的作用：温胆汤对精神分裂症、失眠、抑郁症等神经系统疾病具有良好的治疗作用。研究发现，温胆汤可抑制神经元细胞和神经胶质细胞凋亡，改善海马组织的超微结构，防治精神类疾病。

（4）抗炎作用：温胆汤可抑制炎性反应，保护胃黏膜，提高幽门螺杆菌根除率，并改善慢性浅表性胃炎患者的临床症状。

五、祛湿清热法

祛湿清热法是通过祛除湿邪、清解邪热以清除湿热之邪的一种治法，主要用于治疗湿热病证。

（一）溯源

《素问·至真要大论》认为"湿淫所胜，平以苦热，佐以酸辛，以苦燥之，以淡泄之"。提出"苦燥"和"淡渗"两大法则。王叔和在《脉经》中提出湿热病的治疗原则和治禁"治在足太阴，不可发汗，汗出必不能言，耳聋，不知痛所在"。《伤寒论》创制了治湿的系列方剂，如淡渗利水的五苓散、猪苓汤；清热利湿退黄的茵陈蒿汤；温化水湿的苓桂术甘汤；温阳化水的真武汤等；另外以半夏泻心汤、生姜泻心汤、甘草泻心汤，创苦辛开降法，为后世治疗湿热蕴阻中焦证开创了先河。朱肱在《活人书》中提出以白虎加苍术汤治疗湿温。刘河间在《黄帝内经》"淡渗"基础上，提出"治湿不利小便，非其治也"。吴又可《温疫论》对邪伏膜原证所用的达原饮，虽属和解之剂，但也可看作是祛湿热化秽浊的方剂。叶天士《温热论》提出治疗湿热应"渗湿于热下，不与热相搏，势必孤矣"，强调使湿热两分。薛生白《湿热病篇》为论述湿热病的第一部专著，薛氏按湿热在上、中、下三焦的不同病证提出了辨治方法。《温病条辨》明确提出了湿热为患"非若寒邪之一汗而解，温热之一凉即退"，强调"徒清热则湿不退，徒祛湿则热愈炽"，并创制了不少有效方剂，如三仁汤、黄芩滑石汤、薏苡竹叶散、加减正气散类方等。

（二）临床运用

祛湿清热法是治疗湿热性温病的主要治法。湿热病证在病变过程中有湿热偏盛之异，病位有偏于上焦、中焦、下焦之别，因此，运用祛湿清热法时应根据病位结合病证性质而有所不同。

（1）宣气化湿法：主要用芳化宣透之品以宣通气机、透化湿热之邪。适用于湿温初起，湿蕴生热，郁遏气机者，症见身热，汗出不扬，胸闷脘痞，小便短少，苔白腻，脉濡缓。代表方剂如三仁汤、雷氏芳香化浊法、一加减正气散等。本法在用药上除了用芳化、苦温等祛湿药外，还应注重开肺气，使气化则湿化，多配伍杏仁、陈皮、枳壳、桔梗、枇杷叶等。

（2）燥湿泄热法：主要用辛开苦降之剂以燥湿清热。适用于湿渐化热、湿热俱盛而蕴伏中焦者，症见发热，汗出不解，口渴不欲多饮，脘痞腹胀，泛恶欲吐，小便短赤，苔黄腻。代表方剂如王氏连朴饮、三加减正气散、黄芩滑石汤。如湿热蕴毒而见身热，咽部肿痛，身目发黄，口苦者，可加入解毒利湿之品，代表方剂如甘露消毒汤。本法系辛温与苦寒之品并用，常用辛温药有厚朴、半夏、陈皮等，用以燥湿理气；常用苦寒药有黄芩、黄连、栀子等，用以清热燥湿。

（3）分利湿邪法：主要用淡渗之品利尿渗湿，使湿热之邪从小便而去。适用于湿热郁阻下焦者，症见热蒸头胀，小便短涩甚至不通，渴不多饮，苔白腻。代表方剂如茯苓皮汤；若湿热下注，湿热并重，症见身热，尿频涩痛不畅，烦渴，舌红苔黄腻，脉数，可用导赤散、八正散；如水热互结下焦而兼阴伤者，可用猪苓汤利水清热养阴。

运用祛湿清热法时，祛湿三法常相互配合。如淡渗分利之品虽然主要用于湿热在下焦者，但上中二焦有湿邪时，亦多配合在其他除湿热法中使用，正如古人说："治湿之法，不利小便非其治也。"另外，对温病中出现的小便不利，不能一味用淡渗之品以分利，而应区别不同情况施治：如属气化不利而致湿邪内阻者，主宜宣化气机以利湿；如属阴液消耗而小便不利者，应主以清热养阴，如滥用分利水湿之品，必更伤阴液。

当今临床上祛湿清热法主要运用于消化、泌尿、呼吸系统的感染性和非感染性疾病的辨治，如手足口病、流感、伤寒、细菌性痢疾、肠炎、钩端螺旋体病、病毒性肝炎、胆囊炎、胆结石、泌尿系统感染、胃炎、消化性溃疡等。

（三）作用机制

清热祛湿方药多具有调整胃肠功能、抗病原微生物、抗溃疡等作用。

（1）调整胃肠功能：芳香化湿方药多含有挥发油，能增强胃肠的蠕动，促进消化，并驱除胃肠中的积气，并能增加消化液的分泌，促进消化和增进食欲。

（2）抗病原微生物：藿香正气水对金黄色葡萄球菌、大肠埃希菌、沙门菌、枯草杆菌、痢疾杆菌、铜绿假单胞菌等多种病菌有杀灭作用，并且具有镇痛作用。

（3）抗溃疡作用：苍术的甲醇提取物具有抗溃疡作用。厚朴酚对应急性溃疡有抑制作用。

（4）其他作用：茅术醇和β-桉叶醇提取物有明显的镇静作用，两者混合物有剂量依存性的抗痉挛作用，说明苍术提取物对中枢神经系统有抑制作用，另外，苍术的水提取物对小鼠灌胃有降血糖作用，并能使胰岛素水平升高，提高血清淀粉酶活力。苦杏仁苷具有良好的抗肿瘤作用，豆蔻提取物具有抑制肿瘤生长的作用，薏苡仁具有明显的抗癌、抗肿瘤作用。

六、化瘀法

化瘀法，泛指具有活血化瘀作用，适用于治疗血瘀证的治疗方法。血瘀证，是由于气滞、气虚、血虚、外伤、阴寒内盛等各种原因导致血液郁滞于一定部位的病理表现。

（一）溯源

"瘀"字最早见于《楚辞》，其曰"形销铄而瘀伤"；王逸注"身体燋枯，被病久也"，描述了"瘀"的体征及病因。《说文解字》中说："瘀，积血也。从疒，於声。"活血化瘀的治法最早见于《黄帝内经》，其曰"疏其血气，令其调达""血实宜决之""菀陈则除之者，出恶血也"等，并记载四乌鲗骨一藘茹丸，可活血散瘀治疗血枯经闭证。《神农本草经》中记载有具有"消瘀血""逐恶血""破癥坚积聚""通血脉"等功效的药物 70 余种，约占所载药物的 20%。可见《神农本草经》为化瘀法奠定了药物学基础。《金匮要略》首先提出了"瘀血"名称，并创立了诸多行之有效的活血化瘀方剂，如桂枝茯苓丸、大黄牡丹汤、抵当汤等，同时，按照理法方药规范了活血化瘀理论，为后世活血化瘀法的运用奠定了坚实的基础。隋、唐、宋、元时期，一些重要医学典籍中出现大量活血化瘀理论及方剂的记载，《备急千金要方》总结了唐以前的医学成就，其中有许多活血化瘀法的论述，以妇人卷多见；李东垣创制清阳汤治疗中风，以升阳补气配合活血化瘀，开补中益气活血法治中风之先河；朱丹溪首次提出"自气成积，自积成痰，痰夹瘀血，遂成窠囊"，创立痰瘀致病的理论。清代以王清任为代表，对活血化瘀法有了新的发挥，标志着活血化瘀法走向成熟。王清任在"气血定位"的认识上，发展了"分部治瘀"，主张辨治血瘀当注重其成因与部位，治疗当"分部治瘀"。唐容川提出治疗血证四大方法，即止血、消瘀、宁血、补血。同时注重分阴阳辨气血以化瘀，如《血证论》云："气结则血凝，气虚则血脱，气迫则血足。"活血化瘀法用于治疗温病，叶天士早就提出"入血就恐耗血动血，直须凉血散血，如生地、丹皮、阿胶、赤芍等物"。瘀热互结是营血分阶段主要病机，凉血散血即为主要治则。温邪是温病发生发展的主因，"温为阳邪"，其致瘀致变的特性如《金匮要略》所云："热之所过，血为之凝滞。"《医林改错》曰："血受热则煎熬成块。"《圣济总录》亦说："毒热内郁，则变为瘀血。"叶天士提出温病中瘀血的观点如"直须凉血散血""夏月热久入血，最多蓄血一证"；吴鞠通在《温病条辨》中进一步发挥活血化瘀的思想，认为化瘀贯穿温病卫气营血治疗的始终，与清热、清营、凉血、通络、生津、育阴等诸法配合运用。尤其是热病后期营血分阶段，热瘀严重，阴伤亦重，阴液与血液同源，阴虚致血液黏稠，运行失畅，停而为瘀，故增液以行血。近年来，大量临床和实验研究证实：温病卫气营血的不同阶段，皆有血瘀现象存在的事实。

（二）临床运用

温邪入侵之后由于人体经络相连，气血相贯，卫气营血的病理变化复杂，故活血化瘀法又常与其他方法配伍使用，可归纳为以下几种。

（1）泄卫化瘀法：是以辛凉疏泄卫分之邪为主，兼用活血化瘀的一种治法。适用于温病毒邪郁于肺卫波及血络为瘀的一类病证。温邪郁于肺卫不得外泄必内及血脉郁滞血络，导致衄血、咳血或留于肌肤外发红疹，此时既有卫分表邪，又有郁滞血络的见证，故须用辛凉泄卫以透在表之邪，凉血行瘀以散郁滞之血。如吴鞠通《温病条辨》中"太阴温病，血从上溢者，犀角地黄汤合银翘散主之"。又"太阴温病，外发斑疹，银翘散去豆豉加生地、丹皮、大青叶、倍玄参"等，即属此法。故临床上遇有发热，畏寒，咳嗽，疹点外露或衄血等以卫分证候为主而兼有血络为瘀的见证，应选用泄卫化瘀法，如麻疹、出血热热入血室而致热瘀互结等病初起多用此法。

（2）清气化瘀法：是清解气热为主，兼用活血化瘀的治法。气分证病位比较广泛，主要病机是里热蒸迫、热炽津伤。热邪炽盛，迫血妄行，血溢脉外而成瘀；热邪伤津耗液，以致血行涩滞而成瘀；温热病邪耗伤气阴，也可致瘀。可见，温病气分证中存在热盛、津伤、血瘀三种互为因果的病理机制。气分证以邪热炽盛为主，治疗可用清气化瘀的方法，如清肺化痰活血、清热解毒活血、泄热攻下活血、滋阴清热活血等。常用方剂如化斑汤、"凉血泄邪，如犀、地、栀、丹、银花、连翘、茅根、侧柏之类"、桃核仁承气汤等。

（3）清营透热、养阴活血法：是清营、透热、养阴加上活血法。适用于温邪深入营分，劫灼营阴，扰神窜络而出现的证候。其病机为温邪羁留营阴，耗伤阴津，以致血液黏稠，凝涩成瘀；瘀血与热互结，加重血瘀；温热病邪迫血妄行，血溢脉外，瘀阻体内；温邪壅滞，伤及营阴，郁热成瘀。临床常见营分证伴有瘀血明显的情况有手太阴温病热入营分证、手厥阴暑温、暑痫、暑痉；血瘀症状主要表现为舌绛，以及热扰神明的谵语及热盛动风的手足瘛疭等，治疗上可在清营汤基础上酌加钩藤、牡丹皮、羚羊角。另外，营热阴伤重者，"宜养血清热"，加生地黄、白芍、栀子、牡丹皮、阿胶、元参之类。

（4）凉血散血法：为清解血分热毒、养血分阴液、化解血分瘀结的方法。血分证病理特点为热毒入血，动血耗血，瘀热胶结。主要症状有身热夜甚，躁扰不安，或神昏谵狂，多部位出血等，斑疹密布，舌质深绛。治法以凉血散血，代表方剂用犀角地黄汤。伴有热闭心包，瘀阻血脉，出现神昏谵语，皮肤黏膜出血斑进行性扩大，唇青肢厥，舌质深绛或紫暗，治以清心开窍，活血通络，选用犀地清络饮；若"痉挛搐搦，肝风升扰者，加用羚羊角、钩藤、石决明之类"。若阴血亏损明显，以吴又可三甲散加羚羊角、钩藤、竹沥、石菖蒲等。

（三）作用机制

现代研究证实，活血化瘀法的主要作用机制有以下几个方面。

（1）对血液系统的作用：瘀血的实质与血液的生理、生化、形态的改变有密切关系，一般多表现为"高浓、高黏、高凝、高聚"的状态，每有血栓形成倾向，活血化瘀药物对上述状态都有一定的改善作用。

（2）对心血管系统的作用：实验证实，川芎、红花、三棱、莪术、紫草、虎杖等活血化瘀药物可增强心肌收缩力，川芎、红花、蒲黄、丹参、三七、当归等可减慢心率。活血化瘀方药对冠状动脉、脑动脉、外周动脉都有一定的扩张作用。

（3）抗感染作用：活血化瘀药中的凉血化瘀、通下化瘀药具有明显的抗感染作用。如大黄、牡丹皮、赤芍、紫草等对多种病毒有一定的抑制作用。大黄、虎杖所含的大黄酸和大黄酚、丹皮酚、丹参酮等，均对多种细菌有抑制作用。活血化瘀药与清热解毒药合用，可对其抗炎作用起协同增效而增强抗炎作用。炎症过程中表现的红、肿、热、痛、功能障碍等表明存在着血液瘀滞，所以对急性炎症的治疗配合活血化瘀法可以减轻炎症过程。

（4）对免疫功能的影响：活血化瘀药物对机体免疫功能的影响各不相同。如由益母草、当归、川芎、白芍、广木香等组成的方剂对体液免疫有明显的抑制作用；当归、桃仁等可抑制抗体的形成，而丹参及其复方制剂则有免疫增强作用。

七、养阴法

养阴法是通过滋养阴液来补充人体阴液耗伤的一种治法，又称滋阴生津法、滋阴法。本法属于八法中的"补法"范围，主要用于温病后期脏腑阴液大伤者。滋阴生津法的主要作用为滋补阴液、润燥制火等。

（一）溯源

《黄帝内经》奠定了养阴法形成的基础，其首先提出阴阳互根、阴阳消长、阴阳转化的阴阳平衡学说，如《素问·阴阳应象大论》曰"阴在内，阳之守也；阳在外，阴之使也"；《素问·生气通天论》曰"阴平阳秘，精神乃治"；《素问·四气调神大论》曰"春夏养阳，秋冬养阴"；《素问·至真要大论》中所提到的"虚者补之""燥则润之""衰者补之"等。《伤寒杂病论》在继承《黄帝内经》阴虚理论的基础上，将其与临床病证紧密结合。如《伤寒论·辨太阳病脉证并治》提出："阳盛则欲衄，阴虚小便难。"《金匮要略·五脏风寒积聚病脉证并治》中提到"阴气衰者为癫，阳气衰者为狂"，均对特定疾病的阴虚表现做了具体描述，并制订阴虚的方药，如酸枣仁汤、麦门冬汤、甘麦大枣汤、百合地黄汤、黄连阿胶汤、猪苓汤等，对后世养阴思想有着非常深远的影响。隋唐时期，《诸病源候论》对"阴虚"的论述突出体现在将阴虚与五脏紧密结合起来，《备急千金要方》进一步将五脏与阴虚结合运用于临床。宋金元时期是阴虚理论发展的重要时期，"阴虚证"名词首次出现，于宋代《普济本事方·伤寒时疫（下）》曰："又记有人病伤寒下利，身热神昏多困，谵语不得眠，或者见下利，便以谵语为郑声，为阴虚证也。"以"六味地黄丸"为代表，体现了钱乙的滋阴思想。刘完素对于阴虚火旺进行"补阴泻阳"的思想，以及"滋阴派"创始人朱丹溪的滋阴理论，都对后世阴虚理论的发展有非常深远的影响。明清时期医家从不同角度论述阴虚，使阴虚理论不断完善。张介宾的"真阴论"和对"阴虚证"的概述具有独特之处，吴又可《温疫论》中不仅有养阴祛邪的攻补兼施之剂，还将养阴生津法作为温病后期的主要治法。叶天士《温热论》将温病阴伤分为胃阴亏虚和肾阴亏虚两类，同时论述了甘寒救胃津和咸寒救肾液的治疗大法。吴鞠通提出"清热养阴论"。柳宝诒在《温热逢源》中又对伏温提出了"养阴托邪"的治疗大法。由此温病治疗中养阴生津法在理论和实践上都渐臻完备。

（二）临床运用

温病所感受的温邪属阳邪，在病变过程中最易耗伤人体的阴液，病至后期，更是每有明显的阴伤之象，多表现肺胃阴伤或肝肾阴虚之证。在温病的治疗中，应时时注意顾护阴液：在温病初期，便应顾护其虚；一旦阴液耗伤明显，便应配合养阴之法；在病之后期，则多以本法为主。

由于阴液耗伤的部位和程度不同，滋阴生津法又可分为以下几种。

（1）滋养肺胃法：是用甘凉濡润之品以滋养肺胃阴液的治法。主治温病后期肺胃阴液耗伤较著而邪热已基本消退者，症见口咽干燥，干咳少痰，或干呕而不思食，舌苔干燥，或舌光红少苔等。代表方剂如沙参麦冬汤、益胃汤。

（2）增液润肠法：本法是用甘寒、咸寒之品滋润肠液以通大便的治法，又称为"增水行舟"。主治温病后期邪热基本解除，阴伤未复，津枯肠燥而便秘者，即所谓"无水舟停"，症见大便秘结，咽干口燥，舌红而干等。代表方剂如增液汤。

（3）填补真阴法：本法是用甘寒、咸寒、酸寒之品以填补肝肾阴液的治法，又称为"滋补肝肾法"。主治温病后期，温邪久羁而劫灼肝肾真阴，邪少虚多者，症见低热颧赤，手足心热甚于手足背，口干咽燥，神倦欲眠，或心中憺憺大动，舌绛少苔，或干绛枯萎，脉虚细或结代等。代表方剂如加减复脉汤。

滋养肺胃法和增液润肠法是针对热病后期气分邪热渐解，出现肺胃津伤或肠液耗伤；滋补真阴法是为热病后期，邪热久羁，劫灼肝肾之阴而设。前两种治法阴液耗损较轻，病位较浅；后者真阴损伤较重，病位较深。由于温病的病理变化以阴液易伤为主要特点之一，温病养阴法在卫气营血不同阶段分别是，邪在卫宜护阴，邪在气分宜保阴，邪在营分宜增阴，邪在血分宜救阴。

运用滋阴生津法时，应注意以下几点：①温病过程中，除了经常有阴液耗伤外，还多有病邪存在，这时就不能仅用滋阴生津法，而应与其他治法配合运用，除前述的增液通下、滋阴息风等法外，如阴液伤而邪热仍亢盛者，应与祛热之法配合使用，并按照邪热与阴伤之侧重而决定清热与养阴两者孰轻孰重。其他还有滋阴解表、益气敛阴等法。②对温病既有阴伤，又有湿邪未化者，治疗时应注意化湿而不伤阴，滋阴而不碍湿。③凡体质偏于阳虚或脾虚便溏者慎用本法，以免更加损伤阳气，有碍脾运。

临床运用于低热、腺病毒肺炎、肾炎、乙型脑炎、支气管炎、痢疾及妇科疾病阴液耗伤时，多辨证采用温病养阴法。

（三）作用机制

临床研究发现，养阴法兼有扶正祛邪功效。

（1）提高机体对多种有害刺激的非特异抵抗力。养阴生津药物大多含有丰富的糖分、维生素、电解质及微量元素，能补充人体必需的营养物质，调节水电解质平衡，提高抗病愈病能力。养阴药有类似适应原样的作用，如对处于高黏状态的动物模型能降低血液黏度，而对处于低黏状态的动物模型能提高血液黏度。

（2）对免疫系统功能的影响：药理研究也显示出有相当数量的养阴生津药物分别具有抗炎、解热、提高免疫力、改善微循环、降低纤维蛋白原含量、抗凝、抑制体外血栓形成等作用。例如，养阴生津清热功效主要是抗病原微生物、对抗病原微生物的毒素和抑制毒素生成，能增强或调节特异性体液免疫和细胞免疫。

（3）对血液、造血系统及心血管系统的影响：许多益气养阴方药具有补血作用。在对血液黏度的影响方面，养阴方可以减轻或避免家兔静脉注射大肠埃希菌内毒素后引起的血液全血及血浆黏度的下降。养阴生津又具有活血祛瘀的治疗作用，因而可以认为用养阴生津法实质上具有"截断疗法"的功能。养阴生津方药能显著促进受内毒素损害的血管内皮细胞的增殖，恢复血管内皮细胞的功能，改善微循环，抗血栓形成。这与传统用养阴生津方药"护络"呈现一致性。

（4）养阴生津法的祛痰作用，一则是使肺阴得润，清肃有权而涤除痰浊；再则还能滋阴增水，稀化痰液以利于排出。

八、开窍法

开窍法是通过开通心包机窍，促使神识苏醒的一种治法，适用于邪入心包或痰浊内蒙机窍而引起的神识异常病证，其作用主要有清泄心包邪热、芳香透络、涤痰化浊、开闭通窍。

（一）溯源

传统上人体有十窍之分，可概括为外窍有九，即目、鼻、耳、口、前后二阴，内窍有一，即心窍。毛窍即汗孔，虽未列在传统十窍之内，但却是人体最多、分布最广的窍。传统上认为窍闭多为心窍闭阻，温病开窍法多用于心窍闭阻而致的神昏谵语等症。开窍法多采用芳香通灵的药物，以清透热邪、开通窍闭，使昏聩的神识恢复清醒的一种治疗方法。《素问·灵兰秘典论》曰："心者，君主之官，神明出焉。"秦汉时期已有古代中医应用开窍法治疗疾病的记载，《华佗神方》记载丸剂可以"定开窍"，具有开窍之功，治疗中风痰迷心窍证。《灵枢·厥病》记载以升清开窍法针刺关冲、足窍阴穴治疗耳聋。《伤寒论》中张仲景创瓜蒂散，原方以香豉煎汤送服，瓜蒂散多用于涌吐胸膈胃脘间痰实，是治疗痰阻中焦，胸闷气窒，窍闭神昏病证的代表方剂。隋唐至宋金元时期开窍治法得到发展，涌现出一批治疗窍病的方药，如《肘后备急方》"身直不得屈伸反覆者"以酒煎煮槐白皮治之。《证类本草·天麻》中记载天麻"助阳气，通血脉开窍"的功效。《太平圣惠方》及《圣济总录》多个篇章记载应用龙脑、麝香、天麻、川芎、细辛等开窍药治疗中风、瘫痪、痹证、健忘、心腹痛、耳聋等疾病，以达开窍祛邪的功效。《济生方》用麝香经验独到，以单味药麝香与清油调服治疗中风不省人事，又以麝香配伍肉桂治疗食积腹胀的病证，说明麝香开窍祛邪的功效显著。明清时期，众多医家总结先辈的理论及临床经验，创立方药，使开窍治法日趋成熟。《普济方》中记载运用葛根汤治疗痉病无汗，有宣通肌窍之作用，如"痉病无汗者刚，葛根汤……开窍解肌"。《医方考》治疗中风，方选苏合香丸。《证治汇补》治疗中风之痰盛者，用开关散，以此"通关窍"。《奇效良方》中运用紫草饮子治疗疮疹，因"紫草者能利窍，则疮痘易出也"。吴鞠通《温病条辨》中的"凉开三宝"是在吸取前人方精华的基础上，作了合理改动而成。陈平伯《外感温病篇》指出："闭者宜开，故以香开辛散为务。"代表方选用安宫牛黄丸、紫雪丹、至宝丹等清心及芳香化浊开窍。

（二）临床运用

根据开窍醒神法作用和适应证的不同，分为以下两种具体治法。

（1）清心开窍法：是用清解心热、透络开窍之品以促进神识清醒的治法。主治温病热邪陷入心包而神识异常者，症见身热，神昏谵语，或昏愦不语，舌謇肢厥，舌质红绛或纯绛鲜泽，脉细数等。代表方剂有安宫牛黄丸，或至宝丹、紫雪丹。现代临床常用醒脑静注射液、清开灵注射液等新制剂。

（2）豁痰开窍法：本法是用清化湿热痰浊之品以宣通窍闭，促进神识清醒，主治湿热郁蒸，酿生痰浊，蒙蔽机窍者，症见发热，神识昏蒙，时清时昧，时有谵语，苔白腻或黄腻，舌质红，脉濡数等。代表方剂如菖蒲郁金汤，现代临床上亦有用石菖蒲注射液等新制剂。

温病出现神识异常者，病变有在气、在营之别：清心开窍法主治邪已入营血，热闭心包而出现的神昏谵语，所以在临床上往往还要配合清营凉血之品；豁痰开窍法主治湿热性温病中气分湿热痰浊为患，酝酿成痰而蒙蔽心包出现神识异常，故主以清化痰湿，如痰湿秽浊甚者，还可配合苏合香丸等温开之品。但湿热酿痰蒙蔽心包者亦可化火，而表现为痰热闭阻心包之证，此时亦可用安宫牛黄丸等凉开之品。

运用开窍醒神法时，应注意以下几点：①本法是针对温病过程中出现神识异常症状者而设的，如未出现这类症状，一般不宜投用。②引起神昏的原因有虚实之别：因邪闭心窍或蒙蔽心包而引起者，病证属实，当用开窍之法；因心阳外脱而致者，病证属虚，不可单纯投用开窍方药。可见，神昏的虚实二证，其治法不可相混。但邪闭心包者也可进而发生正气外脱，此时则应开窍与固脱并用。③开窍醒神法属应急治法，一旦神识恢复正常，即不要再用，可根据病情而进行辨证论治。④在临床运用时应注意祛除引起神识异常的原因，不能"见昏治昏"。如气分热盛者应配合清气或攻下实结之法，营血分热盛者应配合清营或凉血之法。

（三）作用机制

现代研究证实，开窍法的主要作用机制有以下几个方面。

（1）对中枢神经系统的作用：开窍方药能起到恢复神识清醒的作用。"三宝"重要成分麝香在小剂量时能兴奋中枢神经系统，具有催醒作用，而在大剂量时却起抑制作用，所以其既能治疗神昏，又能治疗惊厥。实验提示许多开窍方药具有中枢抑制作用，如水菖蒲、石菖蒲、牛黄、安宫牛黄丸、紫雪丹等都有镇静、抗惊厥作用，提示开窍药对中枢神经系统具有双向调节的复杂作用。

（2）对循环系统的作用：实验表明，以麝香、苏合香和冰片等芳香开窍药为主制成的多种制剂都具有迅速扩张冠状动脉、增加冠状动脉血流量、降低心肌耗氧、增加心肌的耐缺氧能力和抗心律失常等作用，所以这些制剂被广泛地用于治疗心绞痛、心肌梗死等内伤杂病。麝香、牛黄和清开灵注射液等具有显著的强心作用，在温病过程中发生的神昏，每伴有心功能的低下，所以开窍药物的强心作用对于神昏患者的治疗有很重要的意义。

（3）改善血液的性质：在对麝香、牛黄、清开灵注射液等开窍方药的药理作用研究中发现，这些方药能改善血液的性质，特别是可以改善血凝、血液流变性质，抑制瘀血的形成，这对于外感热病中热瘀证的治疗有重要意义。正因为具有这些作用，所以一些开窍方药用于治疗脑梗死引起的半身不遂也有较好的疗效。

（4）解热抗炎作用：一些开窍方药有明显的解热作用，实验发现天然牛黄、人工牛黄及其组成成分胆酸钙、猪胆酸、猪胆酸盐等都有明显的解热作用。实验还证明，安宫牛黄丸、紫雪丹的解热作用迅速；水菖蒲和石菖蒲的提取物也有解热作用。

九、通治法

通治法是针对瘟疫某一病因、核心病机而确定的特殊阶段的治法，是"审因论治"原则下确定的治法，既可以是单一治法，也可以是复合治法。与通治法相对应的是"分期辨治"，适用于通治法治疗后的个体化治疗。

（一）溯源

中医古籍中没有"通治法"一词，但有以通治法为基础的通治方，以专病立方。早在战国至秦汉时期已有专病专方的记载，如马王堆汉墓医书中以陈葵种、龙须治癃。其后，《黄帝内经》所载十三方大多是专病通治方，如生铁落饮治狂病；《伤寒杂病论》中的专病通治方涉及中医内科多种疾病，如茵陈蒿汤治黄疸。"通治"一词首见于晋代葛洪的《肘后备急方》，其曰："小豆、秫米、鸡矢白各二分，捣筛为末，分为两服，黄汁当出，此通治面目黄即差。"该书中对疟疾、头痛、伤寒、痢疾等病证均列有专病通治方，如治一切疟之乌梅丸，葱豉汤加减治数种伤寒，黄连、黄柏、当归、龙骨治天行诸痢等。《外台秘要》一书中专病通治方占有相当的比重，如疗诸疟方（一切疟方）、霍乱众药疗不效方、诸痰饮方、诸噎方、新久咳方等。明代孙志宏《简明医毂》一书论治部分，在各种疾病后列有主方、成方及简方，其所列主方必切中病机，再结合情况，附加减用法，含有探寻多种疾病的规范化治疗的思想。清代徐灵胎在《兰台轨范》中曰"欲治病者，必先识病之名，能识病名而后求其病之所生，知其所生又辨其生之因各不同，而病状所由异，然后考其治之之法，一病必有主方，一方必有主药"，明确提出审因论治以一病一因而立专病主方的思想。同时指出"虽云通治，亦当细切病情，不得笼统施用也"，在通治法的基础上，必当切合病机，其后当分型论治。近现代随着新发、多发传染病的频发，现代医家提出"通治法"的理论，以应对大量病例集中暴发无法进行个体化治疗的情况，认为一病一因一法一方，以通治普通型、轻型患者，阻断病势，防止病情向重型、危重型转化。如我国印发的《新型冠状病毒感染诊疗方案》中以三方三药来通治轻型、普通型新冠病毒感染患者。

（二）临床运用

通治法适用于疫病发生的中心区域，大面积发病的疫区，以通治法原则组方、集中发药，以通治疫病初期患者和普通型患者。不同疫病传播的疫区，有通治法代表方，如金元时期大头瘟流行的通治法代表方"普济消毒饮"，针对疫毒攻窜气分，热毒炽盛。20世纪50年代，北京地区针对兼湿型乙脑的白虎加苍术汤；2020年针对新型冠状病毒感染初期的清肺排毒汤、针对寒湿疫的武汉地区抗疫方等。

（1）开达膜原法：主要用疏利透达之品开达盘踞于膜原的湿热秽浊疫邪。适用于湿热秽浊疫邪郁伏膜原者。本证多见于湿温或湿热性质瘟疫的早期，症见寒甚热微，脘痞腹胀，身痛肢重，苔腻白如积粉而舌质红绛甚或紫绛。代表方剂如达原饮、雷氏宣透膜原法。本法在应用时，侧重于辛温燥化湿浊，湿已化热，热象较著者慎用。病因是湿热秽浊疫邪，因此常配合清热化湿法运用。

（2）升清降浊法：主要用辛苦气薄，苦寒通下之品，通和表里上下温热疫毒。适用于温热疫毒充斥内外，阻滞气机者，多见于瘟疫、丹毒、大头瘟、麻风等极盛期，症见头面肿大，咽喉肿痛，胸膈满闷，呕吐腹痛，发斑出血，谵语狂乱，不省人事，腹痛，吐泻不出，胸烦膈热。代表方如升降散。

（3）气血两清法：主要用辛苦甘寒，清气凉血之品大清气血热毒。适用于瘟疫热毒，气血两燔证。症见高热，渴饮，头痛如劈，干呕狂躁，谵语神昏，视物错瞀，或发斑疹，或吐血、衄血，四肢或抽搐，舌绛唇焦，脉沉数，可沉细而数，或浮大而数。代表方剂如清瘟败毒散、加减玉女煎、化斑汤等。本法运用时，病势已较重，病情相对复杂，所以在选用时往往与其他治法相配合，如出现神昏、痉厥者，需分别配合开窍加用"凉开三宝"：安宫牛黄丸、紫雪丹、至宝丹，或息风之品羚角钩藤汤等。

当今临床上通治法主要运用于感染性疾病，新发、突发传染病及内伤杂病的辨治。如脓毒血症、急性腹膜炎、手足口病、新冠病毒感染、非典型肺炎、流行性出血热、病毒性肝炎、血管性痴呆、肿瘤等。

（三）作用机制

（1）解热、抗炎作用：清瘟败毒饮对内毒素诱发家兔温病气血两燔证模型发热有明显的抑制作用，白虎汤可以明显降低大鼠体温，对内毒素性发热家兔有明显的解热作用，可能是通过抑制肿瘤坏死因子-α（TNF-α）、白细胞介素（IL）-1β、IL-6等致热性炎性细胞因子的释放，调节机体免疫功能所致。清肺排毒汤可能通过抑制TLR4/MyD88通路的活化改善大鼠慢性支气管肺炎气道炎症及免疫功能。

（2）抗凝作用：凉血活血药物对脓毒症患者凝血功能障碍有保护作用，使血浆凝血酶原时间、凝血酶时间、活化部分凝血活酶时间延长和血小板计数下降，改善脓毒症凝血功能障碍患者的中医临床症状及凝血功能指标。

（3）保护消化系统作用：升降散能抗自由基损伤，从而减少了自由基对肝细胞的破坏，保护肝细胞。也能通过削弱攻击因子和增强保护因子两个环节发挥细胞保护作用，从而保护胃黏膜免遭损伤。

（4）抗菌、抗病毒作用：清热解毒药物既解侵入病原微生物的外毒，又解内毒素及其诱生的炎性介质和细胞因子之内毒，与抗生素联用，能达到细菌、内毒素、炎性介质并治的目的，从而改善了炎症与组织损害。

（5）其他作用：其他药物还有抗过敏、解痉、抗惊厥、抑制变态反应、镇痛、镇静、提高机体耐受不良损害的能力。升降散还有升压降压、止泻通便等双向调节作用。

参 考 文 献

敖资赋.1984.论温病学中的活血化瘀法.江西中医药,（4）：1-4.

常艳宾,李雁,张丽丽.2021.温胆汤临床应用研究进展.中国民间疗法,29（24）：145-147.

戴淑颖,张郜晨茜,陈婷等.2020.基于网络药理学和分子对接研究三仁汤治疗肺癌的分子机制.新中医,52（22）：31-40.

冯跃龙.2017.蒿芩清胆汤应用研究简况.实用中医内科杂志,31（7）：89-91.

龚婕宁,卞慧敏.1999.略论温病活血化瘀法的运用.中国中医基础医学杂志,5（7）：12-13.

古欣,李嫦红,刘燕明.2023.清肺排毒汤对大鼠慢性支气管肺炎气道炎症及免疫功能改善作用及机制研究.中华中医药学刊:1-8［2023-08-06］.http://125.221.83.226:18/rwt/CNKI/http/NNYHGLUDN3WXTLUPMW4A/kcms/detail/21.1546.R.20230726.1003.018.html.

郭永胜,孙美灵,张思超.2017.广义开窍法在外感热病中的运用探讨.江苏中医药,49（1）：59-61.

胡一莉.2007.温病养阴法及运用规律.中华中医药学刊,25（8）：1577-1578.

黄燃浩,常淑枫,肖照岑.2009.《温病条辨》和《伤寒杂病论》化瘀法比较研究.江苏中医药,41（2）：7-8.

姜芬,杜松,战丽彬,等.2020."阴虚证"证名及内涵源流.中国中医基础医学杂志,26（12）：1751-1755.

金杰,郭智宽.2011.国医大师张学文教授运用温病理论治疗脑病的经验.中医学报,26（154）：295-296.

刘龙标.2011."芳香开窍法"的理论研究.昆明：云南中医药大学:10-12.

刘爽,晋臻,刘海林,等.2021.达原饮的临床应用与药理作用研究进展.中南药学,19（8）：1695-1700.

刘松林,梅国强,赵映前,等.2004.疏肝和胃汤对功能性消化不良大鼠血胃动素和胃泌素的影响.中国中西医结合消化杂志,（4）：198-200.

刘瑶,刘伟.2011.藿香正气散对湿困脾胃型亚健康大鼠胃肠功能的影响.江苏中医药,43（6）：89-90.

陆蔚,吴文金.2008.藿香正气方药理研究进展.中国中医药信息杂志,15增刊（5）：82-83.

吕明霞.2022.传承精华守正创新：扶正祛邪宣肺败毒方在新冠肺炎治疗中发挥中医力量.中华医学信息导报,37（20）：15.

吕培,李祥,蔡宝昌.2010.石膏及白虎汤的清热作用与对血清Na/Ca比值影响的实验研究.世界科学技术-中医药现代化,12（3）：387-389.

马红,付梓云,杨进.2013.论养阴生津法在温病治疗中的作用.南京中医药大学学报,29（5）：401-404.

秦静静,陈丽云.2011.中医"和"思维与"和"方法探讨.中华中医药学刊,29（1）：129-131.

宋乃光.2008.《温病条辨》辛凉三剂、开窍三宝的组成与应用特点.江苏中医药,40（3）：1-3.

苏云放.2010.少阳、三焦、膜原系统论.中华中医药杂志,25（4）：512-517.

陶晓华.1997.中医文献中的专病通治方.江西中医药,（1）：45-46.

王纯忠,王国全,李书华,等.2017.清瘟败毒饮对大鼠急性腹膜炎炎性因子的影响.医学研究杂志,46（8）：73-75.

王进宝,刘思鸿,张磊,等.2021.经典名方达原饮的关键信息考证.中国实验方剂学杂志,27（24）：1-9.

王仕奇，韦姗姗，陈文慧. 2019. 祛湿法源流探赜. 江苏中医药，51（10）：70-73.

魏凤玲，张思超. 2010. 湿热性疾病祛湿法探析. 山东中医杂志，29（7）：494.

徐由立. 2014. 浅谈养阴法在温病各阶段中的运用. 云南中医中药杂志，35（10）：108-110.

杨斌，徐向东. 2015. 白虎汤对内毒素致热家兔的解热作用及其机制研究. 吉林中医药，35（5）：508-511.

杨巧巧. 2005. 藿香正气散及其现代成药的药理研究进展. 国医论坛，（6）：57-58.

杨思雨，詹梁，袁满，等. 2021. 经典名方温胆汤的研究进展. 世界科学技术-中医药现代化，23（7）：2361-2371.

张超，张效霞. 2022. "祛湿法"的发生学原理. 中国中医基础医学杂志，28（4）：550-555.

张诏. 2010. 试论活血化瘀法在温病气分证中的应用. 山东中医药大学学报，34（4）：311-312.

张之文. 1978. 温病营血分的病理及凉血化瘀法的应用. 成都中医学院学报，7月复刊号：10-16.

朱宇滢，包素珍. 2021. 活血化瘀法理论源流及临床应用探讨. 中华中医药杂志，36（4）：2259-2261.

第四章 温病方证理论研究

温病学说是中医临床经典的重要组成部分。明清时期诸多传染病、流行病的发生，促使外感病学术创新，提升了中医防治外感病的诊治水平。温病学说作为中医外感热病急诊理论发展的典范，其形成和发展的规律值得我们归纳和思考。

温病经典理论的生命力还在于经典中蕴涵的方证理论与辨证、用方的方法。真正掌握经典著作中方与证的对应规律及方证理论的精髓，努力研究现代疾病的中医学临床规律，创建自身中医临证体系，才能在诊治患者中处变不惊。

第一节 温病方证理论体系

方证是中医用方的指征和证据，也称为方剂主治。方指方剂、复方。证指证候。方证对应指一方与一证相对应，一方与一证相适应的状态。用方证对应的方法对患者病情进行辨证，即有是证，用是方。要运用好温病方证对应原则，首先是原汁原味地理解经典温病方证理论，例如，方证对应原则中方证相应、汤证相应。其次是把握四结合：辨病与辨证相结合，辨病机舌（脉）与辨因相结合，通治方与专治方相结合，方证对应与辨证论治相结合。再次才可能在此基础上有所心悟，寻找方与证的对应点及方与病的契合点，明确方对证的作用方式及病证的内在联系，是提高中医临床疗效的关键。

一、温病方证理论体系的特色

温病方证体系与温病辨证体系有很大的不同，具体而言，有以下两点：①每证必有与之紧密关联的症状或症状群；②每证必有其内在的病机及具体的解决方法。原文中常以外在症状引出相应的病机描述，如上焦篇56条"燥伤肺胃阴分，或热或咳者，沙参麦冬汤主之"；上焦篇57条"燥气化火，清窍不利者，翘荷汤主之"；下焦篇12条"夜热早凉，热退无汗，热自阴来者，青蒿鳖甲汤主之"等。基于方证理论的思维逻辑主要有：①六经辨证、卫气营血辨证、三焦辨证是基本的辨证方法，它能确定外感疾病表里层次、病机阶段或脏腑部位。但落实到温病治法的运用，则须以大量温病方为基础，如在卫汗之可也，用银翘散、桑菊饮、桑杏汤等。到气才可清气，则有白虎汤、黄连解毒汤等。②方证则是疾病在各阶段的较具体的病变形式的归纳，基于方证理论的辨方证法能使辨证进入比较深的层次，能开拓温病方治疗外感病及杂病的思维，使之深入到方证与药证的层次。③方证论治强调以经典原著的原始方证为依据。要求医者必须熟谙《温病条辨》等经典原文，掌握其中方与证相关的规律、方证效应的规律及辨识方证的思路。因此，辨方证要以深厚的理论为依托，遵循前人已经建立的规范，也就是经方所具有的科学性、规范性、安全性、有效性。温病方证理论的运用重点在辨方证，即温病方剂的适应证，从而迅速定出有效方剂。这个辨方证的过程，不仅是辨认患病机体疾病演变的过程，也是识别病机的过程。

二、辨方证的常用方法

（一）先辨卫气营血、三焦病位，再辨方证

此方法在外感病中常用。原著所论每证必有与之紧密关联的症状或症状群。叶天士、吴鞠通所构建温病方证多是言症而出方，后世研究多以方测证，或归纳病证，但立足到证-方的关系，方证相关是其重要内容，是温病方所用的基础。

（二）辨特征症或主症后用方，突出辨证重点

"症-证-机"诊疗模式——抓主症，辨方证，审病机是其基本诊疗思路。①辨病机用方，可扩大用方范围。因经典原著的原始方证多言简意赅，例如，上焦篇56条"燥伤肺胃阴分，或热或咳者，沙参麦冬汤主之"等。所以必须紧扣病机。依照每证必有其内在的病机及具体的解决方法，扩展原始方证的应用范围。②复合方证用合方。此为温病方扩展到杂病治疗常用的方法。病证结合模式下对"方证相应"的理解：包括方剂适应证辨证的"方证对应"，以及类证——"方证相应"的重要部分。"方证相应"传统意义上即方剂适应证辨证，即仲景《伤寒论》所谓"有是证，用是方"，方药与病证紧密相关。此与常规理法辨证不同。关于类证：朱肱《类证活人书》曰"仲景伤寒方一百一十三首，病与方相应，乃用正方，稍有差别，即随证加减"。即证多微变，方多微调，以确保疗效。

方证对应可以克服临床常规辨证常出现的一证多义、一证多方、一证多病现象。如冠心病肾阳虚证和慢性肾炎肾阳虚证，同属肾阳虚证但用药有很多差别。慢性胃炎脾胃湿热证与溃疡性结肠炎脾胃湿热证亦有用药区别。但病证结合模式下慢性胃炎脾胃湿热证与肝胃郁热证、脾胃虚弱证的用药则有较大的共性成分。

（三）病证结合模式下对"主证、类证"的理解

主证是概括了具有相同的功能、形态、代谢的一组人群的共性。因年龄、环境、个人体质及并发症的不同，即使患有同一疾病，临床表现也有所不同，相当于"方证"的类证。所以这里也使用类证理论：方证相应和类证证治是中医辨证论治的原则性和灵活性相结合的体现。

对"方证相应"的理解：方证相应理论应包括同病类证概念，能拓展中医在辨证与辨病相结合的治疗优势。例如，我们在幽门螺杆菌相关性胃炎脾胃湿热证的治疗中，确认胃脘痞满、便溏、苔黄腻为主症，对应以连朴饮加味方；其间患者兼有脾虚、气滞、血瘀等类证，则佐以方药加减，这是病证结合模式下对方证对应的理解。

应重视发掘支撑温病辨证体系的方证理论体系，即以温病方为纲领——温病学家的论述，原治症（证）为依据——采取分析对比、综合归纳的方法发掘温病学家"随证用方"的规律，揭示运用温病方的临床指征，推进温病方证理论对中医治疗外感病、在中医临床各科中的广泛指导作用，扩大温病治则方药运用领域，为中医临床原创思维提供新的源泉。

第二节   温病方证理论的临床应用

一、温病方证理论体系扩展应用的意义

叶天士是经方的实践家，《温病条辨》方源于叶氏经验而根基于《伤寒论》，与伤寒方具有相同的属性，具有"经典方"的特征。《伤寒论》经方能够治疗杂病，《温病条辨》为代表的温病方也必然能够治疗杂病。前人论伤寒方治杂病，以及广泛运用伤寒方的实践已经为我们树立了榜样。用温

病方扩展于杂病的应用关键在于打破温病方对应治疗温病这一习惯性思维,只要突破了这一惯性思维的束缚,就能进入"同方异治"的广阔领域。

二、温病方能治疗杂病的理由

温病方以方证的形式存在,虽然时代变迁,疾病有异,但外感热病最基本的病理反应如发热、口渴、汗出、头痛、舌质红、苔黄色或厚腻等症状是不变的,因此,方证的存在不随疾病种类或时间、空间的变化而变化,吴鞠通时代有翘荷汤证,今天或将来的临床上仍然会有翘荷汤证。温病过程中会出现翘荷汤证,杂病中也会出现翘荷汤证。这是外感病与杂病的复杂关系决定的:临床事实表明外感病与杂病很难截然分开,外感病可以转变为杂病,杂病过程中可以复感外邪,不少杂病早期多以外感病的形式出现,部分疾病究竟是外感病还是杂病难以断然区分。吴鞠通深刻认识到外感温病与杂病的复杂关系。因此,温病方本来就既能治外感病,又能治杂病,具有双向性作用。现今临床常见疾病更加复杂,许多疾病如免疫性疾病就难以截然分清楚是外感病还是杂病,温病方在此类疾病的治疗中具有特殊的意义。现今临床上出现了越来越多的内生火热病、内生湿热病、内生火热、湿热郁伏于体内,可以外发于卫表,蕴郁于气分,可以深入营分,郁结血分,可以损津伤阴,耗气伤阳,可以影响三焦脏腑气血阴阳的变化,具有与外感温病类同或相同的病机,辨治这类疾病最直接的方法就是用温病的理法,卫气营血理论、三焦理论,特别是温病的方证理论能够很好地揭示这类疾病的病机,温病方是治疗这类疾病的有效方剂。慢性非传染性疾病如干燥综合征、系统性红斑狼疮、结节性红斑等难治性疾病在病变过程中多有内生火热,或内生湿热的病机,用温病方治疗这些杂病具有很好的疗效。

三、温病方治疗杂病研究的重要意义

1. 开拓杂病临床辨治的思路

倡导温病方治疗杂病的研究,能够拓展内、外、妇、儿等学科临床用方的思路。例如,《温病条辨》清宫汤,主治"神昏谵语",此方以其清心凉营开窍的作用,可以治疗癫痫、精神分裂症、强迫症、抑郁症等精神性疾病,从而为内科学辨治这类疾病开拓了新的思路。

2. 利于将温病的研究引向深入

目前临床上已经很少见到仲景时代、明清时代出现的典型温病,因此,要注重温病方治疗杂病的研究,不仅具有广阔的前景,而且可为中医的现代研究提供新的思路。例如,《温病条辨》安宫牛黄丸的开发研究,研制出了新的制剂清开灵。慢性肾病的治疗,从湿、湿热、湿热酿毒论治,运用温病治疗湿热证相关方证理论。

3. 继承老中医经验的需要

经验丰富、疗效显著的大师级的中医多是熟练掌握方证理论与辨方证方法的临床家,分析他们的临床思路,可以看出其最基本的方法有三步:①把某一有效方的适应证特别是特征性表现把握清楚;②把某方与其适应证紧密连接在一起形成一个独立的"方证",如银翘散方证、翘荷汤方证;③临床上不管什么病,不管患者的表现多么错综复杂,只要能发现某一方证的特征性表现,就紧紧抓住这一特征性表现,确定为某"方证",径投该方予以治疗。

第三节 温病方证理论应用举例

一、辛凉疏透法:银翘散方证

1. 方证源流

银翘散是吴鞠通根据叶天士"在表初用辛凉轻剂"的理论,仿照《伤寒论》桂枝汤而制订的,适用于温病初起，邪在肺卫，表气郁闭较甚者。银翘散出自《温病条辨·上焦篇》风温第 4 条："太阴风温、温热、瘟疫、冬温，初起恶风寒者，桂枝汤主之；但热不恶寒而渴者，辛凉平剂银翘散主之。"组成为连翘一两，金银花一两，桔梗六钱，薄荷六钱，竹叶四钱，生甘草五钱，荆芥穗四钱，淡豆豉五钱，牛蒡子六钱。但此处，吴鞠通以"恶寒"与"不恶寒"作为临床使用辛温、辛凉治疗的依据，有欠妥之处。温病初起亦可出现恶风寒，一是郁热在里而外有表寒；二是温邪在表，表气郁闭，阳热不能外达肌表而恶寒。另外，银翘散方证还见于《温病条辨·上焦篇》第 5 条："太阴温病，恶风寒，服桂枝汤已，恶寒解，余病不解者，银翘散主之；余证悉减者，减其制。"银翘散是吴鞠通所谓的"辛凉平剂"。

银翘散原治病证：风温，脉不缓不紧而动数，或两寸独大，尺肤热，头痛，微恶风寒，身热自汗，口渴，或不渴，而咳，午后热甚。

2. 方证特点及其临床应用机制

本证为温热袭表，肺卫郁热所致。治以辛凉复辛温法。本方配伍特点有三：其一，在辛凉清解中配伍少量辛温发散之品，增强了辛凉疏卫，透邪外达的作用，又无辛温发汗伤阴之弊端。"未传心包，邪尚在肺，肺主气，其合皮毛，故云在表。在表初用辛凉轻剂。夹风则加入薄荷、牛蒡之属……或透风于热外"，方中的薄荷、牛蒡子为"透风于热外"的代表药，即疏风泄热之品。但是寒则血凝而不行，卫气的宣畅，还需温通，所以配伍辛温而不峻猛的荆芥穗、豆豉，增强其疏风泄卫透热的作用。金银花、连翘，与薄荷、荆芥穗、豆豉相合，遵"火郁发之"之意，辛凉清宣上焦热毒。所以不仅是温病，其对杂病中的咽喉肿痛、牙痛龈肿、目赤涩痒、头痛、心烦、急躁等上焦火郁证均具有临床指导意义。其二，"疹为太阴风热"，辛凉复辛温的组方特点，具有外散风热，内清热毒之功，清疏相合，以疏为主，具有透疹的作用。所以临证常与生地黄、玄参、赤芍、牡丹皮等药同用，可以透发血分郁火，治疗鼻衄、皮肤病发疹、疔肿疮疡等血分火郁证，如银翘散去豆豉加生地、丹皮、大青叶倍玄参方。其三，金银花、连翘、竹叶清解心经热毒。对于少阴心火亢，少阴肾阴伤，由于肾主水功能失调而出现的水肿、血尿等具有临床指导意义。本方清热解毒在辛凉疏透宣散的同时，配用芦根、竹叶等甘寒淡渗通利之品，对邪郁少阴，为风热诱发的少阴热证有较好疗效，常用于治疗肾炎、尿毒症等有上焦肺卫热证的阶段。

辨方证要点：发热恶风，咽痛，口渴，舌边尖红，脉浮数，苔薄白或薄黄。

3. 适应证

风温初起邪袭肺卫而偏于表热较重，以发热微恶寒、咽痛为主症者，宜用银翘散；杂病中，风热蕴郁，内伏不解或内生热毒夹风，壅郁上焦所致的咳嗽、咽喉肿痛、目赤肿痛、耳痛流脓等病证，以及热毒夹风郁于皮肤，窜于营络所致的发疹、发斑、发痘等病证，均可用本方化裁治疗。现代临床上，本方广泛用于急性发热性疾病的初起时段，如感冒、流感、急性扁桃体炎、肺炎等，辨证属银翘散证者。

4. 临床案例

案一　银翘散加减治疗紫癜案（选自：吕文亮. 2022. 荆楚医学流派名家系列（第一辑）　吕文亮. 武汉：华中科技大学出版社）

李某，男，15 岁。2014 年 2 月 15 日初诊。两大腿出现红色斑疹 1 天。初诊：患者诉 3 天前因发热（体温具体不详）在当地医院用激素和头孢治疗，3 天后症状未见缓解，两大腿出现密布红色斑疹。诊见：体检见两侧大腿密布紫癜，手触之高出皮肤，有向腰部蔓延之势，手臂微见，胸背未见，小腿肌肉酸胀不已，咳则胸痛，咽部偏红。体温 37.3℃，白细胞计数（WBC）57×10^9/L，见舌红、苔薄微黄，脉浮数。吕教授诊之为外感风热，湿邪困阻，风热伤络，迫血妄行之风热表证。治当疏风清热，辛凉解表之剂。处方银翘散原方加减：鱼腥草 20g，黄芪 15g，金银花 10g，连翘 10g，生地黄 10g，荆芥 10g，牛蒡子 10g，淡竹叶 10g，芦根 10g，淡豆豉 5g，薄荷 6g，桔梗 6g，生甘草 3g。7 剂，水煎服，嘱患者自主煎药，闻其药味。

二诊（2014 年 2 月 22 日）：诉上方服 2 剂后自觉身凉热退，诸症大减，余药未服，体检示双下肢紫癜色深，上肢紫癜消失，言小便偶黄，微咳，小腿时有酸痛，舌质暗红、苔转薄腻，脉浮略滑。中医诊为紫癜，辨证为风热湿毒渐去，余邪未清。处方续服上方，去生地黄、淡豆豉、荆芥，加苦杏仁 10g，川牛膝、桑叶各 20g，三七粉（冲服）3g，水牛角粉（冲服）15g。7 剂，水煎服。

三诊（2014 年 3 月 1 日）：紫癜几乎全部消退，无新发，咳止。

按语：此案辨证要点，患者两大腿夹斑带疹，以疹为主，咽痛，舌红，苔薄黄，脉浮数，为银翘散证，所谓"斑为阳明热毒，疹为太阴风热"，此案识证用方准确，药物加减有度，所以收效良好。

案二　银翘散加减治疗慢性荨麻疹案（选自《荆楚医学流派名家系列（第一辑）　吕文亮》）

患者，男，8 岁。2014 年 6 月 21 日初诊。全身红斑反复发作 2 年。初诊：患者近 2 年来全身红斑反复发作。刻诊：颜面、周身环形红斑，局部微痒，边缘高起，小便色黄，感冒头痛，未见发热，口干，咽中不适，烦躁易动，精神佳，饮食可，扁桃体无明显红肿充血，舌质略红，苔薄腻，脉细滑，既往鼻窦炎病史。诊为慢性荨麻疹，风热夹湿，郁于皮表，营血受热。遵叶天士透风与渗湿原则，合用透热转气，孤立热邪，处方银翘散：金银花、连翘各 10g，竹叶 20g，滑石 10g，荆芥、防风各 6g，蝉蜕 3g，白僵蚕、墨旱莲、茜草、薄荷（后下）、生地黄、生甘草、大青叶各10g，薏苡仁 20g，赤小豆、太子参、怀山药、干扁豆各 10g，枳壳 6g。7 剂，每日 1 剂，水煎400ml，清煎温服。

二诊（2014 年 6 月 28 日）：颜面及周身荨麻疹颜色变淡、变浅，舌质略红，苔薄，脉细。上方加乌梢蛇、丹参、山楂、紫草各 10g，7 剂，每日 1 剂。

三诊（2014 年 7 月 5 日）：荨麻疹几乎全部消退，下肢有少量斑印，舌质淡红，苔略厚，脉细，上方加薏苡仁至 30g，藿香 6g，去荆芥、生地黄，续服 7 剂。病情稳定，嘱停药观察。

按语：此案为慢性荨麻疹反复发作。虽无发热、咽痛、脉浮等典型的银翘散证，但患者感冒头痛，咽中不适，舌红，苔薄，脉细滑，颜面、周身斑疹，病在卫表，亦可辨识为本证。因苔薄腻，病势缠绵反复，辨病因为风热夹湿，处方以银翘散加大剂渗湿、疏风、凉营之品。虽为风热夹湿，郁于营分。但久病入络，所以二诊加活血透络之品。本案虽为慢性疾病，但识证准确，疗效良好。

二、辛温疏透法：杏苏散方证

1. 方证源流

杏苏散出自《温病条辨·上焦篇》秋燥之"补秋燥胜气论"第 2 条："燥伤本脏，头微痛，恶寒，咳嗽稀痰，鼻塞，嗌塞，脉弦，无汗，杏苏散主之。"组成为苏叶、半夏、茯苓、前胡、苦桔梗、枳壳、甘草、生姜、橘皮、大枣、杏仁。吴氏称此为"苦温甘辛法"。

杏苏散是吴鞠通根据杏苏饮去葛根加生姜、大枣化裁而来，杏苏饮出自《医宗金鉴》卷 58，主治风寒客肺作喘。由于杏苏饮苦辛温润，外可解表散寒，内能宣肺化痰。因此，吴鞠通遵照《素问》"燥淫于内，治以苦温，佐以甘辛"之旨，对于凉燥袭表，肺有停饮病证用杏苏饮稍作加减，化裁而为杏苏散以治之。

2. 方证特点及其临床应用机制

本证为凉燥伤肺，肺气不宣，津液凝聚不布所致。用药轻宣解表与温润化痰并用，方中杏仁苦温而润，降利肺气，润燥止咳；苏叶辛温不燥，宣发肺气，理气宽胸。前胡疏风散邪，降气化痰，既协苏叶轻宣达表，又助杏仁降气化痰；桔梗、枳壳一升一降，宣通气机，助杏仁、苏叶理肺化痰。半夏、橘皮燥湿化痰，理气行滞；茯苓渗湿健脾以杜生痰之源；生姜、大枣调和营卫以利解表，滋脾行津以润干燥，是为佐药。甘草调和诸药，合桔梗宣肺利咽，功兼佐使。本方乃苦温甘辛之法，发表宣化，表里同治之方，外可轻宣发表而祛凉燥，内可理肺化痰而止咳嗽，表解痰消，肺气宣通，津液得布，诸症自消。

因杏苏散温润发散，宣肺化痰，故临床可用于治疗外感风寒，肺气不宣兼有痰湿的病证。

辨方证要点：咳嗽，痰多清稀，咽干，苔白。

3. 适应证

本方治外感病，针对外感凉燥或者伤风咳嗽，而杂病如肺气不宣，气机阻滞，津液凝聚不布者，也可用本方治疗。临床常用于上呼吸道感染、慢性支气管炎、肺气肿等。

4. 临床案例

案一　时邪发热（慢性支气管炎继发感染）案（选自：张耀卿等. 1978. 内科临症录. 上海：上海科学技术出版社）

患者，男，53岁，工人。1960年10月19日因发冷发热2周入院，10月26日出院。2周来每天午后畏寒发热，翌晨稍退，次日复作，伴有头痛，咳嗽胸闷，痰多黏稠。曾在厂保健站服西药，效果不明显。既往有慢性支气管炎病史，受凉后即咳嗽吐痰。体检：体温38.6℃，脉率84次/分，两肺底部呼吸音粗糙，胸透两侧肺纹理增深。诊断为慢性支气管炎继发感染。

初诊（1960年10月19日）：秋凉之邪外束，夹痰湿互阻肺胃之间，寒热如疟，已逾两候，未得畅汗，咳呛咯痰甚多。脉弦且数。今拟宣畅气机而化痰湿。带叶苏梗一钱五分，柴前胡各一钱五分，姜半夏三钱，广陈皮一钱五分，淡黄芩一钱五分，云茯苓四钱，大川芎一钱五分，生姜一钱五分（切片），杏仁四钱。

二诊（1960年10月22日）：秋邪夹痰湿壅结肺胃，未能透达，每日午后寒热交作，此卫气交并，病在太、少之间。苔白腻、根较厚，脉来濡数。今拟柴桂各半汤出入。川桂枝七分，柴前胡各一钱五分，炒赤白芍各二钱，仙半夏二钱，淡黄芩二钱，蔓荆子三钱，光杏仁四钱，大川芎一钱五分，云茯苓四钱，象贝粉（包）一钱五分。

三诊（1960年10月24日）：形寒身热已解，头痛、咳嗽未除。再拟原方续进。

四诊（1960年10月26日）：形寒身热、头脑胀痛之象均已消失。唯咳嗽仍作，入夜较剧。舌苔黄腻，脉来濡滑。外感之邪虽解，内壅之痰未楚。今拟顺气化痰法。苏子梗各二钱，仙半夏三钱，广陈皮一钱五分，云茯苓四钱，光杏仁四钱（研），清炙草一钱。

按语：本案辨方证要点是咳嗽，痰多，咽干，或有寒热，为凉燥犯肺，肺失宣降，邪未化热，所以用杏苏散宣肺燥湿，化痰止咳。若燥热已成，则须加用清热化痰之品。

案二　哮喘（支气管哮喘）案（选自：周金兰. 2002. 杏苏散临床应用举隅. 光明中医，17（3）：60-61.）

刘某，女，38岁。1999年11月5日初诊。咳嗽气喘，喉中有痰鸣声，已2年有余。患者自1997年年初以来患哮喘，每遇寒冷及天气变化而加剧，西医诊断为"支气管哮喘"，屡用氨茶碱、特布他林等西药，仅能短期控制。近1个月来咳嗽气喘加重，痰多而清稀，喉间有哮鸣声，胸闷气短，形寒肢冷，面色暗淡，口渴喜热饮，舌质淡，苔白腻，脉浮滑。中医诊断：哮喘。证属：寒邪内蕴，肺气不宣。治以疏风散寒，佐以化痰定喘。方用杏苏散加减。处方：杏仁10g，苏叶10g，荆芥6g，桔梗6g，橘红10g，半夏10g，浙贝母15g，炒白芥子6g，炙紫菀15g，前胡6g，黄芩10g，炙百部10g，甘草2g，生姜5g，炙桑白皮10g，枳壳10g，6剂，水煎分服。

1周后，咳嗽气喘、胸闷明显减轻，痰少而易咳出。原方加莱菔子、苏子、款冬花各10g，继续服用6剂，病告痊愈。随访1年未复发。

按语：此案辨方证要点为胸闷，咳嗽痰多，苔白。患者深秋患病，为凉燥之邪侵犯肺卫，肺失宣降。治以疏风散寒，佐以化痰定喘。杏苏散为解表与温肺化痰同用，表里同治，但重在宣肺化痰，佐以润燥止咳。

三、辛凉甘润法：桑杏汤方证

1. 方证源流

桑杏汤出自《温病条辨·上焦篇》秋燥第54条："秋感燥气，右脉数大，伤手太阴气分者，桑杏汤主之。"组成为桑叶一钱，杏仁一钱半，沙参二钱，象贝一钱，香豉一钱，栀皮一钱，梨皮一钱。吴氏称此方为"辛凉法"。

桑杏汤方证是吴鞠通根据叶天士《临证指南医案》燥门某案整理而成，叶案如下：某，脉右数大，拟清气分中燥热。桑叶、杏仁、大沙参、象贝母、香豉、黑栀皮。本案处方由栀子豉汤加味而成，从所加桑叶、杏仁、沙参、象贝母四药分析，其症除"脉右数大"外，当有肺燥咳嗽、发热等症。吴氏根据此案，在叶氏处方中加入梨皮，制订出桑杏汤方。

桑杏汤在《温病条辨》中原治证：秋感燥气，右脉数大，咳嗽。

2. 方证特点及其临床应用机制

从方的组成分析，本方证应从三个方面把握：一是栀子豉汤证，如心烦急躁，或胃中嘈杂不舒等；二是桑叶、杏仁、象贝、沙参所主的肺燥失宣证，如咳嗽、少痰、咽干等；三是沙参、梨皮对应的燥伤津液证，如口舌干燥、鼻咽燥热、舌红苔薄而干等。

辨方证要点：咳嗽，干咳无痰或少痰而黏，舌红少苔，口干咽燥，或心烦急躁。

3. 适应证

本方治外感病针对外感温燥证，而杂病如内伤燥热在肺，或郁火灼膈犯肺所致的心烦、干咳等症，也可用本方治疗。现代临床上，本方广泛用于急性发热性疾病的初起时段，如普通感冒、流感、急性扁桃体炎、肺炎等，辨属桑杏汤证者。

4. 临床案例

案一　小儿肺炎喘嗽案（选自《荆楚医学流派名家系列（第一辑）　吕文亮》）

周某，男，4岁。2019年5月18日初诊。咳喘2年余，加重2天。患者2年多以前因感冒而致咳嗽，经西医治疗后缓解，但感冒则又发，咳嗽有痰，初起痰稀色白，几日后质稠色黄，难以咯出，患者咳喘甚时无法平卧，饮食可，眠可，二便调，舌质红，中根部白厚。中医诊断：肺炎喘嗽。证属：痰热蕴阻，肺失肃降。治以清热化痰，降气平喘。方用麻杏石甘汤加减：炙麻黄6g，杏仁6g，知母6g，生甘草3g，莱菔子6g，葶苈子6g，茯苓10g，化橘红6g，枳壳6g，炙黄芪10g，鱼腥草10g，蒲公英10g。14剂，水煎服，每日1剂。

随访，症状好转。

二诊（2019年8月24日）：患儿半个月前受凉后出现咳嗽、低热，于当地医院就诊考虑"支气管肺炎"，予抗炎化痰治疗，现无发热，仍咳嗽，痰多，偶有喘气，痰不易咯出，查体：双肺呼吸音清，未及干湿啰音，咽部充血，舌质略红，尖红，中跟部白，脉缓略滑，指纹风关。方用桑杏汤加减：桑叶10g，杏仁6g，连翘6g，菊花6g，化橘红6g，黄芩15g，前胡6g，太子参10g，生甘草6g，炒二芽各10g，胡黄连6g，法半夏6g，陈皮6g。14剂，水煎服，每日1剂。

按语：本案初诊为春夏之交，诊断为痰热壅肺之咳嗽，故用麻杏石甘汤以清热化痰，降气平喘。二诊8月24日为夏秋之交，患者受凉而发病，辨方证要点为咳嗽，咽红，舌尖红，辨为温燥犯肺证，故用桑杏汤加减。

案二　秋燥案（选自：钟嘉熙，张朝曦. 2010. 温病学临床运用. 北京：科学出版社）

黄某，男，28岁。1989年11月8日初诊。患者于昨天中午起开始发热，微恶寒，头痛，咳嗽，痰少微黄而黏，鼻咽干燥、口微渴。自服"速效伤风胶囊"，晚上热稍退。来诊时见，发热（体温38.5℃），微恶风寒，咳嗽少痰，口渴，咽干鼻燥，舌边尖红、苔微黄而干，脉浮数。诊断：秋燥。辨证：邪伤肺卫。治则：辛凉甘润，轻宣肺卫。处方：桑叶10g，北杏10g，沙参15g，天花粉15g，淡豆豉12g，浙贝母10g，鱼腥草10g，青天葵6g，前胡10g，瓜蒌12g。每日2剂，上、下午各1剂。

二诊（1989年11月10日）：诸症好转，体温37.5℃，仍有咳嗽、痰黄稠，舌脉同上。效不更方，以上方去前胡加黄芩12g，服3剂后而愈。

按语：本案辨方证要点为口渴，咽干鼻燥，咽喉疼痛，舌红，苔微黄而干，为感受燥热病邪，肺失宣降，肺津损伤，以桑杏汤加减。

四、辛寒清气法：白虎汤方证

1. 方证源流

白虎汤出自《伤寒论》，原方组成为知母六两，石膏一斤，生甘草二两，白粳米六合。吴鞠通在《温病条辨·上焦篇》中对白虎汤多有论述，如"太阴温病，脉浮洪，舌黄，渴甚，大汗，面赤，恶热者，辛凉重剂，白虎汤主之""形似伤寒，但右脉洪大而数，左脉反小于右，口渴甚，面赤，汗大出者，名曰暑温，在手太阴，白虎汤主之"。并对本方的剂量进行调整，调整为知母五钱，石膏一两，生甘草三钱，白粳米六合。白虎汤广泛用于多种温病的气分证，并有许多发挥，如白虎加苍术汤治疗湿热，白虎加麦冬、生地、玄参方治疗阳明发斑等，扩大了该方的使用范围，而且制订了一系列疗效显著的变通白虎汤方，使之成为温病的主方。以上内容极大地发展与丰富了白虎汤的内涵与外延。

白虎汤在《伤寒论》中原治病证：一是阳明热证，如烦热、自汗出，脉滑数；二为三阳合病。吴氏进一步发挥所治之证：风温、暑温、伏暑等病中，见热势壮盛、脉浮数或洪大而数、舌黄、渴甚、汗多、面赤、恶热者。

2. 方证特点及其临床应用机制

本证因温热之邪内传，由上焦转入中焦气分，无形之邪热燔炽阳明经所致。里热蒸迫，正邪剧争，肌腠脏腑，内外受其熏灼，则壮热、恶热；里热蒸迫，津液外泄，饮水自救，则汗大出、渴喜凉饮、苔黄而燥、脉洪大或滑数。

阳明热炽证是邪热入里，盛于阳明所致。胃开窍于口，其华在唇，胃热炽盛，邪热上扰则见口唇肿胀、破溃，因此，临床上的口腔溃疡、牙周炎、口臭、唇风亦可参照本证病机拓展思路。阳明为中土，土生万物，饮食入胃，主受纳腐熟，为后天之本。邪热入胃，损伤胃中津气，胃失和降则饮食失常、呃逆，因此现代疾病中的糖尿病、甲状腺功能亢进症、败血症、慢性胃炎等亦可参照本证拓展治疗。卫气司腠理开阖，其生成由脾胃所主，胃热炽盛，里热蒸迫，腠理开泄则汗出；邪热入胃，胃热炽盛，失其和降，营卫生成乏源，失其常度则不寐。因此，现代临床所见的失眠、汗证等疾病亦可参照本证拓展治疗。

辨方证要点：汗多，渴饮，或发热，脉洪大。

3. 适应证

白虎汤适应证分为阳明热证和三阳合病证，病位以肺胃为主，重在胃热炽盛。因此，外感病中的阳明热炽证，杂病中的内伤火热，导致肺胃热盛伤津证可参照本方加减。白虎汤可以广泛应用于各种疑难杂病，只要患者表现为口舌干燥，或唇燥干裂，或鼻内热燥，汗出，苔黄燥，脉数等症者，就可诊断为白虎汤证。临床常用于急性热病如乙型脑炎、流脑、流行性出血热、肺炎、流感属气分实热证者。临床新用于治疗唇风、郁火所致口腔溃疡、口臭、甲状腺功能亢进症。另加减用于风湿性关节炎、心肌炎、老年口腔干燥症、糖尿病、儿科疾病、眼科疾病等。

4. 临床案例

案一　汗证案（选自：张文选. 2007. 温病方证与杂病辨治. 北京：人民卫生出版社）

王某，男，80岁。2005年10月8日初诊。患者2005年7月曾患肺炎，8月曾作前列腺肥大手术，随后汗出不止，从胸部向上，颈部前后、头面部大汗如雨，胸脘以下不出汗，晚上睡觉时胸部出汗可以渗湿被子，汗出后怕冷，背部恶风。诊脉时见头额、颈项汗粒如痘，微烦，口渴，饮水多，口气浊臭喷人，苔黄白相兼而厚腻，右脉沉细滑略数，左脉浮大而滑，关部尤盛，舌绛。处方：生石膏（先煎）50g，知母12g，炙甘草8g，粳米20g，红人参5g，苍术10g，草果3g。7剂。

二诊（2005年10月15日）：服药后汗出明显减少，体力增加，二便正常，厚腻之苔退净，脉滑略数，舌红赤。上方去苍术、草果，加生地黄10g，7剂。汗出痊愈，后改为当归六黄汤善后。

按语：本案辨证为阳明胃热炽盛兼夹湿邪，辨方证要点为渴饮，汗出，脉滑，苔厚腻，治以清气祛湿，故用白虎汤加用化湿之品。又因患者汗出后怕冷，背部恶风，有气虚之象，加用红人参。

案二　糖尿病案

李某，男，52岁。患糖尿病，口渴多饮，饮水后复渴，有饮水不能解渴之感。尿糖阳性，血糖超出正常范围，其人渴而能饮，但食物并不为多，大便亦不秘结。问其小便则黄赤而利，然同饮入之水量比则少。舌红无苔，脉来软大。辨证为肺胃热盛而气阴两伤之证。此病当属"上消"，治以清上、中焦之热而滋气阴之虚。处方：生石膏40g，知母10g，炙甘草6g，粳米一大撮，人参10g，天花粉10g。共服5剂。

二诊：口渴大减，体力与精神均有好转。化验血糖、尿糖减轻。处方：沙参12g，玉竹12g，麦冬30g，天花粉10g，太子参15g，甘草6g，知母6g。服10余剂，病情好转，后以丸药巩固疗效。

按语：本案为消渴肺胃热盛而气阴两伤之证，辨方证要点为渴饮，舌红，脉大，以白虎汤化裁。

五、辛凉甘润治燥法：清燥救肺汤方证

1. 方证源流

清燥救肺汤出自喻嘉言《医门法律·伤燥门》秋燥论，组成为霜桑叶三钱，石膏二钱五分，甘草一钱，人参七分，胡麻仁（炒研）一钱，真阿胶八分，麦冬（去心）一钱二分，杏仁（去皮尖炒）七分，枇杷叶（刷去毛，涂蜜炙黄）一片。咳多者加贝母、瓜蒌；痰黏者加生地黄。《温病条辨》录喻氏清燥救肺汤方证及按语，将方中枇杷叶量改为六分，麦冬量改为二钱。以此方为"辛凉甘润法"，治燥气伤肺证。

2. 方证特点及其临床应用机制

本方为温燥之重症用方，组方特点是辛凉清宣配合甘凉濡润之品。从该方的组成分析，本方证主要有五个方面：一是霜桑叶、枇杷叶、杏仁轻宣疏透肺燥，宣降肺气，布散津液，针对肺气不宣证，如咳嗽、喘。二是以麦冬、真阿胶、胡麻仁甘凉濡润之剂，清滋肺肾，生津润燥，针对肺胃阴津损伤之证，"燥之为病，血液衰少，不能荣养百骸故也"，如干渴、咯血、咳嗽少痰、肌肤干燥等。三是石膏对应的肺经燥热证，如口干、烦热、汗出等。四是人参、甘草对应的胃气不足证，如少气、乏力、食少等。五是霜桑叶、枇杷叶、杏仁配石膏，再配麦冬、真阿胶清降肺气，清宣肺热，滋阴润燥对应的肺胃燥热证，如呕吐、咳喘、痿证、肌肤枯燥等。辛凉是指方中霜桑叶、石膏以清宣肺中温燥，甘润则指方中麦冬、胡麻仁和真阿胶等养阴生津，养血润燥，也是非常恰当的。印会河教授认为燥热咳喘的特点是咳嗽无痰，或咳吐白色泡沫，质轻而黏，甚难咳出，常咳逆连声，状似顿咳，咽喉干痛，甚则引起干呕或咳血。内伤燥热，损伤阴津，见有清燥救肺汤证者，可用本方化裁治疗。

辨方证要点：舌干红少苔，口舌干燥，肺胃气逆而咳、喘、哕、呕者。

3. 适应证

临床常用于外感燥热咳嗽、喘，如肺炎、支气管炎、支气管扩张、肺结核等呼吸系统疾病。临床报道用清燥救肺汤扩展运用验案有干燥综合征、重症肌无力、糖尿病、支气管哮喘、放射性肺炎、喉痛、失音、结节性胸膜炎、支气管扩张咯血、老年性皮肤瘙痒、日光病等。

4. 临床案例

案一　哮喘案（选自：龚文德.1985.清燥救肺汤的临床应用举例.中医杂志，（10）：48-49.）

沈某，男，61岁。1961年12月7日初诊。素有肺气肿病史，半个月前曾发高热，经注射青霉素、链霉素后，热减未净，每日体温仍在37~38℃，咳嗽、气喘甚剧，痰少不易咯出，口渴欲饮，胸中如焚，舌红光剥，脉细数。温邪上受，耗竭肺阴，燥热炽盛，清肃失令。治拟清燥救肺汤加味。处方：西洋参（另煎冲服）9g，鲜石斛12g，麦冬9g，炙桑白皮9g，甜杏仁12g，生石膏（先煎）15g，火麻仁12g，枇杷叶（去毛包煎）9g，清炙草3g，陈阿胶（烊化分两次冲服）9g。

服上方2剂，咳减喘平，热退未净，续予原方加减，服药9剂，体温正常，病情趋于稳定。

案二　糖尿病案（选自：张国珍.2008.清燥救肺汤新用.四川中医，（6）：120.）

柳某，男，62 岁。2003 年 10 月 15 日初诊。患者有糖尿病病史 8 年，长期服用二甲双胍、格列吡嗪治疗，半个月前因感冒发热病情加重而就诊。症见：形体怯弱，面色紫红，干咳无痰，呃逆频作，食入气逆欲呕，胸中烦热，口干舌燥欲凉饮，午后低热，失眠出汗，大便干结 1 周未行，舌红光剥如镜面，脉细数。检查：空腹血糖 16.4mmol/L，餐后血糖 19.2mmol/L。尿常规：蛋白（++）。中医诊断：消渴，呃逆，咳嗽。证属肺胃津涸，燥热内炽。治宜：清燥救肺，滋养肺胃。处方：西洋参、麦冬、桑叶、乌梅、枇杷叶、地骨皮、阿胶各 10g，杏仁、石斛各 12g，胡麻仁 6g，生石膏 50g，天花粉 15g，生甘草 3g。3 剂，水煎服。

二诊：呃逆止，胸中烦热除，咳嗽大减，大便畅行；睡眠出汗，口渴改善。上方生石膏减至30g，6 剂，水煎服。

三诊：睡眠转佳，口不渴，纳可便调。前方去石斛、乌梅、桑叶，加葛根、枸杞子、桑白皮各15g，停服格列吡嗪，连服月余，食量未增，舌淡红苔薄白，诸症若失。复查空腹血糖 5.8mmol/L，餐后血糖 8.6mmol/L，尿蛋白（+）。后易汤为散剂，每次 6g，每日 3 次。1 年后复查血糖正常。

按语： 此两案患者均为中老年人，一是治肺气肿阴虚肺经燥热，一是治糖尿病中期，肺肾阴虚气逆，均获疗效，此为温病异病同治，方证要点均为舌红少苔，口舌干燥，咳、喘、哮、呕等。

六、苦寒泻火法：凉膈散方证

1. 方证源流

凉膈散见于《太平惠民和剂局方》卷 6，组成为大黄（酒浸）二两，芒硝一两，甘草六钱，山栀子（炒焦）八钱，薄荷七钱，黄芩（酒炒）一两，连翘一两，竹叶十五片，蜂蜜一匙。凉膈散的组方用药实从《伤寒论》调胃承气汤加连翘、栀子、黄芩、薄荷、竹叶等变化而来；其立法则是上承于《金匮要略》泻心汤之清热解毒与泄热通便并举。

原治证：大人小儿脏腑积热，烦躁多渴，面热头昏，唇焦咽燥，舌肿喉闭，目赤鼻衄，颔颊结硬，口舌生疮，痰实不利，涕唾稠黏，睡卧不宁，谵语狂妄，肠胃燥涩，便溺秘结，一切风壅。

2. 方证特点及其临床应用机制

凉膈散方证是由脏腑积热，聚于胸膈，故以上、中二焦见症为主，即上、中二焦邪热炽盛，上有无形之热邪，非清不去；中有有形之积滞，非下不除。既有无形散漫浮游之火，又夹肠腑积滞有形之热，唯有清热泻火通便，清上泻下并行。组方用药重在清解上、中二焦之热毒，辅以泻火通便，可使有形无形、上中表里诸邪热悉数解散。方中重用连翘，清热解毒，以清除上焦无形之邪热，功专量重，是为君药。配黄芩以清胸膈郁热；山栀子通泄三焦，引火下行；大黄、芒硝泻火通便，以荡有形之热于中，共为臣药。薄荷、竹叶轻清疏散，以解上焦之热，体现"火郁发之"之意而为佐。使以甘草、白蜜，甘以缓之，既能缓和芒硝、大黄峻泻之力，又能借其缓行之功，清上中二焦之火。是以清上与泻下并行，但泻下是为清泄胸膈郁积而设，所谓"以泻代清"，其意在此。

辨方证要点：胸膈烦热，唇焦咽燥，便秘尿赤，舌红苔黄，脉数。

3. 适应证

本方治外感病针对热灼胸膈之气分证，而杂病之上焦热盛如见口舌生疮、咽痛等，中焦有形积滞，如见便秘溲赤也可用本方治疗。临床常用于风温肺热证，风热型流感，急性扁桃体炎，小儿病毒性脑炎，杂病应用于支气管扩张咯血、咽炎等。另凉膈散可用治各种火郁证，如郁火郁结引起的心烦失眠，郁火犯肺所致的咳喘，风火所致的半身不遂、语言障碍，火毒引起的各种皮肤病、外科痈疡疔肿等。

4. 临床案例

案一 咽痛案（选自：刘智勇. 2015. 凉膈散合方应用举隅. 湖北中医杂志，37（1）：54-55.）

患者，女，44 岁。2013 年 5 月 16 日初诊。近 3 天出现咽痛咽干，口干喜凉饮，咽痒作咳，咯痰黄黏，唇红，牙龈肿痛，大便正常，小便黄，舌质红、苔黄腻，脉细弦滑，右寸浮数。查体示咽部充血伴滤泡。形体消瘦，有支气管扩张病史 12 年。辨证：邪热内蕴之咽痛证。治以宣肺、泄热、解毒为法。方用凉膈散合麻杏石甘汤加减，药用：连翘 15g，生大黄（后下）10g，生栀子 10g，薄荷 10g，黄芩 10g，竹叶 10g，生麻黄 10g，杏仁 10g，生石膏 30g，生甘草 6g，忍冬藤 30g，芦根 20g。7 剂，水煎服，每日 1 剂。

复诊：服药后大便次数增多，3～4 次/日，但 3 剂后逐步减少至正常，服药 4 剂咽痛基本消失，黄痰减少，7 剂而愈。

案二　中风案（选自《温病方证与杂病辨治》）

山本某，男，59 岁。2001 年 12 月 20 日在温泉度假时，泡温泉两次，喝多量清酒，第二天清晨再次泡温泉时，突然中风，急送某医院，诊断为"脑梗死"，经住院治疗病情平稳，进入恢复期后出院。出院后右侧肢体运动障碍，走路不稳，语言障碍，吐字不清，头痛，血压偏高，大便偏干。因惦记公司工作，急于恢复后上班而心情烦躁，易怒。希望中药治疗。诊脉弦滑而数，舌红赤偏绛，苔黄。从血分心膈火热考虑，辨为凉膈散与犀角地黄汤（今名清热地黄汤）证，处方：生大黄 3g，生山栀 6g，黄芩 6g，连翘 6g，薄荷 3g，竹叶 3g，生地黄 10g，赤芍 6g，牡丹皮 6g，丹参 6g，钩藤 6g。7 剂。

此方服 1 周，烦躁、头痛减轻，大便通畅，自觉很舒服。患者遂自己与药局药剂师联系，坚持服用此方 3 个月，肢体与言语障碍恢复而告愈。

按语：此两案，一治邪热内壅的咽痛证，二治心肝热盛的中风证，均有胸膈大热，舌红、苔黄、脉数的脏腑积热证，病在上、中焦，故用凉膈散，为苦寒泻火法，若虚象显露则不宜用。

七、升降解毒法：升降散方证

1. 方证源流

升降散出自《伤寒瘟疫条辨》。组成为大黄、姜黄、蝉蜕、僵蚕。古方升降散虽借杨栗山《伤寒瘟疫条辨》一书而名重后世，但非杨氏所创，杨氏在《伤寒瘟疫条辨》中明确记述："是方不知始自何氏……余更其名曰升降散。"本证多由邪热入里，蕴阻三焦，气郁不达所致。证候特点如《伤寒瘟疫条辨》所述"温病亦杂气中之一，表里三焦大热，其证不可名状"。

升降散原治病证：瘟疫发热，烦躁，大便燥结等。

2. 方证特点及其临床应用机制

本方证是由肝络郁热，夹心火、胃火郁结所致，主要用于发热，烦躁，大便秘结等气分火热者。升降散补泻兼行，无偏胜之弊，寒热并用，得时中之宜，升降相因，得气机之调。僵蚕味辛苦气薄，轻浮而升阳中之阳，蝉蜕为清虚之品，辛凉升散郁热；姜黄辛苦、温，大黄苦寒下行，升降相因。大黄得米酒大热，辛苦而甘，上行头面下达足膝，外周毛孔，内通脏腑经络，驱逐邪气，无处不到，通泄一身表里内外。因此，在杂病中可用于：一是见心烦急躁，易怒，失眠，夜寐不安，口苦咽干，便干尿赤，舌红起刺，或舌红、苔黄，脉弦数等；二是热瘀互结，经络不通证，见关节、肌肉疼痛，活动不利者。

辨方证要点：心烦急躁，夜寐不安，心中惯惯然，舌红或起刺。

3. 适应证

本方治外感病中由气分郁热所致的风热外感诸证，如流感、流行性腮腺炎发热等，而杂病中由三焦火郁所致的头痛、三叉神经痛、不寐、癫痫、梅核气、慢性咽炎、系统性红斑狼疮、皮肤瘙痒等。

4. 临床案例

案一　外感热证案（选自：张腾等. 2016. 李士懋教授升降散临床运用举隅. 新中医，43（2）：175-176.）

邵某，男，3 岁。1977 年 4 月 24 日初诊。因外感发热入院，经输抗生素、注射退热剂后，体温已降至正常，精神亦可，准备出院。恰值其父准备出差，其母恐孩子发热再作，无法照应，故请师相商。师诊其脉仍沉而躁数，便告其母，郁热未透，虽用退热药热暂降，恐至午后复热，且脉躁数较甚，可能将发热较高，其母恐慌，严拒其夫出差，夫妻争执一番。至日晡，果热至39.7℃。师处以新加升降散治之。处方：僵蚕7g，大黄、蝉蜕各3g，淡豆豉、连翘各9g，薄荷4g，姜黄、栀子各6g，羚羊角（先煎）2g。2剂，每6h水煎服1剂。

4月25日上午再诊：2剂已服完，昨天通体汗出，至后半夜身热渐降，今晨已正常，诊其脉已静。嘱其饮水，饮食清淡，勿滋腻，恐食复，曰其夫可安心出差矣。

按语：本案辨方证要点为发热、脉躁，为郁热在上、中二焦，本方证的适应证为表里郁热，若邪入营血则不适用。

案二 急性淋巴结炎案（选自：彭建忠等.1996.赵绍琴临证验案精选：北京：学苑出版社）

张某，女，24岁。该患者就诊时发热9天，体温波动于38.5～39℃，颌下有一5cm×5cm大小之肿物，西医诊为"急性颌下淋巴结炎"，用青霉素、四环素效果不佳。现患者发热不退，仍觉恶寒，面色暗黄，颌下有一包块，大如鸡卵，质地坚硬，按之疼痛，皮肤不红，抚之亦不灼手，咽喉红肿而痛，纳谷不甘，大便3日未解，脉沉弦而数，按之有力，舌红苔白根腻。此属火郁三焦，少阳枢机不利，气血壅滞而成，拟升降散加散。处方：白僵蚕（为末，冲服）3g，蝉衣6g，片姜黄10g，生大黄6g，柴胡6g，金银花10g，皂角刺5g，黄芩10g，苦桔梗6g，生甘草6g。3剂，水煎服。

二诊：药后热退身凉，诸症霍然，颌下肿物仅有枣核大小，唯食纳不甘，乏力。以竹叶石膏汤、益胃汤加减收功。

按语：本案辨方证要点为发热、咽痛、大便不通、颈项局部结节、舌红、脉数，为火郁三焦，少阳枢机不利，气机郁滞。把握"气血郁滞"是识证关键。

八、通下泄热法：增液承气汤方证

1. 方证源流

增液承气汤出自《温病条辨·中焦篇》风温湿热第17条，组成为玄参一两，麦冬（连心）八钱，生地黄八钱，大黄三钱，芒硝一钱五分。其原条文谓："阳明温病，下之不通，其证有五……津液不足，无水舟停者，间服增液，再不下者，增液承气汤主之。"吴又可《温疫论》论"数下亡阴"指出："下证以邪未尽，不得已而数下之，间有两目加涩，舌反枯干……宜清燥养荣汤。设热渴未除，里证仍在，宜承气养荣汤。"吴氏在《温病条辨·中焦篇》第11条增液汤证后自注说："此方所以代吴又可承气养荣汤法也。"可见，增液汤是仿承气养荣汤而制订的。

《温病条辨》中原治证：温病津液不足，大便不下。

2. 方证特点及其临床应用机制

本方证既有腑实，又兼阴亏。从方的组成分析，本方证主要有3个方面：一是调胃承气汤证，如烦热、腹满、大便燥结等；二是增液汤证，如舌赤少苔而干、口鼻咽喉干燥等；三是生地黄、玄参配大黄对应的血分瘀热证，如颜面痤疮、衄血、疔疮等。

辨方证要点：大便燥结，口干唇燥，舌黄，舌赤而干，脉细数。

3. 适应证

本方治外感病针对阳明热结，阴液亏损者，而杂病之阴虚热结也可用本方治疗。临床常用于急性热病高热便秘，津液耗伤较重者，还有用于肛裂、肾功能不全、寻常痤疮、产后尿闭、鼻衄、慢性支气管炎急性发作、口腔溃疡、痔疮日久，大便干燥，便血、中风等。增液承气汤的特点在于生地黄、玄参与大黄配伍，善入血分、凉血祛瘀、泻火解毒、滋阴生津。因而不仅能够治疗阴竭热结之便秘，而且可以治疗血分郁热，火毒冲击所致的中风、头面肿胀疼痛、痤疮粉刺、疮疡痒疮、出血等病证。

4. 临床案例

案一 面痛症案（选自：陈明等.1996.刘渡舟临证验案精选.北京：学苑出版社）

孙某，女，67岁。右侧面颊掣及颞颥作痛，难以忍受，哭叫之声闻于四邻。痛甚则以手捆其颊，然亦无济于事。因掣及牙齿作痛，患者牙齿几乎拔尽。血压 190/120mmHg*，问其大便，则称干燥难下，小便黄赤而短。切其脉两寸弦，关部滑大。辨为胃燥伤津，肝胆郁火上犯经络。治以清泄胃燥，佐以养阴平肝之法。处方：玄参 30g，生地黄 15g，麦冬 30g，大黄 6g，玄明粉（后下）6g，牡丹皮 10g，白芍 12g，炙甘草 6g。

服 2 剂，泻下黑色干粪球数块，面颊之疼痛见缓，夜间已能睡卧。处方减去玄明粉，另加羚羊角粉（冲服）1g，石决明 30g，夏枯草 16g，以加重平肝潜阳之力。服至 6 剂，则疼痛全止，亦未再发，测血压 160/90mmHg，诸症随之而愈。

按语： 本案辨方证要点为便秘、脉弦、颊痛、齿痛，为胃燥伤津，肝胆郁火上犯经络，分析舌脉患者应有苔少或薄黄干燥乏津。此案兼夹证为临床常见。

案二　肺炎案（选自《温病学临床运用》）

黄某，男，43 岁。1987 年 3 月 20 日初诊。患者 1 周前高热，咳嗽，头痛。血常规：WBC 14.5×10^9/L；胸透：右下肺感染。经中西医结合治疗，仍有低热，体温 37.5℃，咳嗽减轻，大便 3 日未行，小便短赤，口渴，腹胀纳呆，舌红苔黄燥，脉沉细数。此为温热病邪传至胃肠，致胃肠热结，耗伤阴液，无水行舟。处方：生地黄 30g，玄参 30g，麦冬 25g，北杏 12g，天花粉 15g，大黄（后下）9g，芒硝（冲服）9g，甘草 6g。服 1 剂后，大便 1 次，为燥屎，热退，已无咳嗽。唯觉胃纳差，舌红苔微黄，脉细数。以沙参麦冬汤加减调理善后。

按语： 本案辨方证要点为便秘、腹胀、苔黄燥、脉细数，为热邪未解，津液大伤，以致热结肠燥，属腑实与阴伤并见，应攻下与增液并用，故以增液承气汤主之。1 剂之后攻下腑实，燥结已去，仅有津亏，故用沙参麦冬汤调理善后，不可再用芒硝、大黄，以防克伐伤正。

九、甘寒滋阴生津法：沙参麦冬汤方证

1. 方证源流

沙参麦冬汤出自《温病条辨·上焦篇》秋燥第 56 条。组成为沙参、麦冬、玉竹、生甘草、桑叶、生扁豆、天花粉。叶天士《临证指南医案》中变通张仲景麦门冬汤，以沙参易人参，以生扁豆代替半夏、粳米、大枣，加玉竹、天花粉，组成了甘寒益胃生津的代表方，用于治疗温病肺胃阴伤证。吴鞠通将方中地骨皮移于方后加减中，称此方为"甘寒法"。其原条文谓："燥伤肺胃阴分，或热或咳者，沙参麦冬汤主之。"

《温病条辨》中原治证：燥伤肺胃阴分，或热或咳者。叶氏医案主治证：胃痛、呃逆、食欲减退、咽喉痒痛、孔窍干燥。

2. 方证特点及其临床应用机制

本方证以肺胃津液阴伤为主要表现。沙参麦冬汤甘寒养阴，它的组方特点甘寒濡养而不滋腻。一是用沙参、麦冬、玉竹、天花粉，养阴而能制阳、养阴而能摄魄，故对杂病中内生火热的后期、恢复期皆可使用，肺阴虚而失眠者也可用等。二是用生扁豆、生甘草甘淡实脾，使养阴不滋腻，调畅恢复胃气功能，临床可加姜汁或砂仁等。三是有余邪，用桑叶清余热，临床可加竹叶等。临床广泛用于杂病中肺胃阴虚所致的病证，如慢性咽炎、肺炎咳嗽、支气管炎、肺结核、干燥综合征等，以及热病后胃阴未复，胃气不和所致病证，如慢性胃炎、口疮等，还可用于治疗儿科杂症，如小儿尿频、小儿腹痛等。

辨方证要点：舌红少苔或无苔，咳嗽，或咽干口渴，脉细数。

3. 适应证

本方治外感病针对秋燥损伤肺胃阴液，而杂病之肺胃阴伤也可用本方治疗。故凡是热病或杂病，由于热邪伤津，出现咳嗽少痰、咽干、鼻干、唇干、皮肤干燥等肺胃津伤证候皆可参照本证辨证施治。临床常用于燥咳、小儿迁延性肺炎、慢性萎缩性胃炎、慢性咽炎、小儿咳喘、腰腿痛、肺癌、

---

* 1mmHg≈0.133kPa，后同。

肺结核、银屑病、小儿口疮、糖尿病之肺肾阴虚证者等。亦可用于治疗干燥综合征、呃逆诸症。

4. 临床案例

案一 干燥综合征案（选自：周志华. 2021. 周仲瑛治疗干燥综合征验案举隅. 江苏中医药，53（10）：48-50.）

叶某，女，63岁。2006年10月25日初诊。诊断为干燥综合征7年余，口干加重1个月。患者7年多以前因口干确诊"干燥综合征"，长期服用中药治疗。入秋以来，口干症状明显加重，饮水较多，常发口疮。刻诊：目干、鼻干症状不重，口疮未见，食纳、二便正常，舌质暗红、苔薄黄腻，脉细滑。病机：肝肾阴伤，肺胃燥热。治以清热生津，养阴润燥。方选沙参麦冬汤加减。处方：南沙参12g，北沙参12g，麦冬10g，天冬10g，天花粉10g，知母10g，芦根15g，生地黄15g，玄参10g，石斛10g，生甘草3g，乌梅6g，泽兰6g，赤芍10g，佩兰6g，白残花5g，炒麦芽10g。28剂，每日1剂，水煎，早晚温服。

二诊（2006年11月29日）：患者服药后口干症状未减，饮水仍较多，目干，鼻腔干燥，口唇上下出现火疮，夜寐差，纳食可，大便不干。舌质隐紫、苔薄黄，脉细滑。病机：肺胃燥热，虚火上炎。初诊方加蒲黄（包煎）10g、地骨皮10g、酸枣仁15g、鳖甲（先煎）10g，28剂。

三诊（2006年12月27日）：患者诉鼻眼干燥明显减轻，口干亦减，口唇火疮消失，夜晚咳嗽，夜寐欠安，舌质暗、苔黄，脉细。药已见效，但肺之燥热未清，故予初诊方加桑白皮10g、地骨皮10g、五味子4g、酸枣仁15g，28剂。

按语：本案辨证要点为咽干、口渴、舌红、苔薄、脉细，为肺胃燥热，阴液已伤，肝肾阴液也已伤。方选沙参麦冬汤加减，以清热生津，养阴润燥，兼顾肝肾。因此案中第一阶段收效不显，但肺胃阴伤得以纠正，为后期收效打下基础。干燥综合征为临床疑难杂症，要有阶段治疗方案。若兼夹血瘀、痰湿，则需复方合用。

案二 食管癌放疗后期案（选自：杨中等. 2021. 彭暾运用益气养阴法治疗癌病放疗后失眠经验撷要. 湖北中医杂志，2021，43（9）：20-23.）

李某，男，51岁。2017年8月初诊。诉食管癌放疗后1个月，入睡困难，心烦梦多，咽干咽痛，干咳，喜饮水，饥不欲食，大便干结，排便不畅。精神差，潮热、盗汗，舌质红，苔少，脉细数。中医辨证属肺胃阴虚，心神失养。方用沙参麦冬汤加减。处方：沙参20g，麦冬20g，天花粉30g，石斛30g，太子参20g，天冬20g，首乌藤30g，鳖甲30g，柏子仁15g，桑叶20g，合欢皮30g。4剂，每2日1剂。

8天后复诊：诉咽干、干咳、潮热、盗汗症状缓解。入睡困难、心烦梦多无明显改变。上方去天冬、柏子仁，加龙骨30g、牡蛎30g、天山雪莲20g，10剂。

20天后复诊，诉入睡尚可，潮热盗汗、心烦梦多等症状已明显缓解。

按语：本案辨方证要点为咽干、干咳、脉细、舌红少苔，为典型的肺胃阴虚证。因患者年过五十，长期盗汗、潮热，另加用滋肾平降相火之品。

十、清暑益气生津法：东垣清暑益气汤方证

1. 方证源流

东垣清暑益气汤源于《内外伤辨惑论·暑伤胃气论》，组成为黄芪一钱，制苍术一钱，升麻一钱，人参五分，泽泻五分，炒神曲五分，橘皮五分，白术五分，麦冬三分，当归身三分，炙甘草三分，青皮二分半，黄柏（酒洗）二分，葛根二分，五味子九枚。其原条文谓："暑邪干卫，故身热自汗，以黄芪甘温补之为君；人参、橘皮、当归、甘草，甘微温，补中益气为臣。苍术、白术、泽泻渗利而除湿；升麻、葛根，甘苦平，善解肌热，又以风胜湿也。湿胜则食不消而作痞满，故炒曲甘辛，青皮辛温，消食快气，肾恶燥，急食辛以润之，故以黄柏苦辛寒，借甘味泻热补水，虚者滋其化源；以人参、五味子、麦门冬，酸甘微寒，救天暑之伤于庚金为佐，名曰清暑益气汤。"

本方原为脾胃虚损，复伤暑湿者所设。李东垣原治证：四肢困倦，精神短少，懒于动作，胸满

气促，肢节沉疼，或气高而喘，身热而烦，心下膨痞，小便黄而少，大便溏而频，或痢出黄糜，或如泔色，或渴，不思饮食，自汗体重，或汗少者。

2. 方证特点及其临床应用机制

从方的组成分析，本方证主要有三个方面：一是补中益气汤证，如大便稀溏，不思饮食，自汗；二是生脉散证，如烦渴。三用制苍术、白术、泽泻、黄柏祛湿清热，本证如暑湿尚盛，应加重清化暑湿之力。本症见于暑温后期，由于暑湿久羁，致元气耗损，临床有暑湿兼有气虚之表现。

辨方证要点：四肢困倦、脉虚、胸闷、苔腻。

3. 适应证

本方治外感病针对暑湿伤气证，而杂病中如见元气耗损，清阳不升或气阴两虚，兼有湿热、痰湿阻滞也可用本方治疗。临床治疗暑病之外，还常用于治疗痿证、眩晕、荨麻疹、湿疹、失眠等。

4. 临床案例

案一　脑动脉硬化案（选自：颜德馨. 2000. 颜德馨诊治疑难病秘笈. 上海：文汇出版社）

赵某，男，68 岁。眩晕有年，发则头晕如空，目眩畏光，耳鸣如蝉，伴有神萎乏力，短气不欲言，下肢酸软，脑血流图提示脑动脉硬化。舌淡紫苔薄白，脉细弦。证属清阳不升，瘀浊内阻。药用：黄芪 15g，党参 9g，苍白术各 9g，升麻 6g，葛根 9g，当归 9g，丹参 30g，川芎 9g，红花 9g，青陈皮各 6g，黄柏 6g，生甘草 3g。6 剂后，眩晕即减，服药 1 个月，诸症悉平。

按语：本案辨方证要点为头晕、神疲乏力、短气、下肢酸软、舌淡、脉细，因无兼湿之证，可考虑对方中化湿之品减用。

案二　过敏性皮炎案（选自：柳成刚. 2015. 甲午年清暑益气汤用之多效. 中国中医药报，2015-08-14）

孙某，男，32 岁。2014 年 5 月 30 日初诊。罹患过敏性皮炎数年，久治难愈，每遇进食海鲜、接触宠物皮毛、日光照射易发，入夏以来皮炎再次复发，多方诊治未获良效，症见全身多发红色丘疹，成簇分布于颜面、胸背部，揩之碍手，瘙痒，夜间或出汗后瘙痒加重，平素易感疲乏，易烦躁，食入脘胀，大便质黏，一日 2～3 次，舌苔白腻，脉沉濡。综合分析病机，湿、火、燥相兼，拟予东垣清暑益气汤施治。处方：党参 15g，上黄芪 15g，野葛根（碎，先煎去沫）15g，炒苍术 10g，炒白术 10g，建泽泻 15g，小青皮 5g，广陈皮 5g，西升麻 10g，全当归 10g，剖麦冬 15g，北五味 6g，炙甘草 6g，西防风 10g，炒黄柏 6g，建神曲（包煎）12g。7 剂。

二诊（2014 年 6 月 13 日）：皮疹无新发，面部皮疹消退，瘙痒明显缓解，腹胀缓解，乏力亦减，但大便仍黏滞，脉舌同前。上方改苍术量为 15g，7 剂。

三诊（2014 年 10 月 31 日）：述服 6 月 13 日方后皮疹、肛门瘙痒、脘胀、疲劳诸症皆愈。

按语：此两案，一为老年气阴不足之眩晕，一为气阴不足兼感湿、暑之皮炎，均用清暑益气汤而效，案中方证辨析，一是气阴不足见四肢困倦、脉虚、自汗等，二是兼有湿象。

十一、清营透热转气法：清营汤方证

1. 方证源流

清营汤出自《温病条辨·上焦篇》第 30 条，组成为犀角三钱，生地黄五钱，元参三钱，竹叶心一钱，麦冬三钱，丹参二钱，黄连一钱五分，金银花三钱，连翘（连心用）二钱。吴鞠通称此方为"咸寒苦甘法"。其原条文谓："脉虚夜寐不安，烦渴舌赤，时有谵语，目常开不闭，或喜闭不开，暑入手厥阴经也。手厥阴暑温，清营汤主之；舌白滑者，不可与也。"

清营汤是吴鞠通根据《临证指南医案》论治营热证的有关医案而确定的。吴氏原治证：寸脉大舌绛而干，法当渴，今反不渴；脉虚夜寐不安，烦渴舌赤，时有谵语，目常开不闭，或喜闭不开；身热，卒然痉厥。

2. 方证特点及其临床应用机制

从方的组成分析，本方证主要有三个方面：一是加减清热地黄汤（原犀角地黄汤）证，如舌绛、出血、斑疹等;二是金银花、连翘、黄连、竹叶心对应的心包热证与热毒证,如心神烦躁、神识异常、尿赤、燥热、疔疮疖痒等;三是增液汤证,如舌干绛、大便燥结等。方中注意配伍丹参:其一,丹参引诸药入心,营气通于心;其二,丹参性凉,有清热凉血之功;其三,其活血散瘀,可治斑疹。本方宗"热淫于内,治以咸寒,佐以甘苦"之旨,用清营解毒与透热养阴之品配伍组方。

凡临床多种疑难杂病,遇久治不愈的疾病,只要见舌绛,多可从营分郁热考虑,以清营汤加减。对于中风,方用生地黄、玄参清营泻热,用连翘、郁金、石菖蒲清心开窍,用桑叶、牡丹皮、羚羊角凉肝息风。这种方法为中风、高血压的治疗开拓了思路。对于痉厥,用犀角、玄参、牡丹皮清心,用连翘清心,胆星、橘红化痰开窍。该法为癫痫、高血压眩晕、痉厥的辨治提供了思路。

辨方证要点:舌绛干,神烦少寐,斑疹隐隐,脉数。

3. 适应证

本方治外感热病针对热入营分证,而杂病如火热深入营血,暗耗营阴,扰心闭窍、动风而见有清营汤证者,也可用本方治疗。临床常用于乙型脑炎、流脑、败血症,其他热性病具有清营汤证者;杂病中以清营汤法治烧伤、消渴、痹证、中风、痉厥、心烦失眠诸症。期刊报道用清营汤治疗杂病的医案主要有病毒性心肌炎、慢性肾衰竭、原发性血小板减少性紫癜、银屑病、药物性皮炎、接触性皮炎、烧伤等。

4. 临床案例

案一　结肠癌术后低热案(选自:肖倩倩等. 2011. 温病经方清营汤辨证论治疑难杂病四则. 中医药通报, 10(2):41-43.)

鲍某,男,74岁。2009年12月3日初诊。结肠癌术后3周,伴持续发热,激素控制效果不理想,就诊时症见低热,体温37.3℃,食欲不振,食后恶心欲呕,舌质红绛,苔薄而干裂,脉弦数。处方:玄参25g,麦冬20g,生地黄20g,白芍40g,川牛膝15g,生鳖甲25g,青蒿10g,牡丹皮15g,知母15g,竹叶10g,鱼腥草15g,苏子10g,旋覆花10g,砂仁10g,代赭石40g,生扁豆15g,珍珠母40g,钩藤40g,生姜10g。7剂。

服药后,体温即降至正常。

按语:营热阴伤是癌症术后发热的主要病机特点,辨方证要点夜热早凉、咽干、舌红绛、脉数,治当清营热、养营阴、透邪热。

案二　视网膜出血案(选自:刘宏. 2002. 清营汤治疗眼底出血56例. 河南中医, 22(5):32.)

刘某,女,27岁。2005年4月5日初诊。经山西某西医医院诊断为结节性红斑,来北京进一步诊断治疗,同时找中医诊治。诊时见双下肢膝关节周围与小腿外侧、足背部散在暗红色或紫红色结节性红斑,红斑局部压痛明显,足背静脉输液的针孔化脓,有脓点,口腔溃疡反复发作,不发热。舌赤略绛、发斑,脉沉滑略数,辨为清营汤证。处方:水牛角(先煎)20g,生地黄15g,赤芍10g,丹参15g,牡丹皮10g,连翘15g,忍冬藤15g,玄参10g,黄连6g,黄芩10g,生栀子10g,荆芥穗6g,防风10g。3剂。

二诊(2005年4月23日):服用上方3剂,下肢红斑部分消退。因等医院的化验结果,暂返回山西,在当地取上方再服10剂,红斑进一步减退,结节压痛减轻。返回北京看化验结果。根据化验资料,确诊为"结节性红斑"。患者希望继续服用中药,仍守前法,用一诊方加紫草10g,7剂。

患者回到山西后,连续服用此方50余剂,红斑完全消失,病情稳定,嘱停药观察。

按语:本案辨方证要点是舌绛干、斑疹、脉数,眼底出血的基本病理变化就是血瘀。本案在清营养阴基础上佐以活血化瘀之法,以清营汤为主方加减,守方继进而效。

十二、清心开窍法:安宫牛黄丸方证

1. 方证源流

安宫牛黄丸出自吴鞠通的《温病条辨》,组成为牛黄一两,郁金一两,犀角一两,黄连一两,朱砂一两,冰片二钱五分,麝香二钱五分,珍珠五钱,山栀子一两,雄黄一两,黄芩一两。上为极细末，炼老蜜为丸，每丸一钱，金箔为衣，蜡护。脉虚者，人参汤下；脉实者，银花薄荷汤下；每服一丸。兼治飞尸卒厥、五痫中恶、大人小儿痉厥之因于热者。大人病重体实者，日再服，甚至日三服；小儿服半丸，不知，再服半丸。

2. 方证特点及其临床应用机制

本方为治热邪内陷心包，痰热蒙蔽清窍所致高热烦躁、神昏谵语之证，主治温热病、热邪内陷心包，以及中风窍闭、小儿惊厥属痰热内闭者。本方具有清热解毒，豁痰开窍的作用。方中牛黄味苦性凉，清心肝二经之热，透包络热达于外。犀角咸寒，入营血，清心肝胃三经火热，尤能清心安神，凉血解毒，清灵透发，善透包络之邪热。麝香芳香开窍，以上三味为主药；辅以黄连、黄芩、山栀子清热泻火解毒，山栀子导热下行，共助犀角、牛黄清泄心包之热毒；雄黄劫痰解毒；冰片通窍散郁火；郁金通窍开闭；朱砂镇心安神，兼清心热；珍珠善清心肝二经之热，尤能镇惊坠痰；金箔镇心安神；蜂蜜和胃调中，均为佐使药。诸药合用，共奏清热解毒、豁痰开窍之功。

辨方证要点：本方为治疗热陷心包证的常用方，亦是凉开法的代表方。凡神昏谵语属邪热内陷心包者，均可应用。临床应用以高热烦躁，神昏谵语，舌红或绛，苔黄燥，脉数有力为辨证要点。

3. 适应证

本方为清热解毒、豁痰开窍的代表方剂。凡热病邪热内陷心包，出现高热、神昏谵语及小儿急惊、中风等属痰热内闭者，均可使用。本方常用于流脑、中毒性痢疾、尿毒症、肝昏迷、急性脑血管病、肺性脑病、颅脑外伤、小儿高热惊厥及感染或中毒引起的高热神昏等属热闭心包者。

4. 临床案例

案一　热闭神昏证案（选自：余希瑛. 2000. 凉开法治疗热闭神昏证治例. 浙江中医杂志，9：406-407.）

张某，男，14 岁。1990 年 10 月 22 日初诊。患者于 1990 年 10 月 15 日因车祸送某医院外科住院治疗，诊断为"颅脑外伤，左股骨中段骨折"。3 天后开始出现每逢下午高热、神昏、烦躁不安。经抗感染治疗未见好转而邀中医会诊。诊见：神昏谵语，面赤气粗，肌肤灼热，舌质红绛、苔黄燥，脉洪数。家属代诉纳差，大便已 3 天不解，患者常诉左下肢剧痛，小便短少色黄。此乃瘀血郁久化热，热扰心营，引动肝风所致。病情险笃，急拟清心开窍，凉肝息风，活血化瘀为法，以冀转机。急投安宫牛黄丸 1 丸。同时处方：羚羊角（另煎）、晚蚕沙、甘草各 3g，犀角（另煎）、红花、柴胡各 6g，桃仁、赤芍、牛膝、牡丹皮、枳壳各 9g，生地黄 15g，当归 5g。水煎频服。当晚患者全身微汗，解大便 1 次，量较多，色黑褐，睡眠较安稳。次日热退，精神较佳，呼吸均匀，下肢痛减。继续守上方去当归、枳壳、柴胡而加入黄连 6g，金银花 9g，连翘 12g，三七末（冲服）3g 以加强清心凉营，活血化瘀之功。服药 5 剂（从第 3 剂起撤去羚羊角）后，神清语晰，胃纳增多。随后，再以桃红四物汤加骨碎补 12g，自然铜、续断、牛膝、牡丹皮各 10g，服药 6 剂后，可扶拐杖下地活动。

按语：本案辨方证要点是神昏谵语，面赤肌肤灼热，舌红绛，苔黄燥，脉数，为热陷心包证。该证可见于外感热病，但现合在脑卒中，脑外伤后瘀血郁久酿毒化热，扰神动风亦常见。

案二　流脑案（选自：许伟帆等. 2007. 中医辨证治疗流行性乙型脑炎验案. 上海中医药杂志，11：29-30）

张某，男，26 岁。有酗酒及吸毒史，居住中国台湾地区某水库附近，发病前 1 周曾在岛内旅游。2007 年 6 月 24 日出现高热、咳嗽、颈项僵硬、双下肢皮肤红斑。2 天后因右颜面抽搐送至某医院就医，住院期间出现间歇性嗜睡，神识混乱，无方向感及阵发性癫痫等症状。该医院对患者做腰椎穿刺，依据其生化指标及临床表现，诊断为流脑，后因检查与治疗的需要，转至他院。隔日因高热不退（体温 39℃）、行为混乱、烦躁易怒及严重抽搐，昏迷加重，故施行气管内插管后转进该院重症监护病房治疗。应家属要求，7 月 2 日接受中医会诊。其时患者神识渐清，已可用简短语言表达心志，但有时仍见狂躁不宁，肢体仍见颤抖，舌红，苔黄，脉弦滑。治法用活血通络、涤痰开窍、平肝息风。方用通窍活血汤合涤痰汤加减：桃仁 10g，红花 6g，川芎 6g，赤芍 12g，法半夏

10g，陈皮 6g，茯苓 15g，石菖蒲 10g，胆南星 10g，竹茹 6g，枳实 6g，郁金 10g，天麻 10g，钩藤（后下）10g，炙甘草 4.5g。7 剂，水煎煮，每日服用 2 次。另服安宫牛黄丸，每日 1 粒，以增强清热凉血、化痰开窍之力。

8 月 10 日、8 月 17 日两度复诊，患者神识渐清，勉可认出家人及读写简单文字；已能自行走路，饮食自理，偶能自行如厕，然每日有 2～3 次突发狂躁。守方续进，包括每日 1 粒安宫牛黄丸。因病情显著好转而出院改为门诊治疗。8 月 30 日中医门诊就诊，患者已无狂躁症状，语言能力大有改善，能遵行医嘱读出整段文字，记忆能力明显提高，自行如厕次数增加，但手足仍见蠕动，并有一过性记忆丧失；舌淡红，边有齿痕，苔薄白，脉象已平和。治拟化痰清热、平肝息风。守方加益智仁 12g，14 剂，水煎煮，每日服用 2 次。并继续每日服 1 粒安宫牛黄丸。

按语： 乙型脑炎中医并无此病名，现代中医学家多归类于"暑温"范畴。临床以高热、嗜睡、头痛、抽搐、意识障碍等为主要症状，正如吴鞠通在《温病条辨·上焦篇》所言："手厥阴暑温，身热不恶寒，精神不了了，时时谵语者，安宫牛黄丸主之，紫雪丹亦主之。"

十三、凉血散血法：神犀丹方证

1. 方证源流

神犀丹出自王孟英《温热经纬·方论》第 96 方，组成为犀角、石菖蒲、黄芩、生地黄、金银花、粪清、连翘、板蓝根、豆豉、玄参、天花粉、紫草。方中犀角、粪清、金银花、连翘、玄参、黄芩、板蓝根、生地黄、紫草、豆豉凉血解毒透斑；并佐天花粉与生地黄、玄参共奏生津养阴之功；又加豆豉，配合生地黄、紫草凉血透斑；石菖蒲芳香开窍醒神。王孟英在《温热经纬》中论及该方功效时说："温热暑疫诸病，邪不即解，耗液伤营，逆传内陷，痉厥昏狂，谵语发斑等证，但看病人舌色干光，或紫绛，或圆硬，或黑苔，皆以此丹救之。"

2. 方证特点及其临床应用机制

本方证主要有五个方面：一是犀角、生地黄、玄参、紫草对应的血热络瘀证，如舌绛暗，发斑发疹，出血等；二是天花粉合玄参、生地黄对应的血分阴津损伤证，如舌干、口干、眼干、皮肤干燥等；三是黄芩、板蓝根、粪清对应的火毒证，如斑疹紫黑、口如喷火等；四是金银花、连翘、石菖蒲对应的心包热证；五是犀角、生地黄、玄参配伍豆豉透发血分郁热对应的肌表络瘀证。外感病或杂病，其病变过程中如出现血分瘀热、阴津损伤的神犀丹证，可以本方加减治疗。

辨方证要点：舌绛暗，斑疹，出血，神识异常，孔窍干燥。

3. 适应证

本方用于治疗温热、暑疫之邪进入营血，热毒深重，耗液伤阴，症见高热不退，痉厥神昏，谵语发狂，斑疹色紫，口糜咽烂，目赤烦躁，舌质紫绛等症。方中原有金汁一药，现已不用，犀角可用水牛角代替。临床上用于痛风、干燥综合征、系统性红斑狼疮、结节性红斑等免疫性疾病，紫癜性肾炎、慢性肾炎等肾病，血小板减少性紫癜等血液病，以及红斑类等其他皮肤病。

4. 临床案例

案一　烂喉丹痧案（选自：李钢磊等. 2019. 赵绍琴从郁热辨治温病医案 4 则. 新中医，51（2）：302-303.）

张某，男，56 岁。初诊：1 周前开始发热较重，体温 38.7℃，自觉头晕，胸闷，心烦急躁，阵阵恶寒，周身酸痛，咽痛口渴，近 1 周来夜间不得入睡，曾服银翘解毒丸 6 丸，复方乙酰水杨酸片 6 片，皆未见效。请邻居医生看视，认为感冒风寒，随开一方：桂枝、防风各 9g，葛根 6g，荆芥 3g，生姜 3 片，红糖 30g，水煎分服，1 剂。今晨病势突然增重，发热 40℃，神识时清时昧，面部青暗，口鼻苍白，舌绛起刺，状若杨梅。苔根厚而黄干，咽喉肿痛白腐，呼吸粗促，口干欲饮，时有谵语，小便赤少，大便 3 日未行，胸部似有脓点，不多，两手脉象沉涩艰不畅，按之弦细数有力。处方：僵蚕 9g，蝉蜕、片姜黄、苦杏仁、炒牛蒡各 6g，元参 30g，连翘 24g，金银花 15g，前胡 3g，浙贝母 12g，鲜茅根、芦根各 60g。另用鲜九节菖蒲根 15g 煎汤送服神犀丹 1 丸，犀角末（分 2 次汤药送下）0.6g，1 剂。服药后，遍身红疹一涌而出，色深皆重，身热略退，体温 38.5℃，神识渐清，已能言语。

按语： 本案辨证要点是发热神昏，舌绛，脉细，为肺卫之邪内陷伤阴损络，扰及心神，热毒炽盛，此为外感热病之变证。

案二 银屑病案（选自：崔文成等. 2013. 凉血解毒透表法治疗银屑病验案 1 则. 上海中医药杂志，47（12）：31-32.）

赵某，女，10 岁。2013 年 3 月 24 日初诊。患者半年前患皮疹、鳞屑，于某省级皮肤病医院就诊，经检查诊断为寻常型银屑病，经外涂、内服药物治疗，皮疹可暂消退数日，多在 7 日后复发。现症：皮肤损害部位广泛，头面、躯干、四肢均见，以四肢伸侧为多，为红色丘疹、斑块上覆有多层银白色鳞屑，瘙痒，心烦，夜寐不安。追问病因，与家长期望高、学习压力大密切相关。患者形丰体胖，身高如成人，舌红绛、苔黄厚腻、花剥，脉沉滑。辨证：郁火血热，湿浊伤阴，血燥生风。治法：疏肝解郁，凉血化浊，养阴祛风，消斑透疹。方以神犀丹化裁。处方：水牛角 15g，生石膏 30g，黄芩 10g，玄参 10g，石菖蒲 6g，滑石 10g，生地黄 10g，连翘 10g，淡豆豉 10g，天花粉 10g，大青叶 15g，板蓝根 15g，紫草 10g，蝉蜕 10g，白蒺藜 10g，甘草 3g。取免煎颗粒 7 剂，每日 1 剂，每日 3 次。西药处方：氯雷他定（华畅）10mg，每日 3 次，服 6 日。同时告知患者本病有季节规律，春季为治疗的有利时机，冬季气候寒冷，表皮血管收缩，皮肤血供差，肌肤失养而病情严重，夏季因气候温热，表皮血管舒张血供好，肌肤得养而病情最轻；并告嘱患者本病有治愈的可能，使其从心理上有所释放。

按语： 此案为本病中寻常型银屑病，辨方证：反复皮疹，周身均见，心烦，夜寐不安，舌红绛，苔黄厚、剥脱，脉滑。为郁热在血，阴伤风动，亦属神犀丹方证。

十四、咸寒滋阴法：加减复脉汤方证

1. 方证源流

加减复脉汤自复脉汤（又名炙甘草汤）加减化裁而来，初见于《伤寒论》第 177 条："伤寒脉结代，心动悸，炙甘草汤主之。"叶天士推崇仲景的炙甘草汤，灵活变通，制订出一系列加减方，散见于《临证指南医案》中，最后吴鞠通根据这些医案整理出了加减复脉汤，载于《温病条辨·下焦篇》第 1 条，组成为炙甘草六钱，生地黄六钱，生白芍六钱，麦冬五钱，阿胶三钱，麻仁三钱。吴鞠通称此方为"甘润存津法"。原文谓："身热面赤、口干舌燥，甚则齿黑唇裂……脉虚大，手足心热甚于手足背者，加减复脉汤主之。"

2. 方证特点及其临床应用机制

关于复脉汤的应用，若邪在阳明久羁，或已下，或未下，身热面赤，口干舌燥，甚则齿黑唇裂，脉沉实者，仍可下之。若脉虚大，手足心热甚于手足背者，则当投加减复脉汤。吴氏认为，以复脉汤复其津液，阴复则阳留，庶可不至于死也。在仲景当日，治伤于寒者之结代，自有取于人参、桂枝、生姜、大枣，复脉中之阳，今治伤于温者之阳亢阴竭，不得再补其阳也。温病耳聋，病系少阴，宜复脉辈复其精，吴氏又指出，所谓宜复脉辈者，不过立法如此，临时对证，加减尽善，是所望于当其任者。热邪深入，或在少阴，或在厥阴，均宜复脉。

辨方证要点：舌赤、绛、干燥，无苔或苔少而老，口燥咽干。

加减复脉汤以重在滋补肝肾之阴为特点，外感热病易损伤津液，内伤必热，尤其暗耗阴血，特别是发展到温病下焦证时每需用此方，同时亦用于内伤杂病见有真阴损伤者。

3. 适应证

本病多用于下焦肝肾阴虚所致的顽固性失眠、汗出、心悸、甲亢及中风、月经病等。本方加牡蛎、鳖甲、龟板名三甲复脉汤，《温病条辨·下焦篇》第 4 条论述三甲复脉汤证为："脉细促，心中憺憺大动，甚则心中痛者。"并指出："此证热久伤阴，八脉隶于肝肾，肝肾虚而累及阴维故心痛……故以镇肾气、补任脉、通阴维之龟板止心痛，合入肝搜邪之二甲，相济成功也。"《温病条辨·解产难》还用其治疗妇人产后痉、心虚、虚热等。如果遵循辨方证的原则用方，就可从血肉有情之品通补奇经的理论出发，用三甲复脉汤治疗心动悸、真心痛及妇人产后诸病，因三甲复脉汤有滋肝肾、镇肾气、补血脉、通阴维的特殊作用，故可治疗肝肾阴亏，累及八脉，特别是影响阴维、任脉的复杂病证。从复脉汤（黄连阿胶汤），加减复脉汤，二、三甲复脉汤至大定风珠，随着组方用药的变化，方剂的功用也经历了滋阴通阳复脉，滋阴生津复脉，以及滋阴潜阳息风之力不断加强的过程。

4. 临床案例

案一　阴枯证案（选自：姜志学. 1986. 加减复脉汤治愈阴枯证. 四川中医，（5）：15.）

罗某，女，77 岁。1984 年 3 月 25 日初诊。患咳嗽 6 年余，冬春季节加重，治能缓解。近日来病情加重，邀于往诊。症见患者面色苍白，神识不清，形瘦肢凉，脉搏微弱结代，体温 37.8℃，血压 90/58mmHg，呼吸微弱，两肺有干啰音，心跳不匀、心率 90 次/分，舌光如镜。立即静脉注射高渗葡萄糖，稍后苏醒，自述心里难受，头晕眼花，全身无力，咳逆不能平卧，痰黏不易咯出，唇舌干燥欲漱水。此为阴液大伤所形成的阴枯证。处以《温病条辨》加减复脉汤方：生地黄 30g，芍药 24g，阿胶 30g，麻仁 25g，麦冬 30g，龟板 30g，甘草 6g。连服 5 剂，诸症好转，唯食欲仍欠佳。虑其内有瘀滞，再加鸡内金 15g，莪术 12g，又进 3 剂，食量渐增，舌质转润。原方去鸡内金、莪术，续服至 12 剂，咳嗽大减，舌上津回有薄苔，连续服至（隔日 1 剂）25 剂，脉复搏均。再投 3 剂加以巩固，后以养阴益胃而康复。随访一年半，身体健康如常。

按语：本案患者年老体弱，素体阴虚，复感温邪，造成阴伤更甚，故见舌光如镜，神昏肢厥等危重证候。"久病入络"，治当活血养血，以滋阴液，阴守阳留。案中以生地黄活血填阴以充经脉，麦冬泌血中清气以滋液，麻仁泌血中之浊气以续脉，阿胶浚血之源，配芍药逐痹开阴以行血，龟板潜阳填阴以滋肝肾。内有瘀滞，久病不食，脾胃已伤，故以鸡内金、莪术活血行瘀消滞。

案二　Meige 综合征案（选自：华平锋等. 2016. 大定风珠加减治疗 Meige 综合征验案 1 则. 湖南中医杂志，32（10）：115-116.）

王某，女，65 岁。因不自主张闭口、弄舌 3 年，加重 2 年，四肢无力 3h 于 2015 年 5 月 4 日住院。既往有高血压病史 9 年，糖尿病病史 6 年，胆囊炎病史 5 年。无家族史及头颅外伤史。于 3 年前无明显原因出现不自主张闭口约 15 次/分，张口时舌体不自主伸出口外扭动，闭口时自动回缩，无咬舌、咬唇、咬牙，影响发声和吞咽，无饮水呛咳及吞咽。触摸下巴、压迫颏下部不能减轻，出现腹痛和睡眠时停止，腹痛消失时复发。未做其他特殊检查和治疗。近 2 年来症状加重，且腹痛发作不能终止，次数增至 25 次/分。3h 前因突发四肢无力入院。查体：T 36.5℃，P 96 次/分，R 21 次/分，BP168/84mmHg。发育正常，营养中等，神识清楚，吐词不清，左侧中枢性面瘫，不自主张闭口，下颌向两侧摆动，撇嘴、伸舌、弄舌、扭舌；悬雍垂右偏，左侧软腭动度差，咽反射减弱，双侧掌颏反射（+），左侧霍夫曼征（+），颈软，左侧肌力Ⅱ级＜右侧Ⅳ级，肌张力降低，左侧腱反射（++）＜右侧（+++），双侧病理征（+）。心肺无异常发现，右上腹压痛，墨菲征（+）。头颅 CT 示右侧半卵圆中心脑梗死，右侧侧脑室前角腔梗，左侧枕叶软化灶，脑萎缩改变。随机血糖 15.8mmol/L，血常规、肝肾功能、血脂、电解质正常，血沉 78mm/h，糖化血红蛋白 11.6mg/dl（0.64mmol/L）。腹部彩超提示胆囊积液伴淤泥。心电图检查正常。诊断：①Meige 综合征。②脑梗死、脑萎缩。③高血压。④糖尿病。⑤胆囊炎伴胆囊积液。入院后给予相应西医治疗，15 日后患者能下床活动，左侧肌力恢复至Ⅲ级，血糖 6.1mmol/L，血压 138/85mmHg。生活基本自理，但不自主张闭口，撇嘴、弄舌等症状无减轻，吐词不清。现症见患者面色淡红，语声低怯断续，倦怠舌强懒言，舌绛少苔边尖有裂纹，脉细弱，辨病属中风中经络，证属阴虚风动，风痰阻络。治以滋阴息风，化痰通络。方以大定风珠加减。处方：麦冬 20g，白芍 30g，生地黄 15g，醋龟甲 15g，醋鳖甲 15g，生牡蛎 20g，阿胶（烊冲）15g，五味子 15g，麻仁 10g，枸杞子 15g，人参（另炖）15g，浮小麦 20g，胆南星 15g，川贝母粉（分冲）10g，怀牛膝 15g，甘草 10g，鸡子黄 2 个。上方加水 400ml，煎取 300ml，一次 100ml，分次加入鸡子黄 1/3 个搅匀后服，每日 3 次。嘱连服 5 剂，禁辛辣、油腻、黏滞食物。

服上方后症状减轻至 12 次/分，面色转红润，语声清晰断续，舌微红绛无裂纹，苔薄黄，脉细。药已奏效，上方去怀牛膝、麻仁，加黄连 15g、黄芪 60g、山茱萸 15g，嘱其连服 10 剂而愈，随访 2 个月无复发。

按语：Meige 综合征属局限性肌张力障碍疾病，属于中医杂病"中风"范畴，病因总属风、火、痰、虚、气、血，本案患者素体气血虚弱，肾精亏虚，络脉空虚；复因饮食不节，脾胃运化失常，痰湿内生，蕴热生风；再复感风热，外风引内风。案中证候与加减复脉汤证辨方证特点：舌绛、干燥，无苔或苔少而老，口燥咽干基本一致，病机均有阴虚风动，治疗可予以滋阴息风。案中予以鸡子黄、阿胶滋阴养液息风为君药，寓"久旱逢甘露"之意；醋龟甲、醋鳖甲滋阴潜阳为臣，意"釜底抽薪"之旨，生地黄、麦冬、白芍、枸杞子滋阴柔肝息风为佐；怀牛膝、生牡蛎补肝平肝潜阳；人参、浮小麦相伍补气养阴而固本，胆南星、川贝母息风定惊化痰；麻仁、五味子、甘草酸甘化阴养液而润燥。继以黄芪、山茱萸、黄连益气固本清热而收功。

十五、辛凉甘寒法：青蒿鳖甲汤方证

1. 方证源流

青蒿鳖甲汤出自《温病条辨·下焦篇》第 12 条，组成为青蒿二钱，鳖甲五钱，细生地四钱，知母二钱，牡丹皮二钱。吴鞠通称此方为"辛凉甘寒法"。其原条文谓："夜热早凉，热退无汗，热自阴来者，青蒿鳖甲汤主之。"

青蒿鳖甲汤是吴鞠通根据《临证指南医案》论治温热病有关医案而确定的。吴氏精减案例中"能食，形瘦，脉数左盛，两月不解，治在血分"等语，去方中竹叶，制订出以"辛凉甘寒"为特点的青蒿鳖甲汤方证。

2. 方证特点及其临床应用机制

本方为叶天士仿仲景麻黄附子细辛汤方义变通而来，从其组成分析，青蒿芳香透络，从少阳领邪外出，鳖甲入肝经至阴分，既能养阴，又能入络搜邪；以细生地清阴络之热，用知母、牡丹皮在内助鳖甲、细生地以凉血滋阴，在外助青蒿以泄热达邪。

凡临床杂病久治不愈发热，或长期阴虚血热，而表现为低热、夜热早凉，热退无汗者，多可从本方证体系考虑，以青蒿鳖甲汤加减。对于系统性红斑狼疮，方用青蒿清热透络，引邪外出，鳖甲直入阴分，滋阴退热，"先入后出"的方法为系统性红斑狼疮、干燥综合征、类风湿关节炎等病的辨证治疗开拓了思路。

辨方证要点：夜热早凉，热退无汗，舌红少苔，脉细数。

3. 适应证

本方治余邪留伏阴分证，以长期发热，或阴虚血热而见有青蒿鳖甲汤证者，可用本方治疗。临床常用于低热、系统性红斑狼疮、干燥综合征及类风湿关节炎等其他热性病具有青蒿鳖甲汤证者；杂病中以青蒿鳖甲汤法治变态反应性败血症、盗汗、嗜酸性粒细胞增多症、口腔溃疡、雀斑疱疹性结膜炎、激素依赖性皮炎等诸证。

4. 临床案例

案一　发热（原因不明）案（选自：《温病方证与杂病辨治》）

许某，男，46 岁。1997 年 4 月 16 日初诊。近 1 个月来，自觉每日下午周身发热，清晨午前身凉无热，发热时体温 37.5℃左右，发热原因不明。平时口渴，尿黄，面生痤疮。舌红，苔焦，少津。从阴津不足，少阳之热伏于阴论治，处方：青蒿 4g，鳖甲（先煎）15g，牡丹皮 10g，知母 8g，地骨皮 10g，石斛 30g，生地黄 15g，柴胡 10g，黄芩 3g。7 剂。

二诊（1997 年 4 月 23 日）：服药后下午仅觉身有微热，体温正常，舌黑而干。继续用上方化裁：青蒿 4g，鳖甲（先煎）15g，牡丹皮 10g，知母 8g，生地黄 15g，石斛 30g，地骨皮 15g，柴胡 10g，黄芩 3g。7 剂。

三诊（1997 年 4 月 30 日）：已不发热，面部痤疮也有减轻，改用凉血滋阴解毒法治疗痤疮。

按语：本案患者发热具有夜热早凉，热退无汗的特点，舌红少苔与青蒿鳖甲汤的辨方证特点一致，病机有热伏阴分证，尿黄、面生痤疮，里热较盛，案中青蒿鳖甲汤滋阴清热，加柴胡、黄芩、地骨皮以助散热之力，加石斛以生津止渴；二诊热势下降，病情缓解，化裁原方；三诊热势得解，痤疮未平，乃热毒阴伤未复所致，故改用凉血滋阴解毒之法。

案二　皮肌炎案（选自：邓中光. 2002. 邓铁涛教授治疗皮肌炎验案1则. 新中医，34（12）：15-16.）

梁某，男，14岁。1993年2月12日初诊。四肢无力伴疼痛、触痛5个月，面部皮肤蝶形红斑9年。患者5岁时因发热后左侧脸部近颧骨处皮肤出现一小红斑，无痛痒，未系统治疗后渐向鼻梁两侧颜面扩展，7岁时红斑已形成蝴蝶状。某医院皮肤科经血、尿等相关检查排除红斑狼疮病变。当年回乡下生活20余日，进食清凉之品，红斑曾一度消失，后又复发。1992年9月发热（体温38℃）后出现四肢无力，伴肌肉疼痛，登高困难，双腿疼痛。1993年1月入住某医院，经检查诊为皮肌炎，并以激素治疗（泼尼松15mg，每日3次），症状未改善，兼见颈肌疼痛，要求出院中医治疗。诊见：颜面对称性红斑，四肢肌力减弱，下蹲起立无力，需用上肢支撑，伴大腿肌肉疼痛，上楼困难缓慢，需双手攀扶扶栏，双大腿肌肉瘦削，四肢肌肉板痛，颈肌疼痛，低热，体重下降，舌嫩红、苔白厚，脉细稍数无力。实验室检查：血清抗核抗体阳性，补体0.7g/L，血沉34mm/h。心电图示：实性心律不齐。肌电图示肌源性损害。西医诊断：皮肌炎。中医诊断：肌痹。证属气阴两虚，湿热郁结肌肤，痹阻经络。治宜养阴益气，健脾祛湿，活络透邪。处方：青蒿、牡丹皮、知母各10g，鳖甲（先煎）、地骨皮各20g，太子参24g，茯苓、白术各15g，甘草6g。7剂，每日1剂，水煎服。

二诊（1993年2月19日）：自觉下蹲活动时腿部肌肉疼痛减轻，体力增加，能独自登上六楼，但感气促，大便每日1次，颜面部皮肤红斑色变浅，舌边嫩红、苔白稍厚，脉细重按无力。效不更方，守方。太子参、地骨皮、鳖甲用量增至30g，白术减为12g。

三诊（1993年3月12日）：经1个月治疗，面部红斑逐渐缩小、色变淡。双臂力及下肢肌力均增强，肌痛减。腿部肌肉增粗，唯下蹲稍乏力。泼尼松用量由半个月前每次15mg减为10mg，每日3次，现再减为早上10mg，中午、晚上各5mg。近4天来伴鼻塞、咳痰，舌嫩红、苔白，脉细右尺沉，左尺弱。守初诊方加苦杏仁10g，桔梗、橘络各6g。

四诊（1993年4月9日）：上方加减治疗又服1个月，面部红斑渐消失。肌肉复长，体重比入院时增加7kg，肌力增强，下蹲时肌痛消失，动作灵便，行走不觉疲乏。泼尼松减至每次5mg，每日3次，满月脸消减，半夜易醒，口干多饮，痤疮反复发作，舌略红、苔白，脉细尺弱。处方：青蒿、牡丹皮各10g，整甲（先煎）20g，地骨皮、五爪龙、太子参各30g，知母、生地黄、白术、茯苓各12g，山药18g，甘草6g。

五诊（1993年6月19日）：共服中药133剂，泼尼松减至每次5mg，每日1次。肌肉疼痛和面部红斑消失、四肢肌力已恢复，体重53kg（符合标准体重），唯面部痤疮较多，口干、梦多、舌淡红质嫩、苔白，脉细。复查血、尿常规及相关检查，除血沉27mm/h外，余未见异常。守初诊方去白术、茯苓，加紫草、旱莲草各10g，女贞子16g，以后患者坚持服四君子汤合青蒿鳖甲汤为基本方，酌加太子参、五爪龙以益气，何首乌、夜交藤、楮实子以养心、肝、肾；或佐以丹参、鸡血藤活血养血，暑天选西瓜皮、冬瓜皮、苦参、紫草解暑清热治疗痤疮、毛囊炎。服药至1994年1月1日，泼尼松停用，症状消失，无复发，病告痊愈，其父母恐复发，让患者间断治疗至1996年，曾作多项相关检查无异常。

按语：皮肌炎是一种较少见的自身免疫性结缔组织病，属中医学"痿证"范畴。本案患者面部红斑经久不愈，正气受损，复感外邪发热，时值9月，暑湿与内热相搏，使病由表及里，痹阻经脉，侵犯肌肉，致使肌肉疼痛，痿软无力，发为肌痹。初诊见患者面部红斑，肌肉酸痛，痿软无力，舌质嫩红，脉细数无力，此乃气阴亏损，阴虚内热之候，舌苔白厚为湿邪内蕴之见证。与青蒿鳖甲汤证的阴液不足，邪留阴分病机一致，所以案中以青蒿鳖甲汤养阴搜络透热。根据"脾主肌肉四肢""脾主运化"理论，佐四君子汤健脾祛湿，化生气血而效。

十六、酸甘苦泄法：连梅汤方证

酸甘苦辛法是吴鞠通在叶天士变通应用乌梅丸经验的基础上提出来的温病治法，代表方是连梅汤。实为乌梅丸去所有辛药，仅用酸（乌梅）、苦（黄连）加生地黄、麦冬、阿胶组成，取"酸甘化阴，酸苦泄热"之意。

1. 方证源流

连梅汤是吴鞠通根据《临证指南医案·暑》顾案整理而成，出自《温病条辨·下焦篇》暑温伏暑第36条，组成为云连二钱，乌梅（去核）三钱，麦冬（连心）二钱，生地黄三钱，阿胶二钱。原文谓："暑邪深入少阴消渴者，连梅汤主之；入厥阴麻痹者，连梅汤主之。"

2. 方证特点及其临床应用机制

此方含有乌梅丸、加减复脉汤、黄连阿胶汤三法，临床上不论外感、杂病，只要上有心火亢盛，心胸烦躁；下有肝肾阴亏，消渴、麻痹者，均可用本方化裁治之。此方是叶氏用乌梅丸法合加减复脉汤法的变通方，仿仲景黄连阿胶汤意。用于治疗既有下焦阴亏、筋脉失养，又有手厥阴、手少阴火热内炽之复杂病证。

辨方证要点：消渴、麻痹、心烦、失眠、下利。

3. 适应证

临床有以该方治疗郁火内炽、心肾不交引起的失眠伴小腿麻痹症，突发耳聋、耳鸣症。

4. 临床案例

案一　肺结核大咯血案（选自：柳少逸. 2006. 伤寒方证便览. 北京：中医古籍出版社）

患者，男，37岁。胸痛6年，经胸透诊为空洞性肺结核。骨蒸潮热、干咳、痰中带血、夜寐多梦。1周前因外感而高热，服中药后汗出热退。近2日出现大咯血，每次约300ml，每日1～2次，中西药治疗无效。刻下见身微热，口渴，便秘，心烦，舌红苔薄白，脉细数。中医诊断为热邪未清，肺肾阴虚，心肝火旺。治宜滋阴降火止血。处方：黄连阿胶汤加减。黄连3g，黄芩10g，白芍10g，鸡子黄（冲服）2枚，阿胶（烊化）30g，牡丹皮12g，白及30g，款冬花10g，杏仁10g，生地黄15g，麦冬10g，百合10g。煎服1剂，咯血即止。

按语：肺结核属于中医"肺痨"范畴，本案患者久病体虚，肺肾不足，阴不制火，导致心肝火旺，此时又复感温邪，阴虚火旺的病机与黄连阿胶证一致，案中予以黄连阿胶汤滋阴降火，佐生地黄、牡丹皮、百合清热凉血，养心安神，款冬花、白及、杏仁肃肺止咳。

案二　泄泻案（选自《刘渡舟临证验案精选》）

孙某，男，76岁。1993年8月4日初诊。患者因大便秘结，医用"甘油"润通之法，服药后下油性稀便，每日3～4次，半月之久，不能控制。口干而渴，周身乏力。大便时肛门有酸胀之感。视其舌边红，苔白，切其脉弦而软。此乃损伤肠胃，升举无力，而使气津受损所致。治以收敛固泄，气阴双补之法。为疏：乌梅10g，黄连10g，牡蛎30g，麦冬10g，沙参10g，白芍12g，炙甘草10g，党参10g。服3剂病愈。

按语：患者为老年阴虚体弱者，大便秘结，用"甘油"润通之后，造成阴液损伤更甚。症见口干渴、脉软，乃阴液损伤之候，舌边红、脉弦，乃里有伏热之象，具有阴虚火旺的病机，与连梅汤证一致。患者大便时肛门酸胀感、周身乏力乃气虚不足，升举无力所致，故案中以连梅汤滋阴降火，佐以党参、炙甘草益气升提。

十七、分消开泄湿热法：三仁汤方证

1. 方证源流

三仁汤是吴鞠通根据《临证指南医案》湿门有关医案整理而成，载入《温病条辨·上焦篇》湿温第43条，组成为杏仁五钱，飞滑石六钱，白通草二钱，白蔻仁二钱，竹叶二钱，厚朴二钱，生薏苡仁六钱，半夏五钱。原文谓："头痛恶寒，身重疼痛，舌白不渴，脉弦细而濡，面色淡黄，胸闷不饥，午后身热，状若阴虚，病难速已，名曰湿温，三仁汤主之。"

2. 方证特点及其临床应用机制

三仁汤组方特点有二：其一，以化湿为主，清热为辅，主要用于湿重热微，湿渐化热之证；其二，本方虽可治三焦之湿，但方中杏仁用至五钱，重在宣肺，取"轻开肺气"之意，偏于治上焦。三仁汤所揭示的芳香宣透、行气化湿之法，已成为后世治疗湿重热轻证的基本治法。

辨方证要点：胸闷，身重肢倦，脘痞，口淡不知味，舌质暗红，舌苔白腻。

3. 适应证

临床应用于肠伤寒、布氏杆菌病。内伤杂病用于湿热类发热、咳嗽，浅表性胃炎、急慢性结肠炎、黄疸性肝炎、关节炎、婴幼儿腹泻、痢疾及阳痿、盗汗等病证。

4. 临床案例

案一　湿温邪留案（选自：王永炎. 2010. 中国现代名中医医案精粹. 北京：人民卫生出版社）

张某，女，27 岁。1980 年 7 月 15 日初诊。缠绵发热 30 日，中西药屡治罔效。发热无定时，汗出热不退（体温 39℃左右），不恶风，胸脘痞闷，身痛纳呆，口苦，渴喜热饮，小便短赤。诊查：精神倦怠，少气懒言，面色淡黄。舌质红，苔白厚腻，脉濡数。体温 38.1℃。辨证：外感湿热，湿遏热伏，弥漫三焦，气机不畅（湿热并重）。治法：清热利湿，宣畅气机。处方：三仁汤加减。薏苡仁 15g，杏仁 10g，白蔻仁 6g，滑石 20g，通草 10g，法半夏 10g，厚朴 10g，栀子 10g，黄芩 6g，连翘 10g，防己 10g，茯苓皮 15g。

二诊：上方药日服 2 剂，共服 10 剂，身痛有所减轻，但仍汗出热不退，午后热甚（体温 39℃以上）。舌苔渐退，面色变黄，舌质深红。此湿热之邪留恋气分，热重于湿证。于上方去白蔻仁、法半夏、厚朴、黄芩、栀子，加青蒿 12g、板蓝根 15g、黄连 6g、石膏 30g、穿心莲 15g，清泄气分热邪。

三诊：日服上方药 2 剂，共服药 8 剂，体温完全恢复正常，诸症若失。守方略加调整，日服 1 剂，继服 5 剂善后。

按语：本案辨方证特点：胸闷，脘痞，身重肢倦，舌质暗红，舌苔白腻，与三仁汤证一致，然口渴、渴喜热饮、小便短赤、脉数是热盛伤津之象，湿渐化热明显，故以三仁汤清热化湿，宣畅气机，佐以黄芩、栀子、防己加重清解邪热之力。二诊热象更甚，故去方中苦温之品，加重清泄邪热之剂。

案二　痤疮湿热蕴结案（选自：蔺耐荣等. 2018. 武永利教授运用三仁汤加减治疗痤疮临证经验. 现代中医药，38（3）：7-8.）

邓某，女，24 岁。2016 年 9 月 30 日初诊。面部痤疮 10 余年。临床表现：脸部可见大小不等的红色皮疹，伴有瘙痒，时有脓疱，以面颊及额部为重，伴头油，便秘，口臭，溲黄；舌红，苔腻，脉弦滑。中医诊断：粉刺（湿热蕴结证）；西医诊断：痤疮。治以清热利湿，方选三仁汤加味。炒薏苡仁 30g，炒冬瓜子 15g，炒杏仁 15g，砂仁 10g，厚朴 15g，法半夏 15g，淡竹叶 15g，滑石粉（包煎）15g，炙甘草 8g，炒泽泻 10g，萆薢 15g，火麻仁 15g，槟榔 15g，酒大黄（后下）3g，炒麦芽 30g，炒谷芽 30g。6 剂，每日 1 剂，水煎服，饭后 2h 早晚分服，嘱患者饮食宜清淡，规律作息。

1 周后复诊：患者面颊部皮疹略有减少，脓疱略缩小，服药期间饮食可，大便量增加，小便正常，但患者自诉最近痰多，武永利教授认为这是一种疾病转好的迹象，体内湿气从痰而出，处方：原方自拟三仁汤基础上加竹茹 15g，瓜蒌 15g，使体内湿气由痰而去。

三诊：患者皮疹明显减少，已无脓疱，嘱按自拟三仁汤继服。至 12 月 15 日，患者皮疹已痊愈。

按语：本案患者嗜食肥甘厚味，损伤脾胃，痰湿内生，蕴久生热，湿热熏蒸头面而见面部痤疮、头油、便秘、口臭、舌红苔腻、脉弦滑为湿热中阻之象，病机与三仁汤证一致。案中以三仁汤清热利湿，佐以火麻仁、酒大黄通便泻火。二诊湿热稍减，有痰湿内蕴之证，故原方加竹茹、瓜蒌祛痰化湿。三诊诸症减轻，效不更方继服而愈。

十八、燥湿泄热法：连朴饮方证

1. 方证源流

连朴饮出自《霍乱论》药方篇第四，方剂组成为制厚朴二钱，川连（姜汁炒）、石菖蒲、制半夏各一钱，香豉（炒）、焦栀子各三钱，芦根二两。王孟英寓其辛开苦降之法，原条文谓："诸郁之发，必从热化。土郁者，中焦湿盛，而升降之机乃窒。"

连朴饮是王孟英用以治湿热蕴伏而成霍乱，兼能行食涤痰。本方治证：胸脘痞闷，恶心呕吐，口渴不欲多饮，心烦溺赤，泄泻，或霍乱吐泻，舌苔黄腻，脉濡数。

2. 方证特点及其临床应用机制

从方的组成分析，本方证主用苦辛开降，畅利气机，消胀除满；辅佐以辛宣芳化，散邪与化湿浊并行。属湿热并重，治疗宜清热与燥湿并行。方中川黄连、焦栀子苦寒，清热泻火燥湿；制厚朴、制半夏、石菖蒲三药相配，苦温与辛温并用，辛开苦泄，燥湿化浊；制半夏又有和胃降逆止呕之功；豆豉宣郁透热；芦根清热生津。诸药配伍，为燥湿清热之良方。

辨方证要点：呕吐泄泻，胸脘痞闷，舌苔黄腻，脉濡数。

3. 适应证

本方针对中焦湿热内蕴，脾胃气机升降失常的湿热中阻证，适用于急性胃肠炎、肠伤寒、副伤寒等属湿热并重者。而杂病中以连朴饮法治胸痹、胃痞、眩晕、头痛、盗汗、阳痿、不寐诸证。期刊报道用连朴饮治疗杂病的医案主要有胃痞、内伤发热、消渴、疟疾、便秘、泄泻等。

4. 临床案例

案一 腹胀案（选自：李鑫辉. 2016. 活学活用温病辨证. 北京：中国中医药出版社）

郭某，女，60 岁。因腹胀来诊。近 3 个月以来患者自觉腹胀，口干，饮不解渴，纳食尚可，大便溏而不爽，解之不尽，舌红苔黄腻，脉滑数。辨证为中焦湿热，予王氏连朴饮加味治疗。处方：法半夏 12g，黄连 6g，厚朴 10g，连翘 10g，栀子 10g，葛根 15g，黄芩 10g，石菖蒲 10g，芦根 15g，枇杷叶 15g，瓜蒌壳 12g。每日 1 剂，水煎服。

服药 5 剂，腹胀明显减轻，精神状况较佳。继予上方加减化裁，续服 8 剂，诸症均退，精神转佳。

案二 脱发案（选自：梅青青等. 2018. 吕文亮运用王氏连朴饮验案举隅. 湖北中医杂志，40（9）：25-27.）

刘某，男，56 岁。2017 年 8 月 12 日初诊。患者自诉 2 个月前因情志因素导致脱发，以巅顶为甚，头皮油腻瘙痒，自行口服养血生发胶囊但未见明显好转，口干，但欲漱水不欲咽，纳眠可，小便黄，大便不成形，舌质暗红，苔黄腻，脉缓而涩。辨证为湿热蕴阻，气滞血瘀，毛发失养，予以王氏连朴饮化裁治疗。处方：黄连 10g，厚朴 15g，栀子 10g，法半夏 12g，枳壳 10g，茵陈 30g，滑石 20g，山楂 20g，红花 10g，当归 30g，丹参 10g，白鲜皮 20g，焦白术 10g，生甘草 10g。14剂，每日 1 剂，水煎服。另嘱患者清淡饮食，保持情志舒畅。

二诊（2017 年 8 月 26 日）：自诉脱发较前减轻，口干较前好转，仍头皮瘙痒，小便偏黄，大便不成形，纳眠可，舌质暗红，苔黄稍腻，脉缓，守上方改焦白术为 15g，加地肤子 10g。7 剂，每日 1 剂，水煎服。

三诊（2017 年 9 月 2 日）：诸症减轻，仍头皮瘙痒，舌质暗红，苔黄黏，脉缓，守上方去黄连、栀子，加苦参 20g，薄荷 6g，茯苓 20g。14 剂，每日 1 剂，水煎服。

四诊（2017 年 9 月 16 日）：诸症减轻，未诉特殊不适，守上方加车前草、车前子各 20g，蝉蜕6g，桑叶 20g。14 剂，每日 1 剂，水煎服。药后诸症明显减轻，1 个月后随访未见脱发，有新发生长。

按语： 此两案均为王氏连朴饮主方治疗，一治湿热中阻之胃痞腹胀，一治湿热蕴阻之脱发，但方证辨析均见舌红苔腻，脉数或腹泻或脱发之湿热中阻证，亦为异病同治。

十九、清热化浊解毒法：甘露消毒丹方证

1.方证源流

甘露消毒丹出自魏之琇《续名医类案·疫证篇》，其组成为飞滑石十五两，淡黄芩十两，茵陈十一两，藿香四两，连翘四两，石菖蒲六两，白蔻仁四两，薄荷四两，木通五两，射干四两，川贝母五两，生晒研末，每服三钱，开水调下。或神曲糊丸如弹子大，开水化服亦可。此方为"清热化浊解毒法"。其原条文谓："病从湿化者，发热目黄，胸满，丹疹，泄泻。当察其舌色，或淡白，或舌心干焦者，湿邪犹在气分，用甘露消毒丹治之。"

甘露消毒丹方证及其临床应用后由叶天士、王孟英等发扬光大。王氏谓："此治湿温时疫之主方也……温湿蒸腾，更加烈日之暑，铄石流金，人在气交之中，口鼻吸受其气，留而不去，乃成湿瘟疫疠之病，而为发热倦怠，胸闷腹胀，肢酸咽肿，斑疹身黄，颐肿口渴，溺赤便闭，吐泻疟痢，淋浊疮疡等证。但看病人舌苔淡白，或厚腻，或干黄者，是暑湿热疫之邪尚在气分，悉以此丹治之立效，并主水土不服诸病。"

2.方证特点及其临床应用机制

从方的组成分析，本方证应用主要有四个方面：其一，化湿清热，而清热之力胜于其化湿；其二，三焦分治，重在清化中、上焦湿热；其三，薄荷、连翘、射干、川贝母四药并用于化湿清热方中，尤能利咽解毒，是本方特点；其四，重用茵陈，是本方治疗湿热发黄的主药。

辨方证要点：舌红，苔白厚或黄，口渴，尿赤，身热困倦，胸闷腹胀。

3.适应证

临床用于外感发热，小儿手足口病，肠伤寒，脑炎，胃炎，尿道炎，风湿热，肾盂肾炎，时疫感冒，鹅口疮，散发性脑炎等。此方治疗难治性咽喉炎，湿热咳喘、黄疸、淋浊、疮疡其他不明原因或长期发热患者，以及热重于湿之水土不服等病证。

4.临床案例

案一　百日咳案（选自：路军章. 1991. 刘渡舟教授用甘露消毒丹治湿热咳嗽的经验. 新中医，(10)：14-15.）

李某，男，9岁。1990年8月10日初诊。其母代诉：咳嗽1个月，加重2周。患儿1个月前因外感而致咳嗽，自服感冒药（具体不详）未效。近2周来逐渐加重，特点为阵发性痉挛性咳嗽，每次咳嗽甚剧，以致患儿伸颈、抬肩、面红目赤，气短喘息，胸中憋闷，最后咳吐大量痰涎伴鸡鸣样回声而止，每日发作数次，甚为痛苦。经中西医解痉镇静西药（不详），全蝎、蜈蚣等中药治疗无效。遂求治于刘老。刻下双眼胞浮肿，目睛红赤，气短喘息，面亦浮肿，舌红、苔水滑色白，脉弦数。此乃顿咳，证属湿热壅肺，湿重热轻，当芳化湿浊，清肺止咳。处以甘露消毒丹、佩兰、白蔻仁、连翘、通草各6g，滑石、射干、石菖蒲、厚朴、浙贝母各10g，薄荷（后下）、黄芩各2g，茵陈9g。5剂。每日1剂，水煎分3次服。忌油腻、甜食、辛辣之物。

二诊（1990年8月14日）：其父代诉服药1剂后即已见效，2剂咳止。现眼浮肿及目睛红赤均已消失，舌苔薄白略腻，脉弦略数。仍以上方加川贝母8g，杏仁9g，7剂，巩固疗效。

案二　过敏性哮喘案（选自《温病方证与杂病辨治》）

赵某，男，6岁。1993年6月20日初诊。患过敏性哮喘，每因异味诱发先嚏后咳，继之则发生气喘。近来病情加重，喘而倚息，不能平卧。西医诊断为过敏性哮喘合并肺炎。治疗用抗生素与氯苯那敏、氨茶碱等药，而无效可言。今从其胸满、痰多、舌苔白厚，而辨为湿热羁肺，积而生痰，痰湿上痹，而使肺气不利发生喘咳。当用芳香化浊，清热利湿，宣肺平喘为急务。药用：浙贝母12g，石菖蒲10g，射干10g，白蔻仁10g，茵陈10g，滑石12g，藿香8g，杏仁10g，薏苡仁12g，黄芩6g，栀子8g，通草10g，桔梗10g，厚朴12g，前胡10g，紫菀10g。此方连服7剂，咳喘明显减轻，夜能平卧，胸满已除。照方又服7则咳止喘平。

按语：此两案一是儿童湿热壅肺之久咳，一是儿童过敏性哮喘，均为久治无效之案。因两案均

有喘息、舌红、苔白厚或黄，兼见肿赤之酿毒证，均用甘露消毒丹取效。

二十、分消走泄法——温胆汤方证

1. 方证源流

以《三因极一病证方论》（后文简称《三因方》）为节点划分，温胆汤主要有卷八与卷九、十两种组方。《三因方》卷八温胆汤方即孙思邈《备急千金要方》千里流水汤方去秫米，《普济方》收录该方，命名为温胆汤。而卷九、十温胆汤方为后世医家之习用方，此方上溯姚僧垣《集验方》，散佚后原方由孙思邈《备急千金要方》及王焘《外台秘要》等收载，由半夏、竹茹、枳实、橘皮、生姜、甘草六味构成，治疗胆寒证"大病后虚烦不得眠"。在此基础上，《三因方》减生姜量为五片，加茯苓一两半、大枣一枚，减其温性。卷九遵《备急千金要方》温胆汤主治外，提出其"又治惊悸"；卷十则明确提出温胆汤治疗心胆虚怯，气郁生痰所生"短气悸乏，或复自汗，四肢浮肿，饮食无味，心虚烦闷，坐卧不安"诸症，将温胆汤同气郁、痰阻的病机相关联。

自此，后世医家对温胆汤方证的认识也逐渐由胆虚寒转向了气郁生痰，进一步又发展为痰热搏结，最终由叶天士引入温病与杂病的治疗中，成为"分消走泻法"的代表方。譬如，明代戴思恭认为温胆汤所治不寐非胆寒不寐，而是"痰在胆经，神不归舍"，汪石山则指出，温胆汤治惊悸非胆虚之惊悸，而是"治一切痰郁以作惊悸"。清代吴谦在《医宗金鉴》中援引元代罗谦甫观点，认为温胆汤方证的主要病机是痰饮与胸膈余热搏结，使少阳温和之气受损，在临床症状中，增加了"热呕吐苦""痰气上逆"两则，并推此为治疗"胆经饮热"之首方。清代叶天士在《温热论》中指出"再论气病有不传血分而邪留三焦，亦如伤寒中少阳病。彼则和解表里之半，此则分消上下之势，随证变法，如近时杏、朴、苓等类，或如温胆汤之走泄"，并由王孟英、吴鞠通等温病学家所继承、发扬。

2. 方证特点及其临床应用机制

温胆汤证的主要症状包括两方面：一是湿热稽留三焦少阳的表现，如苔腻，胸脘痞闷，恶心呕吐，不思食，口苦，口中黏腻等；二是胆胃失和，痰阻气机的表现，如眩晕、失眠、心悸，以及虚烦、郁证等情志异常表现。

辨方证要点：呕恶、心烦、不眠、苔厚腻。

3. 适应证

杂病中如冠心病、高血压、心律失常、神经症、急慢性胃炎、妊娠呕吐、梅尼埃病、癫痫、抑郁等，另如肝胆气逆犯胃所致的呃逆、呕吐、少食、痞满、胃痛等胆胃失调的病证，凡见温胆汤证特征症者皆可施用。此方应用极广，加减化裁后变制出黄连温胆汤、竹茹温胆汤、涤痰汤、蒿芩清胆汤等以温胆汤为基础之名方。

4. 临床案例

案一　呃逆案（吕文亮教授验案）

陈某，女，59岁。2014年2月15日初诊。患者诉睡眠欠佳，咽中不适伴有灼热感。时有呃逆，口中异味较重，口中苦，巅顶胀闷，前额胀闷，颜面潮红，舌质暗红，苔腻略厚，脉滑细数。辨为温胆汤证，处方：柴胡10g，黄芩15g，黄连6g，法半夏10g，陈皮10g，竹茹10g，茯神10g，甘草10g，莱菔子10g，郁金10g，柿蒂10g，旋覆花（另包）30g，决明子20g，牛蒡子10g，磁石（打碎）20g，乌贼骨（打碎）20g。7剂，水煎服。

二诊（2014年2月22日）：患者诉服药后诸症明显减轻，另诉午后有潮热感，便后肛周潮热，偶有飞蚊症。舌质暗红，苔白厚，脉弦。处方：上方去决明子，改夏枯草为20g，加钩藤20g，7剂，水煎服，不适随诊。

按语：本案辨方证要点：呕恶，呃逆，心烦，苔厚腻。因痰热较重，属黄连温胆汤方证。

案二　失眠案（吕文亮教授验案）

吕某，男，21岁。2014年3月1日初诊。患者诉大学期间睡眠欠佳，易惊善恐，多噩梦，偶有眼睛作胀，时觉皮肤肌肉瞤动，伴见口中异味，大便尚可，小便色黄或呈深褐色。舌质淡红，苔白厚腻微黄，左寸关稍弱，尺脉常。辨为温胆汤证，处方：陈皮10g，姜半夏10g，茯神50g，竹茹10g，枳壳10g，大枣（自备）10g，炙甘草10g，郁金10g，远志15g，浮小麦10g，生牡蛎30g，石菖蒲15g，焦白术10g，防风10g。7剂，水煎服。

二诊（2014年3月8日）：患者诉服药后睡眠欠佳与易惊善恐明显好转，口微干，口气仍重。察舌脉为舌质转红，苔转薄，脉弦细。处方：上方加黄连6g，藿香6g，去陈皮、防风，7剂，水煎服。

按语：本案辨方证要点是不眠、口中异味、舌淡红、苔腻。乃痰湿内蕴，胆胃不和，属温胆汤方证。

二十一、和解湿热法：蒿芩清胆汤方证

1. 方证源流

蒿芩清胆汤出自俞根初《重订通俗伤寒论》，为《三因方》卷九、十温胆汤去姜、枣，加青蒿、黄芩、碧玉散而成，乃俞氏和解胆经之代表方。在其著作中，可见四处应用此方：一为"相火上逆，少阳腑病偏于半里证"；二为深秋感寒引动夏暑伏邪，"初起寒多热少"，服和解温透之剂后，"继则寒热并重，或寒轻热重"者；三为"暑疟初起，寒轻热重"者；四为外寒引动夏暑伏邪，药后暑湿之邪传二肠而解，余邪未尽者。何秀山称"此为和解胆经之良方也，凡胸痞作呕，寒热如疟者，投无不效"。在俞氏之后，陆子贤《六因条辨》也用温胆汤加杏仁、通草、青蒿、黄芩治疗伏暑证。

2. 方证特点及其临床应用机制

纵观《重订通俗伤寒论》，俞根初认为蒿芩清胆汤方证的主要病机与暑湿侵犯少阳关联密切。暑必兼湿，湿遏热郁，阻于少阳胆与三焦；三焦气机不畅，胆中相火乃炽，以致少阳枢机不利。蒿芩清胆汤方证的主要症状可概括为寒热似疟、寒轻热重、口苦吐酸、胸胁胀满。舌象方面，可见舌红，"舌苔白滑，略兼黄色，或灰腻色"，或"舌苔黄而糙涩"。脉以弦脉为主，可见弦滑、弦数、沉弦而迟等。

辨方证要点：寒热似疟，寒轻热重，口苦吐酸，胸胁胀满，舌红，脉弦。

3. 适应证

杂病中凡见湿热稽留少阳，出现蒿芩清胆汤方证特征症者，均可用本方治疗。临床常用于治疗肠伤寒、急性胆囊炎、急性黄疸性肝炎、胆汁反流性胃炎、系统性红斑狼疮、亚急性甲状腺炎、失眠、肾盂肾炎、疟疾、盆腔炎、钩端螺旋体病及病毒感染性疾病等。

4. 临床案例

案一 低热寒战症案（吕文亮教授验案）

马某，女，46岁。2022年1月1日初诊。患者诉无明显诱因间断低热近1个月，最高体温37.5℃。每于下午5时打寒战，持续数小时后出现低热，夜寐盗汗，汗出后第二日清晨体温正常。曾于村卫生室治疗，静脉滴注4日头孢后体温恢复正常，停药2日后复又发热。12月4日武汉市某医院血常规未见明显异常。舌质暗红，苔白厚，脉濡滑数。辨为蒿芩清胆汤证，处方：青蒿10g，黄芩15g，枳壳10g，竹茹10g，陈皮10g，法半夏10g，茯苓20g，滑石20g，生甘草10g，桔梗30g，防风10g。7剂，水煎服。

二诊（2022年1月8日）：患者诉服药后低热持续时间缩短，最高体温37.3℃，盗汗减少。自诉服药后食欲较前减退，大便频次较前稍增多。舌质淡暗，苔转薄，脉弱。处方：上方加苏梗10g，太子参20g，炒麦芽10g，炒稻芽10g，14剂，水煎服，不适随诊。

按语：本案辨方证要点是寒热，舌质暗红，苔白厚，脉濡滑数，属蒿芩清胆汤方证。因初春发病，风寒兼夹，加桔梗、防风宣肺疏风。

案二 慢性病毒性乙型肝炎案（选自：石历闻等. 2011. 尤松鑫教授用蒿芩清胆汤治疗慢性病毒性乙型肝炎验案四则.中华中医药杂志，26（12）：2897-2900.）

患者，男，26岁。2005年9月29日初诊。患者有慢性病毒性乙型肝炎病史，曾因体检见血清总胆红素、血清丙氨酸氨基转移酶升高于南京市某医院住院治疗，目前已出院，病情仍见反复。近查总胆红素103μmol/L，纳可，大便日行3～4次（外院服大黄䗪虫丸后），尿黄。苔薄黄，舌红，脉细。辨为蒿芩清胆汤证，处方：茵陈10g，青蒿10g，黄芩10g，枳壳5g，竹茹5g，夏枯草10g，麦芽15g，制半夏10g，陈皮5g，茯苓10g，广郁金6g，生甘草2g。7剂，水煎服。

二诊：加海金沙10g，7剂，水煎服。

三诊：初诊方去制半夏、陈皮，加天花粉12g，海金沙10g，14剂，水煎服。

四诊：患者诉右胁不适，纳可，尿黄，苔薄白，脉濡。复查总胆红素23.3μmol/L，丙氨酸氨基转移酶115U/L，天冬氨酸氨基转移酶64U/L，血清白蛋白、球蛋白比值2.49。初诊方14剂续观。

五诊：患者复查总胆红素33μmol/L，血清直接胆红素8.7μmol/L，丙氨酸氨基转移酶142U/L，天冬氨酸氨基转移酶86U/L。苔薄腻，脉细。证属湿热痰浊中阻。治拟清化痰浊，利湿退黄。处方：茵陈10g，海金沙（包煎）10g，广郁金5g，夏枯草10g，黄芩10g，青蒿10g，枳壳5g，茯苓10g，制半夏10g，炒竹茹5g，麦芽12g，碧玉散（包煎）10g。14剂。

按语： 本案非典型蒿芩清胆汤方证。但胆经湿热，又长期服用大黄䗪虫丸等治血通腑之品，湿热郁伏，可仿蒿芩清胆汤法清透肝胆湿热。

二十二、苦辛温淡宣利湿热通痹法：中焦宣痹汤方证

1. 方证源流

中焦宣痹汤出自《温病条辨·中焦篇》湿温第65条，组成为防己、杏仁、滑石各五钱，连翘、山栀子、薏苡仁、半夏、晚蚕沙、赤小豆皮（取五谷中赤小豆，凉水浸，取皮用）各三钱。吴氏称此为"苦辛通法"，其原条文谓："湿聚热蒸，蕴于经络，寒战热炽，骨骱烦疼，舌色灰滞，面目萎黄，病名湿痹，宣痹汤主之。"叶天士善用《金匮要略》木防己汤化裁治疗热痹与肿胀，《临证指南医案》中汪、王、吴案处方均从木防己汤变通而出。吴氏取叶案处方，加晚蚕沙，拟定出了中焦宣痹汤方证。

2. 方证特点及其临床应用机制

全方组成有三个特点：一是开泄中焦，分消三焦湿热，可治疗湿热蕴结三焦如"寒战热炽"等证；二是防己配薏苡仁等宣通经络之湿以治疗关节肌肉痹痛；三是赤小豆皮合连翘、杏仁宣泄血分瘀热，凉血以治疗皮肤黏膜红斑等。功用：清热祛湿，通络止痛，与当归拈痛汤均为治疗湿热痹证之常用方。

辨方证要点：关节痹阻、肿痛，舌红赤、苔灰滞或黄腻。

3. 适应证

本方广泛应用于早期以发热、关节肌肉疼痛、皮肤红斑等为特征的风湿性疾病，如结节性红斑、系统性红斑狼疮等。

4. 临床案例

案一　强直性脊柱炎案（选自《荆楚医学流派名家系列（第一辑）吕文亮》）

宋某，男，33岁。2007年9月5日初诊。腰背痛半年余。半年多以前无明显诱因出现腰背痛，西医确诊为"强直性脊柱炎"，住院运用非甾体抗炎药后疼痛稍缓解，但由于此类药物副作用较大，患者不愿长期服用，近期因腰背疼痛加剧，遂来就诊。诊见：腰背疼痛，转侧困难，颈项汗出，精神欠佳，睡眠差，二便调，舌淡红，苔灰白微腻，脉滑数。仿《温病条辨》中焦篇宣痹汤，治以益肾壮督，清热解毒，祛湿活血。处方：杏仁10g，滑石20g，土茯苓30g，忍冬藤10g，桑寄生10g，杜仲20g，茯苓50g，赤白芍各10g，白花蛇舌草20g，丹参20g，川牛膝20g，续断10g，片姜黄10g。14剂，每日1剂，水煎服。

二诊：患者诉腰背痛减轻，颈项汗出好转，睡眠佳，精神可，舌淡红，苔灰，脉滑。上方加土鳖虫10g，草蔻仁10g。

又服 7 剂后腰背痛明显缓解，但有轻度板直感，颈项无汗出，舌淡红，苔灰，脉缓。继以上方 10 剂制丸，每日 3 次，每次 10g 服用。

连续服用 3 个月，并嘱患者适当锻炼，随访半年，患者病情稳定，未诉疼痛等不适。

案二　皮肌炎案（选自《荆楚医学流派名家系列（第一辑） 吕文亮》）

邵某，男，40 岁。2014 年 4 月 12 日初诊。四肢关节疼痛肿胀 20 余日。患者自诉 3 月 8 日因肺部感染（革兰氏阳性菌感染）在武汉某医院住院用抗生素治疗，后因病房维修油漆引起四肢关节疼痛、肿胀近 20 日，在武汉市另一医院治疗，怀疑结缔组织病。诊见：四肢关节肿胀、疼痛，有发热感，间断性低热（体温 37.5～38.0℃），手指红色，指头红肿如杵，口干喜温饮，咽中有痰，口苦，二便正常，舌质红绛、苔根黄黏，脉滑数有力。吕教授诊为湿热痹证，乃因风热夹湿，湿热蕴毒，阻滞关节所致，遂处方宣痹汤加减：薏苡仁、桑叶各 30g，连翘、黄芩、淡竹叶、当归、丹参、忍冬藤、滑石各 20g，蚕沙、苦杏仁、薄荷、片姜黄、清风藤、佩兰、黄柏、龙胆草、枳壳各 10g。14 剂，水煎服，每日 1 剂。

二诊（2014 年 5 月 3 日）：诸症明显减轻，外院检查怀疑皮肌炎，现用环磷酰胺进行治疗，局部散在红丘疹，口干，寐差，舌质略红、苔薄，脉滑。前方有效，效不更方，处方以上方去佩兰、黄柏，加红花 6g，夜交藤、远志各 20g，7 剂，水煎服，以继续清热除湿行痹，减轻患者症状，稳定病情。

按语： 此两案一为强直性脊柱炎、一为皮肌炎，临床均见湿热痹阻关节的关节肿痛、胀痛，舌红、苔黄或白灰腻，均可用苦辛温淡宣利湿热通痹法。

二十三、化痰祛瘀通络法：薛氏加减三甲散方证

1. 方证源流

薛氏加减三甲散出自薛生白《湿热病篇》第 34 条，其曰："湿热证，七八日，口不渴，声不出，与饮食亦不却，默默不语，神识昏迷，进辛香凉泄，芳香逐秽，俱不效。此邪入厥阴，主客浑受，宜仿吴又可三甲散，醉地鳖虫、醋炒鳖甲、土炒穿山甲、生僵蚕、柴胡、桃仁泥等味。"并在自注中指出："暑湿先伤阳分，然病久不解，必及于阴，阴阳两困。"

三甲散原载于吴又可《温疫论》下卷"主客交"条下，全方由鳖甲、穿山甲、地鳖虫、龟甲、生牡蛎、僵蚕、白芍、当归、甘草组成。吴又可创"主客交"说，用于阐释疫病后期正邪交织于血络的病理状态，并制方三甲散予以治疗。后世薛生白继承其说，进一步提出"主客交"的病机要害在于"主客浑受""络脉凝瘀"，并在三甲散基础上加减化裁，薛氏将此方称为"仿吴又可三甲散"。

2. 方证特点及临床应用机制

薛氏"主客浑受"与吴又可"主客交"同中有异，两者均系正虚且客邪胶固，但"主客浑受"为湿邪郁阻化热，余邪未尽，深入营血，灼伤营阴，瘀热交结，气钝血滞，脉络凝瘀，邪复难散，逼入厥阴心主，灵机不运所致。

本证为热、痰、瘀阻滞经脉，元气不布，邪气淹留，论出厥阴之法，乃祖仲景之法，用异类灵异之物，故薛生白仿三甲散加减化裁，即穿山甲、鳖甲、地鳖虫、僵蚕、柴胡、桃仁。全方涤除余热、破滞逐瘀、化痰通络以灵动心机。为治疗邪郁化热，余邪未尽，深入营血，灼伤营阴，瘀热交结，脉络凝瘀。《温热经纬·薛生白湿热病篇》对薛氏三甲散有精辟的阐释："鳖甲入厥阴，用柴胡引之，俾阴中之邪尽达于表；䗪虫入血，用桃仁引之，俾血中之邪尽泄于下；山甲入络，用僵蚕引之，俾络中之邪从风化而散。"

全方使用了大量昆虫类动物药物，正如唐容川所云："动物之攻利，尤甚于植物，以其动物之性本能行，而又具有攻性，则较之植物本不能行，其攻更有力也。"薛氏方之所以破滞消瘀、化痰散结作用甚佳，也在于此。清代名医叶天士亦云："久则邪正混处其间，草木不能见效，当以虫蚁疏通逐邪。"针对热、痰、瘀相互胶结，单用草木无功，用虫类搜剔络道，则浊散凝开，经行络畅，

顽症得消。

综观全方以醋地鳖虫、醋炒鳖甲、土炒穿山甲咸寒破结,化瘀通络;僵蚕祛风解痉,化痰散结;柴胡疏肝解郁,升举阳气,引邪外出;桃仁破血逐瘀。此方以虫类药活血化瘀为主,风药柴胡为辅,其意取柴胡引三甲直入肝经,化瘀软坚散结。诸药合用,络通脉和、清热化瘀,使邪气祛,正气复,郁结畅,诸症得解。

辨方证要点:低热不退,心悸烦躁,肢体强硬疼痛,或者伴神识障碍,舌暗或有瘀点。

3. 适应证

本证多见于湿热类温病后期。"邪入厥阴,主客浑受",是本证的基本病理。"主"指正气,包括阴阳、气血、脏腑、经络等。湿热病日久,或湿热疫后期正气耗损,气机阻滞,脉络不畅,成为病后脉络凝瘀的内在病理基础。"客"指病邪,也包括痰、瘀等病理产物。"主客浑受"指湿热余邪在正气亏损、气血经脉不畅的情况下深入阴分血络,形成了脉络凝滞的顽症。

湿热先伤阳分,日久及阴分,即由气分入于营血,而致阴阳两困,气血凝滞,病邪无外泄之机,继而深入厥阴,血络凝瘀。由于络脉凝瘀,使一阳不能萌动,生气有降无升,心主被阻遏,灵气不通,所以神不清而昏迷默默。口不渴,声不出,与饮食亦不却,默默不语,神识昏迷,且予辛开凉泄芳香俱不效,说明本证的神识不清既不是热闭心包,也不是痰蒙心包,而是邪入厥阴,主客浑受引起的。

临床常用于流脑、乙脑后遗症期见认知精神障碍,肢体感觉运动功能障碍;脑卒中后遗症、脑外伤等见痰瘀阻络亦可参考本方证论治。在临床研究中,如刘涛等通过大量试验证明,以薛氏三甲散为基础的改良三甲散可以提高血管性痴呆病患者的智能状态,从而提出改良三甲散具有一定的益智、抗痴呆作用;钟金亮等通过临床观察表明,加减三甲散对肝硬化患者疗效确切,能减轻其肝硬化程度,改善其肝功能、肝纤维化和炎症因子指标;颜冬明用三甲散加减治疗声带小结,临床取得一定的疗效。

4. 临床案例

案一 慢性乙型肝炎案(选自:张立坤等. 2009. 三甲散治疗慢性肝炎浅析. 甘肃中医, 22(1):45-46.)

王某,男,27岁。患慢性乙型肝炎5年,为"大三阳",曾多方求医,症状改善不明显。2007年6月3日就诊时,患者烦躁,疲乏,食欲不振,右肝区不适,时有隐痛,舌质略暗,少苔。查体见肝掌,体形偏胖,平素血脂高。就诊时实验室检查:谷丙转氨酶(ALT)106U/L,三酰甘油(TG)10.16mmol/L,B超示肝实质回声稍粗。辨证为主客交浑,血脉瘀阻,脂浊内结。治以化瘀通络,降脂散结。处方:炮甲珠18g,制鳖甲12g,生山楂25g,枳壳15g,郁金15g,决明子20g,刺蒺藜15g,柴胡18g,甘草3g。水煎服,1周3剂,每日2次,每周复诊,随症加减。

二诊(2007年7月9日):患者体重减轻,疲乏及烦躁略好转,食欲较先前改善,肝区不适减轻,肝掌消失,生化指标改善明显,实验室检查:ALT 98 U/L,TG 3.97mmol/L,守法治疗。处方:丹参18g,炮甲珠18g,桃仁15g,决明子20g,枳壳15g,川芎18g,茵陈30g,郁金15g,生山楂25g,甘草3g。水煎服,1周3剂,每日2次,每周复诊,随症加减。

三诊(2007年8月26日):患者体重减轻5kg,无肝区不适,疲乏消失,患者病情稳定,以中药15剂打粉做丸继续治疗。处方:制鳖甲12g,炮甲珠18g,桃仁12g,丹参18g,川芎15g,生山楂25g,黄芪40g。

案二 肝胆管结石案(选自:程志清. 1994. 古方今用三甲散——陆芷青教授经验介绍. 浙江中医学院学报,(1):26-27.)

颜某,男,41岁。1991年5月22日初诊。胆囊术后1个月,又见胁痛,寒热,黄疸至今2个月有余,经输液后寒热虽解而目黄未退,右胁隐隐刺痛牵引腰背,转求中医诊治。刻诊:精神萎靡,白睛黄染,形寒;手足心热,舌红苔薄黄,舌下脉络瘀紫,脉弦涩。B超复查右肝内胆管结石1.4cm×0.9cm,并见慢性胰腺炎。证属湿热久蕴,肝胆失疏,肝阴亏虚,瘀热内结。治拟疏肝化瘀、益阴清热，拟薛氏三甲散化裁：柴胡 9g，鳖甲（先煎）30g，地鳖虫 9g，炮山甲 9g，蓬术 5g，金钱草 30g，制军 12g，黄芩 9g，茵陈 24g，制延胡索 12g，五灵脂 9g，赤芍 12g，金银花 15g，鸡内金 12g，7 剂。

二诊（1991 年 6 月 26 日）：药后形寒、手足心热已除，遂自以原方连服 1 个月，胁痛已正，目黄亦退，唯感腹胀，苔黄腻，脉弦，原方去制延胡索、五灵脂、金银花，加藿香、枳壳等。

三诊（1991 年 7 月 3 日）：药后腹胀减轻，黄腻苔退，继以原法出入，上方去藿香、黄芩。1 个月后 B 超复查 2 次，肝内胆管结石减少到 0.4cm×0.9cm，再拟原方出入。3 个月后，2 次 B 超复查肝内胆管结石消失，诸症悉瘥。

按语： 三甲散为临床痰瘀蕴结，久病入络证，肝胆疾病中肝纤维化、慢性胆囊疾病均可应用，方证要点中必见舌暗或有瘀点，或舌质暗红少泽。

二十四、辛凉芳香醒脾法：薛氏五叶芦根汤方证

1. 方证源流

薛氏五叶芦根汤由藿香叶、薄荷叶、鲜荷叶、枇杷叶、佩兰叶、芦根、冬瓜仁组成，出自薛生白《湿热病篇》第 9 条，其曰："湿热证，数日后脘中微闷，知饥不食，湿邪蒙绕三焦，宜藿香叶、薄荷叶、鲜荷叶、枇杷叶、佩兰叶、芦尖、冬瓜仁等味。"后世认为芦尖即芦根，并将文中用药定名为"薛氏五叶芦根汤"（以下简称薛方）。

薛方为治疗湿热病后期余邪未尽之证而设，以藿香叶、薄荷叶、鲜荷叶、枇杷叶、佩兰叶轻宣上焦气机，芳香化湿而醒胃气；芦根、冬瓜仁轻清余热，微渗余湿。诸药合用，共收宣畅肺胃气机，宣化上焦余湿之功。本证不可投味重之剂，选用轻清之品宣畅上焦阳气，达到治疗中焦脾胃病之目的。此方配伍合理，可宣畅头面清窍，苏脾醒胃，疏利三焦及清涤湿热余邪，且药性平和，用之安全可靠。

2. 方证特点及其临床应用机制

中医学理论认为，芳香类药物具有避秽化浊、扶正御邪功效，并可辛散解表而宣泄透邪，避秽化浊以解毒驱邪等，以奏调护正气而却避邪气的功用。徐灵胎在《神农本草经百种录》中揭示芳香类药物的作用机制："香者，气之正，正气盛则除邪辟秽也。"本方为治余湿蒙绕上中焦，湿热余邪蒙绕，胃气未醒，故脘中微闷，知饥而不欲饮食，乃湿热余邪未净的征象。故全方用药芳香化湿，辛凉宣透，适合于湿邪轻微，蒙绕上中焦肺胃清阳，导致气机不畅的证候。轻证理应应用轻药，所以薛生白说："若投味重之剂，是与病情不相涉矣。"

辨证要点：身热已退，或有低热，脘中微闷，饥不欲食，舌苔薄腻，脉濡弱或缓。

3. 适应证

本方多用于湿温邪在气分阶段之邪热已退，余湿未净，或湿热疫的恢复期，邪热已衰，但正气尚未恢复。因湿热已退，故一般不发热。唯余湿未净，胃气不舒，脾气未醒，故觉脘中微闷，知饥不食；或有低热，苔薄腻，脉濡弱或缓为余邪未净的征象，故治疗多采用芳香灵动之品，以宣透气机。本方临床上不仅可用于湿热类温病之恢复期，也可选用其中鲜叶之品煎汤或冲泡代茶饮，以预防感受湿热秽浊之邪。

叶天士《温热论》言："湿与温合，蒸郁而蒙蔽于上，清窍为之壅塞，浊邪害清也。"邪在头面，盘踞高位，非轻清上浮之剂，不达病所。薛方用药轻灵，方中五叶轻浮，芳香宣透，因此临床可用薛方治疗因湿热而致的头目不清、耳聋、鼻塞等症。

现代临床常用于治疗伤寒、副伤寒、钩端螺旋体病、慢性肾炎、消化性溃疡、胃肠神经症、胃黏膜脱垂症、肠结核等证恢复期属湿热未尽者。另外，有关新冠病毒感染临床研究中，加减五叶芦根汤联合艾灸调适法，对新冠病毒感染恢复期患者的诊疗具有重要的参考价值。王玉光等认为新冠病毒感染恢复期邪气虽去，但气阴两伤，同时余邪未解，蒙扰三焦，故而以肺、脾症状多见，以五叶芦根汤清解余邪。相关实验研究表明，薛氏五叶芦根汤所含活性成分具有调控新冠病毒感染相关

靶标的生物活性的作用。

4. 临床案例

案一　肺炎喘嗽案（选自：崔文成等.2019.中医儿科薪火传承辑要.济南：山东科学技术出版社）

王某，男，2岁。2006年8月27日初诊。反复发热，咳嗽10日。10日前出现发热，体温38℃左右，鼻塞，打喷嚏，咽痛，咳嗽痰多，已在多家医院就医，查血象不高，支原体抗体阴性，胸片示支气管肺炎，用中西药物治疗后身热可暂退，下午及夜间仍有反复发热至今。昨夜发热，体温39℃，心烦急躁，睡眠不安，咳嗽痰鸣。今晨食少纳呆，现鼻塞涕浊，咽痒微痛，身热肢懒，咳嗽痰鸣，大便偏干。查体：体温37.8℃，咽红，双肺散在痰鸣音，心率138次/分，律失常，舌质红、苔黄尖边无苔，脉细数。心电图报告示窦性心动过速。时邪外袭，阻滞肺脾，气机不畅，水液输布失司，津液反而为湿成痰，故见咳嗽等；郁而化热伤阴，则见身热反复，心烦急躁，舌质红，苔黄尖边无苔，脉细数等。西医诊断：①支气管肺炎；②鼻炎；③窦性心动过速。中医诊断：肺炎喘嗽，证属湿热阻滞，气机不畅，郁而化热，入营伤阴。治法：利湿化痰，清热解毒，清营养阴。处方：金银花18g，水牛角粉15g，黄芩6g，玄参10g，生地黄10g，石菖蒲10g，连翘10g，黄连3g，浙贝母10g，射干6g，天花粉10g，青蒿10g，杏仁6g，板蓝根15g，竹叶6g，紫草6g。取2剂，水煎，分多次温服。嘱忌食油腻厚味助湿之品。注意休息，晚上早睡。

二诊（2006年8月30日）：其母述患儿服药后昏昏欲睡，夜寐多，未再发热。现咽不痛仍微痒，鼻塞、咳嗽减轻，痰少，大便不干，舌质红，苔黄尖边无苔，脉细。"若药不瞑眩，厥疾弗瘳"。此乃湿邪得化，身热已解，在里之湿渐从热化伤阴之候。故上方去水牛角粉、青蒿，加麦冬10g，以解毒清热养阴。取3剂。

三诊（2006年9月2日）：有时鼻塞，咳嗽轻微，知饥食少，苔中剥稍黄，脉细。此为湿热未清，湿邪蒙绕三焦，阴伤未复。用薛氏五叶芦根汤加减：芦根18g，藿香10g，石菖蒲10g，炒谷芽10g，佩兰10g，炙枇杷叶10g，薄荷10g，冬瓜仁10g，辛夷6g。取3剂以巩固疗效。

随访（2006年12月8日）：其母述服上方后症状消失，至今未生病。

按语：此案初诊为湿热蕴肺之咳嗽，三诊后咳痰减少，苔薄黄少剥，脉细。为湿热合邪留恋肺脾，薛氏五叶芦根汤为正治。

案二　吐血案（选自：刘更生.2019.张聿青医著大成.北京：中国中医药出版社）

金，类疟之后，湿热未清，蕴结膀胱。溲血两次，咳而不止，旋即咯吐见红。今虽止住，咳嗽仍然未尽，脉濡微数。良由湿热熏蒸肺胃，遂致络损血溢。拟开肺气以导湿热下行。冬瓜子三钱，薏苡仁三钱，象贝母二钱，丝瓜络一钱五分，绿豆衣二钱，杏仁三钱，茯苓三钱，竹茹一钱，鲜荷叶络三钱，生扁豆衣二钱，枇杷叶（去毛）四片，活水芦根一两。

又咳嗽咯血之后，元气未复，阳虚肝旺，脐下辘辘鸣响，两目干涩。脉沉而弦，苔白而腻。膀胱之湿，为风所激，所以鼓动成声。宜分利水湿，参以养肝。

白术一钱五分，木猪苓二钱，泽泻一钱五分，炒白芍一钱五分，橘叶三钱，白茯苓三钱，野黑豆三钱，女贞子（酒炒）三钱，池菊花一钱五分。

按语：辛凉芳香醒脾法代表方薛氏五叶芦根汤，为湿热病后期脾胃气阴不足，湿热余邪未清所设，本案三诊为湿热未清，气阴未复，使用薛氏五叶芦根汤妥当。

参 考 文 献

程志清.1994.古方今用三甲散——陆芷青教授经验介绍.浙江中医学院学报，（1）：26-27.

崔文成，刘清贞.2019.中医儿科薪火传承辑要.济南：山东科学技术出版社.

崔文成，张敏青.2013.凉血解毒透表法治疗银屑病验案1则.上海中医药杂志，47（12）：31-32.

戴原礼.1998.秘传证治要诀及类方.北京：中国中医药出版社.

邓中光.2002.邓铁涛教授治疗皮肌炎验案1则.新中医，34（12）：15-16.

冯全生，吕文亮. 2021. 温病学. 4 版. 北京：人民卫生出版社.

高尔鑫. 2005. 汪石山医学全书. 北京：中国中医药出版社.

谷晓红，冯全生. 2016. 温病学. 3 版. 北京：人民卫生出版社.

李钢磊，艾军. 2019. 赵绍琴从郁热辨治温病医案 4 则. 新中医，51（2）：302-303.

李冀，左铮云. 2021. 方剂学. 北京：中国中医药出版社.

李鑫辉. 2014. 活学活用温病名方. 北京：中国中医药出版社.

李鑫辉. 2016. 活学活用温病辨证. 北京：中国中医药出版社.

梁丽娟，贾青梅. 1994. 厥证医案二则. 长春中医学院学报，10（43）：14-15.

刘更生. 2019. 张聿青医著大成. 北京：中国中医药出版社.

刘涛，王灿晖，杨进，等，2005. 改良三甲散对血管性痴呆病患者智能状态的调节作用. 中国中西医结合杂志，
　　25（6）：492-495.

路军章. 1991. 刘渡舟教授用甘露消毒丹治湿热咳嗽的经验. 新中医，（10）：14-15.

吕文亮. 2022. 荆楚医学流派名家系列-吕文亮. 武汉：华中科技大学出版社.

马春成，李叶枚，伍劲华. 2021. 新型冠状病毒恢复期患者应用加减五叶芦根汤联合艾灸调适法临床疗效观察.
　　亚太传统医药，17（12）：113-117.

梅青青，吕文亮. 2018. 吕文亮运用王氏连朴饮验案举隅. 湖北中医杂志，40（9）：25-27.

彭胜权，林培政. 2000. 温病学. 2 版. 北京：人民卫生出版社.

秦冷曦，孙易娜，吕文亮. 2020. 吕文亮教授基于方证理论应用柴胡温胆汤经验撷华. 世界中医药，15（21）：
　　3344-3347.

石历闻，杜斌，尤松鑫. 2011. 尤松鑫教授用蒿芩清胆汤治疗慢性病毒性乙型肝炎验案四则. 中华中医药杂志，
　　26（12）：2897-2900.

王孟英. 2005. 温热经纬. 南京中医药大学温病学教研室整理. 北京：人民卫生出版社.

王孟英. 2015. 王孟英医学全书. 苏凤琴，刘兰海，张伟等校注. 太原：山西科学技术出版社.

王孟英. 2020. 随息居重订霍乱论. 北京：中国中医药出版社.

魏之琇. 1997. 续名医类案. 黄汉儒等点校. 北京：人民卫生出版社.

吴谦. 1994. 医宗金鉴. 闫志安，何源校注. 北京：中国中医药出版社.

吴瑭. 2019. 温病条辨. 北京：人民卫生出版社.

薛雪. 2007. 温热论. 北京：人民卫生出版社.

颜冬明. 1998. 三甲散加减治疗声带小结 38 例. 新中医，（2）：48-49.

杨进. 2013. 温病学理论与实践. 北京：人民卫生出版社.

杨兆文，吕文亮. 2015. 吕文亮温胆汤运用经验举隅. 光明中医，30（4）：830-831.

叶天士. 2018. 临证指南医案. 北京：中国中医药出版社.

余希瑛. 2000. 凉开法治疗热闭神昏证治例. 浙江中医杂志，9：406-407.

俞根初. 2002. 三订通俗伤寒论. 北京：中国古籍出版社.

张立坤，付丹. 2009. 三甲散治疗慢性肝炎浅析. 甘肃中医，22（1）：45-46.

张文选. 2007. 温病方证与杂病辨治. 北京：人民卫生出版社.

钟金亮，叶惠珍，丘冠东. 2022. 基于"主客交"之理论运用加减三甲散治疗肝硬化的临床观察. 中国医学创新，
　　19（8）：88-91.

周波，钱月慧. 2015. 温病方论. 北京：中国中医药出版社.

中篇 温病学术流派及名家学术思想研究

第五章 清代温病四大家名著及其学术思想概要

第一节 叶天士著作及其学术思想

一、叶天士及《温热论》原文选读

（一）叶天士简介

叶天士，名桂，字天士，号香岩。生于清康熙六年（1667 年），卒于清乾隆十一年（1746 年）。安徽歙县人，先世迁至吴县（今江苏省苏州市），世居阊门外下塘上津桥畔，故晚年号上津老人。其祖父及父亲皆精通医术，尤以儿科闻名遐迩。叶氏少时，日至学塾读书，晚由其父讲授岐黄之术。14 岁时，其父逝世，便从其父之门人朱君专心习医。叶氏聪颖勤奋，经常寻师访友，凡闻某医善治某证，即执弟子礼，得其术则更从他师。据传叶氏在 18 岁时已求教过 17 位老师，即使成名之后，尚从师多人。叶氏博采众长，融会贯通，学识渊博，医术精湛，不仅精于内科，而且精于幼科、妇科。其最擅长者，莫过于温病时疫痧痘等证。叶氏敢于创新，注重取舍，史书称其"治方不执成见"。"切脉、望色、听言，病之所在，如见五脏"，故治病多奇中，每起沉疴危症，名著朝野。叶氏一生辉煌，《清史稿》称其"名满天下""大江南北，言医者辄以桂为宗，百余年来，私淑者众。最著者，吴瑭、章楠、王士雄"。

叶氏一生诊务繁忙，其著作多由其门人（或后人）整理而成，现存世的有《温热论》《临证指南医案》《幼科要略》《叶氏医案存真》《眉寿堂方案选存》《叶氏医案未刻本》《叶天士晚年方案真本》等。这些著作均能真实地反映叶氏的学术思想和临床经验，均为温病学不可多得的重要著作。

（二）《温热论》原文选读

《温热论》是叶天士的代表作，是温病学理论体系的奠基之作，是中医典籍中最重要的专著之一。据唐大烈《吴医汇讲》小引中所记，该著作为"先生游于洞庭山，门人顾景文随之舟中，以当时所语信笔录记"而成。该著文辞简要，论述精辟，甚切实用。其主要内容可概括如下：一是阐明温病的发生发展规律，指出其病因、感邪途径及传变形式。二是创立卫气营血学说，明确温病的证治规律。三是丰富和发展温病学的诊断内容。四是论述妇人温病的证治特点。

世传的《温热论》有两种版本，最早的版本是附录于华岫云所编的《临证指南医案》，名为《温热论》并做了简单注解，刊行于 1766 年，称为"华本"，又称"种福堂本"。其次为收入唐大烈《吴医汇讲》中的《温热证治》（又称为《温热论治二十则》），约刊于 1792 年，称为"唐本"。上述两种版本的内容基本相同，但文字上稍有出入。后世的版本虽多，都是出于这两个版本。后章虚谷依"唐本"将其收于《医门棒喝》中，名《叶天士温病论》，对原文逐条进行详细的注释，并阐发己见。王孟英依"华本"将其收于《温热经纬》中，更名为《叶香岩外感温热篇》，不仅收入了众多医家的注释和论述，本人亦加了精辟的按语。此后，注释该篇的还有凌嘉六、宋佑甫、周学海、陈光淞、杨达夫等。而吴坤安的《伤寒指掌》、茅雨人的《感证集腋》等虽非注释本，但对该书内容亦有阐发，可供参考。

本教材以"华本"为据，参考《温热经纬》，将原文列为 37 条，参照全国中医经典等级考试 3 级考试条文要求，选择其中 21 条，按原文、释义之体例予以叙述分析。原文后括号内数字，为《温热论》原条文顺序编号。

【原文】温邪上受，首先犯肺，逆传心包。肺主气属卫，心主血属营，辨营卫气血虽与伤寒同，若论治法则与伤寒大异也。（1）

【原文】盖伤寒之邪留恋在表，然后化热入里，温邪则热变最速。未传心包，邪尚在肺，肺主气，其合皮毛，故云在表。在表初用辛凉轻剂，夹风则加入薄荷、牛蒡之属，夹湿加芦根、滑石之流。或透风于热外，或渗湿于热下，不与热相搏，势必孤矣。（2）

【原文】不尔，风夹温热而燥生，清窍必干，为水主之气不能上荣，两阳相劫也。湿与温合，蒸郁而蒙蔽于上，清窍为之壅塞，浊邪害清也。其病有类伤寒，其验之之法，伤寒多有变证，温热虽久，在一经不移，以此为辨。（3）

【原文】前言辛凉散风，甘淡驱湿，若病仍不解，是渐欲入营也。营分受热，则血液受劫，心神不安，夜甚无寐，或斑点隐隐，即撤去气药。如从风热陷入者，用犀角、竹叶之属；如从湿热陷入者，犀角、花露之品，参入凉血清热方中。若加烦躁，大便不通，金汁亦可加入，老年或平素有寒者，以人中黄代之，急急透斑为要。（4）

【原文】若斑出热不解者，胃津亡也，主以甘寒，重则如玉女煎，轻则如梨皮、蔗浆之类。或其人肾水素亏，虽未及下焦，先自彷徨矣，必验之于舌，如甘寒之中加入咸寒，务在先安未受邪之地，恐其陷入易易耳。（5）

【原文】若其邪始终在气分流连者，可冀其战汗透邪，法宜益胃，令邪与汗并，热达腠开，邪从汗出。解后胃气空虚，当肤冷一昼夜，待气还自温暖如常矣。盖战汗而解，邪退正虚，阳从汗泄，故渐肤冷，未必即成脱证。此时宜令病者，安舒静卧，以养阳气来复，旁人切勿惊惶，频频呼唤，扰其元神，使其烦躁。但诊其脉，若虚软和缓，虽倦卧不语，汗出肤冷，却非脱证；若脉急疾，躁扰不卧，肤冷汗出，便为气脱之证矣。更有邪盛正虚，不能一战而解，停一二日再战汗而愈者，不可不知。（6）

【原文】再论气病有不传血分，而邪留三焦，亦如伤寒中少阳病也。彼则和解表里之半，此则分消上下之势，随证变法，如近时杏、朴、苓等类，或如温胆汤之走泄。因其仍在气分，犹可望其战汗之门户，转疟之机括。（7）

【原文】大凡看法，卫之后方言气，营之后方言血。在卫汗之可也，到气才可清气，入营犹可透热转气，如犀角、玄参、羚羊角等物，入血就恐耗血动血，直须凉血散血，如生地、丹皮、阿胶、赤芍等物。否则前后不循缓急之法，虑其动手便错，反致慌张矣。（8）

【原文】且吾吴湿邪害人最广，如面色白者，须要顾其阳气，湿胜则阳微也，法应清凉，然到十分之六七，即不可过于寒凉，恐成功反弃，何以故耶？湿热一去，阳亦衰微也；面色苍者，须要顾其津液，清凉到十分之六七，往往热减身寒者，不可就云虚寒，而投补剂，恐炉烟虽熄，灰中有火也，须细察精详，方少少与之，慎不可直率而往也。又有酒客里湿素盛，外邪入里，里湿为合。在阳旺之躯，胃湿恒多；在阴盛之体，脾湿亦不少，然其化热则一。热病救阴犹易，通阳最难。救阴不在血，而在津与汗；通阳不在温，而在利小便，然较之杂证，则有不同也。（9）

【原文】再论三焦不得从外解，必致成里结。里结于何？在阳明胃与肠也。亦须用下法，不可以气血之分，就不可下也。但伤寒邪热在里，劫烁津液，下之宜猛；此多湿邪内搏，下之宜轻。伤寒大便溏为邪已尽，不可再下；湿温病大便溏为邪未尽，必大便硬，慎不可再攻也，以粪燥为无湿矣。（10）

【原文】再人之体，脘在腹上，其地位处于中，按之痛，或自痛，或痞胀，当用苦泄，以其入腹近也。必验之于舌：或黄或浊，可与小陷胸汤或泻心汤，随证治之；或白不燥，或黄白相兼，或灰白不渴，慎不可乱投苦泄。其中有外邪未解，里先结者，或邪郁未伸，或素属中冷者，虽有脘中

痞闷，宜从开泄，宣通气滞，以达归于肺，如近俗之杏、蔻、橘、桔等，是轻苦微辛，具流动之品可耳。（11）

【原文】再前云舌黄或浊，须要有地之黄。若光滑者，乃无形湿热中有虚象，大忌前法。其脐以上为大腹，或满或胀或痛，此必邪已入里矣，表证必无，或十只存一。亦要验之于舌，或黄甚，或如沉香色，或如灰黄色，或老黄色，或中有断纹，皆当下之，如小承气汤，用槟榔、青皮、枳实、元明粉、生首乌等。若未见此等舌，不宜用此等法，恐其中有湿聚太阴为满，或寒湿错杂为痛，或气壅为胀，又当以别法治之。（12）

【原文】再论其热传营，舌色必绛。绛，深红色也。初传绛色中兼黄白色，此气分之邪未尽也，泄卫透营，两和可也。纯绛鲜泽者，包络受病也，宜犀角、鲜生地、连翘、郁金、石菖蒲等。延之数日，或平素心虚有痰，外热一陷，里络就闭，非菖蒲、郁金等所能开，须用牛黄丸、至宝丹之类以开其闭，恐其昏厥为痉也。（14）

【原文】又不拘何色，舌上生芒刺者，皆是上焦热极也。当用青布拭冷薄荷水揾之，即去者轻，旋即生者险矣。（20）

【原文】再舌上白苔黏腻，吐出浊厚涎沫，口必甜味也，为脾瘅病。乃湿热气聚与谷气相搏，土有余也，盈满则上泛，当用省头草芳香辛散以逐之则退。若舌上苔如碱者，胃中宿滞夹浊秽郁伏，当急急开泄，否则闭结中焦，不能从膜原达出矣。（22）

【原文】若舌白如粉而滑，四边色紫绛者，瘟疫初入膜原，未归胃府，急急透解，莫待传陷而入，为险恶之病。且见此舌者，病必见凶，须要小心。（26）

【原文】凡斑疹初见，须用纸撚照看胸背两胁，点大而在皮肤之上者为斑，或云头隐隐，或琐碎小粒者为疹。又宜见而不宜见多。按方书谓斑色红者属胃热，紫者热极，黑者胃烂，然亦必看外证所合，方可断之。（27）

【原文】若斑色紫，小点者，心包热也；点大而紫，胃中热也。黑斑而光亮者，热胜毒盛，虽属不治，若其人气血充者，或依法治之，尚可救；若黑而晦者，必死；若黑而隐隐，四旁赤色，火郁内伏，大用清凉透发，间有转红成可救者。若夹斑带疹，皆是邪之不一，各随其部而泄。然斑属血者恒多，疹属气者不少。斑疹皆是邪气外露之象，发出宜神情清爽，为外解里和之意；如斑疹出而昏者，正不胜邪，内陷为患，或胃津内涸之故。（29）

【原文】再有一种白痦，小粒如水晶色者，此湿热伤肺，邪虽出而气液枯也，必得甘药补之。或未至久延，伤及气液，乃湿郁卫分，汗出不彻之故，当理气分之邪。或白如枯骨者多凶，为气液竭也。（30）

【原文】再温热之病，看舌之后亦须验齿。齿为肾之余，龈为胃之络。热邪不燥胃津必耗肾液，且二经之血，皆走其地，病深动血，结瓣于上。阳血者色必紫，紫如干漆；阴血者色必黄，黄如酱瓣。阳血若见，安胃为主；阴血若见，救肾为要。然豆瓣色者多险，若证还不逆者，尚可治，否则难治矣。何以故耶？盖阴下竭阳上厥也。（31）

【原文】再妇人病温与男子同，但多胎前产后，以及经水适来适断。大凡胎前病，古人皆以四物加减用之，谓护胎为要，恐来害妊。如热极用井底泥，蓝布浸冷，覆盖腹上等，皆是保护之意，但亦要看其邪之可解处。用血腻之药不灵，又当省察，不可认板法。然须步步保护胎元，恐损正邪陷也。（35）

二、叶天士学术思想概要

叶天士作为一代名医，造诣极深，精通多科，建树甚多，不仅极受时人推崇，而且其学说广泛流传，对后世中医学的发展作出了重大贡献，如《清史稿》中说："大江南北，言医者，辄以桂为宗，百余年来，私淑者众。"以下仅就其在温病学方面的学术成就作一简介。

（一）创立温病的辨治体系

叶氏之前，对外感温热病的诊治基本上都是按照《伤寒论》的体系，使用《伤寒论》中的各种方药。但也有一些医家提出温病与伤寒是两类不同的外感热病，如王安道指出"温病不得混称伤寒"，吴又可从瘟疫与伤寒的临床特征对两者详加区别。叶氏在前人论说的基础上，更系统地分析了温病、伤寒在病因、临床表现、治法等方面的不同，从而使温病学从《伤寒论》体系中独立出来，形成了以卫气营血证治理论为中心的温病学术体系，从根本上扭转了长期以来把温病混同于伤寒的局面。

在病因方面，自《黄帝内经》提出"今夫热病者，皆伤寒之类"的论点以后，把外感热病的病因都归结于感受寒邪。叶氏则明确提出温病的病因不是寒邪，而是温邪侵袭人体所致，感寒邪而病者则属伤寒范畴。在温病中有"温邪上受，首先犯肺"而致病者，亦有温邪自里而发而致病者，或因外邪先受，引动在里伏热而致病者。即温病可分为新感、伏邪及新感引动伏邪三类。

在临床症状方面，叶氏提出温病与伤寒也不相同"伤寒之邪留恋在表，然后化热入里，温邪则热变最速"，即认为伤寒在感受寒邪后，初起寒邪侵犯足太阳膀胱经，即表现为表寒证，在表寒邪再化热传里，需要有一个过程，所以相对来说化热较慢。温病系感受温邪，温邪具有阳热之性，初犯于人体即可出现表热证，并可很快地传里而表现为里热证。在疾病的传变方面，寒邪一般先犯于足太阳经，继则传入少阴、阳明经，以后又可传入太阴、少阴、厥阴经。温邪则首犯于肺卫或自里外发，发于肺卫者既可顺传阳明，又可逆传心包，发于气分者可内传营血，发于营分者既可外透气分，又可内陷血分。故叶氏提出"卫之后方言气，营之后方言血"，以卫气营血为传变规律来与伤寒六经传变相区别。叶氏在温病的传变上还提出了当以三焦分证，为后世吴鞠通创三焦辨证体系打下了基础。如叶氏有"仲景伤寒先分六经，河间温热须究三焦"之说。在病情变化方面，叶氏还提出了"伤寒多有变证，温热虽久，在一经不移"。强调了伤寒由表寒证转为里热证，再形成里虚寒证，其病证性质变化较大。而温病，特别是温热性质的温病，自始至终多表现为热证，即在初期见表热，其后见里热，后期则见虚热，病证性质的寒热属性变化不大，至于湿热性温病在中焦脾胃气分阶段的时间维持较久，变化较少，所以在传变方面也与伤寒有所不同。

在治疗方面，叶氏强调温病"若论治法则与伤寒大异也"。而这种"大异"体现在温病各个阶段的治疗。如在伤寒初起时，因属寒邪在表，所以主用辛温解表之法；温病初起，若属邪在肺卫，当用辛凉轻剂以疏解肺卫之邪，"夹风则加入薄荷、牛蒡之属，夹湿加芦根、滑石之流"，如属伏温发自里者，"苦味坚阴乃正治"，如属新感引动伏邪，"必先辛凉以解新邪，继进苦寒以清里热"。当病邪入里而进入少阳时，伤寒多表现为少阳枢机不利，治以和解少阳之法，温病则多为湿热性温病中痰湿与温邪相夹而留于三焦，治当"分消上下之势"。又如邪热结于阳明时，伤寒多投以峻下之法，温病则多见热结阴亏，每用养阴攻下之法。至于湿热性温病，多表现为湿热之邪与积滞结于胃肠，其所用下法与伤寒更不相同，即叶氏所谓："伤寒邪热在里，劫烁津液，下之宜猛；此多湿邪内搏，下之宜轻。伤寒大便溏为邪已尽，不可再下；湿温病大便溏为邪未尽，必大便硬，慎不可再攻也，以粪燥为无湿矣。"

叶氏在提出卫气营血辨证纲领的同时，又确立了卫气营血的治则，即所谓："在卫汗之可也，到气才可清气，入营犹可透热转气……入血犹恐耗血动血，直须凉血散血。"显然这一治则的提出进一步丰富了外感热病的治疗理论，从而形成了与《伤寒论》有明显区别的一整套辨证论治体系，奠定了温病学的理论基础，故叶氏被认为是温病学的奠基人。章虚谷说："邪之寒热不同，治法迥异，岂可混哉! 两千年来，纷纷议论，不能剖析明白。近世叶天士始辨其源流，明其变化，不独为后学指南，而实补仲景书之残缺，厥功大矣。"

（二）阐明温病的病机特点

叶氏在《温热论》中明确提出温病有"夹风""夹湿"两大类，为后世把温病分为温热与湿热两类不同性质的疾病开了先河。这两类温病的病因不同，初发的部位也不同：温热之邪自口鼻吸受，而初犯于肺，正如叶氏所说"肺位最高，邪必先伤"；湿热之邪亦从口鼻而入，如叶氏所说"时气湿热之气，触自口鼻"，但初起病邪直接犯于脾胃，即叶氏所说"时令潮渗气蒸，内应脾胃"。这两类温病的病机演变有明显不同：在肺卫之温邪可顺传入阳明，出现阳明气分热盛证或热结阳明证，亦可发生逆传，即肺卫之邪直接传入心包络，出现神昏、谵语、肢厥、舌謇等症状；而湿热之邪犯于脾胃后，则随人体素质不同而有两种发展趋势：一是素体阳盛阴虚者，湿邪易从热化，病位偏于阳明胃，多表现为热多湿少；二是素体阴盛阳虚者，湿邪化热较慢，多表现为湿多热少，甚至可转化为寒湿证，病位偏于太阴脾。正如叶氏所说："在阳旺之躯，胃湿恒多；在阴盛之体，脾湿亦不少。"

由于温邪为阳热之邪，故温热性疾病的病机特点是易致热盛阴伤。叶氏提出"热邪不燥胃津，必耗肾液"，从而把温病中的阴伤分为两大类，即胃津不足和肾液耗损。而阴液的耗伤也是有规律可循的：一般来说，温病在气分阶段易伤肺胃津液，若温邪深入营血分，则较易劫烁肝肾真阴。同时，亦有中焦阳明热结不解，阳土燥烈而耗及肾水者；有热甚动风，肝风鸱张而耗竭肝肾真阴者；有胃阴大伤而累及先天肾阴者。一般来说，肾阴耗伤比胃阴耗伤在阴液受伤的程度上更进一层，病情也更危重而难以恢复。至于湿热性温病，在化燥化火后病机特点与温热性温病相似而易伤及阴液，还会因湿邪属阴邪，易伤及阳气，导致阳虚，甚则引起水湿内停，出现湿胜阳微的病理变化，正如叶氏所说"吾吴湿邪害人最广，如面色白者，须要顾其阳气，湿胜则阳微也"。因而湿热性温病后期可能会出现阴液亏损或阳气衰微的不同病理变化。

（三）丰富温病的诊法内容

叶氏在温病的诊断方面，不仅系统地总结了前人的经验，而且充实了许多前人未予系统论述的诊法内容，从而使温病诊断学更为系统和完整，这些内容在其医案和论著中甚多。

以《温热论》为例，有关温病诊法的内容占了全文的2/3，在37条原文中，论舌苔者15条，论齿者4条，论斑疹者4条，论白㾦者1条。如在舌诊方面，叶氏在前人论述舌苔和舌质与疾病关系的基础上，进一步论述了各种白苔、黄苔、黑苔及红舌、绛舌、紫舌的具体表现、诊断意义及其相应的治法。在验齿方面，叶氏从齿之润燥、齿龈结瓣、齿缝流血及齿垢来判断邪正虚实，特别是津液存亡情况，从而使温病的辨舌、验齿成为颇具特色的一种诊断方法。此外，在辨斑疹方面，叶氏论述了斑疹的发生机制、形态表现、诊断意义及其相应治法，尤其是叶氏关于"斑出热不解者"属胃津亡，"斑属血者恒多，疹属气者不少"，斑疹"宜见而不宜见多"等论述，以及各种斑疹的辨治方法均有很高的理论和实践价值。温病中通过辨白㾦来判断病机为叶氏所首创，在《温热论》中不仅介绍了白㾦的形态、发生机制，还根据白㾦的形态做出预后判断和确立治疗大法。

除此以外，叶氏在其所留下的医案，特别是《临证指南医案》中还详细记录了多种温病的临床表现及其发展变化。例如，关于卫气营血各阶段的临床表现，有许多是《温热论》中所未详细论述的。尤其是关于温病后期所出现肺胃阴伤或肝肾真阴耗竭的病理变化，在《临证指南医案》中有详细的记载，并记述了其救治方法，其中关于真阴耗竭的论述成为后来吴鞠通《温病条辨·下焦篇》的主要内容。还要指出的是，叶氏在《临证指南医案·疫》中所记载的具有喉痛、口糜、舌如朱等症状的病例，可认为是我国历史上首次较为可靠的有关烂喉痧（猩红热）的病例资料。

（四）确立温病治疗大法

在对外感热病的治疗方面，叶氏突破了《伤寒论》的按六经辨治的原则，不为当时的医生处方用药之常法所拘，不仅根据温病的病变特点提出了卫气营血治则，而且提出了治疗各种温病和温病各阶段的一系列大法，使得温病治疗学大大向前迈进了一步。以下举其几个主要治疗大法作一介绍。

在祛除病邪方面，叶氏强调"透""泄"，以使邪有出路。所谓"透"，是指使病邪由里向外透达，以阻止病邪向里深陷并进而驱邪外出。在《温热论》中，叶氏就多处论及"透"，如"透风于热外""急急透斑""战汗透邪""透热转气""清热透表""泄卫透营""泄湿透热""养正透邪""急急透解""清凉透发""透汗为要"等，由此可见，不仅邪在表时当透其邪，使邪从表而出，而且即使邪已深入，往往仍须用"透"，所以"透"的大法几乎贯穿温病的全过程。当然，对不同病证所用透法的含义并不完全相同。至于"泄"，也是立足于使病邪外出的通道畅通无阻，除了包含了某些"透"法意义外，主要是指用清热、攻下、化湿、利尿等法，使病邪由里外达，或从二便而出。对清热法的运用，叶氏主张病在上者用药当轻清，不轻投苦寒沉降之品，而气分热盛津伤者每先投辛寒，日久不解方酌用苦寒。对下法的运用甚少用峻下之法，较重视在攻下药中加入养阴之品，并提出下法适应证当以舌象为重要依据，即见舌苔"黄甚，或如沉香色，或如灰黄色，或老黄色，或中有断纹"，方能投用攻下之剂，而所用方药为"小承气汤，用槟榔、青皮、枳实、元明粉、生首乌等"。同时又指出湿温病湿热积滞胶阻于里者"亦须用下法"，但多须"轻法频下"。叶氏还善用分消走泄、开泄、苦泄之法来治疗湿热性温病。其中分消走泄法是用宣畅肺气、理气化湿、淡渗分利之品以分消三焦之温邪痰湿，开泄之法是用轻苦微辛之剂宣气化湿，苦泄之法为用苦寒辛热之品清化中焦湿热。以上三法各有适应证，使用时不得混淆，正如叶氏所说：舌苔"或白不燥，或黄白相兼，或灰白不渴，慎不可乱投苦泄"。

在顾护正气方面，叶氏强调温病易消烁阴液，故提出温病的治疗中滋养阴液是一大治法。根据温病伤阴的病证特点，叶氏养阴法可分为益胃津与滋肾液两大法。一般来说，甘寒之剂侧重于益胃津，如《温病条辨》益胃汤、沙参麦冬汤均源于叶氏病案。如属肾液耗竭，多在甘寒之中加入咸寒，叶氏每以炙甘草汤加减，《温病条辨》中加减复脉汤即源于此。此外，治肝肾真阴亏损还每加用酸味之品，以取酸甘化阴、收敛津气之效。养阴之法除用于温病后期邪热已退而阴液耗伤证外，对于温病过程中热盛而津伤者，每与清热之品配伍使用，如叶氏对气分热邪未去而阴气已伤者，提出"甘寒清气热中必佐存阴，为法中之法"。对病后阴伤而余热不清者，亦有通过养阴而阴复热退者，如叶氏在《幼科要略》中论及风温治法时说"病减后余热，只甘寒清养胃阴足矣"。

叶氏重视顾护阴液的同时，也十分重视人体阳气，尤其是对于湿热为患者提出了"须要顾其阳气"，认为在运用寒凉药时应十分慎重，"法应清凉，然到十分之六七，即不可过于寒凉，恐成功反弃"。在叶氏医案中也载有许多湿热之邪为患而致阳虚湿阻的病证，每投用温补之法。这些内容亦为《温病条辨》收入于下焦篇。

对于湿热性温病的治疗，在叶氏之前甚少有系统论述者，叶氏则较全面、系统地总结了湿热为病的治疗，提出了湿热性疾病的治则和治法。首先，强调对湿热性疾病必须先祛其湿。叶氏提出，湿热相夹为患，当首祛其湿，湿去而不与邪热相搏则邪热易于祛除，如在《温热论》中说"渗湿于热下，不与热相搏，势必孤矣"；又说："热自湿中而出，当以湿为本治"，强调"湿不去则热不除"。对于祛除湿邪之法，叶氏又重视疏理气机，这是因为气机舒畅则水湿不易聚而为患，已有之湿也较易祛除。而叶氏对湿邪治疗，强调疏理气机，其中又以理肺气为主，即叶氏所说"先论上焦，莫如治肺，以肺主一身之气化也"。常用药物如杏仁、瓜蒌皮、白豆蔻、川朴、陈皮等。同时叶氏还强调湿邪具秽浊之性，多用芳香理气化湿之品，即所谓"清热开邪，要佐芳香，以逐秽为法"。常用藿香、白豆蔻、郁金等。叶氏对湿邪的治疗已寓以分三焦施治之法。如叶氏所举分消三焦之湿热而用的杏仁、厚朴、茯苓三味药，正提示了湿邪在上、中、下三焦不同部位时当分别采用开上、宣中、导下之法。对湿邪在不同部位而引起的病证，叶氏医案中均有具体用药的范例。如湿邪在表，主以宣表化湿，每在淡豆豉、杏仁、桔梗、苏梗等宣散外邪药中加入藿香、白豆蔻、通草、滑石、芦根、薏苡仁等祛湿之品。如湿在上焦，主以宣气化湿，每用杏仁、薏苡仁、通草、滑石等药，《温病条辨》中三仁汤亦源于此。如湿蒙清窍，主以宣窍化湿，每用石菖蒲、远志、郁金、降香等芳香之品配合轻透之药。如湿阻中焦，主以清热化湿，即以辛开苦降之法，用厚朴、黄芩、黄连、枳实、陈皮、半夏之类，同时每佐以淡渗及理气化湿之品。如湿阻经络，主以化湿通络。其中属风湿热合而为病者，多用疏风祛湿合清热化湿之法，常用防己、杏仁、滑石、薏苡仁、桑枝、蚕沙等，即《温病条辨·中焦篇》宣痹汤之由来。如湿阻下焦，主以通利导下。其中湿热阻于膀胱者，每用薏苡仁、茯苓皮、泽泻、猪苓、通草、大腹皮、竹叶以清热渗湿理气，《温病条辨》茯苓皮汤即源于此。属湿热阻于肠道者，多以黄芩、黄连、枳实配合木香汁、厚朴等以清化之。如湿热化燥而深入营血，则主以清营凉血，兼祛湿邪，如用犀角、连翘、金银花等配佐赤小豆皮、花露等。

叶氏对温病的治疗还充分体现了"治未病"思想。在《温热论》中提出："或其人肾水素亏，虽未及下焦，先自彷徨矣。必验之于舌，如甘寒之中加入咸寒，务在先安未受邪之地，恐其陷入易易耳。"此处虽是指素体肾阴不足者，在温病过程中易有病邪传入下焦之变，故注意投用顾护肾阴之药，防其传变发生，而其实质是"治未病"思想的体现，说明叶氏甚重视阻断温病中病邪的传变。要防止温病的传变，除了前已述及的重视投用"透""泄"之法，使邪有出路外，还要重视顾护人体正气，特别是保护人体正气的薄弱环节。与此同时，叶氏又提出了在用药时应针对病位，不可滥伐无辜。如在治疗暑邪蒙蔽清空而头痛者时，叶氏说"勿犯中下二焦"，在《幼科要略》中又斥责当时庸医治疗风温在肺，不知"肺病在上之旨"，滥用解肌消食、攻痰导下而导致诸多变证的发生。

（五）重视妇幼温病特点

由于叶氏不仅擅长内科，而且精通妇、幼各科，因而叶氏对于妇女、小儿患温的特点有深刻的认识，提出了妇、幼患温与一般温病患者的异同点，在论治上也重视妇幼温病的特点。

在《温热论》中，叶氏提出了妊娠妇人病温后，不可一味投以养血滋腻之药护胎，而是强调"要看其邪之可解处"，祛除病邪即可达到护胎的目的。然而在祛邪的同时又须"步步保护胎元，恐损正邪陷"，此又与一般温病患者有所不同。对于产后妇人病温，叶氏一方面认为应按其产后体虚的特点"如虚怯人病邪而治"，另一方面又指出必要时苦寒清热之品亦可投用，"辨其邪能从上中解者，稍从证用之，亦无妨也"。对于妇人病温而适逢月经适来适断，发生邪陷血室者，叶氏提出除了按《伤寒论》从少阳病论治外，尚可配合活血散结之品，并应视其夹寒、兼气滞等不同情况而灵活用药。

叶氏对小儿的体质特点有精辟的分析，指出"襁褓小儿，体属纯阳，所患热病最多"。对小儿患温的治疗，虽强调要祛除外邪，但极重视顾护脾胃之气，对攻伐之法持慎重态度。特别是小儿每多食滞，所以在外感热病中常兼夹食滞，但叶氏强调不能滥用消导之法。如叶氏在《幼科要略》中指出"幼稚谷少胃薄，表里苦辛化燥，胃汁已伤，复用大黄大苦沉降丸药，致脾胃阳和伤极，陡变惊痫，莫救者多矣"；又说"热乃无形之气，幼医多用消滞，攻治有形，胃汁先涸，阴液劫尽者多矣"。

叶氏因人论治的思想不仅表现在对妇人、幼儿患温治疗方面，对不同体质的人在患温病后用药亦有所不同，正如前述，对素体阳虚者，慎用苦寒，对素体阴虚火旺者，则重视防止"炉灰复燃"，对年老者提出"高年热病……深怕液涸神昏"，对体瘦者提出"瘦人之病，虑涸其阴"，对嗜酒者提出"酒客中虚……水谷不运，中焦之湿内聚"等。

从上述可见，叶氏在温病学的理论和诊治经验方面都有非常杰出的贡献，被公认是温病学的主要创建者。研究叶氏的温病学术思想不仅要重视其有关的温病学专著，而且要从其丰富的温病病案中学习其诊治及用药经验，进行继承和发扬。

第二节　薛生白著作及其学术思想

一、薛生白及《湿热病篇》原文选读

（一）薛生白简介

薛氏名雪，字生白，自号一瓢，又号槐云道人，晚年自署牧牛老朽。生于清康熙二十年（1681

年），卒于清乾隆三十五年（1770 年）。江苏吴县人。自幼聪慧，虽性情孤傲，但悟性甚高，博学多才，诗、画、医名列上乘。其少年时期学诗于同郡叶燮，工于儒家诗书，写诗主张"语不惊人死不休"，著有《吾以吾集》《一瓢诗话》《扫叶庄诗稿》等，颂遍江南，据清唐大烈《吴医汇讲》述："所著诗文甚富。"乾隆年间举鸿博，两征未遇。因其母多病，故后转而习医，研读《黄帝内经》《难经》，潜心医学，于医卓有见地，临证每见奇效，故《清史稿》称其"于医时有独见，断人生死不爽，疗治多异迹"。

薛氏文学基础扎实，加之刻苦好学，所学经典探奥寻旨，所学各家理解深透，触类旁通，其一生虽没有执弟子礼拜于某师名下，但是我国医学史上一位不可多得的名医，堪称自学成才。其医理研究特色是把医学与经学、易学、文学等有机结合起来，视野开阔，穷究医药根源，故而成为良医，医术精湛，断病如神，应手而愈，善疗杂病与湿热瘟疫，《清史稿》称他"与叶天士先生齐名，然二公各有心得，而不相下"，评价甚高。

薛氏临证之余，对医学研究孜孜不倦，留下了不少医著。主要的医著有《医经原旨》，系其学习《黄帝内经》心得之作，于灵素奥旨，多有发挥；《日讲杂记》，讲述《易经》学与医学、运气学说、医学人物、五官与五行、妇科脉学等，其文短，其句精；医案记录有《扫叶庄医案》《薛氏医案》《薛生白医案》等，为其一生临证的真实记录，是研究薛生白临证经验与学术思想的重要参考书；至晚年仍虚心好学，校注刊刻李念莪先生的《内经知要》，名为《校刊内经知要》，对《内经知要》称赞有加，其在该书序文中说："唯《内经知要》比余向日所辑《医经原旨》，尤觉近人，以其仅得上下两卷，至简至要，方便时师之不及用功于鸡声灯影者，亦可以稍有准则于其胸中也。"特别要提出的是，薛氏对湿热温病颇有研究，故最有代表性的医著得数《湿热病篇》，其专论湿热病变，条分缕析，言简意赅，极尽变化，十分精详，对后世医家影响颇大，世人把其与吴鞠通的《温病条辨》称为"传世之作，医家必读之书"，是研究温病学的重要文献，薛生白亦成为清代叶、薛、吴、王四大温病学家之一。

（二）《湿热病篇》原文选读

《湿热病篇》成书于1770年之前，初刊于1831年。该篇以自述自注的形式，全面阐述湿热病发生发展规律和辨证治疗，内容以夏秋季节的常见病湿温为主，并与痢疾、夏月感暑、寒湿等相类病证以作对比，其所创立的湿热三焦辨治方法具有很高的学术价值，对辨治湿热病产生了重要影响。该篇未见原本，版本有多种，条文多少互有出入。舒松摩重刻《医师秘笈》，冠名《薛生白湿热条辨》，收载前35条。江白仙本《温热病指南集》、吴子音本《温热赘言》对前35条只集20条，但增补了11条。章虚谷《医门棒喝》、宋佑甫《南医别鉴》、《陈修园医书七十二种》、《王旭高医书六种》、《中西医学劝读十二种》、茅雨人《感证集腋》、关纯厚《湿温篇》等均有收载，但编次互异。王孟英《温热经纬》中冠名为《薛生白湿热病篇》，系吴人陈秋坨（名赞府）之抄本，从其友人顾听泉（名学博）处得之，载有46条，认为是全豹之作。今温病学数版教材均为根据《温热经纬》所辑而编。

一般认为《湿热病篇》是薛生白所著，但也有医家认为是否为薛氏所作尚存争议，对此可不必穷究，当遵王孟英"言人人殊，无从核实，姑存疑以质博雅"，广为学习研究。

本教材以王孟英《温热经纬》所载《湿热病篇》条文为依据，归类叙述。原文后括号内数字，为《湿热病篇》原文条文顺序。

【原文】湿热证，始恶寒，后但热不寒，汗出胸痞，舌白，口渴不引饮。（1）

自注：此条乃湿热证提纲也。湿热病属阳明太阴经者居多，中气实则病在阳明，中气虚则病在太阴。病在二经之表者，多兼少阳三焦，病在二经之里者，每兼厥阴风木，以少阳厥阴同司相火，阳明太阴湿热内郁，郁甚则少火皆成壮火，而表里上下充斥肆逆，故是证最易耳聋、干呕、发痉、发厥，而提纲中不言及者，因以上诸证，皆湿热证兼见之变局，而非湿热病必见之正局也。始恶寒者，阳为湿遏而恶寒，终非若寒伤于表之恶寒，后但热不寒，则郁而成热，反恶热矣。热盛阳明则汗出，湿蔽清阳则胸痞，湿邪内盛则舌白，湿热交蒸则舌黄，热则液不升而口渴，湿饮内留而不引饮。然所云表者，乃太阴阳明之表，而非太阳之表。太阴之表四肢也，阳明之表肌肉也，胸中也。故胸痞为湿热必有之证，四肢倦怠，肌肉烦疼，亦必并见。其所以不干太阳者，以太阳为寒水之腑，主一身之表，风寒必自表入，故属太阳。湿热之邪，从表伤者，十之一二，由口鼻入者，十之八九。阳明为水谷之海，太阴为湿土之脏，故多阳明太阴受病。膜原者，外通肌肉，内近胃腑，即三焦之门户，实一身之半表半里也，邪由上受，直趋中道，故病多归膜原。要之湿热之病，不独与伤寒不同，且与温病大异。温病乃少阴太阳同病，湿热乃阳明太阴同病也。而提纲中不言及脉者，以湿热之证，脉无定体，或洪或缓，或伏或细，各随症见，不拘一格，故难以一定之脉，拘定后人眼目也。

湿热之证，阳明必兼太阴者，徒知脏腑相连，湿土同气，而不知当与温病之必兼少阴比例。少阴不藏，木火内燔，风邪外袭，表里相应，故为温病。太阴内伤，湿饮停聚，客邪再至，内外相引，故病湿热。此皆先有内伤，再感客邪，非由腑及脏之谓。若湿热之证，不夹内伤，中气实者，其病必微，或有先因于湿，再因饥劳而病者，亦属内伤夹湿，标本同病。然劳倦伤脾为不足，湿饮停聚为有余，所以内伤外感孰多孰少，孰实孰虚，又在临证时权衡矣。

【原文】湿热证，恶寒无汗，身重头痛，湿在表分，宜藿香、香薷、羌活、苍术皮、薄荷、牛蒡子等味。头不痛者，去羌活。（2）

自注：身重恶寒，湿遏卫阳之表证，头痛必夹风邪，故加羌活，不独胜湿，且以祛风。此条乃阴湿伤表之候。

【原文】湿热证，恶寒发热，身重关节疼痛，湿在肌肉，不为汗解，宜滑石、大豆黄卷、茯苓皮、苍术皮、藿香叶、鲜荷叶、白通草、桔梗等味。不恶寒者，去苍术皮。（3）

自注：此条外候与上条同，唯汗出独异。更加关节疼痛，乃湿邪初犯阳明之表。而即清胃脘之热者，不欲湿邪之郁热上蒸，而欲湿邪之淡渗下走耳。此乃阳湿伤表之候。

【原文】湿热证，三四日即口噤，四肢牵引拘急，甚则角弓反张，此湿热侵入经络脉隧中。宜鲜地龙、秦艽、威灵仙、滑石、苍耳子、丝瓜藤、海风藤、酒炒黄连等味。（4）

自注：此条乃湿邪夹风者。风为木之气，风动则木张，乘入阳明之络则口噤，走窜太阴之经则拘挛，故药不独胜湿，重用息风，一则风药能胜湿，一则风药能疏肝也，选用地龙、诸藤者，欲其宣通脉络耳。

或问：仲景治痉，原有桂枝加栝蒌根及葛根汤二方。后人屏而不用，岂宜于古者，不宜于今耶？今之痉者，与厥相连，仲景不言及厥，岂《金匮》有遗文耶？余曰：非也。药因病用，病源既异，治法自殊。故同一发痉，而伤寒与湿热之病因不同。伤寒之痉自外来，证属太阳，治以散外邪为主；湿热之痉自内出，波及太阳，治以息内风为主。盖三焦与肝胆同司相火，中焦湿热不解，则热甚于里，而少火悉成壮火，火动则风生，而筋挛脉急，风煽则火炽，而识乱神迷。身中之气，随风火上炎，而有升无降，常度尽失，由是而形若尸厥。正《黄帝内经》所谓："血之与气，并走于上，则为暴厥"者是也。外窜经脉则成痉，内侵膻中则为厥。痉厥并见，正气犹存一线，则气复反而生，胃津不克支持，则厥不回而死矣。所以痉与厥往往相连，伤寒之痉自外来者，安有是哉？

暑月痉证与霍乱同出一源，风自火生，火随风转，乘入阳明则呕，贼及太阴则泻，是名霍乱；窜入筋中则挛急，流入脉络则反张，是名痉。但痉证多厥，霍乱少厥。盖痉证风火闭郁，郁则邪势愈甚，不免逼乱神明，故多厥；霍乱风火外泄，泄则邪热外解，不至循经而走，故少厥。此痉与霍乱之分别也。然痉证邪滞三焦，三焦乃火化，风得火而愈煽，则逼入膻中而暴厥；霍乱邪走脾胃，脾胃乃湿化，邪由湿而停留，则淫及诸经而拘挛。火郁则厥，火窜则挛。又痉与厥之遗祸也，痉之挛结乃湿热生风，霍乱之转筋乃风来胜湿。痉则由经及脏而厥，霍乱则由脏及经而挛，总由湿热与风淆乱清浊、升降失常之故。夫湿多热少，则风入土中而霍乱，热多湿少，则风乘三焦而痉厥。厥而不返者死，胃津干枯，火邪盘踞也；转筋入腹者死，胃液内涸，风邪独劲也。然则胃中之津液所关顾不钜哉？厥证用辛，开泄胸中无形之邪也；干霍乱用探吐，泄胃中有形之滞也。然泄邪而胃液不上升者，热邪愈炽；探吐而胃液不四布者，风邪更张，终成死候，不可不知。

【原文】湿热证，壮热口渴，舌黄或焦红，发痉，神昏谵语或笑，邪灼心包，营血已耗。宜犀角、羚羊角、连翘、生地、玄参、钩藤、银花露、鲜菖蒲、至宝丹等味。（5）

自注：上条言痉，此条言厥。温暑之邪本伤阳气，及至热极逼入营阴，则津液耗而阴亦病。心包受灼，神识昏乱。用药以清热救阴，泄邪平肝为务。

【原文】湿热证，壮热烦渴，舌焦红或缩。斑疹，胸痞，自利，神昏痉厥，热邪充斥表里三焦。宜大剂犀角、羚羊角、生地、玄参、银花露、紫草、方诸水、金汁、鲜菖蒲等味。（7）

自注：此条乃痉厥中之最重者，上为胸闷，下夹热利，斑疹痉厥，阴阳告困。独清阳明之热，救阳明之液为急务者，恐胃液不存，其人自焚而死也。

【原文】湿热证，寒热如疟，湿热阻遏膜原，宜柴胡、厚朴、槟榔、草果、藿香、苍术、半夏、干菖蒲、六一散等味。（8）

自注：疟由暑热内伏，秋凉外束而成。若夏月腠理大开，毛窍疏通，安得成疟。而寒热有定期，如疟证发作者，以膜原为阳明之半表半里，湿热阻遏，则营卫气争，证虽如疟，不得与疟同治，故仿又可达原饮之例。盖一由外凉束，一由内湿阻也。

【原文】湿热证，数日后脘中微闷，知饥不食，湿邪蒙绕三焦，宜香薷叶、薄荷叶、鲜荷叶、枇杷叶、佩兰叶、芦尖、冬瓜仁等味。（9）

自注：此湿热已解，余邪蒙蔽清阳，胃气不舒。宜用极轻清之品，以宣上焦阳气。若投味重之剂，是与病情不相涉矣。

【原文】湿热证，初起发热，汗出胸痞，口渴舌白，湿伏中焦，宜藿梗、蔻仁、杏仁、枳壳、桔梗、郁金、苍术、厚朴、草果、半夏、干菖蒲、佩兰叶、六一散等味。（10）

自注：浊邪上干则胸闷，胃液不升则口渴。病在中焦气分。故多开中焦气分之药。此条多有夹食者。其舌根见黄色，宜加栝楼、楂肉、莱菔子。

【原文】湿热证，数日后自利，溺赤，口渴，湿流下焦，宜滑石、猪苓、茯苓、泽泻、草薢、通草等味。（11）

自注：下焦属阴，太阴所司。阴道虚故自利，化源滞则溺赤，脾不转津则口渴。总由太阴湿盛故也。湿滞下焦，故独以分利为治，然兼证口渴胸痞，须佐入桔梗、杏仁、大豆黄卷开泄中上，源清则流自洁，不可不知。

湿热之邪不自表而入，故无表里可分，而未尝无三焦可辨，犹之河间治消渴亦分三焦者是也。夫热为天之气，湿为地之气，热得湿而愈炽，湿得热而愈横。湿热两分，其病轻而缓，湿热两合，其病重而速。湿多热少则蒙上流下，当三焦分治，湿热俱多则下闭上壅而三焦俱困矣。犹之伤寒门二阳合病、三阳合病也。盖太阴湿化、三焦火化，有湿无热止能蒙蔽清阳，或阻于上，或阻于中，或阻于下，若湿热一合则身中少火悉化为壮火，而三焦相火有不起而为虐者哉？所以上下充斥，内外煎熬，最为酷烈。兼之木火同气，表里分司，再引肝风，痉厥立至。胃中津液几何，其能供此交征乎？至其所以必属阳明者，以阳明为水谷之海，鼻食气，口食味，悉归阳明。邪从口鼻而入，则阳明为必由之路。其始也，邪入阳明，早已先伤其胃液，其继邪盛三焦，更欲资取于胃液，则阳明为必由之路。其始也，邪入阳明，早已先伤其胃液，其继邪盛三焦，更欲资取于胃液，司命者可不为阳明顾虑哉？

【原文】湿热证，舌遍体白，口渴，湿滞阳明，宜用辛开，如厚朴、草果、半夏、干菖蒲等味。（12）

自注：此湿邪极盛之候。口渴乃液不上升，非有热也。辛泄太过即可变而为热，而此时湿邪尚未蕴热，故重用辛开，使上焦得通津液得下也。

【原文】湿热证，舌根白，舌尖红，湿渐化热，余湿犹滞，宜辛泄佐清热，如蔻仁，半夏，干菖蒲，大豆黄卷，连翘，绿豆衣，六一散等味。（13）

自注：此湿热参半之证。而燥湿之中，即佐清热者，亦所以存阳明之液也。上二条凭验舌以投剂，为临证时要诀，盖舌为心之外候，浊邪上熏心肺，舌苔因而转移。

【原文】湿热证，初起即胸闷不知人，瞀乱大叫痛，湿热阻闭中上二焦，宜草果、槟榔、鲜菖蒲、芜荽、六一散各重用，或加皂角，地浆水煎。（14）

自注：此条乃湿热俱盛之候。而去湿药多清热药少者，以病邪初起即闭，不得不以辛通开闭为急务，不欲以寒凉凝滞气机也。

【原文】湿热证，四五日，口大渴，胸闷欲绝，干呕不止，脉细数，舌光如镜，胃液受劫，胆火上冲，宜西瓜汁、金汁、鲜生地汁、甘蔗汁磨服郁金、木香、香附、乌药等味。（15）

自注：此营阴素亏，水火素旺者。木乘阳明，耗其津液，幸无饮邪，故一清阳明之热，一散少阳之邪。不用煎者，取其气全耳。

【原文】湿热证，呕吐清水或痰多，湿热内留，木火上逆，宜温胆汤加瓜蒌、碧玉散等味。（16）

自注：此素有痰饮而阳明少阳同病，故一以涤饮，一以降逆，与上条呕同而治异，正当合参。

【原文】湿热证，呕恶不止，昼夜不差，欲死者，肺胃不和，胃热移肺，肺不受邪也，宜用川连三四分，苏叶二三分，两味煎汤，呷下即止。（17）

自注：肺胃不和，最易致呕，盖胃热移肺，肺不受邪，还归于胃。必用川连以清湿热，苏叶以通肺胃，投之立愈者，以肺胃之气，非苏叶不能通也，分数轻者，以轻剂恰治上焦之病耳。

【原文】湿热证，咳嗽昼夜不安，甚至喘不得眠者，暑邪入于肺络，宜葶苈、枇杷叶、六一散等味。（18条）

自注：人但知暑伤肺气则肺虚，而不知暑滞肺络则肺实。葶苈引滑石，直泻肺邪则病自除。

【原文】湿热证，胸痞发热，肌肉微疼，始终无汗者，腠理暑邪内闭，宜六一散一两，薄荷叶三、四分，泡汤调下即汗解。（21）

自注：湿病发汗，昔贤有禁。此不微汗之，病必不除。盖既有不可汗之大戒，复有得汗始解之治法，临证者当知所变通矣。

【原文】湿热证，上下失血或汗血，毒邪深入营分，走窜欲泄，宜大剂犀角、生地、赤芍、丹皮、连翘、紫草、茜根、银花等味。（33）

自注：热逼而下上失血、汗血，势极危而犹不即坏者，以毒从血出，生机在是，大进凉血解毒之剂，以救阴而泄邪，邪解而血自止矣。血止后，须进参、芪善后乃得。汗血即张氏所谓肌衄也。《黄帝内经》谓"热淫于内，治以咸寒"，方中当增入咸寒之味。

【原文】湿热证，七八日，口不渴，声不出，与饮食亦不却，默默不语，神识昏迷，进辛开凉泄，芳香逐秽，俱不效，此邪入厥阴，主客浑受，宜仿吴又可三甲散，醉地鳖虫、醋炒鳖甲、土炒穿山甲、生僵蚕、柴胡、桃仁泥等味。（34）

自注：暑热先伤阳分，然病久不解，必反于阴。阴阳两困，气钝血滞而暑湿不得外泄，遂深入厥阴，络脉凝瘀，使一阳不能萌动，生气有降无升，心主阻遏，灵气不通，所以神不清而昏迷默默也。破滞破瘀，斯络脉通而邪得解矣。

【原文】湿热证，壮热口渴，自汗，身重，胸痞，脉洪大而长者，此太阴之湿与阳明之热相合。宜白虎加苍术汤。（37）

自注：热渴自汗，阳明之热也；胸痞身重，太阴之湿兼见矣。脉洪大而长，知湿热滞于阳明之经，故用苍术白虎汤以清热散湿，然乃热多湿少之候。白虎汤仲景用以清阳明无形之燥热也，胃汁枯涸者，加人参以生津，名曰白虎加人参汤；身中素有痹气者，加桂枝以通络，名曰桂枝白虎汤，而其实意在清胃热也。是以后人治暑热伤气身热而渴者，亦用白虎加桂枝汤；热渴汗泄肢节烦疼者，亦用白虎加桂枝汤；胸痞身重兼见，则于白虎汤加入苍术以理太阴之湿；寒热往来兼集，则于白虎汤中加入柴胡，以散半表半里之邪。凡此皆热盛阳明，他证兼见，故用白虎清热，而复各随证以加减。苟非热渴汗泄，脉洪大者，白虎便不可投。辨证察脉，最宜详审也。

【原文】湿热证，湿热伤气，四肢困倦，精神减少，身热气高，心烦溺黄，口渴自汗，脉虚者，用东垣清暑益气汤主治。（38）

自注：同一热渴自汗而脉虚神倦，便是中气受伤而非阳明郁热。清暑益气汤乃东垣所制，方中药味颇多，学者当于临证斟酌去取可也。

二、薛生白学术思想概要

（一）湿热病证病因与发病强调"内外合邪""标本同病"

"太阴内伤，湿饮停聚，客邪再至，内外相引，故病湿热。此皆先有内伤，再感客邪""或先因于湿，再因饥劳而病者，亦属内伤夹湿，标本同病"。薛氏上述"内外相引""标本同病"的观点，阐明了湿热病发病是内外因相互作用的结果，且内因往往起主导作用。明确指出了湿热病证内因是太阴内伤，脾不健运，湿饮内停；外因是湿热病邪从口鼻而入，内外相引而发病。

这与叶天士所言"里湿素盛，外邪入里，里湿为合"一脉相承。将其证诸临床，平素多有脾胃内湿者，确易罹患湿热病，尤其是夏秋季节，气候氤氲溽暑，人之脾胃功能多较呆滞，内湿易聚，此时外界湿热之邪往往乘虚侵入而致病发。由此侧面体现了薛生白对于湿热病证的发病学观点，十分符合临床实际，值得深入考究。

（二）湿热病感邪途径强调多从"口鼻入"

薛氏在长期的临床实践中，认识到湿热为患，其感邪途径与伤寒大异，非尽似伤寒从皮毛而入。他指出"风寒必自表入"，而"湿热之邪，从表伤者，十之一二，由口鼻入者，十之八九"，意即湿热之邪入侵人体，多从上受，少数可从皮毛而入。因鼻气通于肺，口气通于胃，而湿热之气氤氲熏蒸于上，故湿热病初起常见肺卫与脾胃病理变化同时存在。

此外，薛生白又云"邪由上受，直趋中道，故病多归膜原"，解释说明"膜原者，外通肌肉，内近胃腑，即三焦之门户，实一身之半表半里也"，意即感受湿热秽浊之邪，邪从口鼻入，可直入膜原，郁伏于半表半里。因此，感受湿热病邪初起，既可出现寒热如疟的半表半里证（即邪阻膜原证），邪气又可郁遏肌表而见卫表证候，更易内溃于里而见脾胃湿热的气分证候。但不论湿热病邪初起侵犯何处，最终均以脾胃为病变中心。以上理论，为阐明湿热病的发病机制和证候类型提供了有力依据。

（三）湿热病证病机强调以中焦脾胃为病变中心

"湿热病属阳明太阴经者居多，中气实则病在阳明，中气虚则病在太阴""阳明为水谷之海，太阴为湿土之脏，故多阳明太阴受病"，明确指出湿热病证之病机中心在中焦脾胃。胃为水谷之海，脾为湿土之脏，脾主升清，胃主降浊，脾胃升降功能失司，清浊交混，水谷之湿内淫为患则发为湿热病。

由于脾胃功能失施，湿热病证的病机传变、病之微甚及临床见症，皆与中气虚实密切相关。首先，中气决定了湿热病的发生发展。薛氏认为湿热病证"皆先有内伤，再感客邪，非由腑及脏之谓。若湿热之证不挟内伤，中气实者其病必微"，一方面指出，湿热病的发生乃"先有内伤"，可见中气虚损是湿热病发生的先决条件；另一方面，"中气实者其病必微"，因脾胃为后天之本、气血生化之源，中气充盛则御邪有力而病多轻浅。

其次，中气影响湿热病的传变转归。虽然湿热邪气大多先困阻中焦，但因个体差异，又可发生不同的转归。湿热病证的病机传变有热化与湿化两种趋势："中气实"者，感受湿热病邪后易从阳化热，病偏阳明，多表现为热重湿轻之象，易燥化、热化；"中气虚"者，感受湿热病邪后易化阴化寒，病偏太阴，多表现为湿重热轻之象，易湿化、寒化。薛氏总结为"中气实则病在阳明，中气虚则病在太阴"。

因此，薛生白治疗湿热病证时，以治中焦阳明少阴为主，同时注重时时顾护脾胃阳气。如第22条"湿热证，按法治之，数日后，或吐下一时并至者，中气亏损，升降悖逆，宜生谷芽、莲心、扁豆、米仁、半夏、甘草、茯苓等味，甚则用理中法"，因病后中气亏虚，气机升降悖逆，仍以中焦脾胃为病变中心，脾胃升降失施，则吐泻并至，故宜用健脾和胃之品。"甚则用理中法者"，是为中焦虚而兼寒者设，以益气健脾，温补阳气而散寒。

此外，薛氏还强调治疗湿热病证不宜过寒。据文献挖掘研究表明，薛生白在治疗湿热类病证时，并未优先选用清热燥湿药或清热泻火药，而是大量使用淡寒之滑石，其次较多使用清热解毒的金银花、连翘；清热祛湿多用甘淡清利的六一散，而不是黄芩、黄连等苦寒清热药，以避免苦寒败胃。

（四）湿热病证辨证独创"水湿三焦辨证"体系

薛生白精辟地概括了湿热病邪"蒙上、流下、上闭、下壅"特点，创立了湿热病证三焦辨治体系，即以叶天士卫气营血辨证为总纲，病在气分阶段则按邪在上、中、下三焦不同部位分别论治，强调湿热两分、三焦分治，此即后世所谓"水湿三焦辨证理论"。薛氏认为，湿热病证中无论湿多或湿热俱多，均可蒙蔽上焦，流注下焦，甚者上焦闭塞，下焦壅盛，终致三焦俱困，三焦气机受阻，气阻水闭，变证蜂起。故湿热病"未尝无三焦可辨"，治疗"当三焦分治"。

湿热病邪在气分阶段包括上、中、下三焦3个方面的内容，涉及肺、膜原、脾、胃、膀胱、三焦等体内脏腑。邪在上焦方面，若症见"咳嗽昼夜不安，甚至喘不得眠"等，乃暑湿滞肺，肺气不得肃降而上逆所致。若症见"初起壮热口渴，脘闷，懊侬，眼欲闭，时谵语"等，为湿热浊邪蒙闭上焦气分证治。若湿热病早期"胸闷不知人，瞀乱大叫痛"，乃湿热秽浊之邪阻闭上中二焦见症。

邪在中焦方面，可见湿热阻遏膜原证治，证候表现为"寒热如疟"，但不似疟之寒热发有定期，而是寒热交替起伏，尚可见舌苔白腻甚或满布垢浊，苔如积粉，脘腹满闷等湿浊内盛的症状。若主症出现"舌遍体白，口渴"的湿浊极盛之象，兼见脘痞、呕恶等湿阻脾胃症状，为湿邪极盛，尚未化热证治。如见"发热，汗出胸痞，口渴舌白"等证候，但无恶寒，乃湿伏中焦，始见化热，湿重于热证治。症见"舌根白，舌尖红"等，属"湿渐化热，余湿犹滞"之候，尚见胸痞、口渴、口苦或发热汗出不解，甚或小便短赤，脉濡数等症，乃湿渐化热，余湿犹滞证治。症见"壮热口渴，自汗，身重，胸痞，脉洪大而长"等阳明热盛、太阴脾湿之征象，为热多湿少证治。

邪在下焦方面，症见"数日后自利，溺赤，口渴"等，为湿热之邪流注下焦，小肠泌别失职，膀胱气化及大肠传导失司所致。卫阳暂亡，湿热在下证治：此证所见"忽大汗出，手足冷，脉细如丝或绝，口渴，茎痛，而起坐自如，神清语亮"，貌似阴盛阳亡之象，实乃一时汗出过多，卫阳随汗泄越，在里之阳气一时未达于肌表之卫阳暂亡之象。

（五）湿热病证治疗强调湿热两分

薛氏指出："热为天之气，湿为地之气，热得湿而愈炽，湿得热而愈横。"王孟英注曰："热得湿则遏而不宣，故愈炽；湿得热则蒸腾而上熏，故愈横。两邪相合，为病最多。"薛生白再言："湿热一合，则身中少火悉化壮火，而三焦相火有不皆起而为暑者哉？所以上下充斥，内外煎熬，最为酷烈。"由此可见湿与热合而狼狈为奸，在病情上较单纯湿邪或热邪为患更为复杂、严重。故湿热病证往往病情缠绵、锢结难解，非若湿邪燥之能化，热邪清之能解。

鉴于此，薛生白指出"湿热两分，其病轻而缓，湿热两合，其病重而速。湿多热少则蒙上流下，当三焦分治"，主张治疗湿热病应"分消湿热"。这与叶天士"或渗湿于热下，不与热相搏，势必孤矣"实义相同，使两邪不相搏结，湿祛则热孤。该篇所论及的具体祛湿法包括宣肺利湿法、芳香化湿法、苦温燥湿法、淡渗利湿法、温阳逐湿法、祛风胜湿法等。

宣肺利湿法：是用芳香宣透或微苦而辛之品，开宣肺气，宣通气滞，肺气宣通则三焦气机得畅，气化则湿邪随之宣散的治法。主要适用于湿阻上焦、湿伏中焦、湿流下焦证，尤适用于湿阻上焦，湿重于热证。常用药如杏仁、豆豉、藿香、枳壳等清疏灵动之类。

芳香化湿法：即芳香化浊法，是用气味芳香的药物醒脾、运脾，促进脾胃运化，消除湿浊的治法。适用于湿热秽浊郁阻上焦，湿重热轻证，或湿浊中阻，脾为湿困之证。常用药如藿香、佩兰、苏叶、石菖蒲、蔻仁、郁金、白豆蔻等。

　　苦温燥湿法：是用味苦性温的药物，理气燥湿，使湿去脾健，气机通畅的治法。适用于湿阻中焦，湿重热轻证。常用药如苍术、厚朴、草果、半夏、陈皮、草豆蔻、砂仁等，湿热并重者常需配合苦寒清热药，如黄芩、黄连、栀子等。

　　淡渗利湿法：是用甘淡之品以通利水道，渗泄水湿，分利湿邪从小便而去的治法。此法有利于分化湿热，湿热郁阻上、中、下三焦皆宜，尤适用于湿热邪阻下焦证，泌别失职者。常用药如滑石、茯苓、泽泻、薏苡仁、车前子、竹叶、茵陈等。

　　温阳逐湿法：是用温补大热之品温补脾肾阳气，救助阳气以驱逐湿邪的治法。湿为阴邪，易伤阳气，阳气旺，则湿易除。适用于邪伤阳而致泻利日久、脾阳虚或脾肾阳虚之证。常用药如补骨脂、菟丝子、肉豆蔻、人参、白术、茯苓、干姜、益智仁、附子、肉桂等。

　　祛风胜湿法：是取风药能燥湿邪，鼓动中焦以促进脾胃运湿之作用的治法。适用于湿伤卫表证，常用药如防风、羌活、独活、升麻、柴胡等。

（六）湿热病证遣方用药独具匠心

　　薛氏论治湿热病证，根据病邪所在病位、湿热多寡、轻重缓急等情况，采取对应治法，遣方用药独特，在药物配伍、药物选择、药物剂量等方面据证灵活运用，匠心独具。

1. 师古方而不泥古

　　湿热病证中证候表现与古方主治相同者，薛氏直接引用古方，如承气汤、凉膈散、生脉散、白虎加苍术汤、东垣清暑益气汤、白头翁汤等；湿热病证中证候表现与古方主治相似者，薛氏灵活加减运用古方，如治疗湿热秽浊郁阻膜原证之仿达原饮例，治疗湿热病证后期，邪入厥阴，主客浑受之仿吴又可三甲散，治疗湿热病证卫外之阳暂亡而湿热之邪仍结于下焦者，用《伤寒论》五苓散去术加滑石、苈皮、川连、生地黄等，凡此引用、活用名方，给学者以启迪。

2. 立法示人以规矩

　　《医宗金鉴》谓："法者不定之方，法乃示人于规矩，法活则方圆矣。"此乃薛氏该篇之写照。篇中十分注重立法，依法遣方用药，有法可循，有证可据，示人以规矩。如第 12 条之辛开法，症见舌遍体白，湿浊极盛，法用辛开，药用厚朴、草果之苦温，合辛苦温燥湿之半夏、干菖蒲，辛开苦燥，化湿行气，使上焦得通，津液得输，湿浊自解。再如第 13 条之辛泄佐清热法，症见舌根白，舌尖红，湿热参半，法用辛泄佐清热，药用蔻仁、半夏、干菖蒲辛散开泄，大豆黄卷、连翘清热，六一散、绿豆衣清热利湿，湿去热清。他如第 7 条之独清阳明热，救阳明之液为急务法，第 11 条分利法，第 33 条凉血解毒法等均以法示人以规矩，灵活进退。

3. 透邪贯穿治疗始终

　　湿热病证为感受湿热之邪为患，治疗时薛氏强调透邪贯彻始终，给邪以出路。邪在卫分，主用芳香辛散，药用藿香、香薷、苍术皮等轻透达邪。邪在上焦，主用辛开宣肺，药用杏仁、桔梗、枳壳等轻苦微辛之品宣通上焦气机，气化则湿亦化。邪在气分，主用芳香透化，药用藿香、佩兰、荷叶等宣透湿邪，即使湿邪化热，仍可用泄热透表，药用薄荷、豆豉、豆卷化湿透热，邪伏膜原则当透达膜原湿浊，药用厚朴、槟榔、草果、生姜疏利而透达。邪入营血，清营凉血方中参以金银花、连翘、钩藤类透热转气，如有湿浊蒙窍，则常配以鲜菖蒲透窍开闭。

4. 化湿不忘养阴

　　养阴之品性多滋腻，湿热病证当忌用之，然湿热与阴亏并存之时，或湿热化燥伤阴者又当必用养阴之品，篇中所涉条文达 13 条之多，足见薛氏非常重视化湿勿忘养阴思想。如第 37 条白虎加苍术汤化湿除热，救液存津；第 13 条辛泄佐清热，清热即可以救液；第 5、7、32、33 条湿热化燥，内入营血，直用清热凉血养阴法；第 15 条湿热化燥，胃阴受伤，胆火上冲证，阴虚、湿热、气滞并存，其治滋阴虑碍湿，行气恐助热，甚为棘手，薛氏巧用西瓜汁、金汁、鲜生地汁等鲜汁，轻灵清凉之品，以生津为主，磨服郁金、木香、香附、乌药等辛香行气解郁之品，以疏气降逆，滋阴而不滞气碍湿，调气降逆又不耗津助热，能达津旺火消、气调逆平之妙，其配伍之巧为后世用药之典范。

5. 择药定量独具匠心

篇中所选药材多为皮、叶、藤、鲜品、鲜汁类,取材独特,于湿热病证治疗甚合。药之皮以皮从皮,善走人体之表,如用苍术皮、茯苓皮祛除表湿,生黄芪皮固表止汗,绿豆皮轻清宣窍湿热;药之叶质轻气薄,芳香宣透,畅气醒脾,常用于湿热郁阻上、中焦,病势在上、在表者,如藿香叶、佩兰叶、薄荷叶、荷叶、枇杷叶、苏叶等;药之藤善走脉络,宣通脉络,舒筋缓急,如用海风藤、丝瓜藤等治疗湿热侵入经络脉遂之痉证;药之鲜品气味俱厚,汁多津富,养阴、清热、化湿皆为上品,如鲜生地清热凉血养阴,滋而不腻,鲜稻根、鲜莲子清养胃阴,涤除余湿,鲜地龙祛风止痉优于干品,鲜菖蒲芳香辟秽开窍胜于干菖蒲,湿热秽浊盛者必用;药之鲜汁径滋其阴,与燥湿、理气药为伍,滋而不滞,燥不伤津,如鲜西瓜汁、生地汁、金汁、甘蔗汁等。

至于药量之轻重,薛氏通常不标,意在据病情轻重灵活而施,但凡有用药独到之处或遇重症则必标明,示人以度,如治痉厥、出血、热入血室之重症,标明宜"大剂""大进""重剂",非此不能奏功;第 17 条治湿热内阻,呕恶不止欲死之重证,只用川连三四分、苏叶二三分两味,煎汤呷下,呕恶即止,薛氏谓:"必用川连以清湿热,苏叶以通肺胃。投入立愈者,以肺胃之气,非苏叶不能通也,分数轻者,以轻剂恰岭上焦之病耳。"强调此等上焦病重证必用轻剂;再如第 21 条治阳湿郁表证,用六一散一两、薄荷叶三四分,泡汤调下即汗解,标明两药用量比例之悬殊,不用煎剂,免使薄荷气散味存,突出祛湿为主,用极轻量薄荷叶取其气达微汗即可。凡此择药定量,足见薛氏医理、药理皆通,临证经验丰富,匠心独具。

第三节　吴鞠通著作及其学术思想

一、吴鞠通及《温病条辨》原文选读

（一）吴鞠通简介

吴鞠通,名瑭,字配珩,号鞠通,江苏淮阴人。生于清乾隆二十三年（公元 1758 年）,卒于清道光十六年（公元 1836 年）。吴氏自幼攻读儒学,后因其父亲、侄儿患病身亡而发愤学医,立志为温病诊治立论垂法,成为了著名的温病学家。吴鞠通的著作主要有《温病条辨》《医医病书》《吴鞠通医案》等。

清乾隆癸卯年（公元 1783 年）,吴鞠通北游京师,苦心研读,精心临证,"进与病谋,退与心谋,十阅春秋,然后有得"。清乾隆癸丑年（公元 1793 年）,北京瘟疫大行,吴鞠通治疗温病取得了丰富的经验,着手编写《温病条辨》,"采辑历代名贤著述,去其驳杂,取其精微,间附己意,以及考验",该书系统论述了温病的证治规律和理法方药,为温病详立规矩,具有较高的临床实用价值。

（二）《温病条辨》原文选读

《温病条辨》是吴鞠通的代表作,于清嘉庆三年（公元 1798 年）成书,于清嘉庆十八年（公元 1813 年）刊行。全书共六卷,卷首一卷,计 265 条,附方 208 首。全书以三焦为纲,病名为目,论述了风温、温热、瘟疫、温毒、冬温、暑温、伏暑、湿温、秋燥等证治。《温病条辨》提出了温病三焦辨证论治的纲领,完善了温病的辨治体系,丰富了温病的证治内容,是学习温病的必读之书,被誉为"治温之津梁"。

1. 上焦篇

【原文】温病者:有风温、有温热、有瘟疫、有温毒、有暑温、有湿温、有秋燥、有冬温、有

温疟。（上焦篇1）

风温者，初春阳气始开，厥阴行令，风夹温也。温热者，春末夏初，阳气弛张，温盛为热也。瘟疫者，疠气流行，多兼秽浊，家家如是，若役使然也。温毒者，诸温夹毒，秽浊太甚也。暑温者，正夏之时，暑病之偏于热者也。湿温者，长夏初秋，湿中生热，即暑病之偏于湿者也。秋燥者，秋金燥烈之气也。冬温者，冬应寒而反温，阳不潜藏，民病温也。温疟者，阴气先伤，又因于暑，阳气独发也。

【原文】凡病温者，始于上焦，在手太阴。（上焦篇2）

【原文】太阴之为病，脉不缓不紧而动数，或两寸独大，尺肤热，头痛，微恶风寒，身热自汗，口渴，或不渴，而咳，午后热甚者，名曰温病。（上焦篇3）

【原文】太阴风温、温热、瘟疫、冬温，初起恶风寒者，桂枝汤主之；但热不恶寒而渴者，辛凉平剂银翘散主之。温毒、暑温、湿温、温疟，不在此例。（上焦篇4）

桂枝汤方

桂枝（六钱）　芍药（炒，三钱）　炙甘草（二钱）　生姜（三片）　大枣（去核，二枚）

煎法服法，必如《伤寒论》原文而后可，不然，不唯失桂枝汤之妙，反生他变，病必不除。

辛凉平剂银翘散方

连翘（一两）　银花（一两）　苦桔梗（六钱）　薄荷（六钱）　竹叶（四钱）　生甘草（五钱）　芥穗（四钱）　淡豆豉（五钱）　牛蒡子（六钱）

上杵为散，每服六钱，鲜苇根汤煎，香气大出，即取服，勿过煎。肺药取轻清，过煎则味浓而入中焦矣。病重者，约二时一服，日三服，夜一服；轻者，三时一服，日二服，夜一服；病不解者，作再服。盖肺位最高，药过重，则过病所，少用又有病重药轻之患，故从普济消毒饮时时清扬法。今人亦间有用辛凉法者，多不见效，盖病大药轻之故，一不见效，随改弦易辙，转去转远，即不更张，缓缓延至数日后，必成中下焦证矣。胸膈闷者，加藿香三钱、郁金三钱，护膻中；渴甚者，加花粉；项肿咽痛者，加马勃、元参；衄者，去芥穗、豆豉，加白茅根三钱、侧柏炭三钱、栀子炭三钱；咳者，加杏仁利肺气；二、三日病犹在肺，热渐入里，加细生地、麦冬保津液；再不解或小便短者，加知母、黄芩、栀子之苦寒，与麦、地之甘寒，合化阴气，而治热淫所胜。

【原文】太阴风温，但咳，身不甚热，微渴者，辛凉轻剂桑菊饮主之。（上焦篇6）

辛凉轻剂桑菊饮方

杏仁（二钱）　连翘（一钱五分）　薄荷（八分）　桑叶（二钱五分）　菊花（一钱）　苦梗（二钱）　甘草（八分）　苇根（二钱）

水二杯，煮取一杯，日二服。二、三日不解，气粗似喘，燥在气分者，加石膏、知母；舌绛暮热，甚燥，邪初入营，加元参二钱、犀角一钱；在血分者，去薄荷、苇根，加麦冬、细生地、玉竹、丹皮各二钱；肺热甚加黄芩；渴者加花粉。

【原文】太阴温病，脉浮洪，舌黄，渴甚，大汗，面赤，恶热者，辛凉重剂白虎汤主之。（上焦篇7）

辛凉重剂白虎汤方

生石膏（研，一两）　知母（五钱）　生甘草（三钱）　白粳米（一合）

水八杯，煮取三杯，分温三服，病退，减后服，不知，再作服。

【原文】太阴温病，脉浮大而芤，汗大出，微喘，甚至鼻孔扇者，白虎加人参汤主之；脉若散大者，急用之；倍人参。（上焦篇8）

白虎加人参汤方

即于前方内加人参三钱。

【原文】白虎本为达热出表，若其人脉浮弦而细者，不可与也；脉沉者，不可与也；不渴者，不可与也；汗不出者，不可与也；常须识此，勿令误也。（上焦篇9）

【原文】太阴温病，气血两燔者，玉女煎去牛膝加元参主之。（上焦篇10）

玉女煎去牛膝熟地加细生地元参方（辛凉合甘寒法）

生石膏（一两）　知母（四钱）　元参（四钱）　细生地（六钱）　麦冬（六钱）

水八杯，煮取三杯，分二次服，渣再煮一盅服。

【原文】太阴温病，血从上溢者，犀角地黄汤合银翘散主之。有中焦病者，以中焦法治之。若吐粉红血水者，死不治；血从上溢，脉七、八至以上，面反黑者，死不治；可用清络育阴法。（上焦篇11）

【原文】太阴温病，寸脉大，舌绛而干，法当渴，今反不渴者，热在营中也，清营汤去黄连主之。（上焦篇15）

【原文】太阴温病，不可发汗，发汗而汗不出者，必发斑疹；汗出过多者，必神昏谵语。发斑者，化斑汤主之；发疹者，银翘散去豆豉，加细生地、丹皮、大青叶、倍元参主之。禁升麻、柴胡、当归、防风、羌活、白芷、葛根、三春柳。神昏谵语者，清宫汤主之，牛黄丸、紫雪丹、局方至宝丹亦主之。（上焦篇16）

化斑汤方

石膏（一两）　知母（四钱）　生甘草（三钱）　元参（三钱）　犀角（二钱）　白粳米（一合）

水八杯，煮取三杯，日三服，渣再煮一盅，夜一服。

银翘散去豆豉加细生地丹皮大青叶倍元参方

即于前银翘散内去豆豉，加细生地四钱、大青叶三钱、丹皮三钱，元参加至一两。

清宫汤方

元参心（三钱）　莲子心（五分）　竹叶卷心（二钱）　连翘心（二钱）　犀角尖（磨冲，二钱）　连心麦冬（三钱）

加减法：热痰盛加竹沥、梨汁各五匙；咯痰不清，加栝蒌皮一钱五分；热毒盛加金汁、人中黄；渐欲神昏，加银花三钱、荷叶二钱、石菖蒲一钱。

【原文】邪入心包，舌謇肢厥，牛黄丸主之，紫雪丹亦主之。（上焦篇17）

【原文】温毒咽痛喉肿，耳前耳后肿，颊肿，面正赤，或喉不痛，但外肿，甚则耳聋，俗名大头温、蛤蟆温者，普济消毒饮去柴胡、升麻主之，初起一、二日，再去芩、连，三四日加之佳。（上焦篇18）

普济消毒饮去升麻柴胡黄芩黄连方

连翘（一两）　薄荷（三钱）　马勃（四钱）　牛蒡子（六钱）　芥穗（三钱）　僵蚕（五钱）元参（一两）　银花（一两）　板蓝根（五钱）　苦梗（一两）　甘草（五钱）

上共为粗末，每服六钱，重者八钱。鲜苇根汤煎，去渣服，约二时一服，重者一时许一服。

【原文】形似伤寒，但右脉洪大而数，左脉反小于右，口渴甚，面赤，汗大出者，名曰暑温，在手太阴，白虎汤主之；脉芤甚者，白虎加人参汤主之。（上焦篇22）

【原文】手太阴暑温，如上条证，但汗不出者，新加香薷饮主之。（上焦篇24）

新加香薷饮方（辛温复辛凉法）

香薷（二钱）　银花（三钱）　鲜扁豆花（三钱）　浓朴（二钱）　连翘（二钱）

水五杯，煮取二杯。先服一杯，得汗止后服；不汗再服；服尽不汗，再作服。

【原文】手太阴暑温，或已经发汗，或未发汗，而汗不止，烦渴而喘，脉洪大有力者，白虎汤主之；脉洪大而芤者，白虎加人参汤主之；身重者，湿也，白虎加苍术汤主之；汗多脉散大，喘喝欲脱者，生脉散主之。（上焦篇26）

白虎加苍术汤方

即于白虎汤内加苍术三钱。

汗多而脉散大，其为阳气发泄太甚，内虚不可留恋可知。生脉散酸甘化阴，守阴所以留阳，阳留，汗自止也。以人参为君，所以补肺中元气也。

生脉散方（酸甘化阴法）

人参（三钱）　麦冬（不去心，二钱）　五味子（一钱）

水三杯，煮取八分二杯，分二次服，渣再煎服，脉不敛，再作服，以脉敛为度。

【原文】脉虚夜寐不安，烦渴舌赤，时有谵语，目常开不闭，或喜闭不开，暑入手厥阴也。手厥阴暑温，清营汤主之。舌白滑者，不可与也。（上焦篇30）

清营汤方（咸寒苦甘法）

犀角（三钱）　生地（五钱）　元参（三钱）　竹叶心（一钱）　麦冬（三钱）　丹参（二钱）黄连（一钱五分）　银花（三钱）　连翘（连心用，二钱）

水八杯，煮取三杯，日三服。

【原文】小儿暑温，身热，卒然痉厥，名曰暑痫，清营汤主之，亦可少与紫雪丹。（上焦篇33）

【原文】大人暑痫，亦同上法。热初入营，肝风内动，手足瘈疭，可于清营汤中，加钩藤、丹皮、羚羊角。（上焦篇34）

【原文】暑兼湿热，偏于暑之热者为暑温，多手太阴证而宜清；偏于暑之湿者为湿温，多足太阴证而宜温；温热平等者两解之。各宜分晓，不可混也。（上焦篇35）

【原文】长夏受暑，过夏而发者，名曰伏暑。（上焦篇36）

【原文】太阴伏暑，舌白口渴，无汗者，银翘散去牛蒡、元参加杏仁、滑石主之。（上焦篇38）

【原文】太阴伏暑，舌赤口渴，无汗者，银翘散加生地、丹皮、赤芍、麦冬主之。（上焦篇39）

【原文】伏暑、暑温、湿温，证本一源，前后互参，不可偏执。（上焦篇42）

【原文】头痛恶寒，身重疼痛，舌白不渴，脉弦细而濡，面色淡黄，胸闷不饥，午后身热，状若阴虚，病难速已，名曰湿温。汗之则神昏耳聋，甚则目瞑不欲言，下之则洞泄，润之则病深不解，长夏深秋冬日同法，三仁汤主之。（上焦篇43）

三仁汤方

杏仁（五钱）　飞滑石（六钱）　白通草（二钱）　白蔻仁（二钱）　竹叶（二钱）　浓朴（二钱）　生薏仁（六钱）　半夏（五钱）

甘澜水八碗，煮取三碗，每服一碗，日三服。

【原文】太阴湿温，气分痹郁而哕者（俗名为呃），宣痹汤主之。（上焦篇46）

宣痹汤（苦辛通法）

枇杷叶（二钱）　郁金（一钱五分）　射干（一钱）　白通草（一钱）　香豆豉（一钱五分）　水五杯，煮取二杯，分二次服。

【原文】秋感燥气，右脉数大，伤手太阴气分者，桑杏汤主之。（上焦篇54）

桑杏汤方（辛凉法）

桑叶（一钱）　杏仁（一钱五分）　沙参（二钱）　象贝（一钱）　香豉（一钱）　栀皮（一钱）　梨皮（一钱）

水二杯，煮取一杯，顿服之，重者再作服（轻药不得重用，重用必过病所。再一次煮成三杯，其二三次之气味必变，药之气味俱轻故也）。

【原文】燥伤肺胃阴分，或热或咳者，沙参麦冬汤主之。（上焦篇56）

沙参麦冬汤（甘寒法）

沙参（三钱）　玉竹（二钱）　生甘草（一钱）　冬桑叶（一钱五分）　麦冬（三钱）　生扁豆（一钱五分）　花粉（一钱五分）

水五杯，煮取二杯，日再服。久热久咳者，加地骨皮三钱。

【原文】燥气化火，清窍不利者，翘荷汤主之。（上焦篇57）

翘荷汤（辛凉法）

薄荷（一钱五分）　连翘（一钱五分）　生甘草（一钱）　黑栀皮（一钱五分）　桔梗（二钱）绿豆皮（二钱）

水二杯，煮取一杯，顿服之。日服二剂，甚者日三。

加减法：耳鸣者，加羚羊角、苦丁茶；目赤者，加鲜菊叶、苦丁茶、夏枯草；咽痛者，加牛蒡子、黄芩。

【原文】诸气膹郁，诸痿喘呕之因于燥者，喻氏清燥救肺汤主之。（上焦篇58）

清燥救肺汤方（辛凉甘润法）

石膏（二钱五分）　甘草（一钱）　霜桑叶（三钱）　人参（七分）　杏仁（泥，七分）　胡麻仁（炒研，一钱）　阿胶（八分）　麦冬（不去心，二钱）　枇杷叶（去净毛，炙，六钱）

水一碗，煮六分，频频二三次温服。痰多加贝母、栝蒌；血枯加生地黄；热甚加犀角、羚羊角，或加牛黄。

2. 中焦篇

【原文】面目俱赤，语声重浊，呼吸俱粗，大便闭，小便涩，舌苔老黄，甚则黑有芒刺，但恶热，不恶寒，日晡益甚者，传至中焦，阳明温病也。脉浮洪躁甚者，白虎汤主之；脉沉数有力，甚则脉体反小而实者，大承气汤主之。暑温、湿温、温疟，不在此例。（中焦篇1）

温病由口鼻而入，鼻气通于肺，口气通于胃。肺病逆传则为心包，上焦病不治，则传中焦，胃与脾也，中焦病不治，即传下焦，肝与肾也。始上焦，终下焦。

大承气汤方

大黄（六钱）　芒硝（三钱）　浓朴（三钱）　枳实（三钱）

水八杯，先煮枳、朴，后纳大黄、芒硝，煮取三杯。先服一杯，约二时许，得利止后服，不知，再服一杯，再不知，再服。

【原文】阳明温病，无上焦证，数日不大便，当下之，若其人阴素虚，不可行承气者，增液汤主之。服增液汤已，周十二时观之，若大便不下者，合调胃承气汤微和之。（中焦篇11）

妙在寓泻于补，以补药之体，作泻药之用，既可攻实，又可防虚。

增液汤方（咸寒苦甘法）

元参（一两）　麦冬（连心，八钱）　细生地（八钱）

水八杯，煮取三杯，口干则与饮，令尽，不便，再作服。

本论于阳明下证，峙立三法：热结液干之大实证，则用大承气；偏于热结而液不干者，旁流是也，则用调胃承气；偏于液干多而热结少者，则用增液，所以回护其虚，务存津液之心法也。

【原文】阳明温病，下后汗出，当复其阴，益胃汤主之。（中焦篇12）

益胃汤方（甘凉法）

沙参（三钱）　麦冬（五钱）　冰糖（一钱）　细生地（五钱）　玉竹（炒香，一钱五分）

水五杯，煮取二杯，分二次服，渣再煮一杯服。

【原文】下后数日，热不退，或退不尽，口燥咽干，舌苔干黑，或金黄色，脉沉而有力者，护胃承气汤微和之；脉沉而弱者，增液汤主之。（中焦篇15）

护胃承气汤方（苦甘法）

生大黄（三钱）　元参（三钱）　细生地（三钱）　丹皮（二钱）　知母（二钱）　麦冬（连心，三钱）

水五杯，煮取二杯，先服一杯，得结粪止后服，不便，再服。

【原文】阳明温病，下之不通，其证有五：应下失下，正虚不能运药，不运药者死，新加黄龙汤主之。喘促不宁，痰涎壅滞，右寸实大，肺气不降者，宣白承气汤主之。左尺牢坚，小便赤痛，时烦渴甚，导赤承气汤主之。邪闭心包，神昏舌短，内窍不通，饮不解渴者，牛黄承气汤主之。津液不足，无水舟停者，间服增液，再不下者，增液承气汤主之。（中焦篇17）

新加黄龙汤（苦甘咸法）

细生地（五钱）　生甘草（二钱）　人参（一钱五分，另煎）　生大黄（三钱）　芒硝（一钱）元参（五钱）　麦冬（连心，五钱）　当归（一钱五分）　海参（洗，二条）　姜汁（六匙）

水八杯，煮取三杯。先用一杯，冲参汁五分、姜汁二匙，顿服之，如腹中有响声，或转矢气者，为欲便也；候一、二时不便，再如前法服一杯；候二十四刻，不便，再服第三杯；如服一杯，即得便，止后服，酌服益胃汤一剂，余参或可加入。

宣白承气汤方（苦辛淡法）

生石膏（五钱）　生大黄（三钱）　杏仁粉（二钱）　栝蒌皮（一钱五分）

水五杯，煮取二杯，先服一杯，不知再服。

导赤承气汤

赤芍（三钱）　细生地（五钱）　生大黄（三钱）　黄连（二钱）　黄柏（二钱）　芒硝（一钱）

水五杯，煮取二杯，先服一杯，不下再服。

牛黄承气汤

即用前安宫牛黄丸二丸，化开，调生大黄末（三钱），先服一半，不知再服。

增液承气汤

即于增液汤内，加大黄（三钱），芒硝（一钱五分）。

水八杯，煮取三杯，先服一杯，不知再服。

【原文】阳明温病，干呕口苦而渴，尚未可下者，黄连黄芩汤主之。不渴而舌滑者属湿温。（中焦篇19）

黄连黄芩汤方（苦寒微辛法）

黄连（二钱）　黄芩（二钱）　郁金（一钱五分）　香豆豉（二钱）

水五杯，煮取二杯，分二次服。

【原文】阳明温病，舌黄燥，肉色绛，不渴者，邪在血分，清营汤主之。若滑者，不可与也，当于湿温中求之。（中焦篇20）

【原文】斑疹，用升提则衄，或厥，或呛咳，或昏痉，用壅补则瞀乱。（中焦篇23）

【原文】斑疹阳明证悉具，外出不快，内壅特甚者，调胃承气汤微和之，得通则已，不可令大泄，大泄则内陷。（中焦篇24）

【原文】阳明温病，无汗，实证未剧，不可下。小便不利者，甘苦合化，冬地三黄汤主之。（中焦篇29）

冬地三黄汤方（甘苦合化阴气法）

麦冬（八钱）　黄连（一钱）　苇根汁（半酒杯，冲）　元参（四钱）　黄柏（一钱）　银花露（半酒杯，冲）　细生地（四钱）　黄芩（一钱）　生甘草（三钱）

水八杯，煮取三杯，分三次服，以小便得利为度。

【原文】温病小便不利者，淡渗不可与也，忌五苓、八正辈。（中焦篇30）

【原文】温病燥热，欲解燥者，先滋其干，不可纯用苦寒也，服之反燥甚。（中焦篇31）

【原文】风温、温热、瘟疫、温毒、冬温之在中焦，阳明病居多；湿温之在中焦，太阴病居多；暑温则各半也。（中焦篇37）

【原文】脉洪滑，面赤身热头晕，不恶寒，但恶热，舌上黄滑苔，渴欲凉饮，饮不解渴，得水则呕，按之胸下痛，小便短，大便闭者，阳明暑温，水结在胸也，小陷胸汤加枳实主之。（中焦篇38）

小陷胸加枳实汤方（苦辛寒法）

黄连（二钱）　栝蒌（三钱）　枳实（二钱）　半夏（五钱）

急流水五杯，煮取二杯，分二次服。

【原文】暑温蔓延三焦，舌滑微黄，邪在气分者，三石汤主之；邪气久留，舌绛苔少，热搏血分者，加味清宫汤主之；神识不清，热闭内窍者，先与紫雪丹，再与清宫汤。（中焦篇41）

三石汤方

飞滑石（三钱）　生石膏（五钱）　寒水石（三钱）　杏仁（三钱）　竹茹（炒，二钱）　银

花（三钱，花露更妙）　金汁（一酒杯，冲）　白通草（二钱）

水五杯，煮成二杯，分二次温服。

加味清宫汤方

即于前清宫汤内加知母三钱、银花二钱、竹沥五茶匙冲入。

【原文】暑温伏暑，三焦均受，舌灰白，胸痞闷，潮热呕恶，烦渴自利，汗出溺短者，杏仁滑石汤主之。（中焦篇 42）

杏仁滑石汤方（苦辛寒法）

杏仁（三钱）　滑石（三钱）　黄芩（二钱）　橘红（一钱五分）　黄连（一钱）　郁金（二钱）　通草（一钱）　浓朴（二钱）　半夏（三钱）

水八杯，煮取三杯，分三次服。

【原文】吸受秽湿，三焦分布，热蒸头胀，身痛呕逆，小便不通，神识昏迷，舌白，渴不多饮，先宜芳香通神利窍，安宫牛黄丸；继用淡渗分消浊湿，茯苓皮汤。（中焦篇 56）

茯苓皮汤（淡渗兼微辛微凉法）

茯苓皮（五钱）　生薏仁（五钱）　猪苓（三钱）　大腹皮（三钱）　白通草（三钱）　淡竹叶（二钱）

水八杯，煮取三杯，分三次服。

【原文】三焦湿郁，升降失司，脘连腹胀，大便不爽，一加减正气散主之。（中焦篇 58）

一加减正气散方

藿香梗（二钱）　浓朴（二钱）　杏仁（二钱）　茯苓皮（二钱）　广陈皮（一钱）　神曲（一钱五分）　麦芽（一钱五分）　绵茵陈（二钱）　大腹皮（一钱）

水五杯，煮二杯，再服。

【原文】湿郁三焦，脘闷，便溏，身痛，舌白，脉象模糊，二加减正气散主之。（中焦篇 59）

二加减正气散（苦辛淡法）

藿香梗（三钱）　广陈皮（二钱）　浓朴（二钱）　茯苓皮（三钱）　木防己（三钱）　大豆黄卷（二钱）　川通草（一钱五分）　薏苡仁（三钱）

水八杯，煮三杯，三次服。

【原文】秽湿着里，舌黄脘闷，气机不宣，久则酿热，三加减正气散主之。（中焦篇 60）

三加减正气散方（苦辛寒法）

藿香（连梗叶，三钱）　茯苓皮（三钱）　浓朴（二钱）　广陈皮（一钱五分）　杏仁（三钱）　滑石（五钱）

水五杯，煮二杯，再服。

【原文】秽湿着里，邪阻气分，舌白滑，脉右缓，四加减正气散主之。（中焦篇 61）

四加减正气散方（苦辛温法）

藿香梗（三钱）　浓朴（二钱）　茯苓（三钱）　广陈皮（一钱五分）　草果（一钱）　楂肉（炒，五钱）　神曲（二钱）

水五杯，煮二杯，渣再煮一杯，三次服。

【原文】秽湿着里，脘闷便泄，五加减正气散主之。（中焦篇 62）

五加减正气散（苦辛温法）

藿香梗（二钱）　广陈皮（一钱五分）　茯苓块（三钱）　浓朴（二钱）　大腹皮（一钱五分）　谷芽（一钱）　苍术（二钱）

水五杯，煮二杯，日再服。

【原文】脉缓身痛，舌淡黄而滑，渴不多饮，或竟不渴，汗出热解，继而复热，内不能运水谷之湿，外复感时令之湿，发表攻里，两不可施，误认伤寒，必转坏证，徒清热则湿不退，徒祛湿则热愈炽，黄芩滑石汤主之。（中焦篇 63）

黄芩滑石汤方（苦辛寒法）

黄芩（三钱） 滑石（三钱） 茯苓皮（三钱） 大腹皮（二钱） 白蔻仁（一钱） 通草（一钱） 猪苓（三钱）

水六杯，煮取二杯，渣再煮一杯，分温三服。

【原文】湿聚热蒸，蕴于经络，寒战热炽，骨骱烦疼，舌色灰滞，面目萎黄，病名湿痹，宣痹汤主之。（中焦篇65）

宣痹汤方（苦辛通法）

防己（五钱） 杏仁（五钱） 滑石（五钱） 连翘（三钱） 山栀（三钱） 薏苡（五钱） 半夏（醋炒，三钱） 晚蚕沙（三钱） 赤小豆皮（三钱，赤小豆乃五谷中之赤小豆，味酸肉赤，凉水浸取皮用。非药肆中之赤小豆，药肆中之赤豆乃广中野豆，赤皮蒂黑肉黄，不入药者也）

水八杯，煮取三杯，分温三服。痛甚加片子姜黄二钱，海桐皮三钱。

【原文】湿郁经脉，身热身痛，汗多自利，胸腹白疹，内外合邪，纯辛走表，纯苦清热，皆在所忌，辛凉淡法，薏苡竹叶散主之。（中焦篇66）

薏苡竹叶散方（辛凉淡法，亦轻以去实法）

薏苡（五钱） 竹叶（三钱） 飞滑石（五钱） 白蔻仁（一钱五分） 连翘（三钱） 茯苓块（五钱） 白通草（一钱五分）

共为细末，每服五钱，日三服。

3. 下焦篇

【原文】风温、温热、瘟疫、温毒、冬温，邪在阳明久羁，或已下，或未下，身热面赤，口干舌燥，甚则齿黑唇裂，脉沉实者，仍可下之；脉虚大，手足心热甚于手足背者，加减复脉汤主之。（下焦篇1）

加减复脉汤方（甘润存津法）

炙甘草（六钱） 干地黄（六钱） 生白芍（六钱） 麦冬（不去心，五钱） 阿胶（三钱） 麻仁（三钱）

水八杯，煮取八分三杯，分三次服。剧者加甘草至一两，地黄、白芍八钱，麦冬七钱，日三夜一服。

【原文】下焦温病，但大便溏者，即与一甲复脉汤。（下焦篇10）

一甲复脉汤方

即于加减复脉汤内，去麻仁，加牡蛎一两。

【原文】少阴温病，真阴欲竭，壮火复炽，心中烦，不得卧者，黄连阿胶汤主之。（下焦篇11）

黄连阿胶汤方（苦甘咸寒法）

黄连（四钱） 黄芩（一钱） 阿胶（三钱） 白芍（一钱） 鸡子黄（二枚）

水八杯，先煮三物，取三杯，去滓，纳胶烊尽，再纳鸡子黄，搅令相得，日三服。

【原文】夜热早凉，热退无汗，热自阴来者，青蒿鳖甲汤主之。（下焦篇12）

青蒿鳖甲汤方（辛凉合甘寒法）

青蒿（二钱） 鳖甲（五钱） 细生地（四钱） 知母（二钱） 丹皮（三钱）

水五杯，煮取二杯，日再服。

【原文】热邪深入下焦，脉沉数，舌干齿黑，手指但觉蠕动，急防痉厥，二甲复脉汤主之。（下焦篇13）

二甲复脉汤方（咸寒甘润法）

即于加减复脉汤内，加生牡蛎五钱，生鳖甲八钱。

【原文】下焦温病，热深厥甚，脉细促，心中憺憺大动，甚则心中痛者，三甲复脉汤主之。（下焦篇14）

三甲复脉汤方（同二甲汤法）

即于二甲复脉汤内，加生龟板一两。

【原文】热邪久羁，吸烁真阴，或因误表，或因亡攻，神倦瘈疭，脉气虚弱，舌绛苔少，时时欲脱者，大定风珠主之。（下焦篇16）

大定风珠方（酸甘咸法）

生白芍（六钱）　阿胶（三钱）　生龟板（四钱）　干地黄（六钱）　麻仁（二钱）　五味子（二钱）　生牡蛎（四钱）　麦冬（连心，六钱）　炙甘草（四钱）　鸡子黄（生，二枚）　鳖甲（生，四钱）

水八杯，煮取三杯，去滓，再入鸡子黄，搅令相得，分三次服。喘加人参，自汗者加龙骨、人参、小麦，悸者加茯神、人参、小麦。

【原文】壮火尚盛者，不得用定风珠、复脉。邪少虚多者，不得用黄连阿胶汤。阴虚欲痉者，不得用青蒿鳖甲汤。（下焦篇17）

【原文】少腹坚满，小便自利，夜热昼凉，大便闭，脉沉实者，蓄血也，桃仁承气汤主之，甚则抵当汤。（下焦篇21）

桃仁承气汤方（苦辛咸寒法）

大黄（五钱）　芒硝（二钱）　桃仁（三钱）　当归（三钱）　芍药（三钱）　丹皮（三钱）

水八杯，煮取三杯，先服一杯，得下止后服，不知再服。

抵当汤方（飞走攻络苦咸法）

大黄（五钱）　虻虫（炙干为末，二十枚）　桃仁（五钱）　水蛭（炙干为末，五分）

水八杯，煮取三杯，先服一杯，得下止后服，不知再服。

【原文】暑邪深入少阴消渴者，连梅汤主之；入厥阴麻痹者，连梅汤主之；心热烦躁神迷甚者，先与紫雪丹，再与连梅汤。（下焦篇36）

连梅汤方（酸甘化阴酸苦泄热法）

云连（二钱）　乌梅（去核，三钱）　麦冬（连心，三钱）　生地（三钱）　阿胶（二钱）

水五杯，煮取二杯，分二次服。脉虚大而芤者，加人参。

【原文】湿温久羁，三焦弥漫，神昏窍阻，少腹硬满，大便不下，宣清导浊汤主之。（下焦篇55）

宣清导浊汤（苦辛淡法）

猪苓（五钱）　茯苓（五钱）　寒水石（六钱）　晚蚕沙（四钱）　皂荚子（去皮，三钱）

水五杯，煮成两杯，分二次服，以大便通快为度。

杂说

【原文】治外感如将（兵贵神速，机圆法活，去邪务尽，善后务细，盖早平一日，则人少受一日害）；治内伤如相（坐镇从容，神机默运，无功可言，无德可见，而人登寿域）。治上焦如羽（非轻不举）；治中焦如衡（非平不安）；治下焦如权（非重不沉）。（卷四·杂说·治病法论）

二、吴鞠通学术思想概要

吴鞠通被誉为清代温病四大家之一，他在温病方面博采众长，勇于创新，为温病学的形成和发展作出了巨大贡献，对中医学的发展也具有巨大的推动作用。

（一）创立三焦辨证理论体系

吴鞠通最突出的学术贡献是构建并完善了三焦辨证理论。三焦辨证理论是温病学的理论核心之一，其源于《黄帝内经》《难经》，汲取了刘河间、喻嘉言、叶天士等历代医家三焦分治的学术观点，结合温病发生发展规律，参以治疗温病的丰富经验而创立。三焦辨证以三焦为纲，将温邪作用于三焦所属脏腑的病变归纳为证候类型，用于辨别病机变化、确定病变部位，还用于辨析温病的发生发展、阐明温邪的传变规律。

1. 精确划分病变部位

三焦辨证并非简单地将病位分为上、中、下三焦，而是以三焦为纲，确定脏腑经络之不同，划分病位浅深之层次，形成纵横交错的辨证体系，使温病病位的划分更加精细。上焦温病根据邪气侵袭的脏腑经络不同，分为手太阴肺经和手厥阴心包经的病变；又根据病位的浅深层次，分为卫分、气分、营分、血分之证。如太阴温病初起，见"脉不缓不紧而动数，或两寸独大，尺肤热，头痛，微恶风寒，身热自汗，口渴，或不渴，而咳，午后热甚者"，为邪在卫分；继而见"脉浮洪，舌黄，渴甚，大汗，面赤恶热者"，为邪在气分；若见"寸脉大，舌绛而干，法当渴，今反不渴者"，为"热在营中也"，邪在营分；见"血从上溢者"，为邪在血分。中焦温病包括足阳明胃经、足太阴脾经、手阳明大肠经的病变，继而又有邪在气分和邪入营血之辨。如"面目俱赤，语声重浊，呼吸俱粗，大便闭，小便涩，舌苔老黄，甚则黑有芒刺，但恶热，不恶寒，日晡益甚者"，为热在阳明气分；若见"舌黄燥，肉色绛，不渴者"，则"邪在血分"。

2. 详细论述传变规律

三焦辨证既能反映三焦所属脏腑的病证表现，又能反映温病病程发展的传变规律。吴鞠通指出"凡病温者，始于上焦，在手太阴""温病由口鼻而入，鼻气通于肺，口气通于胃。肺病逆传则为心包，上焦病不治，则传中焦，胃与脾也，中焦病不治，即传下焦，肝与肾也。始上焦，终下焦"，明确了温病的始发部位，以及病程发展阶段和传变的一般规律。上焦手太阴肺经的病变，多为病程初起阶段；中焦足阳明胃经的病变，多为中期阶段；下焦足少阴肾经的病变，多为病程后期阶段。

3. 明确提出三焦治则

吴鞠通创立三焦辨证，进而提出了针对三焦的治则和注意事项，指出："治上焦如羽（非轻不举），治中焦如衡（非平不安），治下焦如权（非重不沉）。"病在上焦，选取轻清上浮之品，煎药时间不宜过长，避免过煮味厚而入中焦；病在中焦，脾胃升降失常、运化失职，治疗注重调理脾胃气机，使之达于平衡；病在下焦，其病至深，用药需用厚味重镇之品，以填补肝肾。三焦治则符合三焦所属脏腑的生理特点，对于临床遣方用药具有重要的指导意义。

（二）划分温热和湿热病证类型

吴鞠通从病证性质上，把温病分为温热和湿温两大类，并从脉证治方面详述。温热类病证易损伤阴液，以热盛伤阴为主要病机，治疗以清热养阴为主，吴鞠通谓之"温病之不兼湿者，忌刚喜柔"。湿温类病证属湿热合邪，湿邪为阴邪，易阻气伤阳，热为阳邪，易伤阴液，湿热类病证的病机变化更为复杂，治疗指出"气化则湿亦化""湿为阴邪，非温不化"，吴鞠通谓之"温病之兼湿者，忌柔喜刚"。汪瑟庵在《温病条辨》按语中指出："温热、湿温，为本书两大纲。温热从口鼻吸受，并无寒证，最忌辛温表散，但当认定门径，勿与伤寒混杂，再按三焦投药，辨清气血营卫不失先后缓急之序，便不致误。湿温为三气杂感，浊阴弥漫，有寒有热，传变不一，全要细察兼证，辨明经络脏腑气血阴阳，湿热二气偏多偏少，方可论治，故论湿温方法，较温热为多，读者以此意求之，无余蕴矣。热证清之则愈，湿证宣之则愈……一为阳病，一为阴病。"这是对吴鞠通学术思想的肯定和概括。

（三）治疗温病注重养阴

吴鞠通治疗温病注重滋养阴液，认为阴液的存亡是温病或死或愈的关键所在。《温病条辨》中指出"盖热病未有不耗阴者，其耗之未尽则生，尽则阳无留恋，必脱而死也""病温之人、精血虚甚，则无阴以胜温热，故死"。对于上焦温病的治疗，不取辛温、苦寒之品，而用辛凉之剂，轻清透邪，意在"撤热保津""顾护其阴"，病入气、营、血分时，加甘寒救津之品。对于中焦温病之热盛阴伤，治以甘寒养阴、咸寒增液，慎用苦寒，禁用淡渗利尿，避免耗伤津液。对于下焦温病，温病后期邪少虚多，热邪耗竭阴液，肝肾阴虚，治疗以滋养肝肾之阴为主。

（四）创立温病的新治法

吴鞠通辨治温病提出了许多新治法，创制了一系列有效新方剂，至今仍被广泛地应用于临床。

1. 辛凉透邪法

吴鞠通在"治上焦如羽，非轻不举"的指导下，在温病初起治以辛凉透邪解表，创制银翘散、桑菊饮、桑杏汤、翘荷汤等辛凉透邪之剂，宣透肺卫风热、燥热之邪，且顾护阴液，不犯中下二焦，疗效卓著，开创了辛凉法治疗新感温病的新局面。吴鞠通还以辛凉透邪法配合清气、凉血、养阴、化湿、散寒等法，治疗多种病证。如肺热发疹，用银翘散去豆豉加细生地丹皮大青叶倍玄参方；迫血上溢，用犀角地黄汤合银翘散；太阴伏暑，用银翘散加减诸方；湿温喉阻咽痛，用银翘马勃散等。

2. 甘苦合化法

吴鞠通治疗热盛津伤之证，不单独用生地黄、麦冬等甘寒之品，以免阴柔呆滞恋邪，也不单独用黄芩、黄连等苦寒之药，以免化燥伤阴，而是将两者相互配合，取长补短，甘苦合化。银翘散加减应用时即指出："二三日病犹在肺，热渐入里，加细生地、麦冬，保津液。再不解，或小便短者，加知母、黄芩、栀子之苦寒，与麦、地之甘寒，合化阴气，而治热淫所胜。"在治疗阳明温病阴伤而小便不利时，用冬地三黄汤，即以麦冬、生地黄、芦根汁等甘寒之品，配黄连、黄芩、黄柏等苦寒之味，指出"甘得苦则不呆滞，苦得甘则不刚燥，合而成功也"。黄连阿胶汤以黄芩、黄连之苦寒清热而坚阴，以生地黄之甘寒，助阿胶、白芍之育阴。连梅汤、清营汤等，则为甘苦合酸寒、咸寒之剂。

3. 增水行舟法

吴鞠通于阳明下证，根据热结与液干的轻重，施以不同治法。若偏于阴亏液涸、无水舟停之半虚半实证，强调不可混施承气，以免重伤津气，而应以增液汤增水行舟，即生津养液，润肠通便，回护其虚。增液汤由元参、生地黄、麦冬三药组成，为咸苦甘寒、生津养液之品，广泛用于温热伤津之证，以补充体内已伤之津液。清营汤、玉女煎去牛膝熟地加细生地元参方、冬地三黄汤等方剂之中，均配伍此三药，以滋养营血之阴或增液利尿，皆取其滋补之用。

4. 新制承气下法

吴鞠通治疗温病，不仅善于灵活运用伤寒之大承气汤、小承气汤、调胃承气汤，而且针对温病临床，将益气、滋阴、宣肺、清热、开窍、化痰、养血等法与下法有机结合，创制新加黄龙、宣白承气汤、导赤承气汤、牛黄承气汤、增液承气汤、护胃承气汤、承气合小陷胸汤、桃仁承气汤、加减桃仁承气汤等一系列承气方剂，使下法的运用趋于完善。

5. 复脉养阴法

吴鞠通针对温邪深入下焦，肝肾阴伤之证，将伤寒之复脉汤加以化裁，创制加减复脉汤、救逆汤、一甲复脉汤、二甲复脉汤、三甲复脉汤、大定风珠等方剂。加减复脉汤为治疗下焦温病肝肾阴伤的基本方，由复脉汤去人参、桂枝、生姜、大枣等益气温阳之药，加酸寒补阴之白芍而成，重在甘润存津，滋补肝肾，复脉中之阴。正如吴鞠通所说："在仲景当日，治伤于寒者之结、代，自有取于参、桂、姜、枣，复脉中之阳；今治伤于温者之阳亢阴竭，不得再补其阳也。"

6. 宣气化湿法

吴鞠通治疗湿热之证，注重先去其湿，往往以宣上、畅中、渗下之法相互配合，分消湿邪，使湿去而热不独存。尤其注重宣肺化气，使气行则水行，气化则湿热俱化。吴鞠通在论述湿温初起之用三仁汤时指出："湿为胶滞阴邪……唯以三仁汤轻开上焦肺气，盖肺主一身之气，气化则湿亦化也。"在论述暑湿蔓延三焦之三石汤时指出："蔓延三焦，则邪不在一经一脏矣，故急以清三焦为主。然虽云三焦，以手太阴一经为要领。盖肺主一身之气，气化则暑湿俱化……再肺经通调水道，下达膀胱，肺痹开则膀胱亦开，是虽以肺为要领，而胃与膀胱皆在治中，则三焦俱备矣。"吴鞠通宣肺最常用药为杏仁；治疗湿温喉阻咽痛的银翘马勃散，所用金银花、连翘、马勃、牛蒡子等药，均可宣开肺痹；治疗太阴湿温，气分痹郁而哕的宣痹汤，则用枇杷叶、射干、香豆豉等轻宣肺痹；治疗湿热由膜原直走中道的三香汤，则以瓜蒌皮、桔梗、香豉等宣肺开上。

第四节　王孟英著作及其学术思想

一、王孟英及《随息居重订霍乱论》原文选读

（一）王孟英简介

王孟英，名仕雄，晚年改字梦隐（又作梦影），别号半痴山人、随息居隐士等，浙江人，生于1808 年，或谓卒于 1868 年。王氏三世以上都精于医学，其曾祖王学权是一位名医，著有《医学随笔》二卷，祖父、父亲也精通医学，王孟英自幼耳濡目染，其父在孟英 14 岁时病重不起，临终嘱咐他："人生天地之间，必期有用于世，汝识斯言，吾无憾矣。"他遵家训钻研医学，曾足不出户庭十载，彻夜手不释卷。王孟英虽家境贫寒，身处逆境，但学医之志愈加坚定，所读医书，上自《黄帝内经》《难经》《伤寒杂病论》，下迄明清诸先贤著作，无不深究极研，尤对叶天士之《温热论》《临证指南医案》及王清任之《医林改错》等感兴趣，并能博采众长，融会贯通，打下了坚实的中医基础。王孟英生活在西学东渐的时代，对当时传入的西方医学持开明态度，不抱门户之见，具有善于吸取新知的治学精神。王氏也非常注重临床，强调从实践中求得真知，具有丰富的临床经验。

王氏生平著作较多，现尚存者主要有：《回春录》《仁术志》《归砚录》《霍乱论》《温热经纬》《四科简效方》《随息居饮食谱》《潜斋医话》《鸡鸣录》等。最有影响力者当属《温热经纬》，该书远及《黄帝内经》《伤寒杂病论》，近及叶天士《外感温热篇》《三时伏气外感篇》、陈平伯《外感温病篇》、薛生白《湿热病篇》、余师愚《疫病篇》等，均收集在内，在注释中选择前人注释中认为比较好的，并加有自己的按语进行评注，对温病的理论证治进行深入阐述，极大地丰富了温病学的内容，被列为清代温病四大家之一。后世对王氏在医学上的成就颇为推崇，如杨素园称其"能以轻药愈重病，为自古名家所难能"。王氏对临床医学各科，内伤外感诸病的理论证治都有建树。

（二）《随息居重订霍乱论》原文选读

1. 总义

《素问·六元正纪大论》曰：太阴所至，为中满，霍乱吐下。

太阴湿土之气，内应于脾，中满，霍乱吐下，多中焦湿邪为病。故太阴所至，不必泥定司天在泉而论也。五运分步，春分后交二运火旺，天乃渐热；芒种后交三运土旺，地乃渐湿，湿热之气上腾，烈日之暑下烁，人在气交之中，受其蒸淫，邪由口鼻皮毛而入，留而不去，则成温热暑疫诸病，霍乱特其一证也。若其人中阳素馁，土不胜湿，或饮冷贪凉太过，则湿遂从寒化，而成霍乱者亦有之。然热化者，天运之自然；寒化者，体气之或尔。知常知变，庶可治无不当也。

《灵枢·经脉》曰：足太阴厥气上逆，则霍乱。

足太阴脾，土脏也，其应在湿，其性喜燥，镇中枢而主升清降浊之司，唯湿盛而滞其升降之机，则浊反厥逆于上，清反抑陷于下，而为霍乱。虽有热化、寒化之分，治宜宣其浊，则逆自平，而乱乃定，清自升也。

《伤寒论》曰：病有霍乱者，何？答曰：呕吐而利，名曰霍乱。

此设为问答，以明霍乱之病。谓邪在上者，多吐；邪在下者，多利；邪在中焦，上逆而为呕吐，复下注而利者，则为霍乱。霍乱者，挥霍闷乱，成于顷刻，变动不安之谓也。若上不能纳，下不能禁之久病，但名吐利，不得谓之霍乱也。

又曰：病发热头痛，身疼恶寒，吐利者，此属何病？答曰：此名霍乱。自吐下，又利止，复更发热也。

徐洄溪曰：此霍乱是伤寒变证。郭白云曰：此论霍乱，似伤寒之证，盖伤寒而霍乱者，阴阳二气乱于胸中也。初无病而霍乱者，往往饮食失节，而致胸中逆乱也。经云：清气在阴，浊气在阳，营气顺脉，卫气逆行，清浊相干，乱于胸中，是为大悗；乱于肠胃，则为霍乱；唯乱于胸，所以吐；乱于肠，所以利。经言五乱，霍乱其一也。张路玉曰：伤寒吐利，由邪气所伤；霍乱吐利，由饮食所伤。其有兼伤寒之邪，内外不和，加之头痛发热而吐利者，是伤寒霍乱也。

雄按：霍乱，有因饮食所伤者，有因湿邪内蕴者，有因气郁不舒者。但既有发热头痛，身疼恶寒之表证，则治法必当兼理其表，此仲圣主五苓散之义也。然表证之可兼者，不独寒也，如吸受温热风暑之邪者，皆能兼见表证。举隅三反，活法在人。其温暑直侵脾胃，与内邪相协为虐，迨里气和而吐利止，则邪复还之表而为发热者，驾轻汤主之。寒霍乱后，表不解者，有仲圣之桂枝法在。

《医彻》曰：霍乱之候，其来暴疾，腹中疞痛，扰乱不安，有吐泻交作，有吐而不泻，泻而不吐，有不得吐而又不得泻，则邪有上下浅深之分，而总以得吐为愈。邪有入，必有出，盐汤探吐，上妙法门，然后调其胃气可也。盖霍乱每伤于胃，虽风寒暑湿，四气相乘，而中必先虚，故邪入焉。至饮食失和，秽邪触感者尤多。胃气一伤，清浊相干，邪不去则正不安，所以攻邪尤要于扶正也。即至肢冷脉伏，转筋声哑，亦必驱邪至尽。盖邪去则正安，非比他证，养正而邪自除也。所以当其发时，不可用米饮，先哲谆谆戒之，岂无谓哉？观于干霍乱，上不得吐，下不得泻，亦因邪不能出，所以为剧。治者，益可思其故矣。此治霍乱之大法也。总以得吐为邪有出路者，承上不得吐泻之干霍乱言也。邪不去则正不安，尤为治诸病之名言。但霍乱虽无养正则邪自除之理，而虚多邪少之证，亦间有之，治宜攘外安中并用，又未尝无其法也。

《病源》曰：霍乱，脉大可治，微细不可治。霍乱吐下，脉微迟，气息劣，口不欲言者，不可治。

《治法汇》曰：吐泻，脉代，乃是顺候。气口脉弦滑，乃膈间有宿食，虽吐，犹当以盐汤鹅翎探之。吐尽，用和中药。凡吐泻，脉见结、促、代，或隐伏，或洪大，皆不可断以为死。果脉来微细欲绝，少气不语，舌卷囊缩者，方为不治。

《医通》曰：脉伏，或微涩者，霍乱。脉长，为阳明本病。霍乱脉洪大，吉。虚、微、迟、细兼喘者，凶。霍乱之后，阳气已脱，或遗溺不知，或气怯不语，或膏汗如珠，或躁欲入水，或四肢不收，舌卷囊缩，皆为死候。

金簠斋《转筋证治》云：此证重者，立时脉伏，乃邪闭而气道不宣，勿轻信庸工，为脉绝不救也。按：营虚气夺，脉微欲绝者，复脉汤主之。气散阳飞，脉微欲绝者，四逆汤主之。若客邪深入，气机痹塞，脉道不能流通，而按之不见者为伏脉，此为实证，与绝脉判若天渊。苟遇伏脉，而不亟从宣通开泄之治，则脉亦伏而渐绝矣。但此乃邪闭之绝，彼为元脱之绝。脱者误开，阳亡而死；闭者误补，邪锢而死。又按：天士云：经曰暴病暴死，皆属于火。火郁于内，不能外达，故似寒证。关窍闭塞，经络不通，脉道不行，多见沉滞无火之脉。愚谓各证皆然，举一可例其余，然非阅历深者，不能知此。

2. 热证

《素问·六元正纪大论》曰：土郁之发，为呕吐霍乱。

诸郁之发，必从热化。土郁者，中焦湿盛，而升降之机乃窒。其发也，每因吸受暑秽，或饮食停滞，遂至清浊相干，乱成顷刻，而为上吐下泻。治法，如燃照汤，宣土郁而分阴阳，连朴饮祛暑秽而行食滞。若骤伤饮食，而脘胀脉滑，或脉来涩数模糊，胸口按之则痛者，虽吐，犹当以盐汤探吐，吐尽其食，然后以驾轻、致和等汤调之。

又云：不远热则热至，热至则身热吐下霍乱。

此明指霍乱有因热而成者。奈《病源》《三因》等书，咸谓霍乱本于风冷，遂致后人印定眼目。凡患热霍乱者，率为药误，且"不远热"三字，亦非但以药食为言，如劳役于长途田野之间，则暑邪自外而入，所谓热地如炉，伤人最速，宜白虎汤、六一散之类，甘寒以清之。或安享乎醇酒膏粱之奉，则湿热自内而生，所谓厚味腊毒，不节则嗜，宜栀豉汤、连朴饮之类苦辛以泄之。其有暑入伤元，白虎汤可以加参。气虚招感，用参、术必佐清邪。昔贤成法，自可比例而施。奈昧者，妄谓劳伤之病宜补，膏粱之体必虚。知其一，不知其二，信手温补，动辄残生，可哀也已！

《素问·至真要大论》曰：诸热瞀瘈，诸逆冲上，诸躁狂越，皆属于火。瞀，昏闷也；瘈，抽掣也。热伤神则瞀，火迫血则瘈。火性炎上，故逆而冲上。躁，烦躁不安也；狂，狂乱也；越，失常度也。热盛于外，则肢体躁扰；热盛于内，则神识烦乱。盖火主动，凡病之动者，皆属于火。霍乱而见此等证候者，皆为热邪内盛之的据也。

又曰：诸转反戾，水液浑浊，诸呕吐酸，暴注下迫，皆属于热。诸转反戾，转筋拘挛也。热气燥烁于筋，则挛瘈为痛。火主燔灼，躁动故也。水液，小便也。小便浑浊者，天气热水混浊也。呕吐者，火气炎上之象也。胃为阳土，性主下行，胃中热盛，则迫逆而上冲也。土爱稼穑，而味变酸者，肝热内燔，故从而化也。暴注，卒暴注泄也。肠胃热盛而传化失常，火性疾速，故如是也。下迫，后重里急迫痛也。火性急速，而能燥物故也。此段经文，形容霍乱转筋证象如绘，业医者必人人读之，何以临证茫然，徒惑于吊脚痧、脚麻痧等俗名，而贸贸然妄投燥热之药，以促人天年，抑何不思之甚耶？

《千金要方》曰：中热霍乱暴利，心烦脉数，欲得冷水者，以新汲井水，顿服一升。

郭白云曰：治霍乱之法，唯《千金要方》，最为详备。

《治暑全书》曰：暑气入腹，恶心腹痛，上吐下泻，泻如水注。

春分以后，秋分以前，少阳相火，少阴君火，太阴湿土，三气合行其政。故天之热气下，地之湿气上。人在气交之中，受其蒸淫之气，由口鼻入而扰其中，遂致升降失司，清浊不分。所泻者皆五脏之津液，急宜止之，然止非通因塞用之谓也。湿甚者，胃苓汤分利阴阳，暑亦自去；热甚者，桂苓甘露饮清其暑火，湿亦潜消。若火盛之体，内本无湿，而但吸暑邪者，白虎汤之类宜之。且脏性有阴阳之别，阴虚者火旺，虽病发之时，适犯生冷，而橘、朴等只宜暂用；阳虚者湿胜，虽寒润之品，非其所宜，如胃苓汤已为合法，纵使体极虚羸，亦不过补气清邪并用。若因其素禀之亏，而忘其现病之暑，进以丁、附、姜、桂之剂，真杀人不转瞬矣。凡伤暑霍乱，有身热烦渴，气粗喘闷，而兼厥逆躁扰者，慎勿认为阴证，但察其小便必黄赤，舌苔必黏腻，或白厚，宜燃照汤，澄冷服一剂，即现热象。彼时若投姜、附药，转见浑身青紫而死矣。甚或手足厥冷，少气，唇面爪甲皆青，腹痛自汗，六脉皆伏，而察其吐出酸秽，泻下臭恶，小便黄赤热短，或吐下皆系清水，而泻出如火，小便点滴，或全无者，皆是热伏厥阴也。热极似阴，急作地浆，煎竹叶石膏汤服之。又有吐泻后，身冷如冰，脉沉欲绝，汤药不下，或发哕，亦是热伏于内，医不能察，投药稍温，愈服愈吐。验其口渴，以凉水与之即止，后以驾轻汤之类投之，脉渐出者生。然暑之为病，伤之骤，则发之暴；伤之渐，则发之缓。故九月时候，犹多伏暑霍乱之证，医者不可不知。

《金匮》曰：转筋之为病，其人臂脚直，脉上下行，微弦。转筋入腹者，鸡矢白散主之。

刘守真曰：转，反戾也，热烁于筋，则挛瘈而痛，或以为寒客于筋者误也。盖寒主收引，然止为厥逆禁固，屈伸不利，安得为转也？所谓转者，动也，阳动阴静，热证明矣。夫转筋者，多由热甚，霍乱吐利所致，以脾胃土衰，则肝木自盛，而热烁于筋，故转筋也。夫发渴则为热，凡霍乱转筋而不渴者，未之有也。

尤拙吾曰：肝主筋，上应风木，肝病生风，则为转筋，其人臂脚直，脉上下行，微弦，经云：诸暴强直，皆属于风。转筋入腹者，脾土虚而肝木乘之也。鸡为木畜，其矢微寒，而能祛风湿以利脾气，故取以治是病焉。

张石顽曰：呕吐泄泻者，湿土之变也；转筋者，风木之变也。湿土为风木所克，则为霍乱转筋，平胃散加木瓜主之。有一毫口渴，即是伏热，凡术、附、姜、桂，种种燥热之药，误服即死，虽五苓散之桂，亦宜慎用。

雄按：张氏此言，可谓先获我心矣。盖仲圣虽立热多欲饮水者，五苓散主之之法。然上文有头痛恶寒之表证，仍是伤寒之霍乱，故用两解之法，其虽兼表证而非风寒之邪，或本无表证而热甚口渴者，岂可拘泥成法，不知变通，而徒藉圣人为口实哉？透彻古人用法之意，是真读书人语。定州，杨照藜读。

薛一瓢曰：风自火生，火随风转，乘入阳明则呕，贼及太阴则泻，是名霍乱。窜入筋中则挛急，流入脉络则反张，是名痉。故余曰：痉与霍乱，同出一源。但痉证多厥，霍乱少厥。盖痉证风火闭郁，郁则邪势愈横，不免逼乱神明，故多厥。霍乱风火外泄，泄则邪势外宣，不至循经而走，故少厥。此痉与霍乱之分别也。然痉证邪滞三焦，三焦乃火化，风得火而愈扇，则逼入膻中而暴厥；霍乱邪走脾胃，脾胃乃湿化，邪由湿而停留，则淫及诸经而拘挛。火郁则厥，火窜则挛，又痉与厥之遗祸也。痉之挛急，乃湿热生风；霍乱之转筋，乃风来胜湿。木克土也。痉则由经及脏而厥，霍乱则由脏及经而挛。总由湿热与风，淆乱清浊，升降失常之故。夫湿多热少，则风入土中，而霍乱热多湿少，则风乘三焦而痉厥，厥而不返者死。胃液干枯，火邪盘踞也，转筋入腹者死。胃液内涸，风邪独劲也。然则胃中津液所关，顾不钜哉？厥证用辛开，泄胸中无形之邪也。干霍乱用探吐，泄胃中有形之滞也。然泄邪而胃液不上升者，热邪益炽。探吐而胃液不四布者，风邪更张，终成死候，不可不知。

雄按：霍乱湿多热少，道其常也。至于转筋，已风自火出，而有胜湿夺津之势矣。余自髫年，即见此证流行，死亡接踵，嗣后留心察勘。凡霍乱盛行，多在夏热亢旱酷暑之年，则其证必剧，自夏末秋初而起，直至立冬后始息。夫彤彤徂暑，湿自何来？只缘今人蕴湿者多，暑邪易于深伏，迨一朝卒发，渐至阖户沿村，风行似疫。医者不知原委，理中、四逆，随手乱投，殊可叹也。余每治愈此证，必询其人。曰：岂未病之先，毫无所苦耶？或曰：病前数日，手足心如烙。或曰：未病之前，睹物皆红如火。噫！岂非暑热内伏，欲发而先露其机哉？智者苟能早为曲突徙薪之计，何至燎原莫救乎？以胃液之存亡，决病情之生死，尤为精识。昧者肆行燥烈，助虐烁津，徒读父书，可为痛哭。道光元年，直省此证大作，一觉转筋即死，京师至棺木卖尽，以席裹身而葬，卒未有识为何证者。俗传食西瓜者即死，故西瓜贱甚。余时年十一，辄与同学者日日饱啖之，卒无恙。今读此论，则医学之陋，不独今日为然也。素园杨照藜识。

杨氏之论极是，余于是年亦日食西瓜，而阖家无染病者，即其验也。然是年霍乱，间有误食西瓜而死者，为友人董铸范所亲见。盖宜服香薷之证，误信乩坛之语，以致寒凉遏抑而毙也，是亦不可不知，故处方论治，非辨证不可。本论第二篇治法、西瓜汁证治，有"汗频"二字最的。乌程汪曰桢谢城。

王清任曰：道光元年，病吐泻转筋者数省，都中尤甚，伤人过多，贫不能埋葬者，国家发帑施棺，月余间费数十万金。彼时医工，或云阴寒，或云火毒，余谓不分男、妇、老、少，众人同病，即疫也。卓识名言。或曰：既是疫，何以芩、连、姜、附亦有或效者？余曰：芩、连效在邪胜之时，姜、附效在正虚之体，亦有服药终不效，必针刺而得愈者，试看所流之血，尽是紫黑，岂不是疫火之毒，深入于营分哉？以疫邪自口鼻，由气管达于血管，将气血凝结，壅塞津门。《医林改错》云：幽门之左寸许，另有一门，名曰津门，津门上有一管，名曰津管，是由胃出精汁水液之道路。水不得出，故上吐下泻，初得病时，宜即用针刺尺泽穴，出紫黑血，则毒气外泄矣。盖人身气管，周身贯通，血管周身亦贯通，尺泽左右四五根血管，刺之皆出血，皆可愈。尺泽上下刺之，亦可愈。一面针刺，一面以解毒活血之药治之。

雄按：王氏亲见脏腑而善针法，所论皆凿凿可信，非悬揣虚拟可比。虽用药非其所长，而以"解毒活血"四字为纲，亦具有卓见。

《补亡论》曰：《灵枢》五乱之证，唯乱于肠胃一证名霍乱，故作吐利，其余四证，皆不作吐利，只谓之乱气。昔柳州之疾，盖乱气干心之证，非霍乱也。谓为干霍乱者虽谬，然尚不失为五乱之一，今则无复知乱气之名矣。

《治法汇》曰：干霍乱俗名绞肠痧，其状欲吐不吐，欲泻不泻，撩乱挥霍是也。急宜探吐，得吐方可，不吐则死。法曰既有其入，必有其出。今有其入而不得其出者，否塞也，多死。得吐后方可理气和中，随证调治。

《医通》曰：干霍乱是土郁不能发泄，火热内炽，阴阳不交之故。或问方书皆言宿食与寒气相搏，何以独指为火耶？曰昏乱躁闷，非诸躁狂越之属火者乎？每致急死，非暴病暴死之属火者乎？但攻之太过，则脾愈虚；温之太过，则火愈炽；寒之太过，则反扞格，须反佐以治，然后火可散耳。古法有盐煎童便，非但用之降火，且兼取其行血也。

此证病因非一，骤伤饮食者宜探吐，宿食为患者宜消导，气郁感邪者宜宣豁，暑火直侵者宜清解，诸法并列于后，用者审之。

虑其格拒，反佐以治，真精语也。桂苓甘露饮治热证而用桂，通脉四逆汤治寒证而用猪胆汁，皆即此义。梦隐治陈姬一案，石膏、芩、连，加细辛少许，燃照汤之用蔻仁，亦此义也。若寒证而用芩、连，热证而用姜、附，则正与病反，非反佐之义矣。谢城。

又曰：脾胃喜香燥而恶臭湿，若素多湿滞而犯臭气，则正气郁遏，腹痛乃作。或上连头额俱痛，或下连腰腿俱痛。有痛死不知人，少间复苏者；有腹痛不时上攻，水浆不入，数日不已者。甚至欲吐不吐，欲泻不泻，或四肢厥逆，面青脉伏，或遍体壮热，面紫脉坚，俱与生黄豆嚼之，觉香甜者，是臭毒也。急以烧盐探吐，或以童便制香附四五钱为末，停汤顿服最效。举世有用水搭肩背及臂者，有以苎麻水湿刮之者，有以瓷碗油润刮之者，有以瓷锋针刺委中出血者，总欲使腠理开通之意耳。其脉多伏，或细小紧涩，或坚劲搏指，中带促结，皆是阴逆阳伏之象，不可误认阴寒而投热药，虽砂仁之辛温香窜，亦不可轻用。若见面青唇黑，脉劲搏指，厥逆喘促，多不可救也。

又曰：触犯臭秽，而腹痛呕逆，刮其脊背，随发红斑者，俗谓之痧。甚则欲吐不吐，欲泻不泻，干呕绞痛者，曰绞肠痧。更有感恶毒异气而聚发黑痧，俗名番痧。卒然昏倒，腹痛面色黑胀，不呼不叫，如不急治，两三时即毙。有微发寒热，腹痛麻瞀，呕恶神昏者，或濈濈汗出，或隐隐发斑，此毒邪燉发于表也。亦有发即泻利厥逆，腹胀无脉者，此毒邪内伏，不能外发也，所患最暴，多有不及见斑而死者。经谓大气入于脏腑，虽不病而卒死是也。初觉，先将纸捻点烁头额，即以荞麦焙燥，去壳取末三钱，凉开水调服，重者少顷再服即安。盖荞麦能炼肠胃滓秽，降气宽胸，而治浊滞，为痧毒之专药。其毒甚面黑者，急于两膝后委中穴，砭出黑血，以泄毒邪。凡骤发之病，勿虑其虚，非此急夺，束手待毙。原夫此病与臭毒相类，与霍乱相似，乃疫疠之最剧者。初起昏愦不省，脉多沉匿不显，或浑浑不清，勿以腹痛足冷而与温药。如荞麦一时莫得，或服之不应，即宜理气为先，如香苏散加薄荷、荆芥，辛凉透表；次则辟邪为要，栀子豉汤加牛蒡、生甘草解毒和中。表热势甚，清热为急，黄芩汤加连翘、木通分利阴阳。若见烦扰腹胀，脉来数疾，急投凉膈散，以竹叶易生姜，则毒从下夺。热剧神昏，虽合三黄，多不可救。烦渴引饮遗溺，速清阳明，白虎汤加葱豉，使毒从表化。斑点深赤，毒在血分者，浓煎益母草，少投生蜜，放温恣服，取效最捷，以其专下恶血也。或加生莱菔汁半杯，总取散血之功。以上诸法，在未经误药，庶可挽回一二。曾见一商，初到吴会，畅饮酣歌，席间霎时不安，索生姜汤一啜而逝。又有朔客，到枫觅混澡浴，忽然眩晕呕逆，到舟即毙。凡感受暑热秽疫诸邪者，大忌热汤澡身也。更有误认伤寒，而与发散，周身燉紫如云而死者。亦有误认麻疹，而与桴柳樱桃核汤，咽痛失音而死者。亦有误认寒证而与热剂，口鼻流血而死者。变生反掌，不似时行，犹可迁延数日也。

上海，特海陬一邑耳。二十年来，屡遭兵燹，乃沧海渐变桑田，外国之经营日广，苏省又以为会垣，而江浙之幸免于难者，率迁于此，各省商舶麇集，帆樯林立，踵接肩摩，居然一大都会矣。然人烟繁萃，地气愈热，室庐稠密，秽气愈盛，附郭之河，藏垢纳污，水皆恶浊不堪。今夏，余避地来游，适霍乱、臭毒、番痧诸证盛行，而"臭毒"二字，切中此地病因。奈医者茫然，竟有令人先服姜汁一盏者，有以大剂温补主治者，皆刊印遍贴通衢，病家信之，死者日以千计，道殣相望。钱塘吴菊，潭茂才告余，曰：目击一人七窍流血而死，闻之恻然，岂亦劫运使然欤？

《玉衡》曰：先吐泻而心腹疠痛者，从秽气而发者多；先心腹疠痛而吐泻者，从暑气而发者多。然吐泻之霍乱，乃暑秽伤人气分，宜用油盐刮其皮肤，则痧不内攻。若心胸胀闷，腹中疠痛，或如板硬，或如绳缚，或如筋吊，或如锥刺刀割，虽痛极而不吐泻者，名干霍乱，乃邪已入营，宜以针刺出血，则毒有所泄，然后，再审其因而药之。若痧胀已极，难于刮刺者，又必先以药救醒，乃可以回生。明此三法，庶可十全。

王晋三曰：痧者，寒热之湿气，皆可以为患。或四时寒湿，凝滞于脉络；或夏月湿热，郁遏于经隧；或鼻闻臭气，而阻逆经气；或内因停积，而壅塞腑气，则胃脘气逆，皆能胀满作痛，甚至昏愦欲死。西北人以杨柳枝蘸热水鞭其腹，谓之打寒痧；东南人以油碗或油线刮其胸背手足内胂，谓之刮痧，以碗锋及扁针刺舌下、指尖及曲池、委中出血，谓之镝痧。更服玉枢丹等以治其内，是皆内外达窍，以泄其气，则气血得以循度而行，其胀即已，实即霍乱耳，非另有痧邪也。

雄按：方书从无痧证之名，唯干霍乱，有俗呼绞肠痧者，是世俗之有痧，不知起于何时也。至《医说》始载：叶氏用蚕蜕纸治痧之法，以蚕性豁痰，祛风利窍，其纸已经盐腌，而顺下最速也。乃江民莹误为解佚证，虽为杭堇浦所讥，然亦可见从前痧证不多，故古人皆略而不详也。迨国初时，其病渐盛，自北而南，所以又有满洲病与番痧之名。郭氏因龚云林青筋之说，而著《痧胀玉衡》一书，推原极变，其说甚辨，而痧之证治乃备。石顽复分臭毒、番痧为二者，谓恶毒疬气，尤其于秽邪也。晋三又辨痧即外邪骤入，阻塞其正气流行之道之谓，而痧之病义益明。至情志多郁之人，稍犯凉热，即能成痧，且不时举发，亦由气血失其宣畅也。右陶虽有截痧方，而用药殊乖。江氏以香附、芩、栀、抚芎为剂，较为合法。其诸痧名状，《玉衡》书具在，不多赘。

长洲龙青霏《脉学联珠》云：痧胀之证，多属奇经，盖奇经，为十二经之支流也。五脏之清气不升，六腑之浊气不降，譬犹五湖四渎，漫溢泛滥，尽入江河，而清浊已混，更水甚土崩，泥沙浑扰，流荡不清，井腧壅塞，故其病有痧胀之名。痧胀者，犹沙涨也。总由十二经清浊不分，流溢入奇经，而奇经脉现，则为痧证也。邪气滞于经络，与脏腑无涉，不当徒以药味攻脏腑，宜先用提刮之法，及刺法，使经络既通，然后用药，始堪应手也。

雄按：此说似创而实确，然经络既通，虽不药可愈，特虑邪已渐及腑脏，则刮刺不足了事，譬如险要为贼所据，不可徒讲防堵也。

《疫疹一得》曰：凡初起六脉细数沉伏，面色青惨，昏愦如迷，四肢逆冷，头汗如雨，其痛如劈，腹内绞痛，欲吐不吐，欲泻不泻，此为闷疫，毙不终朝。

闷者，热毒深伏于内而不能发越于外也。渐伏渐深，入脏而死，不俟终日也。至于治法，宜刺曲池、委中，以泄营分之毒，再灌以紫雪，清透伏邪，使其外达，或可挽回也。治法精良。素园。

3. 寒证

《素问·气交变大论》曰：岁土不及，民病飧泄霍乱。

岁土不及，则脾胃素虚之人，因天运而更见其虚，中阳既虚，寒湿自盛，以致朝食暮泻而为飧泄，甚加呕吐而为霍乱。观其与飧泄并称，则知利者，必是清谷而非臭秽，吐者亦必澄澈而非酸浊，小便之利，口之不渴，又从而可必矣。如此才是寒湿霍乱，可以理中、五苓之类治之。故读书须以意逆其理，自然触处洞然，无往而不贯矣。且寒霍乱多见于安逸之人，以其深居静处，阳气不伸，坐卧风凉，起居任意，冰瓜水果，恣食为常，虽在盛夏之时，所患多非暑病，王安道论之详矣。轻则藿香正气散，或平胃加木香、藿香、生姜、半夏之类；湿盛而四肢重著，骨节烦疼者，胃苓汤加木香、藿香、大腹皮之类；七情郁结，寒食停滞者，厚朴汤、治中汤；头疼恶寒无汗者，香薷饮先解其表，随以大顺散调其里；如果脉弱阳虚，腹痛喜得温按，泻出不臭者，来复丹；若吐泻不止，元气耗散，或水粒不入，或口渴喜冷而不多饮，或恶寒战栗，手足逆冷，或烦热发躁，揭去衣被，但察其泻出不臭者，乃内虚阴盛格阳，宜理中汤，甚则四逆汤加食盐少许。更有暴泻如水，冷汗四逆，脉弱不能言者，急进浆水散救之，并宜冷服。然此辈实由避暑而反为寒伤致病，若拘泥时令，误投清暑之剂而更助其阴，则顷刻亡阳莫挽矣。前人有治此证而愈者，尚未确知其为寒病也，遂谓夏月暑病，通宜热药，妄立阴暑名目，贻误后人。此因偶中而错认面目也。余于《温热经纬》辨之详矣。

"至真要大论"曰：诸病水液，澄澈清冷，皆属于寒。

或曰：医者精脉埋，谙药性，胸罗经史，口熟方书，斯可以济世矣。余曰不可，必也能辨证乎。苟不辨证，而但凭脉以用方药，虽引古证今，有典有则，恐不免为二竖所笑也。唯圣人早料及此，以辨证之法，大书特书，垂示后世，可谓既详且尽，岂但为霍乱分寒热哉？

《伤寒论》曰：霍乱头痛发热，身疼痛，热多欲饮水者，五苓散主之；寒多不用水者，理中丸主之。

此霍乱之因伤寒而致者，故兼有头痛发热身疼诸表证也。虽欲饮水，而表证未罢，故以五苓散为两解之法，二方皆为风寒而设。热多，谓表热未衰；寒多，谓里寒较盛。于一病中，察其内外之轻重，而辨邪气之聚散，以施治法。圣人辨证，详尽如是，而后人颠顿，或至误会。凡夏秋热霍乱之口渴者辄用五苓，多致偾事。须知桂、术为渴家所忌，唯风寒之邪，郁阻气机，至水液不行而渴者，始可用以行气化水也。分析甚明，发前人所未发。盖热多并非表里大热，欲饮水亦与大渴引饮不同也。谢城识。

又曰：吐利止而身痛不休者，当消息和解其外，宜桂枝汤小和之。

吐利止，里已和也；身痛不休者，表未解也，故须桂枝和解其外，所谓表病里和，汗之则愈也。但此为寒霍乱后之兼有风寒表邪者而言，若温热暑疫霍乱后之表未解者，不得率尔引用也。余拟驾轻汤一方，最为合法，然其意亦不敢出圣人之范围也。详其一曰消息，再曰小和之者，盖以吐利之余，里气已伤，故必消息其可汗而汗之，亦不可大汗而小和之也。况热霍乱后，津液尤虚者，其可妄施汗法乎？故余但以轻清为制也。

又曰：吐利发汗，脉平小烦者，以新虚不胜谷气故也。

吐利可发汗者，伤寒霍乱也。脉平为邪已解。而小烦者，以吐下后胃气新虚，不能消谷，故霍乱病，瘥时内不可便与饮食，必待胃渐下行为顺，而仓廪始开也。暑热霍乱，尤夺胃津，溉以甘凉，自能思谷。

先曾祖秉衡公曰：伤寒外感之总名，《伤寒论》统论外感之书也。先大父永嘉公曰：《难经》云，伤寒有五，则五种外感，古人皆谓之伤寒矣。《伤寒论》有治风、治温、治暍、治湿诸法，则非专论一伤寒矣。杨素园大尹曰：注伤寒者，无虑数十家，皆以为专论伤寒之书，故恒觉支离附会，不适于用。雄尝谓伤寒有五，疟亦有五，不过重轻之别耳。伤寒唯感寒即病者，为正伤寒，乃寒邪由表而受，治宜温散。其邪在半表半里，或所感邪气较轻，不为伤寒而为正疟者，脉象必弦，并宜和解，设冬伤于寒而不即病，则为春温、夏热之病，其较轻者，则为温疟、瘅疟。若感受风温、湿温、暑热之气者，重则为时感，轻则为时疟。今世温热多而伤寒少，故疟亦时疟多而正疟少。唯叶天士先生，精于温热、暑湿诸感，故其治疟也，一以贯之。余师其意，凡治时疟，必辨其为风温，为湿温，为暑热，为伏邪者，仍以时感法清其源。故四十年来，治疟无难愈之证，推而广之，似不止疟疾尔也。如风寒暑湿，皆可以为霍乱，则冬寒内伏，至春夏不为温热病，亦可以为霍乱也，特不多见，故从来无人道及。今年春夏之交，余在濮院，即有是证，未交芒种，薄游海上，则沿门阖户，已成大疫。盖去冬积雪久冻，伤于寒者较深，而流离失所，斗米千余，精神之不藏者既多，中气之不馁者亦罕。且今春过冷，入夏甚凉，殆肃杀之气未消，发生之机不畅，故伏邪不能因升发之令，外泄以为温，久伏深藏，如奸匪潜匿，毫无觉察。或其人起居饮食之失调，或外感稍侵而引动，遂得乘机卒发，直犯中枢而为霍乱，故多无腹痛之兼证，而愈后辄有余波，与向来夏秋所行因于暑湿为患者，证候则一，病情迥殊也，治法亦稍有不同。然伏邪化热，自里达外，与伏暑内发，理无二致，故其人必口渴，而刺血则紫黑。不知者以为暑令未行，有何热证，放胆姜、附，涂炭生民，岂亦劫运使然耶？可哀也已！镇海周君采山，极为折服，遂以此说刊印，传播远近。元和金君篚斋、同邑周君二郊、秀水吕君慎庵、乌程汪谢城孝廉、桐乡陆定圃进士，皆见而韪之，爰赘于伤寒霍乱后，以谂来者。

又曰：吐利汗出，发热恶寒，四肢拘急，手足厥逆者，四逆汤主之。

此阳虚之体，寒邪得以直入而为霍乱也。发热恶寒者，身虽热而恶寒，身热为格阳之假象，恶寒为虚冷之真谛也。四肢拘急，手足厥逆者，阳气衰少，不柔于筋，不温于四末也。首重汗出者，为阳有外亡之象，故径用四逆汤，祛其既入之寒，而挽其将去之阳。若只见厥逆恶寒，四肢拘急，脉来沉细、沉紧，面如尘土，泻出不臭，虽属阴寒，而无汗出之候者，但宜冷香饮子治之。寒主收引，故四肢拘急，乃筋强不能屈伸之谓，与热证之转筋迥殊，临证极宜分别，苟或颠倒误施，祸不旋踵。

又曰：既吐且利，小便复利，而大汗也，下利清谷，内寒外热，脉微欲绝者，四逆汤主之。

此亦虚冷霍乱之候。四肢拘急，手足厥逆，虚冷之著于外也；不利清谷，脉微欲绝，虚冷之著于内也。虚冷甚于内，则反逼其阳于外矣，故其外候，每多假热之象，或烦躁去衣而欲坐地，或面赤喜冷而不欲咽，或脉大虚弦而不任按，是皆元气耗散，虚阳失守，甚加喘哕，最为危险。唯四逆汤可以驱内盛之阴，而复外散之阳。但既吐且利之下，紧接曰小便复利，重申曰下利清谷，何其丁宁而郑重耶！故读者最宜著眼，洄溪所谓一证不具，即当细审也。倘热霍乱因暑邪深入而滞其经隧，显脉细肢寒之假象者，必有溺赤便臭、口渴苔黄之真谛，临诊慎毋忽焉。

又曰：吐下已断，汗出而厥，四肢拘急，脉微欲绝者，通脉四逆加猪胆汁汤主之。

尤拙吾曰：吐下已止，阳气当复，阴邪当解，乃汗出而厥，四肢拘急，而又脉微欲绝，则阴无退散之期，阳有散亡之象，于法为较危矣。故于四逆加干姜一倍，以救欲绝之阳，而又虑温热之过，反为阴气格拒而不入，故加猪胆汁之苦寒，以为向导之用，即《内经》"盛者从之"之意也。

又曰：少阴病吐利，手足厥冷，烦躁欲死者，吴茱萸汤主之。

又曰：少阴病吐利，烦躁四逆者，死。

寒中少阴，吐利交作，阴邪盛极，而阳气不胜也。然先厥冷而后烦躁者，犹有阳欲复而来争之兆，故以吴茱萸温里散寒，人参、大枣益虚安中为治也。若先烦躁而后四逆者，阳不胜而将绝也，故死。此二条本少阴中寒，非霍乱也。然有类乎霍乱，既明霍乱之治，复列其类证，以广其例，俾临证不致眩惑也。

又曰：少阴病自利清水，色纯青，心下必痛，口干燥者，急下之，宜大承气汤。

寒邪化热，传入少阴，逼迫津水，注为自利，质清而无滓秽相杂，色青而无黄赤相间，可见阳邪暴虐之极，反与阴邪无异。但阳邪传自上焦，其人心下必痛，口必干燥。设系阴邪，则心下满而不痛，口中和而不渴，必无此枯槁之象，故宜急下以救其阴也。夫既列少阴中寒二条于前，以明霍乱类证之治，更附少阴急下一条于此者，以病系伤寒，迨既化热，虽见脉微细、但欲寐之少阴证，而口干燥，心下痛，自利清水，尚宜急下。其病非伤寒，脉不微细，神情瞀乱而口渴，心下拒按之霍乱证，顾可以燥热药治之哉？《黄帝内经》以水液澄澈清冷为寒，此证虽自利清水，必热而不冷，或小便赤短，审问之，自有分别。而仲圣于下利证，专以口渴与否，判清温之治，尤为简当，临证者当奉为南针也。

此证最宜细辨，余尝见一霍乱轻证，医投凉膈散，次日下血而殒。

《千金要方》曰：霍乱四逆，吐少呕多者，附子粳米汤主之。

又治中汤，治霍乱吐下，胀满食不消化，心腹痛。

《病源》曰：霍乱者，由人温凉不调，阴阳清浊二气有相干乱之时，其乱于肠胃之间者，因饮食而变，发则心腹疠痛。其有先心痛者先吐，先腹痛者先利，心腹并痛者，则吐利俱发。夹风而实者，身发热，头痛体疼而复吐利，虚者但吐利，心腹刺痛而已。亦有饮酒食肉，腥脍生冷过度，因居处不节，或露卧湿地，当风取凉，而风冷之气归于三焦，传于脾胃，脾胃得冷则不磨，不磨则水谷不消化，亦令清浊二气相干，脾胃虚弱，便作吐利，水谷不消，则心腹胀满，皆成霍乱。

热霍乱流行似疫，世之所同也；寒霍乱偶有所伤，人之所独也。巢氏所论虽详，乃寻常寒霍乱耳。执此以治时行霍乱，犹腐儒将兵，其不覆败者鲜矣。

又曰：霍乱而转筋者，由冷气入于筋故也。冷入于足之三阴三阳，则脚转筋；入于手之三阴三阳，则手转筋。随冷所入之筋，筋即转，转者皆由邪冷之气，击动其筋而移转也。

转筋有因热因寒之异，须合兼证、脉候而辨析之。

无病之人，亦有时患转筋者，不过足受微凉，不足为病。乃时医专以转筋为邪入三阴，讵知三阳亦能转筋，巢氏之论甚明乎？

又曰：干霍乱者，是冷气搏于肠胃，致饮食不消，但腹满烦乱，疠痛短气，其肠胃先夹实，故不吐利，名为干霍乱也。

干霍乱属寒湿者固有之，夹食者抑或有之，亦有因寒湿而夹秽臭恶毒之气者，故治法审非暑火为患，不可误用清凉，但宜芳香辛散以宣通之，其姜、附、椒、巴等剂，勿轻信而妄试也。

医道通治道，治国者必察民情，听讼者必察狱情。用药如用兵，为将者必察敌情，为医者必察病情。民情得而政教行，狱情得而曲直分；敌情得则胜权独操，可以寡克众，可以逸待劳；病情得则生机在握，可以御疹疠，可以挽造化。呜呼！不辨虚实寒热而治霍乱者，犹之弃其土地、人民而讲战守也。故列病情第一。

4. 方剂

行军散

治霍乱痧胀，山岚瘴疠，及暑热秽恶诸邪，直干包络，头目昏晕，不省人事危急等证，并治口疮喉痛，点目去风热障翳，搐鼻辟时疫之气。

西牛黄　当门子　真珠　梅冰　蓬砂各一钱　明雄黄飞净，八钱　火硝三分　飞金二十页

八味，各研极细如粉，再合研匀，瓷瓶密收，以蜡封之，每三五分，凉开水调下。

燃照汤（《霍乱论》）

治暑秽夹湿，霍乱吐下，脘痞烦渴，苔色白腻，外显恶寒肢冷者。

飞滑石四钱　香豉炒三钱　焦栀二钱　黄芩酒炒　省头草各一钱五分　制厚朴　制半夏各一钱

水煎，去滓，研入白蔻仁八分，温服。苔腻而厚浊者，去白蔻，加草果仁一钱，煎服。

连朴饮（《霍乱论》）

治湿热蕴伏而成霍乱，兼能行食涤痰。

制厚朴二钱　川连姜汁炒　石菖蒲　制半夏各一钱　香豉炒　焦栀各三钱　芦根二两

水煎温服。

蚕矢汤（《霍乱论》）

治霍乱转筋，肢冷腹痛，口渴烦躁，目陷脉伏，时行急证。

晚蚕沙五钱　生苡仁　大豆黄卷各四钱　陈木瓜三钱　川连姜汁炒二钱　制半夏　黄芩酒炒　通草各一钱　焦栀一钱五分　陈吴萸泡淡三分

地浆或阴阳水煎，稍凉徐服。

驾轻汤（《霍乱论》）

治霍乱后，余邪未清，身热口渴，及余热内蕴，身冷脉沉，汤药不下而发呃者。

鲜竹叶　生扁豆各四钱　香豉炒　石斛各三钱　枇杷叶刷二钱　橘红盐水炒　陈木瓜各一钱　焦栀一钱五分　水煎温服。

致和汤（《霍乱论》）

治霍乱后，津液不复，喉干舌燥，溺短便溏。

北沙参　生扁豆　石斛　陈仓米各四钱　枇杷叶刷　鲜竹叶　麦冬各三钱　陈木瓜六分　生甘草一钱

水煎服。

二、王孟英学术思想概要

王孟英的学术思想，通过《温热经纬》所收集的各家著作中孟英对其做的注解和阐述，体现在以下几个方面。

1. 师古不泥古，灵活辨治温病

王孟英所撰《温热经纬》是对前人温病学术思想的梳理、归纳和总结，纵观孟英的观点，向来都不盲从，能够根据自己的认识及临床实践加以分析，在前人的基础上加以发展阐述。比如，他认为吴鞠通《温病条辨》中所写的霍乱都是寒证，对此认为不妥，并撰写了《霍乱论》，从病情、治法、医案、药方等几个方面对霍乱进行全面的阐述。对某些偏颇观点进行了辨释，如关于"暑"的问题，王孟英认为"阳之动，始于温，盛于暑，盖在天为热，在地为火，其性为暑，是暑即热也，

并非二气"，即指出暑无阴阳之分。王氏毕生勤学苦练，博览全书，采众家之长，但学习过程中师古而不泥古，他认为"凡天下之物莫不有理，唯理有未穷，即知有未尽，若能穷理有据，则不论何人言之，皆当信之，固不得异其人而异其理也"（引泰西合信氏《全体新书》）。

2. 注重顾护阴津

王氏在治疗温病的过程中，非常注重顾护人体的阴津，养阴贯穿温病治疗的始终，这一点也是继承了叶天士、吴鞠通等的学术思想，其中包括了防止阴液的耗伤和滋养阴液两个方面，形成了较为完整的顾护阴津的论治体系。如他讲道"温热为阳邪，火必克金，故先犯肺""肺属金而畏火，赖胃津濡养，以行肃降令，而溉百脉者也，热邪内盛，胃津被劫，肺失所资""若肺气肃降有权，移热邪于腑，正是病之去路""所谓腑气通，则脏气安也""余谓凡治感证，须先审其胃汁之盛衰，如邪渐化热，即当濡润胃腑，俾得流通，则热有出路，液自不伤，斯为善治"。这些都是注重阴津保护重要的体现。在食疗中，王孟英也很注重运用一些常见的食品来代替养阴生津药物，如萝卜汁、青果等清养肺胃，用甘蔗汁、梨汁等滋养肺胃阴津。

3. 重视气化，治病善调气机

王氏尊崇《黄帝内经》学术思想，结合自己的临床实践，结合《素问·举痛论》"百病皆生于气也"，认为无论哪种疾病，都不是孤立的一个状态，而是缘于气，是因为人体气机失调所形成的。在其医案中即可窥见一斑，王氏认为，疏瀹气机，尤注重于宣展肺气。盖肺主气，性清肃，治节一身。若"肺既不主清肃，一身之气皆滞也"。认为宣展肺气不单纯在于调整肺脏本身气机，关系到一身之气化。他讲道"气贵流通，而邪气挠之，则周行窒滞，失其清虚灵动之机，反觉实矣。唯剂以轻清，则正气宣布，邪气潜消，而窒滞者自通，误投重剂，不但已过病所，病不能去，而无病之地，反先遭克伐"（《温热经纬》）。

4. 明辨新感伏邪证治之异

王氏在编著《温热经纬》时，即以新感伏邪分类，既有"仲景伏气温病篇"，又有"仲景外感热病篇"；他又将叶天士的《温证论治》改名为《外感温热篇》，意在突出新感，复将《幼科要略》中有关的外感热病内容易名为《三时伏气外感篇》，旨在把伏气与新感对应。陈平伯《外感温病篇》专论新感而抨击伏邪，王氏在将其收入《温热经纬》时，作了一些删节，"篇中非伏气之说，皆为节去，弃瑕录瑜"，意在不欲否认伏邪之说。

王氏将新感温病传变途径及方式归纳为三个方面：一是正气较盛者，因正能敌邪，邪受挫而外解。如云："温邪始从上受，病在卫分，得从外解，则不传矣。"二是邪从肺卫顺传胃肠，若其大便不闭，则邪有出路，易于治愈。他说邪在肺卫"不从外解，必致里结，是由上焦气分以及中下二焦者为顺传"。三是邪不从气分下行，从肺卫内陷心营（血）者，称为逆传。逆传之证，病情危重，预后差，王氏说："唯包络居膻中，邪不外解，又不下行，易于袭入，是以内陷营分者为逆传也。"

王氏对伏气温病病因冬不藏精的解释，不局限于房室因素，他说："藏于精者，春不病温，小儿之多温何耶?良以冬暖而失闭藏耳。夫冬岂年年皆暖软，因父母以姑息为心，唯恐其冻，往往衣被过厚，甚则戕之以裘帛，虽天令潜藏，而真气已暗为发泄矣，温病之多，不亦宜乎。此理不但幼科不知，即先贤亦从未道及也。"说明将息失宜，肾精亦可暗耗，而致邪气伏藏。伏藏之邪，可因春阳升动而引发，也可因新感时邪而激发，对于后者的鉴别，王氏还提出："新邪引动伏邪者，初起微有恶寒之表证。"至于伏邪传变，则自里达表，但有正气亏甚者，邪气虽然外达，而又复陷入里，反复再三，犹如抽丝剥茧。王氏以舌象的变化审视邪伏的深浅、治疗的依据、病邪外达的层次，并以此与新感温病做出鉴别，杨照藜对此评曰："阅历有得之言，故语语精实，学者所当领悉也。"王氏在《温热经纬·叶香岩三时伏气外感篇》中还指出小儿伏气温病的证治，也符合这一规律，他说："人有大小，感受则一也。"又云："感受既一，治法亦无殊。"

参 考 文 献

黄欢，黄家诏. 2009. 薛生白辨治湿热病浅析. 时珍国医国药，20（1）：242.

林培政. 2003. 温病学. 北京：中国中医药出版社.

彭胜权，林培政. 2011. 温病学. 2版. 北京：人民卫生出版社.

沈凤阁，王灿晖，孟澍江. 1983. 叶香岩外感温热篇（薛生白湿热病篇阐释）. 南京：江苏科学技术出版社.

盛增秀. 2012. 温病学派四大家. 2版. 北京：中国中医药出版社.

杨进. 2009. 温病学理论与实践. 北京：人民卫生出版社.

于海，马金玲，兰辛键，张文风. 2021. 《湿热论》浅谈. 长春中医药大学学报，37（3）：478.

俞志高. 2001. 吴中名医薛生白. 江西中医药，32（6）：56.

郑春素. 2009. 浅析薛生白治湿之法. 辽宁中医药大学学报，11（9）：25-26.

郑齐，于峥，张宇鹏. 2018. 薛雪治湿法度述要. 中国中医基础医学杂志，24（4）：526.

朱佑武. 1986. 温热经纬评注. 长沙：湖南科学技术出版社.

第六章 疫病学名著及其学术思想概要

瘟疫学派以瘟疫为主要研究对象，以吴又可所著的第一部温病学专著《温疫论》为先导，后世医家多承其说并加以发展，代表者如刘松峰《松峰说疫》、余师愚《疫疹一得》、戴天章《广瘟疫论》、杨栗山《伤寒瘟疫条辨》等。其学术特点在两个方面尤为引人注目：一为强调特殊致病因素，如吴又可的杂气论、刘松峰的邪毒说、余师愚的时气热毒说等。二为重视尽早采用祛邪治疗。如吴又可开创的疏利透达法，首用辛香雄烈之品，直捣膜原巢穴，并擅用汗、吐、下三法攻逐邪气；余师愚长于清热解毒，以清瘟败毒饮为治瘟疫诸证之主方；杨栗山重视火热怫郁，常将清、透、下、利诸法并施以治疫。

此派的理论和经验，给予后世温病学家重大启迪与借鉴，促进了温病学术的发展。然此派在学术上的粗疏或缺陷也应注意。首先，此派的学术体系与其他学派相比较，尤其是与主流学派比较，显得驳杂而缺乏系统，正如王孟英所评价为"纯疵互见"。其次，吴又可的杂气论虽别开生面，但由于与传统理论脱节，使审证求因、审因论治无从着手，恰如吴氏所感叹："杂气无穷，茫然不可测。"尽管吴氏已认识到有"物"能制"气"，然而由于当时的历史条件限制，却无法寻找到这样的特效药。同时，吴氏认为邪离膜原后的机转有九种传变，其大要仍不出表里辨证之外，故后世评其为"附会表里"，也颇中肯。"治法虽擅长汗、吐、下三法，然为其偏说也"（孔毓礼语）。尽管，此派在温病论治方面有所不足，但仍为后世温病学的发展提供了宝贵的经验与启示。

第一节 吴又可著作及其学术思想

一、吴又可及《温疫论》原文选读

（一）吴又可简介

吴又可，名有性，字又可，江苏吴县东山人。明末温病学家。生于明万历十年（公元1582年），卒于清顺治九年（公元1652年）。明末清初，战争连年，灾荒不断，各种传染病不断流行。在他59岁那年（公元1641年），江苏、河北、山东、浙江等地时疫流行甚剧，他家乡吴县一带也不例外，据《吴江县志》记载："当时连年瘟疫流行，一巷百余家，无一家仅免；一门数十口，无一口仅存者。"吴氏痛感时医以伤寒法治之不效，遂静心穷理，推究病源，据所历验，于崇祯壬午年（公元1642年）撰成《温疫论》，开我国传染病学研究之先河。《温疫论》是我国第一部传染病专著，在中国医学史和温病学上占有极其重要的地位。

（二）《温疫论》原文选读

《温疫论》全书分上下两卷，共86篇，分列86个论题，其中上卷论题50个，下卷论题36个。该书全面、系统地阐释了吴又可对瘟疫病因及感染途径的认识，讨论了瘟疫发展及传变的规律，提出了相应的治疗原则与方法，创制名方达原饮，重视后期的调养等。其中不少观点具有创新性：如提出"杂气"致病说；认为邪自口鼻而入，始客于膜原；主张"逐邪勿拘结粪"等。吴鞠通在《温病条辨》序中赞其"实有发前人所未发"。

1. 瘟疫病因与发病

【原文】夫温疫之为病，非风、非寒、非暑、非湿，乃天地间别有一种异气所感。(《温疫论·自序》)

【原文】夫物者气之化也，气者物之变也，气即是物，物即是气。(《温疫论·论气所伤不同》)

【原文】伤寒与中暑，感天地之常气；疫者，感天地之疠气。在岁有多寡，在方隅有厚薄，在四时有盛衰。此气之来，无论老少强弱，触之者即病。(《温疫论·原病》)

【原文】疫气者亦杂气中之一，但有甚于他气，故为病颇重，因名之疠气。虽有多寡不同，然无岁不有。(《温疫论·杂气论》)

【原文】然气无形可求，无象可见，况无声复无臭，何能得睹得闻?人恶得而知气?又恶得而知其气之不一也?是气也，其来无时，其着无方，众人有触之者，各随其气而为诸病焉。(《温疫论·杂气论》)

【原文】为病种种，是知气之不一也。盖当时适有某气专入某脏腑、某经络，专发为某病，故众人之病相同，是知气之不一，非关脏腑经络或为之证也。(《温疫论·杂气论》)

【原文】邪之所着，有天受，有传染，所感虽殊，其病则一。凡人口鼻之气，通乎天气，本气充满，邪不易入，本气适逢亏欠，呼吸之间，外邪因而乘之。(《温疫论·原病》)

【原文】其年疫气盛行，所患者重，最能传染，即童辈皆知言其为疫，至于微疫，反觉无有，盖毒气所钟有厚薄也。(《温疫论·论气盛衰》)

【原文】然牛病而羊不病，鸡病而鸭不病，人病而禽兽不病，究其所伤不同，因其气各异也。(《温疫论·论气所伤不同》)

【原文】邪自口鼻而入，则其所客，内不在脏腑，外不在经络，舍于伏脊之内，去表不远，附近于胃，乃表里分界，是为半表半里，即《针经》所谓横连膜原是也。(《温疫论·原病》)

2. 瘟疫的传变

【原文】夫疫之传有九，然亦不出乎表里之间而已矣。所谓九传者，病人各得其一，非谓一病而有九传也。盖温疫之来，邪自口鼻而入，感于膜原，伏而未发，不知不觉，已发之后，渐加发热，脉洪而数，此众人相同，宜达原饮疏之。继而邪气一离膜原，察其传变，众人不同者，以其表里各异耳。有但表而不里者，有但里而不表者，有表而再表者，有里而再里者，有表里分传者，有表里分传而再分传者，有表胜于里者，有里胜于表者，有先表而后里者，有先里而后表者，凡此九传，其去病一也。(《温疫论·统论疫有九传治法》)

3. 瘟疫的证治

【原文】温疫初起，先憎寒而后发热，日后但热而无憎寒也。初得之二三日，其脉不浮不沉而数，昼夜发热，日晡益甚，头疼身痛。其时邪在伏脊之前，肠胃之后，虽有头疼身痛，此邪热浮越于经，不可认为伤寒表证，辄用麻黄、桂枝之类强发其汗。此邪不在经，汗之徒伤表气，热亦不减。又不可下，此邪不在里，下之徒伤胃气，其渴愈甚。宜达原饮。(《温疫论·温疫初起》)

达原饮

槟榔二钱，厚朴一钱，草果仁五分，知母一钱，芍药一钱，黄芩一钱，甘草五分。

上用水二盅，煎八分，午后温服。

【原文】温疫发热一二日，舌上白苔如积粉。早服达原饮一剂，午前舌变黄色，随现胸膈满痛，大渴烦躁，此伏邪即溃，邪毒传胃也。前方加大黄下之，烦渴少减，热去六七，午后复加烦躁发热，通舌变黑生刺，鼻如烟煤，此邪毒最重，复瘀到胃，急投大承气汤。傍晚大下，至半夜热退，次早鼻黑苔刺如失。此一日之间而有三变，数日之法一日行之。(《温疫论·急证急攻》)

【原文】温疫可下者约三十余证，不必悉具，但见舌黄，心腹痞满，便于达原饮加大黄下之。设邪在膜原者，已有行动之机，欲离未离之际，得大黄促之而下，实为开门祛贼之法，即使未愈，

邪亦不能久羁。二三日后，余邪入胃，仍用小承气彻其余毒。(《温疫论·注意逐邪勿拘结粪》)

【原文】证本应下，耽搁失治，或为缓药羁迟，火邪壅闭，耗气搏血，精神殆尽，邪火独存，以致循衣摸床，撮空理线，筋惕肉瞤，肢体振战，目中不了了，皆缘应下失下之咎。邪热一毫未除，元神将脱，补之则邪毒愈甚，攻之则几微之气不胜其攻。攻不可，补不可，补泻不及，两无生理，不得已勉用陶氏黄龙汤。(《温疫论·补泻兼施》)

黄龙汤

大黄，厚朴，枳实，芒硝，人参，地黄，当归。

照常煎服。

【原文】夫疫乃热病也，邪气内郁，阳气不得宣布，积阳为火，阴血每为热搏。暴解之后，余焰尚在，阴血未复，大忌参、芪、白术。得之反助其壅郁，余邪留伏，不唯目下淹缠，日后必变生异证，或周身痛痹，或四肢挛急，或流火结痰，或遍身疮疡，或两腿钻痛，或劳嗽涌痰，或气毒流注，或痰核穿漏，皆骤补之为害也。凡有阴枯血燥者，宜清燥养荣汤。(《温疫论·解后宜养阴忌投参术》)

清燥养荣汤

知母，天花粉，当归身，白芍，地黄汁，陈皮，甘草。

加灯心煎服。表有余热，宜柴胡养荣汤。

柴胡养荣汤

柴胡，黄芩，陈皮，甘草，当归，白芍，生地，知母，天花粉。

姜枣煎服。里证未尽，宜承气养荣汤。

承气养荣汤

知母，当归，芍药，生地，大黄，枳实，厚朴。

水姜煎服。痰涎涌甚，胸膈不清者，宜蒌贝养荣汤。

蒌贝养荣汤

知母，花粉，贝母，瓜蒌实，橘红，白芍，当归，紫苏子。

水姜煎服。

【原文】大凡客邪贵乎早治，乘人气血未乱，肌肉未消，津液未耗。病人不至危殆，投剂不至掣肘，愈后亦易平复。欲为万全之策者，不过知邪之所在，早拔去病根为要耳。(《温疫论·注意逐邪勿拘结粪》)

【原文】邪为本，热为标，结粪又其标也。能早去其邪，安患燥结耶！(《温疫论·注意逐邪勿拘结粪》)

【原文】能知以物制气，一病只有一药之到病已，不烦君臣佐使品味加减之劳矣。(《温疫论·论气所伤不同》)

二、吴又可学术思想概要

吴又可在瘟疫的病因病理、证治方面有重大理论建树，其主要学术贡献如提出"杂气"致病说，阐述邪传膜原的病机特点；重视特异性治疗，"以物制气，一病只有一药"；创立瘟疫初期以疏利膜原为目的的达原饮；拓展了下法的应用范围，认为"逐邪勿拘结粪"，主张"急证急攻"；强调瘟疫后期治疗及调护的重要意义。

（一）提出异气病因说

瘟疫病情凶险，具有强烈的传染性和流行性，其病因用六淫学说难以解释，因此吴氏认为瘟疫"乃天地间别有一种异气所感"。异气又称为杂气、疠气、戾气、疫气等，《温疫论·伤寒例正误》说："夫疫者，感天地之戾气也。戾气者，非寒、非暑、非暖、非凉，亦非四时交错之气，乃天地别有一种戾气。"吴又可否认王叔和"非其时有其气"致疫的观点，指出春应暖而反多寒，秋应凉而热不去等，"此天地四时之常事，未必为疫"。他通过长期的临床实践，提出"异气"病因观点，认为疫气是客观存在的，是自然界特异的致病物质；疫气种类多样，引起的疫病也不同，即某气专入某脏腑经络，专发为某病；疫气致病有种属感受性和种属免疫性，如"牛病而羊不病，鸡病而鸭不病，人病而禽兽不病"；疫气致病的途径"有天受，有传染"，天受指空气传播，传染指患者接触传染；疫病流行的程度不同，"其年疫气盛行，所患者重，最能传染"为疫病大流行，"其时村落中偶有一二人所患者"为疫病散发。这些认识不但把瘟疫与伤寒的病因加以区分，也把瘟疫与一般温病区分开来。

（二）倡导攻击性逐邪治法

吴又可提出"客邪贵乎早治""一窍通诸窍皆通，大关通而百关尽通"的观点。治疗瘟疫，重视祛邪，逐邪推崇下法，用药推崇大黄，认为大黄"润而最降，能逐邪拔毒"。瘟疫初起邪伏膜原，用达原饮宣透盘踞于膜原之邪，使邪尽快溃散，"不溃则不能传，不传邪不得出"；瘟疫中期邪结肠腑，用承气类开通人身窍闭。在《温疫论·表里分传》中吴氏根据疫气的位置所在，选用不同的逐邪方药：瘟疫初发膜原，有里证者，用三消饮治毒邪表里分传，膜原尚有余结者，认为该方为"治疫之全剂"；疫热久羁，无由以泄，血为热搏，溢于胃肠的蓄血证，用抵当汤、桃仁承气汤；疫邪传里，遗热下焦，邪无疏泄，小便不利，传为黄疸，用茵陈汤。《温疫论》中的逐邪方除达原饮、承气汤外，还用白虎汤治"毒邪已溃，中结渐开，邪气分离膜原，尚未出表"；用瓜蒂散治疫邪留于胸膈，欲吐不吐；用托里举斑汤治邪热不得外透而发斑；用猪苓汤治邪结膀胱等。吴氏提出的"勿拘下不厌迟""逐邪勿拘结粪""邪未尽也，再下之"等，为攻下法的应用提供了新思路。

1. 强调祛邪应"早"

吴氏认为"客邪贵乎早治""邪不出则疾不瘳""知邪之所在，早拔去病根为要"。疫病之来势迅猛，发热一二日，早上白苔如积粉，为邪在膜原，当治以达原饮；午前舌变黄色，为邪毒传胃，治以达原饮中加大黄；午后烦躁，通舌变黑生刺，鼻如煤烟，是邪毒夹瘀入胃，当急予大承气汤。一日之间，病有三变；数日之法，一日行之。体现了吴又可重视早期祛邪的治疗理念。

2. 祛邪善用下法

吴又可认为，瘟疫初起，邪在膜原。膜原之位，"去表不远，附近于胃"，膜原之邪内陷入于胃则当用下法，故疫病初期的治疗就与下法有关。《温疫论》列举的可下之证达30多种，"但见舌黄心腹痞满，便于达原饮加大黄下之。设邪在膜原者，已有行动之机，欲离未离之际，得大黄促而下之……二三日后，余邪入胃，仍用小承气彻其余毒"，此外，还有白转黑苔、干燥黑硬苔、舌上芒刺、舌短、舌硬、舌卷等，都是急下之证据。

（1）攻下为逐邪而勿拘结粪：吴氏认为承气为逐邪而设，攻下是"开门祛贼"之法，邪热与结粪的关系，"邪为本，热为标，结粪又其标也""因邪热致燥结，非燥结而致邪热"，不能拘于肠中有燥屎结粪才下，吴氏指出：瘟疫中也有溏粪矢下，"蒸作极臭如败酱，或如藕泥，临死不结者，但得秽恶一去，邪毒从此而消，脉证从此而退，岂徒孜孜粪结而后行哉？"胃为十二经之海，"伤寒时疫皆能传胃"，因而皆可用承气汤辈逐邪外出，而且时疫病用下，"勿拘于下不厌迟"之说。吴氏下法用药推重大黄，指出"三承气功效，俱在大黄，余皆治标之品"，故大黄量大。

（2）拓展攻下法的适应证：吴氏用下法的主方虽仍以仲景三承气为主，但治疗范围却有很大扩展，有30余症，仅舌象就有如黄苔、黑苔、芒刺舌等，口鼻之症有唇燥裂、口臭、鼻孔如烟煤等。在胃家实的表现中，如目赤咽干、气喷如火、小便赤黑涓滴作痛、脉沉而数等，扩展了下法的应用范围。在脉厥、体厥的辨治中也引入了下法，脉厥是指瘟疫得里证，神色不败，忽然六脉如丝，吴氏指出，这是应下失下，内结壅闭，营气逆于内，不能达于四末，用人参、生脉祸不旋踵，即使用黄连、石膏，也是强遏其热，致邪愈结，宜用承气缓缓下之。体厥是指阳证似阴，身冷如冰，吴氏举一四旬肥胖患者，6月患时疫，口燥咽干、心腹胀满等下证俱备，但通身肌表如冰，指甲青紫，六脉如丝，吴氏辨得体厥，投大承气缓下而愈。疫病愈后作呕，饮食不进，给汤水呕更甚，吴又可治以调胃承气热服则呕止。

（3）因证数攻，注意存阴：瘟疫下后二三日，舌上复生苔刺，为邪未尽，可再下之、更下之、除邪务尽，即不但"急证急攻"，而且"凡下不以数计"。《因证数攻》有"下后"用下，"再下"用下，"更下之"用下，"更宜下之"等反复用下的记载，即不论用过下法没有，或用过多少次下法，只要还有可下之证，则还可用下，还可再用下。于危急重症，还可以"数日之法，一日行之"。但在一日或数日攻下期间，当防"数下亡阴"，可采用间隔时间，或间服缓剂，如用柴胡清燥汤类方调理，一方面"俟余邪聚胃再下之"，另一方面还可以养阴润燥。或用承气养荣汤类增液养阴。

（4）补泻兼施：对于病邪实而正气虚者，治当补泻兼施。瘟疫应下而耽搁失治，致使邪毒壅闭，元气大伤，治以攻下扶正兼施，用陶节庵黄龙汤。陶氏方本治热结旁流，为急下存阴而设，吴又可治瘟疫邪实正虚，是对陶氏方的发展。其后温病学家又在此基础上创制了新加黄龙汤、增液承气汤，进一步丰富了扶正攻下法的内容。吴氏即使在用三承气汤攻下实邪时，亦不忘顾护正气，如承气汤方后提示"水姜煎法"即是，有时甚至用人参。如治一人，方食肉而病适来，用大小承气连下后，病不已，唯下臭水稀粪，吴氏于承气汤中加人参，三四十日所停完谷、完肉方下，说明生姜、人参有振奋胃气鼓邪外出的作用。

吴氏虽善用下法，但也不盲目用下法，如指出邪在膜原慎用下法，要"揣邪气离膜原之多寡"而用；对于"三阴不足，大肠虚燥"之便秘，不可用攻，并创六成汤（当归、白芍、地黄、天冬、肉苁蓉、麦冬），滋养阴液，以达增水行舟之目的。

（三）提出病原治疗的设想

《温疫论》认为传统的汗、吐、下等治法并不是针对瘟疫病因的，应寻求能针对病因的治法药物，"唯其不知何物之能制，故勉用汗、吐、下三法以决之。嗟乎！即三法且不能尽善，况乃知物乎？能知以物制气，一病只有一药之到病已，不烦君、臣、佐、使品味加减之劳矣"。不过，中医传统所用的汗、吐、下等治法，对于病原也并不是没有作用的。

第二节　戴天章著作及其学术思想

一、戴天章及《广瘟疫论》原文选读

（一）戴天章简介

戴天章，字麟郊，号北山，江苏上元（今江苏江宁）人。生于清顺治元年（公元1644年），卒于清康熙六十一年（公元1722年）。少年时期习儒，精读诸子百家，好学强记，对天文、地理、射戈，以及书画、琴弈之类，无不研习，尤精于医学，医术高明，医德高尚，为人疗病，不受谢。其论瘟疫，宗吴又可说。为弘扬吴氏之学，戴氏结合自己多年的临床经验，对《温疫论》进行注释、增订、删改，而成《广瘟疫论》。《医学集成·瘟疫》载："千古治法，唯吴又可、戴麟郊深知其义。"对其评价甚高。

（二）《广瘟疫论》原文选读

《广瘟疫论》又名《瘟疫明辨》，约成书于清康熙十四年（公元1675年）。全书共分四卷，附方一卷。首卷主要论瘟疫与伤寒的辨证，而以辨气、辨色、辨舌、辨神、辨脉五个方面为两者之大纲，论瘟疫的五兼证和十夹证的证候与治疗；卷二、三分别从表里两方面详列了瘟疫的不同症状表现（表证31个症状，里证40个症状）及部分方药；卷四除了介绍汗、下、清、和、补五种治疫大法之外，还简要介绍了四损、四不足、三复之当补者，以及寒热虚实真假的辨识和后遗症（不表不里、妇人、妊娠、小儿病）的辨治等；卷末则主要列举了83首治疗瘟疫的常用方药。《广瘟疫论》既继承了《温疫论》的主要学术思想，又在瘟疫理论及辨证论治方面续有增广发挥。1878年陆懋修将《广瘟疫论》加以删订补充，改名《广温热论》。清末何廉臣在《广温热论》基础上参考前人著作，综合印证，补订内容，并将原书并为二卷，书名《重订广温热论》。

1. 瘟疫辨识要领

（1）辨气

【原文】瘟疫气从中蒸达于外，病即有臭气触人，轻则盈于床帐；重则蒸然一室，且专作尸气，不作腐气……瘟疫，败气也，人受之，自脏腑蒸出于肌表。（《广瘟疫论·辨气》）

（2）辨色

【原文】瘟疫主蒸散，散则缓，面色多松缓而垢晦……或如油腻，或如烟熏，望之可憎者，皆瘟疫之色也。（《广瘟疫论·辨色》）

（3）辨舌

【原文】瘟疫一见头痛、发热，舌上即有白苔，且厚而不滑；或色兼淡黄；或粗如积粉。若传经入胃，则兼二三色，又有白苔即燥与至黑不燥者。大抵疫邪入胃，舌苔颇类风寒，以兼湿之故而不作燥耳。唯在表时，舌苔白厚，异于伤寒，能辨。（《广瘟疫论·辨舌》）

（4）辨神

【原文】瘟疫初起，令人神情异常而不知所苦。大概烦躁者居多，或如痴如醉，扰乱惊悸。及问其何所苦，则不自知。即间有神清而能自主者，亦多梦寐不安，闭目即有所见，有所见即谵妄之根。缘瘟疫为天地邪气，中人人病，中物物伤，故其气专昏人神情也。（《广瘟疫论·辨神》）

（5）辨脉

【原文】瘟疫从中道而变，自里出表，一二日脉多沉。迨自里出表，脉始不沉，乃不浮不沉而数，或兼弦、兼大而皆不浮，其至数则模糊而不清楚。（《广瘟疫论·辨脉》）

2. 瘟疫治法

（1）汗法

【原文】时疫汗不厌迟。时疫发汗，必兼辛凉、辛寒以救阴……治表必通里。（《广瘟疫论·汗法》）

（2）下法

【原文】时疫下不厌早；时疫在下其郁热…不论表邪罢与不罢，但兼里证即下……上焦有邪亦可下，若必待结至中、下二焦始下，则有下之不通而死者……时疫用下药至少三剂，多则有一、二十剂者。（《广瘟疫论·下法》）

（3）清法

【原文】时疫为热证，未有不当清者也。其在表宜汗，使热从汗泄，汗法亦清法也；在里宜下，使热从下泄，下法亦清法也……清法可济汗、下之不逮，三者之用，可合而亦可分。（《广瘟疫论·清法》）

（4）和法

【原文】寒热并用之谓和，补泻合剂之谓和，表里双解之谓和，平其亢厉之谓和。凡此和法，虽名为和，实寓有汗、下、清、补之意，疫邪尤有宜和者。（《广瘟疫论·和法》）

（5）补法

【原文】时疫本不当补……凡屡经汗、下、清、和而烦热加甚者，当补阴以济阳。所谓寒之不寒，责其无水者是，六味、四物、生脉、养荣诸方酌用。屡经汗、下、清、和，热退而昏倦痞利不止者，当补阳。所谓养正以却邪者是，四君、异功、生脉、六君、理中、建中、附子等方酌用。（《广瘟疫论·补法》）

二、戴天章学术思想概要

戴天章是吴又可温疫学说的推崇者，鉴于吴又可之后诸医家于外感热病仍"拘伤寒之法"，对吴又可"虽见其书知其法，而不能信之"的状况，遂著《广瘟疫论》一书。在《广瘟疫论》中，戴氏从病邪性质、受邪途径、传变等方面详述了温热与风寒不同；在辨证方面，提出了瘟疫早期与伤寒鉴别诊断的独到见解，认为辨气、辨色、辨舌、辨神、辨脉是辨别伤寒与瘟疫的"大纲"；在治法方面，总结出汗法、下法、清法、和法、补法是治疗瘟疫的基本大法。此外，又提出了五兼证、十夹证的具体治法，充实了吴又可温疫学说的内容。余瀛鳌评"该书论瘟疫病机及兼夹诸证较《温疫论》详备，治法内容亦较充实可取"。

（一）辨瘟疫与伤寒的区别

戴天章着重辨瘟疫与伤寒的区别，特别是早期证候的鉴别，并从气、色、舌、神、脉五方面进行了辨识。

1. 气

人患瘟疫之后，即有臭气从体内散发出来，轻微的在床帐四周，重则充满屋，十分难闻。人体得生气则香，得败气则臭，瘟疫是一种败气。非一般臊、腥、焦、腐之气，必须仔细辨认。风寒邪气伤人，一般无臭气。只有在病后数日转为阳明腑证之后，才有臭气出现。这种腐气与瘟疫的臭气不同。是辨别伤寒、瘟疫的重要依据。

2. 色

风寒主收敛，敛则急，面多急绷，色多光泽；瘟疫主蒸散，散则缓，所以面多松缓，色多垢晦，又因受疫气所蒸，垢晦如油腻、烟熏。

3. 舌

风寒在表，舌多为白苔，薄而滑；渐入里，由白而黄，而燥，而黑。瘟疫初起，一见发热头痛，舌上白苔即厚而不滑，或色兼淡黄，或粗如积粉，与风寒迥异，对瘟疫的早期诊断具有重要的意义。瘟疫入胃，会现黑苔，疫热极盛，急需攻下。

4. 神

风寒初起，神识清楚，待传里入胃后，就会出现神昏谵语。瘟疫初期就会神情异常，不知所苦，多烦躁惊悸；间有神识不清楚，也多梦寐不安。

5. 脉

瘟疫与风寒在初起时脉象大不相同，但到传变后，两者脉象颇同。

（二）治疗瘟疫善用汗、下、清、和、补五法

对于瘟疫的治疗，在吴又可学说的基础上，结合自己的医疗实践，戴氏分析了汗、下、清、和、补五法的临床运用。

1. 汗法

在运用汗法上，强调汗法时机，主张温病"汗不厌迟"，温病汗法目的"在乎通其郁闭，和其阴阳"。治风寒用辛温，在病初，不能犯里；治瘟疫则不同，邪在肌表，可用辛凉、辛寒；如兼见里证，可兼通其里。

2. 下法

在运用下法上，主张温病"下不厌早"，温病用下法"在乎下其郁热"。伤寒由表入里后，如里有燥结，方可用下法；而瘟疫则下不厌早，有里热就可用下法。

3. 清法

治瘟疫用清法，应注重辨热邪的深浅，邪浅在荣卫，深多在胸膈、胃肠，都须用寒凉药直挫其邪。

4. 和法

戴天章对和法的论述有独到之处，指出和法并不专属少阳，而主要是两法并用及善后调理，即寒热并用、补泻合剂、表里双解、平其亢厉皆谓之和。疫热夹寒邪，寒热并用；邪实正虚，补泻合用；表证兼里证，表里双解；疫势虽去余邪未除，平其亢厉。

5. 补法

疫病邪热亢炽，本不应补，但当屡经汗下、清解邪热不解，当在辨明所伤是阳还是阴的前提下，补其正以祛其邪。

（三）论瘟疫兼夹证的辨治

戴天章对瘟疫的兼夹证有着深刻的认识，他认为由于患者素质的不同，同患瘟疫，临证表现也有差别，形成诸多兼夹证。瘟疫兼证有兼寒、兼风、兼暑、兼疟、兼痢 5 种，是瘟邪兼他邪致病，以瘟邪为重，他邪为轻。治疗要分清主次和缓急。夹证有夹痰水、夹食、夹郁、夹蓄血、夹脾虚、夹肾虚、夹诸亡血、夹哮喘、夹心胃病、夹疝气 10 种。夹证属实者，以夹证为先，瘟邪为后；清其夹邪，瘟毒才能透发；夹证属虚者，以治瘟为主，养正为辅；因邪留则正益伤，所以要先除邪，正才能得养。

（四）方药渊源

《广瘟疫论》治瘟疫的方剂共 83 首，其中使用仲景方 29 首、吴又可方 11 首、和剂局方 9 首、刘河间方 4 首、李东垣方 4 首，其他还有朱肱、钱乙、王好古、薛己等医家方共 21 首，戴氏自拟方 5 首。戴氏所用方大部分被后世医家治疗温病沿用，如黄芩汤、白虎汤、达原饮、藿香正气散、犀角大青汤、白虎加苍术汤等。

第三节　杨栗山著作及其学术思想

一、杨栗山及《伤寒瘟疫条辨》原文选读

（一）杨栗山简介

杨璇，字玉衡，别号栗山。生于清康熙四十四年（公元 1705 年），卒于清乾隆六十年（公元 1795 年）。杨氏原籍亳州，明代永乐年间迁居夏邑，以"读书力田"为业。杨氏自幼诵读诸子百家，雍正戊申年，杨璇科补县学弟子生员，成为秀才。杨氏从医后发现时医治病寒热不分，处方多误，在对伤寒和温病进行了深入的研究后，"集群言之粹，择千失之得"，结合个人临证经验，著成《伤寒瘟疫条辨》。杨栗山对升降散的应用颇有特点，其治温十五方对后世影响很大。

（二）《伤寒瘟疫条辨》原文选读

《伤寒瘟疫条辨》，亦称《寒温条辨》。主要论述了伤寒与温病的病因、病机、辨证及用药。全书共分 6 卷，卷一为总论，卷二、卷三为辨证，卷四、卷五为医言辨，卷六为本草辨。主要分为四个部分，第一部分阐述伤寒和温病在病原、发病、辨证、治法、处方等的不同；第二部分详论温病的证候特点，分析各型温病证候的临床意义，提出"温病无阴证"的理论；第三部分以类方对比的思路将温病十五方融会其中详加论述，明确其来源及化裁思路；第四部分是本草类辨，分为补剂类、润剂类、寒剂类等，并对药物的性味、归经、主治等进行阐述。

1. 瘟疫病因

【原文】杂气者，非风非寒非暑非湿非燥非火，天地间另为一种，偶荒旱潦疵疠烟瘴之毒气也。

故常气受病，浅而易；杂气受病，在里深而难。（《伤寒瘟疫条辨·温病与伤寒根源辨》）

2. 瘟疫病位

【原文】是杂气之浮而上者，从鼻息而上入于阳，而阳分受伤，经云：清邪中上焦是也……是杂气之沉而下者，从口舌而下入于阴，而阴分受伤，经云：浊邪中下焦是也……然从鼻从口所入之邪，必先注中焦，分布上下，故中焦受邪……此三焦定位之邪也。（《伤寒瘟疫条辨·温病脉证辨》）

【原文】温病自得杂气，受病在脏腑。（《伤寒瘟疫条辨·两感辨》）

【原文】在温病自是神解、升降、增损双解之类，不可发汗，里气清而表气自透，汗自解矣。（《伤寒瘟疫条辨·伤寒合病并病辨》）

3. 瘟疫治法

【原文】温病多起阳明……以清里为主。（《伤寒瘟疫条辨·卷一·证候辨》）

【原文】温病……治法急以逐秽为第一义。上焦如雾，升而逐之，兼以解毒；中焦如沤，疏而逐之，兼以解毒；下焦如渎，决而逐之，兼以解毒。恶秽既通，乘热追拔，勿使潜滋。（《伤寒瘟疫条辨·温病脉证辨》）

4. 总方升降散

【原文】而升降散，其总方也，轻重皆可酌用……是方以僵蚕为君，蝉蜕为臣，姜黄为佐，大黄为使，米酒为引，蜂蜜为导，六法俱备，而方乃成……君明臣良，治化出焉。姜黄辟邪而靖疫；大黄定乱以致治，佐使同心，功绩建焉。酒引之使上行；蜜润之使下导，引导协力，远近通焉，补泻兼行，无偏胜之弊，寒热并用，得时中之宜。所谓天有覆物之功，人有代覆之能，其洵然哉。（《伤寒瘟疫条辨·医方辨》）

【原文】按温病总计十五方。轻则清之，神解散、清化汤、芳香饮、大小清凉散、大小复苏饮、增损三黄石膏汤八方；重则泻之，增损大柴胡汤、增损双解散、加味凉膈散、加味六一顺气汤、增损普济消毒饮、解毒承气汤六方。（《伤寒瘟疫条辨·医方辨》）

二、杨栗山学术思想概要

杨栗山在《伤寒瘟疫条辨》中详细剖析了伤寒与温病的病因、病机及治疗方法的不同，对瘟疫的治疗颇多发挥。如其对于瘟疫病因的认识，遵从吴又可观点，强调杂气为因，但其所言之瘟疫温热性质突出，易化火酿毒，与吴又可所论之湿热性质瘟疫不同。对于瘟疫的论治，独树一帜，充分汲取寒凉派刘河间的"阳热怫郁"说，创立了著名的瘟疫十五方，清热解毒与苦寒攻下并举，其治法兼又可、余霖之长。

1. 强调"杂气"为瘟疫之因

对瘟疫的病因，杨氏极力推崇吴又可的"杂气"学说，认为瘟疫是由杂气所致。杂气与六淫截然不同，其特点有五，一是种类"无穷""其气各异"，为一切疫病毒邪之总称，因其气各异，故谓之杂气；二是杂气皆毒，对人体的危害远比六淫严重；三是杂气存在于天地之间"无形无声"，人体不易觉察，不似六淫之寒热温凉，人易感觉；四是各种杂气均有地域性、时间性和传染性；五是传染性的大小取决于杂气的强弱。在杂气的致病方面，杨氏多承袭喻嘉言的观点，认为杂气从口鼻而入，大多"先注中焦"，而后"分布上下""一发则炎热炽盛，表里枯涸，内外大热""一热即口燥咽干而渴，脉多洪滑，甚则沉伏"，呈现一派中焦热盛的证候，因此提出了"温热之邪，直行中道，初起阳明者十之八九"的中焦说。这一观点有别于吴又可的膜原说，对认识瘟疫的传变有重要的指导意义。

2. 提出"两感"之说

杨栗山受《黄帝内经》中"两感于寒"等有关内容的启发，同时继承了刘河间等医家治温的临床经验，将"两感"学说用于分析温病学的病机特点，指导温病的辨治。提出"两感"为"表里俱病，阴阳并传，谓之两感，乃邪热亢极之证"，并认为"怫热内郁"是温病"两感"产生的病理基础，提出"内之郁热为重，外感为轻，甚有无外感而内之郁热自发者"。对于"两感"的证治，杨栗山创制增损双解散以解郁散结、清热导滞，治疗热从三阴发出三阳的两感证；增损三黄石膏汤以清泄内外郁热之势，治疗热毒至深、三焦表里俱实的两感证。上述两方均用蝉蜕、僵蚕，杨氏认为蝉蜕气寒无毒，味咸且甘，清虚上浮，能祛风胜湿，涤热解毒；僵蚕味辛苦气薄，得天地清化之气，轻浮而升阳中之阳，故能胜风除湿，清热解郁，散逆浊结滞之痰，辟一切怫郁之邪气；同时配伍黄芩、黄连、栀子、大黄、石膏等苦寒之品清解里热，攻下逐邪，使充斥三焦之热毒从内而泄，体现出清轻宣透、泄热攻下的治疗特点。

3. 治疫重视逐秽解毒，调理升降，创升降散

针对瘟疫热毒炽盛的特点，杨氏仍遵循喻嘉言之说，推崇逐秽解毒的治疗大法，认为"治法急以逐秽为第一要义，上焦如雾，升而逐之，兼以解毒；中焦如沤，疏而逐之，兼以解毒；下焦如渎，决而逐之，兼以解毒，恶秽即通，乘势追拔，勿使潜滋"。并在此基础上重视气机的升降，他认为疫邪直入中焦后，上下流布，弥漫三焦，必然引起气机升降失调，如果"上焦之阳，下焦之阴，两不相交，则脾气于中难运，斯五液注下，而生气几绝矣"。因此，在解毒之时，又需沟通上下，协调气机，使三焦道路畅通，津液得复而不绝。为了体现上述治疫的思想，杨氏创立以升降散为代表的15首方剂。升降散由大黄、姜黄、蝉蜕、僵蚕、米酒、蜂蜜六味药物组成，杨氏认为方中之大黄大寒无毒，上下通行，"凡亢盛之阳非此莫抑"，用之"定乱以致治"；姜黄大寒无毒，祛邪伐恶，行气散痰而辟疫，用之以"辟邪而靖疫"，此两药既伐恶逐秽辟疫，又"降阴中之浊阴"。僵蚕轻浮而升，能清热解郁，散逆浊结滞之痰，辟一切怫郁邪气，用之"以清化而升阳"；蝉蜕为清虚之品，能涤热解毒，用之"以清肃而散火"，此两药既清热散火解毒，又"升阳中之清阳"。四药之外，更有米酒行药势，"伐邪辟恶……引之上行"，蜂蜜润脏腑"清热解毒……润之下导"。六药合用，使疫邪之流毒顿清，三焦气机升降得复。因此，杨氏称此方能治"表里三焦大热，其证不可名状者"。在其方下列可治之症20余条。以此方为首，杨氏开列了轻则清之八方，重则泻之六方，视瘟疫热毒之盛衰、秽浊之多寡、邪居之上下、病势之缓急而斟酌用之。

第四节　刘松峰著作及其学术思想

一、刘松峰及《松峰说疫》原文选读

（一）刘松峰简介

刘松峰，名奎，字文甫，号松峰，山东诸城人，约生于雍正末年，卒于嘉庆初年。一生多奔波于京师、长安、广东等地，晚年隐居五莲松朵山下著书立说，自号"松峰老人"。刘氏出身于官宦世家，其家风严谨，自幼聪颖好学，少习儒术，常随父南北宦游，故博学多闻，且擅古文诗词。其父为官，并精于医理以医术见长。刘奎深受其父亲影响，后因仕途不成，弃儒而转投岐黄，专攻医学，博览家中所藏医书，研习《黄帝内经》《难经》《伤寒杂病论》等历代各家医书，对金元四大家及张景岳的理论考究尤深。曾受业于名医郭右陶、黄元御，特别推崇吴又可等前辈理论，在治疗瘟疫方面独树一帜，被称为瘟疫学家。

刘氏广采众家有关瘟疫的论述，在继承的基础上发挥补充，著有《瘟疫论类编》《松峰说疫》《四大家医粹》《景岳全书节文》《松峰医话》等著作。《松峰说疫》上承《黄帝内经》运气学说，下宗吴又可《温疫论》等，内容丰富，屡有创新，总结了多种疫病的诊断、治疗和预防方法，代表了刘氏的学术思想，是瘟疫学的重要著作。

（二）《松峰说疫》原文选读

《松峰说疫》撰于清乾隆五十一年（1786年），全书共6卷，先说理，后论药。卷一述古，引用《黄帝内经》《伤寒论》及历代名家对瘟疫发生发展的论述，并进行解释补充；卷二论治，首创针刮、涌吐等 8 种祛邪方法和瘟疫六经治法；卷三论述了葡萄疫、蛤蟆瘟、大头瘟等 73 种杂疫的症状及治法，列举了多种放痧法、刮痧法、治痧法的具体应用及用药宜忌；卷四辨疑，列举了 14 种关于疫病的疑难问题并详尽剖析；卷五诸方，载有避瘟方 65 首，除瘟方 45 首；卷六运气，详细论述了五运六气与疫病发生发展的关系。该书内容丰富，观点独特，论证翔实，在防治疫病方面有丰富的临床经验和心得体会，值得后人借鉴。

【原文】传曰：疫者民皆疾也。又曰：疫，疠也，中人如磨砺伤物也。夫曰民皆疾而不言何疾，则疾之所该也广矣。盖受天地之疠气，城市、乡井以及山陬海澨所患皆同，如徭役之役，故以疫名耳。其病千变万化，约言之则有三焉。一曰瘟疫。夫瘟者，热之始，热者，温之终，始终属热症。初得之即发热，自汗而渴，不恶寒。其表里分传也，在表则现三阳经症，入里则现三阴经症，入府则有应下之症。其愈也，总以汗解，而患者多在热时。其与伤寒不同者，初不因感寒而得，疠气自口鼻入，始终一于为热。热者，温之终，故名之曰瘟疫耳。二曰寒疫。不论春夏秋冬，天气忽热，众人毛窍方开，倏而暴寒，被冷气所逼即头痛、身热、脊强。感于风者有汗，感于寒者无汗，此病亦与太阳伤寒伤风相似，但系天作之孽，众人所病皆同，且间有冬月而发疹者，故亦得以疫称焉。其治法则有发散、解肌之殊，其轻者或喘嗽气壅，或鼻塞声重，虽不治，亦自愈。又有病发于夏秋之间，其症亦与瘟疫相似，而不受凉药，未能一汗即解，缠绵多日而始愈者，此皆所谓寒疫也。三曰杂疫。其症则千奇百怪，其病则寒热皆有，除诸瘟、诸挣、诸痧瘴等暴怪之病外，如疟痢、泄泻、胀满、呕吐、喘嗽、厥痉、诸痛、诸见血、诸痈肿、淋浊、霍乱等疾，众人所患皆同者，皆有疠气以行乎其间，故往往有以平素治法治之不应，必洞悉三才之蕴而深究脉症之微者，细心入理，一一体察，方能奏效，较之瘟疫更难揣摩。盖治瘟疫尚有一定之法，而治杂疫竟无一定之方也。且其病有寒者，有热者，有上寒而下热者，有上热而下寒者，有表寒而里热者，有表热而里寒者，种种变态，不可枚举。世有瘟疫之名，而未解其义，亦知寒疫之说，而未得其情，至于杂疫，往往皆视为本病，而不知为疫者多矣。故特表而出之。（《松峰说疫·疫病有三种论》）

【原文】夫古之黄连解毒、三黄、凉膈、泻心等剂，非古人之好用凉药也，以其所秉者浓，故用之无寒中之患，而获败火之功。今人所秉者薄，既不逮古，而又兼之以凿丧，若用大苦大寒之剂，其何以当之。况瘟疫之火，因邪而生，邪散而火自退矣。若用大寒之剂，直折其火，未有祛邪之能，而先受寒凉之祸。受寒则表里凝滞，欲求其邪之解也难矣。总之如黄连、黄柏、龙胆草、苦参大苦大寒等药，皆当慎用。以有生地、二冬、元参、丹皮、栀子、黄芩、银花、犀角、茅根、竹沥、童便、葛根、石膏、人中黄辈加减出入，足以泻火而有余矣。如果有真知灼见，非黄连等药不可，少者分计，多者钱计而止，不可多用。（《松峰说疫·治瘟疫慎用古方大寒剂论》）

【原文】此症有阴阳，有可汗不可汗者。其症发于头上，并脑后、项、腮、颊与目，赤肿而痛，发热，症似伤寒。治疗散见各医书，本门兹不多赘，用前刺法亦妙。

大力子丸　兼治哑瘴。

元参　连翘（去隔）　甘草　桔梗　川大黄（生熟酌用）　石膏（煅，研）　川连（酒炒）　黄芩（酒炒）　荆芥　防风　羌活　大力子（炒，研）

为末，作丸。或姜煎服亦可。

又方　僵蚕（二两，浸）　大黄（二两）

姜汁丸弹子大。蜜水和服一丸。

又方　普济消毒饮（见《医方集解》，专治大头瘟初起。）

又方　大头瘟生疙瘩及喉闭，并将疙瘩刺出血，即愈。（《松峰说疫·杂疫·大头瘟》）

二、刘松峰学术思想概要

刘松峰在温疫学说的发展过程中起到了重要作用，其首创的瘟疫分类方法、瘟疫六经治法、瘟疫统治八法及预防瘟疫的相关思想措施，为现代传染性疾病的防治提供了思路，是后世宝贵的医学财富。

（一）创瘟疫、寒疫、杂疫"三疫"学说

《松峰说疫》云"疫……其病千变万化，约言之则有三焉：一曰瘟疫……二曰寒疫……三曰杂疫"，明确指出疫病包括瘟疫、寒疫、杂疫，并从病机、证候、治疗等方面对三者进行区分。"夫瘟者，热之始；热者，温之终，始终属热症"。瘟疫，是感受温热邪气而致的外感发热性疾病，该病初期即有发热、自汗而渴、不恶寒的表现；其传变方式为表里相传，在表则现三阳经证，入里则现三阴经证，入腑则有应下之证。刘氏认为瘟疫与伤寒不同之处在于瘟疫并非感受寒邪而得，而是疠气自口鼻侵入人体而发病。寒疫则是"不论春夏秋冬，天气忽热，众人毛窍方开，倏而暴寒，被冷气所逼……感于风者有汗，感于寒者无汗"。寒疫与太阳中风相似，但系天作之孽，众人所病皆同，且间有冬月而发疹者，故亦得疫称。其症状与瘟疫相似，治法有发散、解肌之不同，但不受凉药，未能一汗而解。杂疫，"其症则千奇百怪，其病则寒热皆有，除诸瘟、诸挣、诸痧瘴等暴怪之病外，如疟痢、泄泻、胀满、呕吐、喘嗽、厥痉、诸痛、诸见血、诸痈肿、淋浊、霍乱等疾，众人所患皆同者，皆有疠气以行乎其间"。故杂疫用平素治疗之法往往不效，必须深究脉症，一一体察，方能奏效。

（二）遵六经辨证，独创瘟疫六经治法

刘氏认为"仅读伤寒书不足以治瘟疫，不读伤寒书亦不足以治瘟疫"，因为"瘟疫虽与伤寒不同，但邪在膜原，正当经胃交关之所，半表半里，其热淫之气，浮越于某经即显某经之症，专门瘟疫者，又不可不知也"。因此，刘氏创立了瘟疫六经治法。

太阳经：太阳在六经之表，感则先病。肺主卫，肝主营，而总统于太阳。太阳之经，在皮毛之部，营卫者，皆皮毛之统辖。瘟病卫闭而营郁，法当清营热而泄卫闭，治宜凉金补水而开皮毛。

阳明经：阳明以燥金主令，太阴胜则阳明化气而为湿，阳明胜则太阴化气而为燥。阳莫胜于阳明，燥热在经，不得泄越，迟则胃府积热，脏阴渐枯，便伏异日危机。于其腑热未动之时，凉泄经络，以清其热。

少阳经：少阳经以相火主令，足少阳以甲木而化气于相火，须则下蛰而温肾水，逆则上炎而刑肺金，故少阳经最易病火。当以清凉和解之法，散其炎烈。

太阴经：太阴以湿土主令，手太阴以辛金而化气于湿土，阳明盛则太阴化气而为燥，太阴盛则阳明化气而为湿，故百病之在太阴皆是湿，而唯温病之在太阴则化湿为燥。治宜清散皮毛，泄阳明之燥，而滋太阴湿土也。

少阴经：少阴以君火主令，足少阴以癸水而化气于君火，阳盛则丁火司权而化热，阴盛则癸水违令而生寒，故百病之在少阴多是寒，而唯温病之在少阴则化寒为热。治宜清散皮毛，泄君火之亢而益肾水之枯。

厥阴经：厥阴以风木主令，手厥阴以相火而化气于风木，治则木达而化温，病则火郁而生热。治宜清散皮毛，泄相火之炎，而滋风木之燥。

书中论述了瘟疫六经治方 18 首，其中 12 首是《伤寒论》经方化裁而得。用药善以浮萍代替麻黄发汗解表，"但瘟之愈，终由汗解，能发瘟疫之汗者，莫过于浮萍，其性浮散，入肺经，达皮肤，发汗甚于麻黄"。

（三）创"瘟疫统治八法"，寒凉解毒为要

《松峰说疫》云："所以瘟疫用药，按其脉证，真知其邪在某处，单刀直入批隙导窾。"指出用解毒、针刮、涌吐、罨熨、助汗、除秽、宜忌、符咒八法，及时祛除病邪。

解毒：瘟疫之病，饥寒辛苦之辈感者居多，年高虚怯之人感之偏重，是皆有毒气以行乎间，此毒非方书所载阳毒、阴毒。应用清热解毒之法，药不用黄芩、黄连、栀子、黄柏，而用自创新方金

豆解毒煎和绿糖饮。针刮：针法有刺、有挑；刮法有用蛤壳、磁盅、麻蒜（刮臀）、铜钱、凡刮，或蘸清水、或盐水、或香油、或麻汁；初感瘟疫即可使用刮挑之法，并指出刮的其体位置。涌吐：吐即发散之意，瘟疫不论日数，忽得大吐，甚是吉兆。罨熨：用生姜、生葱、生萝卜捣烂后布包，入锅炒热后熨患处，可行滞散邪，适用于瘟疫伤寒诸结胸痞气、支结脏结其有中气虚弱不任用药攻击者。助汗：瘟疫虽不宜强发其汗，但有时伏邪中溃，欲作汗解，或其人禀赋充盛，阳气冲击，不能顿开者，得取汗之方以接济，则汗易出，邪易散，书中论述口服、沐浴、握手、蘸药点眼角等取汗方 19 首，止汗方 1 首。除秽：即除去秽恶之气的方法。"凡瘟疫之流行，皆有秽恶之气，以鼓铸其间"，由此，治瘟疫应重视除去秽恶之气，制订除秽靖瘟丹、苍降反魂香佩带或焚烧以除秽祛疫。宜忌善后：《松峰说疫》云"不知所宜，不能以速愈；不知所忌，不足以益疾"，指出房中只宜焚降香，不可烧诸香；不宜见日光、灯光；足宜常暖，衣被不可太暖；不可恼怒，食莫过饱；尤忌鱼肉、房事、劳心力、饮烧酒等，并强调淫欲、劳顿、忍饥是人最易忽略之处。符咒：《松峰说疫》中记载有赤灵符、避瘟神咒等符咒三个，以此通过心理暗示的方法增强民众的避瘟信心。

治疫八法涵盖了瘟疫治疗过程的多数方面，瘟疫发生之前的除秽避瘟、疾病过程中的扶正散邪、病愈后的禁忌善后，弥补了前人治疫的不足，形成了比较完备的中医治疫的方法体系。

（四）总结创制避瘟方、除瘟方

刘松峰总结历代医家的瘟疫预防和治疗方法，设有"避瘟方"和"除瘟方"两类，载避瘟方剂 67 首、除瘟方剂 49 首，部分方剂既可治疗，亦可预防，如神仙祛瘟方，"服后已病者即痊，未病者不染"。提出防疫措施"将初病人贴身衣服，甑上蒸过，合家不染""入病家不染：用舌顶上额，努力闭气一口，使气充满毛窍，则不染"等，通过阻断传播途径和隔离消毒易感人群来预防疫病，为中医后世医家预防治疗疫病提供了较为完善的理论基础。

第五节　余师愚著作及其学术思想

一、余师愚及《疫疹一得》原文选读

（一）余师愚简介

余霖，字师愚，江苏常州桐溪人，清代著名温病学家，具体生卒年不详。少习举子业，历学 20 年，屡次应试而不中，后弃儒习医，究心《灵枢》《素问》。乾隆年间，余霖旅居安徽桐城，其间桐城瘟疫流行，死者甚众，其父亦染时疫，为群医以伤寒误治而死。他遍查其父所用方药，多是治伤寒的辛温之品，由此而虑必是不同于伤寒的另一类疾病，但又绝非不治之证，因而更加奋发读书，求一救治方法以公示于世。在研读《本草纲目》石膏一药下云"性寒大清胃热，味淡而薄能解肌热，体沉而降能泄实热"，遂恍然大悟，认为非此药不足以疗热疫。后凡遇此疫病辄投之，无不应手而效。据《清史稿》等书记载"乾隆中，桐城疫，霖谓病由热淫，投以石膏辄愈。缓数年至京师，大暑，疫作，医以张介宾法者多死，以有性法亦不太尽验。鸿胪卿冯应榴姬人呼吸将绝，霖与大剂石膏，应手而痊，踵其法者，活人无算。"蔡曾源序《疫诊一得》谓：独于疫疹一门，辟前人之所未见未闻，逆之则死，顺之则生。三十年来，自南而北，所全活人，殆不可以数计。可见，余氏治疫独树一帜，成为当时治疫名家，声震海内，名扬医坛。

余氏根据几十年的实践经验，本"千虑一得"之意，著成《疫疹一得》一书。该书对火热之邪所致的瘟疫证治，作了系统论述，不仅在治疗外感热病方面补充了《伤寒论》的不足，而且与吴又可的《温疫论》相得益彰，进一步丰富了瘟疫的辨证施治内容。

（二）《疫疹一得》原文选读

《疫疹一得》刊行于清乾隆五十九年（公元 1794 年），共 2 卷。上卷详细论述了疫疹的病因、病机、症状特征、斑疹形态及治疗原则方法等，并仔细鉴别了伤寒与疫疹的不同，内容系统而又精要。下卷主要概述疫疹必有与或有症状的特征、机制和治法方药，提出疫疹中斑疹形色分布的规律与治疗大法，包括治疫疹诸方。详尽论述了清瘟败毒饮的方义及加减运用，其中所列五十二证皆用此方治疗，并附有多则医案以验证其实效。

【原文】伤寒初起，先发热而后恶寒；疫症初起，先恶寒而后发热，一两日后，但热而不恶寒。此寒热同而先后异也。有似太阳、阳明者，然太阳、阳明，头痛不至如破，而疫则头痛如劈，沉不能举。伤寒无汗，而疫则下体无汗，上身有汗，唯头汗更盛。头为诸阳之首，火性炎上，毒火盘踞于内，五液受其煎熬，热气上腾，如笼上熏蒸之露，故头汗独多。此又痛虽同，而汗独异也。有似少阳呕者，有似太阴自利者。少阳而呕，胁必痛，耳必聋；疫症之呕，胁不痛，耳不聋，因内有伏毒，邪火干胃，毒气上冲，频频而作。太阴自利者，腹必满；疫症自利者，腹不满。大肠为传送之官，热注大肠，有下恶垢者，有旁流清水者，有日及数十度者。此又症异而病同也。种种分别是疫，奈何犹执伤寒治哉？（《疫疹一得·论疫与伤寒似同而异》）

【原文】疹出于胃，古人言热毒未入于胃而下之，热乘虚入胃，故发斑；热毒已入于胃，不即下之，热不得泄，亦发斑。此指误下、失下而言。夫时行疫疹，未经表下，有热不一日而即发者，有迟至四、五日而仍不透者。其发愈迟，其毒愈重。一病即发，以其胃本不虚，偶染邪气，不能入胃，犹之墙垣高大，门户紧密，虽有小人，无从而入，此又可所谓达于募原者也。至于迟至四、五日而仍不透者，非胃虚受毒已深，即发表攻里过当。胃为十二经之海，上下十二经都朝宗于胃，胃能敷布十二经，荣养百骸，毫发之间，靡所不贯。毒既入胃，势必亦敷布于十二经，戕害百骸。使不有以杀其炎炎之势，则百骸受其煎熬，不危何待？瘟既曰毒，其为火也明矣。且五行各一其性，唯火有二：曰君，曰相。内阴外阳，主乎动者也。火之为病，其害甚大，土遇之而赤，金遇之而熔，木遇之而燃，水不胜火则涸，故《易》曰：燥万物者，莫熯乎火。古人所谓元气之贼也。以是知火者疹之根，疹者火之苗也。如欲其苗之外透，非滋润其根，何能畅茂？一经表散，燔灼火焰，如火得风，其焰不愈炽乎？焰愈炽，苗愈遏矣，疹之因表而死者，比比然也。其有表而不死者，乃麻疹、风疹、暑疹之类。有谓疹可治而斑难医，人或即以疫疹为斑耳，夫疹亦何不可治之有？但人不敢用此法耳！（《疫疹一得·疫疹案》）

【原文】清瘟败毒饮　治一切火热，表里俱盛，狂躁烦心。口干咽痛，大热干呕，错语不眠，吐血衄血，热盛发斑。不论始终，以此为主。后附加减。

生石膏大剂六两至八两，中剂二两至四两，小剂八钱至一两二钱　小生地大剂六钱至一两，中剂三钱至五钱，小剂二钱至四钱　乌犀角大剂六钱至八钱，中剂三钱至五钱，小剂二钱至四钱　真川连大剂六钱至四钱，中剂二钱至四钱，小剂一钱至一钱半　生栀子　桔梗　黄芩　知母　赤芍　玄参　连翘　竹叶　甘草　丹皮

疫证初起，恶寒发热，头痛如劈，烦躁谵妄，身热肢冷，舌刺唇焦，上呕下泄。六脉沉细而数，即用大剂；沉而数者，用中剂；浮大而数者，用小剂。如斑一出，即用大青叶，量加升麻四五分引毒外透。此内化外解、浊降清升之法，治一得一，治十得十。以视升提发表而愈剧者，何不俯取刍荛之一得也。

此十二经泻火之药也。斑疹虽出于胃，亦诸经之火有以助之。重用石膏直入胃经，使其敷布于十二经，退其淫热；佐以黄连、犀角、黄芩泄心、肺火于上焦，丹皮、栀子、赤芍泄肝经之火，连翘、玄参解散浮游之火，生地、知母抑阳扶阴，泄其亢甚之火而救欲绝之水，桔梗、竹叶载药上行；使以甘草和胃也。此皆大寒解毒之剂，故重用石膏，先平甚者，而诸经之火自无不安矣。（《疫疹一得·清瘟败毒饮》）

二、余师愚学术思想概要

余氏根据其临床所见，总结出瘟疫与伤寒病证性质截然不同，辨察热疫斑疹不仅要着眼于色泽的浅深变化，尤宜重视其形态；针对热疫多为淫热之邪内入于胃，敷布于十二经所致，其治疗推崇清热解毒之法，强调不可妄施发表、攻下，倡用石膏重剂，并创立了清瘟败毒饮等名方，补充了前人对瘟疫认识之不足，为后世医家完善温病理论体系提供了丰富的理论依据。

（一）强调瘟疫有别于伤寒

瘟疫与伤寒虽均属外感疾病，初起某些症状亦相似，但其病证性质截然不同，伤寒为外感风寒之邪，瘟疫系热毒为患，故见症似同而实异。伤寒邪在太阳阳明，虽均有头痛，但一般疼痛程度较轻，不致头痛如破；而瘟疫热毒暴戾，攻冲于上，则头痛剧烈，或痛如刀劈，且沉重不能抬举。伤寒初起，邪束于表，故无汗，而瘟疫则下身无汗，上身有汗，且头汗尤甚。因头为诸阳之会，火性炎上，毒火盘踞于内，不断蒸腾于上，迫津外泄，故头汗独多。瘟疫由于热毒上冲下注而每见呕逆、下利等症，与伤寒少阳证之呕逆和太阴证之自利亦似同而实异。少阳呕逆，系胆热犯胃，胃气上逆，故临床必有少阳经脉不利之胁痛见症；而疫证之呕利则无胁痛现象，由于疫毒邪势凶暴，上冲急剧，故呕逆多频频而作。伤寒太阴自利，系脾胃虚寒，运化失常所致，故必伴腹胀满见症；而疫证自利，则腹不胀满，其下利表现亦不尽相同，有下恶垢者，有下稀水者，有一日下利数十次者，但究其病机总属热毒迫注，大肠传导失职所致。热疫多见斑疹而伤寒则无，强调"热疫不是伤寒，伤寒不发斑疹"。余氏通过详细观察，根据头痛、出汗、呕吐、下利、斑疹等表现，详辨伤寒与瘟疫的区别，为瘟疫的早期诊断提供了可靠依据。

（二）建立斑疹辨别新方法

瘟疫由于热毒充斥气血，迫血外溢，最易形成斑疹。余氏强调，辨察斑疹不仅要着眼于色泽的浅深变化，而且尤其应重视斑疹的形态，这对于临床分析邪热的轻重浅深、气血的盛衰存亡具有重要意义。斑疹形状有大小、疏密之分，小而疏者热毒轻，大而密者热毒重。斑色有红、紫、黑等不同，一般而言红轻、紫重、黑危。但断预后生死，并不在斑之大小紫黑，而主要以其形态之松浮紧束为凭。如斑出之后，形态松浮洋溢，如洒皮面，其状红者如同朱砂点纸，黑者如同墨涂肌肤，是热毒松动，向外透泄之象，预后大多良好，属顺证，即使紫黑成片，亦可获救；反之，斑疹一出即细小如粟，紧束有根，从皮面钻出，呈如履透针，如矢贯的之状，则系热毒深伏有根，锢结难解，不能外透之象，即使色泽并不紫黑，亦主预后不良，属逆候。恰如余氏所言："斑一出，松活浮于皮面，红如朱点纸，黑如墨涂肤，此毒之松活外见者，虽紫黑成片可生；一出虽小如粟，紧束有根，如履透针，如矢贯的，此毒之有根锢结者，纵不紫黑亦死。苟能细心审量，神明于松浮紧束之间，决生死于临证之顷，始信余言之不谬也。"斑疹的松浮与紧束确能反映正气抗邪能力的强弱及邪热的松动与否，故对判断预后有着重要意义。

（三）完善热疫的辨证论治

余氏对热疫的病因病机进行了深入探讨，认为热疫为病，因于火毒侵犯，故曰"疫既曰毒，其为火明矣"，并认为其病机为"毒火盘踞于内""敷布十二经""煎熬津液""戕害百骸"，呈现出热毒充斥内外表里，燔灼气血三焦的复杂局面。病程中变化多端，不一而足，充分反映了"火之为病，其害甚大"的致病特点。余氏针对热疫的病机特点，推崇刘河间清热解毒之法为治疗疫疹的基本原则，强调不可妄施发表、攻下。因"疫乃无形之毒""疹为火之苗"，表散则燔灼火焰，如火得风，其焰愈炽；若用硝黄之泻下，邪毒易乘虚而入。方药上列治疫三方，其一为败毒散，熊凭昭《热疫志验》首用败毒散去其爪牙之意；其二为凉膈散，易硝黄为石膏、桔梗，取河间泻中上二焦之火为法，使热降清升，而疹自透；其三为余氏自拟以石膏为主的清瘟败毒饮。虽列三方，但"一切火热，表里俱盛，狂躁烦心，口干咽痛，大热干呕，错语不眠，吐血衄血，热甚发斑"，不论始终，皆以清瘟败毒饮为主方。该方集白虎汤、凉膈散、黄连解毒汤和犀角地黄汤于一剂，清热泻火、凉血解毒之力甚强。方中"重用石膏直入胃经，使其敷布于十二经，退其淫热；佐以黄连、犀角、黄芩泄心肺火于上焦；丹皮、栀子、赤芍泄肝经之火；连翘、玄参解散浮游之火；生地、知母抑阳扶阴，泄其亢甚之火，而救欲绝之水；桔梗、竹叶载药上行，使以甘草和胃。此大寒解毒之剂，重用石膏，先平甚者，而诸经之火，自无不安矣"。并将清瘟败毒饮分成大、中、小三剂，"疫证初起，恶寒发热，头痛如劈，烦躁谵妄，身热肢冷，舌刺唇焦，上呕下泄，六脉沉细而数，即用大剂，沉而数者用中剂，浮大而数者用小剂"。余氏称清瘟败毒饮为"十二经泻火之药""内化外解，浊降清升之法，治一得一，治十得十"。

参 考 文 献

陈锦芳. 1998. 《伤寒瘟疫条辨》论治温病的特色. 福建中医学院学报，8（1）：40-41.

陈扬荣. 2003. 《广瘟疫论》学术思想之探析. 中华医史杂志，33（1）：14-15.

陈枝伯，陈扬荣. 2000. 戴天章与《广瘟疫论》. 福建中医学院学报，10（1）：44-45.

冯全生. 2019. 瘟疫学. 北京：中国中医药出版社.

谷晓红，马健. 2021. 温病学. 5版. 北京：中国中医药出版社.

谷晓红，杨宇. 2016. 温病学理论与实践. 2版. 北京：人民卫生出版社.

刘奎撰. 1987. 松峰说疫. 北京：人民卫生出版社.

苏颖. 2013. 明清医家论温疫. 北京：中国中医药出版社.

杨进. 2008. 温病学. 2版. 北京：人民卫生出版社.

杨进，孟澍江. 1983. 《温疫论》下法初探. 广西中医药，（4）：10-12.

余师愚. 1996. 疫疹一得. 北京：人民卫生出版社.

张再良. 2007. 条分缕析辨寒温——读杨栗山《伤寒瘟疫条辨》. 四川中医，25（6）：38-39.

张照琪. 1987. 论《温疫论》的学术思想. 河北中医，（2）：3-4.

张之文. 1980. 温疫学说探讨——兼评温病治疗之"截断"论. 中医杂志，（10）：13-16.

张之文. 1986. 试论《温疫论》在温病学说形成中的奠基作用. 安徽中医学院学报，（3）：9-13.

张之文. 1993. 《温疫论》对温病学说形成和发展的影响. 成都中医学院学报，（4）：7-10.

第七章　伏邪学说名著及其学术思想概要

伏邪学说始自王叔和《伤寒例》而导源于《黄帝内经》，历经发展，时至明清随着温病学派形成最终得以系统化。在温病学体系内的将伏气温病为研究对象的学派称为伏温学派，以叶天士《三时伏气外感篇》为端绪，继以柳宝诒《温热逢源》、何廉臣《重订广温热论》等为代表。针对伏邪部位、伏邪种类、邪发形式、所用治法、邪发后演变等，各家见仁见智，大致可分为以下几类：以叶天士《三时伏气外感篇》及柳宝诒《温热逢源》为代表的"伏寒化温说"；以何廉臣《重订广温热论》为代表的"伏火说"；以雷少逸《时病论》为代表的"四时伏气说"。此外，尚有"伏暑晚发"说，吴又可《温疫论》中所论"杂气"亦有感后伏藏体内过时而发。

第一节　柳宝诒著作及其学术思想

一、柳宝诒及《温热逢源》原文选读

（一）柳宝诒简介

柳宝诒（公元 1842～1901 年），字谷孙，号冠群，又号惜余主人，江苏江阴人。晚清著名医家，伏气温病理论与实践集大成者。柳宝诒自幼勤奋好学，博览群书，早年专攻儒学，能文善诗。清同治四年，以优贡入京，悬壶于京师，因效如桴鼓而声名籍甚。后因清廷腐败，柳宝诒回归故里，潜心医理，著书授徒，并自设"柳致和堂"。《江阴县志》称其"为人和厚好学，能文工书，尤长于医，苏常一带，妇孺皆知"。

柳宝诒一生著作颇丰，著有《温热逢源》《素问说意》《惜余医案》等医书 12 种，其中以《温热逢源》为代表性著作，是书博采历代先贤诸家有关伏邪之精义，结合自己临床经验加以评述，对伏气温病邪气伏藏部位、外发方式及途径、辨治方法等加以深入阐发，充分体现了其伏气温病的学术思想和宝贵的临床经验。此外，柳宝诒尚有《柳选四家医案》《柳宝诒医案》《柳宝诒医论医话》等存世。

（二）《温热逢源》原文选读

《温热逢源》是柳宝诒专门论述伏气温病的专著，共计 3 卷。上卷引用《黄帝内经》《难经》《伤寒论》中有关"温病"的原文，其后征引历代诸家之论述，并参以己见，以"诒按"阐释己学；中卷以"诒按"与成无己、张璐、尤怡、沈又彭、章楠、王世雄等诸家之说，对周禹载《温热暑疫》、蒋问斋《医略·伏邪篇》、张石顽《伤寒绪论》、吴又可《温疫论》等著述商榷辩驳，此二卷属集注性质；下卷主要为柳宝诒就伏气温病的病因、病机、证候、治法、方药及变证、兼证论治共计 16 论，辨析周详，见解独到，对于伏邪温病及临床其他疾病诊治具有极高的指导意义。近代著名医家裘庆元称其"于温病证有独到之见地""书内论辩多有发人所未发"，为温病学重要参考著作。

1. 阐明伏气温病病因、发病与病机

【原文】《经》曰：冬伤于寒，春必病温。又曰：冬不藏精，春必病温。分而言之，则一言其邪之实，一言其正之虚。合而言之，则唯其冬不藏精而肾气先虚，寒邪乃得而伤之。语势虽若两平，其义原归一贯也。喻氏以冬伤于寒，与冬不藏精，又以既不藏精更伤于寒，分立三纲，各为证治。试思如果冬不藏精，别无受寒之事，则其病为纯虚，与温病何涉？盖喻氏只顾作文之排场，而不自觉其言之不切于病情也。原其邪之初受，盖以肾气先虚，故寒乃凑之而伏于少阴。逮春时阳气内动，则寒邪化热而出。其发也，有因阳气内动而发者，亦有时邪感引动而发者。凡阳气内动，寒邪化热而发之证，外虽微有形寒，而里热炽甚，不恶风寒，骨节烦疼，渴热少汗（初起少汗至阳明即多汗矣）。（《温热逢源·伏温从少阴初发证治》）

2. 由伤寒与温病不同传变而详述两者治法各异

【原文】冬月伤寒，邪由皮毛而入，从表入里，初见三阳经证，如太阳病，则头项强痛而恶寒之类。三阳不解，渐次传入三阴。其中有留于三阳，而不入三阴者；有结于胃腑，而不涉他经者；亦有不必假道三阳，而直中三阴者。凡此伤寒之症，初起悉系寒邪见象。迨发作之后，渐次化热内传，始有热象。故初起治法，必以通阳祛寒为主。及化热之后，始有泄热之法。此伤寒病之大较也。若夫温病，乃冬时寒邪，伏于少阴。迨春夏阳气内动，伏邪化而为热，由少阴而外出。如邪出太阳，亦见太阳经证，其头项强痛等象，亦与伤寒同。但伤寒里无郁热，故恶寒不渴，溲清无内热。温邪则标见于外，而热郁于内，虽外有表证，而里热先盛；口渴溲黄，尺肤热、骨节疼，种种内热之象，皆非伤寒所有。其见阳明、少阳，见证亦然。初起治法，即以清泄里热，导邪外达为主。与伤寒用药，一温一凉，却为对待。盖感寒随时即发，则为伤寒，其病由表而渐传入里；寒邪郁久化热而发，则为温病，其病由里而郁蒸外达。伤寒初起，决无里热见证；温邪初起，无不见里热之证。此伤寒温病分证用药之大关键。临证时能从此推想，自然头头是道矣。（《温热逢源·论温病与伤寒病情不同治法各异》）

3. 重视养阴托邪在伏气温病中的应用

【原文】至扶正之法，在温病以养阴为主，以温热必伤阴液也。人参难得佳者，且病家无力者多，岂能概用；唯西洋参甘凉养津，施于温热伤阴者，最为合用。余如生地滋肾阴，白芍养肝阴，石斛养胃阴，沙参养肺阴，麦冬养心阴。如遇虚体或久病阴伤者，无论发表攻里剂中，均可加入。其或热已窜入厥阴，而邪入藏于少阴者，热气尚伏而不扬，宜于清泄中，仍兼疏托。或热已内陷营阴，而邪之走于经者，表气尚郁而不达，宜于凉营中，再参透表。其最重者，邪热内燔，而外面反无热象，甚至肢厥肤冷，脉涩数而不畅，必得大剂泻热透邪，乃使热势外扬，脉象转见洪大，庶可以免厥深闭脱之危也。（《温热逢源·伏温化热内陷手足厥阴发痉厥昏蒙等证》）

二、柳宝诒学术思想概要

柳宝诒就伏气温病的理论和证治的独到见解是其在温病学领域的突出贡献。内因外因并重的病因说，重视六经病形的发病说，以及养阴托邪、泻热逐邪等治法，在丰富温病学理论及指导温病学临床诊治方面具有重要的指导价值，为后世所推崇。

（一）伤寒与温病为病不同，六经之见证则同

很长一段历史时期，同为外感热病的伤寒与温病证治纷争始终不绝于耳，后世医家莫衷一是。作为晚清医家，柳宝诒因善治温热病而声名鹊起，其丰富的临床经验及理论积淀体现在《温热逢源》中明确了伤寒与温病在传变途径、初起见证、治法用药等方面的差异，为病之不同。柳宝诒认为伤寒与伏气温病的外因同为感受寒邪为患，但内因不同导致两者本质区别，即"盖感寒随时即发，则为伤寒，其病由表而渐传入里；寒邪郁久化热而发，则为温病，其病由里而郁蒸外达。伤寒初起，决无里热见证；温邪初起，无不见里热之证。此伤寒温病分证用药之大关键"。

柳宝诒明辨伤寒与温病不同，但同时又认为两者"六经之见证则同"，主张温病乃至外感病"无

论暴感、伏气，或由外而入内，则有三阳而入三阴；或由内而外达，则由三阴而外出三阳"，均应以六经辨证为总纲，"六经各有见证，即各有界限可凭"，将六经辨证运用于温病治疗中，主张"伤寒、温热，为病不同，而六经之见证则同；用药不同，而六经之立法则同"。柳宝诒在《温热逢源·论伏邪外发须辨六经形证》中认为"人身经络，有内外浅深之别，而不欲使上下之截然不通也"，对叶吴学派尤其吴鞠通《温病条辨》中辨治温病"专主三焦，废六经而不论"颇感痛惜。

（二）明辨伏气温病与新感温病之异同

从温病学形成发展历程而言，直至宋金元时期，医家方认识到发生于春季的外感热病除"冬伤于寒，春必病温"的伏邪发病，尚有自感风寒温气而发的新感温病，此后随着温病学理论和实践的不断发展，在温病学内部按照发病方式分类将温病分为伏气温病与新感温病。柳宝诒认为"有随时感受之温邪，如叶天士、吴鞠通所论是也，有伏气内发之温邪，即《内经》所论者是也"，于《温热逢源》专设"论伏气发温与暴感风温病原不同治法各异"，对这两类温病的区别进行了较为系统、全面的分析。

首先，明辨两者病因与发病的不同。柳宝诒认为《黄帝内经》中的"冬伤于寒，春必病温""凡病伤寒而成温者，先夏至日病温，后夏至日病暑"，《难经·五十八难》中的"温病"与"热病"以及《伤寒论》中的"太阳病，发热而渴，不恶寒者为温病"皆为伏气温病，而《黄帝内经》中"风淫于内，治以辛凉"及叶天士所云"温邪上受，首先犯肺"，均为春夏间感受温风而致邪郁在肺的新感温病。两者虽统为温病，但病因各异，一为春夏季温风，一为冬季寒邪，发病方式亦有感邪即发和伏邪由内而发的不同，初起证候迥异。

其次，陈两者证治之不同。冬不藏精之体感冬时寒邪，因少阴不足，则邪伏少阴，至春邪自内外发，表现为里热炽盛，正如仲景所言"发热而渴，不恶寒"，柳宝诒因此提出"伏气由内而发，治之者以清泄里热为主"。对于春夏间感受温风而邪郁在肺的新感温病，"以辛凉清散为主；热重者，兼用甘寒清化"。明确指出对于伏气温病的"见证至繁且杂"的特点，临床辨治应"须兼视六经形证，乃可随机立法"，种种治法与"暴感风温，其邪专在于肺"的新感温病截然不同。

（三）系统论述伏气温病的因证脉治

1. 发病重视内因外因，临证重视六经形证

柳宝诒认为"凡风从时令王方来者为正邪，从冲后来者为虚邪，冬以寒为正邪，故中于人也令人不觉"，若此时"肾气先虚"，无论是肾阴不足难托邪外出，或因寒邪致肾阳先馁，不能蒸化鼓舞病邪外达，则均可致邪伏而化温，即伏邪温病的发病是内因和外因共同起作用。邪气伏藏至春而外发有伏邪自发与新感引动伏邪两种不同形式。但柳宝诒同时也强调"无论冬夏，凡有伏邪，均可发为温病"。伏邪温病外发后病情轻重、发于何处、有无兼夹等均因人而异，复杂而多变，临证当重视六经形证。即初起若见头项痛、腰脊强、恶寒，则发于足太阳经；如见发热面赤、恶风，当为在手太阳经；如见目疼、鼻干、不得卧，则在足阳明经；如见蒸热而渴，则在手阳明经；如见胸胁满痛、口苦，则在足少阳经；如见耳聋、寒热往来，则在手少阳经；如见腹满、自利而吐，则在足太阴经；如见口干、津不到咽，则在手太阴经；如见脉沉细、口燥渴，则在足少阴经；如见舌干、不得卧，则在手太阴经；如见耳聋、囊缩、不知人事，则在足厥阴经；如见烦满、厥逆，则在手厥阴经。

2. 清泄里热、养阴托邪、疏利透邪为治疗大法

寒邪伏而化温，自内而发，初起即为里热炽盛，故以清泄里热为主。肾气先虚而致邪气伏藏，故治疗应遵循正邪合治，"用药宜助阴气，以托邪外达"即所谓的"养阴托邪"，同时对于深伏于内不易外达的特点，须当疏泄透邪。柳宝诒化裁仲景黄芩汤为黄芩汤加豆豉、元参，将此方作为治疗温病"为至当不易之法"，方中以黄芩汤苦寒以清里热，配伍淡豆豉宣发少阴之伏邪，再加元参补肾阴，"一面泻热，一面透邪"，为治疗伏气温病邪发少阴之代表方，也充分体现了柳宝诒治疗伏邪温病重视清泄里热、养阴托邪、疏利透邪的治疗思想，该治疗思想对后世伏气温病乃至外感温热病的治疗具有深远的影响。

此外，柳宝诒提出温病治疗原则"一要药到病所，二要托邪外出，三要固护正气"，在扶正之法中虽认为"在温病以养阴为主"，但若辨得少阴之虚在阳而见肾阳先馁之象，又主张温经托邪而非一味寒凉滋润等均体现了柳宝诒对伏邪温病丰富的治疗经验，值得进一步研究和继承。

第二节　何廉臣著作及其学术思想

一、何廉臣及《重订广温热论》原文选读

（一）何廉臣简介

何廉臣（公元 1861～1929 年），名炳元，号印岩，晚年自号"越中老朽"，浙江绍兴人。何廉臣出于世医之家，其祖父何秀山乃绍派伤寒名家，幼聆庭训。因乡试两不荐而遂弃儒攻医，后师从名医樊开周，悬壶于市，临证颇多获效。但终困于无效者亦不少，而弃诊游学，求访名医名家，探求医理精研医道，终成一代名医，精通内、妇、儿科，对外感热病贡献尤多，与裘吉生、曹炳章并称"医林三杰"。作为中西医汇通派代表医家主张以崇实黜华为原则，吸收新知。

何廉臣一生致力于中医发展事业，主张通过古籍文献整理以保存国粹，博采众长，得古人之真诠而融化，勤于著述，为当时文献整理研究的领军人物。创办我国中医发展史上最早的中医期刊《绍兴医药学报》，倡导编写医学讲义以推进中医学教育。主要著作有《重订广温热论》《感症宝筏》《湿温时疫治疗法》《增订通俗伤寒论》等，其中《增订通俗伤寒论》为其学术经验代表性著作，被后世推为"四时感证之诊疗全书"。何廉臣晚年向全国发起征集名家医案活动，汇编成《全国名医验案类编》以保存民国名医的宝贵临床经验，成为治疗急性热病的重要参考书。

（二）《重订广温热论》原文选读

戴天章在吴又可《温疫论》基础上撰《广瘟疫论》4 卷，后陆九芝为之删订而成《广温热论》，何廉臣"见其论温热症甚精，论温热病中种种发现之症，尤极明晰"，遂"将原书缺者补之，讹者删之，更择古今历代名医之良方，而为余所历验不爽者，补入其间"，而成《重订广温热论》2 卷。

1. 突破"冬伤于寒""夏伤于暑"之伏气说，倡"温热四时皆有"

【原文】温热，伏气病也，通称伏邪。病之作，往往因新感而发，所谓新邪引动伏邪也。因风邪引动而发者，曰风温（或曰风火）；因寒邪引动而发者，曰冷温（或曰客寒包火）；因暑邪引动而发者，曰暑温（或曰暑热）；因湿邪引动而发者，曰湿温（或曰湿遏热伏）。若兼秽毒者，曰温毒，其症有二：一为风温时毒，一为湿温时毒，此以兼症别其病名也。其发于春者，曰春温（或曰春时晚发）；发于夏者，曰夏温（或曰热病）；发于秋者，曰秋温（或曰秋时晚发，或曰伏暑）；发于冬者，曰冬温（或曰伏暑冬发），此以时令别其病名也。（《重订广温热论·温热总论》）

2. 明辨温病之新感与伏气

【原文】新感温热，邪从上受，必先由气分陷入血分，里症皆表症侵入于内也；伏气温热，邪从里发，必先由血分转出气分，表症皆里症浮越于外也。新感轻而易治；伏气重而难疗。此其大要也。（《重订广温热论·温热总论》）

3. 以"伏火"统伏气，形成"一因、二纲、四目"论治体系

（1）一因——伏火

【原文】凡伏气温热，皆是伏火。虽其初感受之气有伤寒、伤暑之不同，而潜伏既久，蕴酿蒸变，超时而发，无一不同归火化。中医所谓伏火症，即西医所谓内炎症也。（《重订广温热论·温热

总论》)

（2）二纲——湿火与燥火

【原文】虽然，同一伏火，而湿火与燥火，判然不同。

（3）四目——兼症、夹症、复症及遗症

【原文】温热，伏邪也。凡言兼者，伏邪兼他邪，二邪兼发者也。治法以伏邪为重，他邪为轻，故略治他邪，而新病即解。（《重订广温热论·温热总论》）

【原文】温热，伏邪也。凡言夹者，伏邪夹实、夹虚，二邪夹发者也。（《重订广温热论·温热总论》）

【原文】温热复症，有复至再三者，皆由病人不讲卫生，病家不知看护所致。每见屡复之后，多有酿成四损、四不足者。（《重订广温热论·温热总论》）

【原文】温热二病，凡有遗症者，皆由余邪未尽，或由失于调理，或由不知禁忌所致。（《重订广温热论·温热总论》）

4.握机于病象之先的预防观

【原文】医必识得伏气，方不至见病治病，能握机于病象之先。（《重订广温热论·温热总论》）

二、何廉臣学术思想概要

（一）融合寒温，六经三焦辨证并重，发展外感热病学说

何廉臣善治热病，初时崇叶天士之学，其后临证则感叶天士尚有不妥之处，认为叶、吴对卫气营血和三焦虽有发挥，但"远不逮俞氏发明六经之精详，包括三焦而无一遗憾"，而遵俞根初之《通俗伤寒论》，认为"温热病只究三焦，不讲六经，此属妄言，仲景之六经，百病不出其范围，岂以伤寒之类，反与伤寒截然二途乎"，卫气营血之法只对新感温病有指导意义，对伏气温病，已不切实用，更不必说辨一切外感证。赞同俞根初提出的"以六经钤百病，为确定之总诀；以三焦赅疫证，为变通之捷径"的观点，认为"长沙治伤寒法，虽分六经，亦不外三焦。《伤寒论》所称胸中、心中、心下、胸胁下、胃中、腹中、少腹等，虽未明言三焦，较讲三焦者尤为详明。言六经者，明邪所从入之门，经行之径，病之所由起所由传也；不外三焦者，以有形之痰涎水饮、瘀血、渣滓，为邪所搏结，病之所由成所由变也。窃谓病在躯壳，当分六经形层；病入内脏，当辨三焦部分"。同时，何廉臣认为六经与三焦亦有主次之分，"六经赅全体，亦属生理上的代名词"，即表明六经可以概三焦，三焦却不能概六经。何廉臣直言"吴氏《条辨》峙立三焦，远不如俞氏发挥六经之精详，包括三焦而一无遗憾"。

（二）探医理悟，辨伏气与新感，丰富治温之法

何廉臣认为"新感温热，邪从上受，必先由气分陷入血分，里症皆表症侵入于内也；伏气温热，邪从里发，必先由血分转出气分，表症皆里症浮越于外也"，针对伏气温病与新感温病传变规律的不同，指出"新感轻而易治，伏气重而难疗"。何廉臣概括伏气温病的辨治纲目为"一因（伏火）二纲（燥火、湿火）四目（兼症、夹症、变症、遗症）"，具体治疗的关键则强调"邪伏既久，血气必伤……且其气血亦钝而不灵，故灵其气机，清其血热，为治伏邪第一要义"，即与新感温病按照卫气营血的层层设防不同，伏气温病要紧紧抓住血分，一方面要清解血分的邪热，另一方面则要灵转气机，透邪外出。

伏气温病病情复杂，"温热病，首用辛凉以解表，次用苦寒以清里，终用甘寒以救液，此治温热本症初、中、末之三法也。然有兼症、夹症、复症、遗症及妇人、小儿种种之不同，不得不多备方法以施治，庶免医家道少之患"（《重订广温热论·验方妙用》），有鉴于此，何廉臣根据自身临床经验，结合其师樊开周用药心得，将戴天章治温五法（汗、下、清、和、补）扩充为八法，即发表、攻里、和解、开透、清凉、温燥、消化、补益，并有所发挥，如何廉臣认为"凡能发汗、发痦、发

疹、发斑、发丹、发痧、发瘖、发痘等方，皆谓之发表法"，其关键点一则"在乎开其郁闭，宣其气血"，二则时刻注意补充津液，即"阳亢者饮水以济其液，阴虚者生津以润其燥"，并围绕发汗、发瘖、发疹、发斑、发丹、发痧、发瘖、发痘八个方面详尽阐述，可谓有纲有目，无微不至。八法其详，大略如此。

（三）重视民情禀赋之刚柔，风土温凉之迥异

何廉臣锐意岐黄，走访名医，探求医理，精研医道，作为绍派伤寒承前启后的重要人物，临证重视民情禀赋之刚柔，风土温凉之迥异，强调三因制宜，认识到"吾绍地居卑湿，天时温暖，人多喜饮茶酒，恣食瓜果，素禀阳旺者，胃湿恒多。素体阴盛者，脾湿亦不少，一逢夏秋之间，日间受暑，夜间贪凉，故人病伤寒兼湿为独多"，提出湿邪宜化，热邪宜清的清化治则，形成辨证重湿与伏气而不拘泥于经方、时方之定论，施治力主芳淡和清透——"绍派伤寒"特色。

（四）洞察入微，重视舌便

何廉臣认为外感热病脉象多有不定，徒泥乎脉而脉无凭，必细观舌象、查病源、度病所、审病状、究病变后参以脉，才能确诊无疑。提出老嫩、干润、荣枯、胀瘪、软硬、歪碎、舒缩、战痿、凸凹、浓淡看舌十法，有无、厚薄、松腻、偏全、糙黏、纹点、瓣晕、真假、常变、苔色辨苔十法，精湛而切实可用。

何廉臣受西医诊断学影响，重视询查二便，同时认为西医通过化学方法检测二便的方法切实可用。其在前人诊断理论基础上，又对二便详加观察予以阐释，对疾病诊断确有指导意义。如小便色白者多肠寒，淡黄色者多虚热，深红老黄者为肝阳偏盛，浅红淡黄者为肾阴虚，浑白如米泔水者为湿热内蕴，红黄色者为实热内盛，清长而利者，为心阳气虚而肾气下陷。大便形如鸭粪而稀者属寒湿，形如蟹渤而黏者为暑湿，色清淡形质稀而腥气重者为脾肾虚寒，汁黏而臭秽气重者为肝胆实热，色如桃浆者为血热，黑如胶漆者为瘀热，色酱者为脾湿内生或肠垢，大便急迫作声者为小肠热，肛门热灼而痛者为直肠热。

（五）用药组方，清轻灵稳

何廉臣一生十分崇拜叶天士，其号"印岩"，即为印证叶天士之意。继承叶天士寒温并用、方简药轻的用药特点，"大旨以轻清灵稳为主"。如热入气分，若"其中每有表邪未解，里热先结者，或气分郁热，或湿遏热伏。虽胸脘痞闷，宜从开泄，宣畅气机以达表。即黄薄而滑，亦为无形湿热中有虚象，尤宜芳淡轻化，泄热透表"，即便转入腑实，亦因时人"肠胃脆薄者多，血气充实者少"，故"参入润燥濡液之剂，频频而进，令胃中津液充足，实邪自解。阴气外溢则得汗，阴液下润则便通，奏效虽迟，立法尤稳"。何廉臣用药擅长四两拨千钧，一般而言，每味药物不超过三钱。在其主编的《全国名医验案类编》中常见其对一些医家用药过于生猛的批评。

（六）融贯中外，力挽狂澜

庚子年（1900年），西方医学在我国传播渐盛，何廉臣广购泰西医学著作译本而悉心学习，通过多年临床实践及对中西医比较研究后，主张以崇实黜华为原则，吸收新知，通过沟通新旧，来改良医学。何廉臣认为人身诸脏腑，一物有一物之生理功能，用西医生理学研究较为精确，而中医以整体观念为所长，十二经标本气化及奇经八脉十五大络贯穿周身，联络内外，则以传统医学占优胜。对疾病的病机，则认为中医医理可与西医病理学互通，可"从生理上推求病理，从病理上推求病源"。何廉臣医理明晰，思路开阔，既能接受西医学先进理论又不盲目偏信西医，始终坚持弘扬祖国医学。

何廉臣不仅学术造诣精深，且身负振兴中医重任，坚持身体力行，为中医教育和捍卫中医合法地位作了大量工作，曾担任中国医学会副会长，号召爱国中医人士弘扬中医文化，可谓德高望重的医事活动家。

　　何廉臣勤求古训，师古而不泥古，勇于探求新知不仅为后世留下一批较有影响的学术著作，而且他为国为民之赤诚，捍卫中医之恒心，堪称中医学界楷模，其丰富的临床经验和独特的学术思想极具参考价值，值得后世学习和借鉴。

参 考 文 献

陈天祥，柴中元.1982."绍派伤寒"学术思想略窥——兼谈俞根初、何廉臣的学术见解.浙江中医学院学报，
　　（2）：49-51.
方春阳.1985.何廉臣对叶天士学说的阐发.浙江中医学院学报，（6）：38-40.
傅维康.2008.何廉臣生平述略.上海中医药杂志，461（6）：75-76.
何廉臣.1960.重订广温热论.北京：人民卫生出版社.
刘清泉，高洁.2011.伏邪探源.中医杂志，52（2）：14-16.
刘兴旺.1992.温病汇通学家何廉臣学术思想浅探.新疆中医药，（3）：13-15.
柳宝诒.1959.温热逢源.北京：人民卫生出版社，59-61.
鲁玉辉.2013.《广瘟疫论》版本源流考证及学术价值.福建中医药大学学报，23（6）：63-64.
俞根初.2011.重订通俗伤寒论.北京：中国中医药出版社.
张家玮，王致谱，鲁兆麟.2004.何廉臣生平及学术思想研究.北京中医药大学学报，（6）：23-25.
张文彩.1992.柳宝诒伏温学术思想浅识.国医论坛，（2）：22-24.
赵明芬，安冬青，汪建萍.2016.试论伏邪理论的源流及发展.中医杂志，57（3）：15-18.

第八章　寒温兼容学派名著及其学术思想概要

寒温兼容学派倡导将伤寒、温病、瘟疫等外感热病进行整合证治。其学术观点多遵《素问·热论》和《难经·五十八难》之旨，从广义伤寒立论。临床证治常兼六经辨证、卫气营血辨证和三焦辨证，处方用药不拘"经方""时方"之论，且多有创新。提高外感病的治疗效果是形成寒温兼容学术思想的主要原因，寒温兼容医家是最早的"寒温统一"论的倡导者和实践者，其理论微嫌驳杂，但方药颇多效验。代表医家及著作主要有俞根初《通俗伤寒论》、吴贞《伤寒指掌》和雷丰《时病论》等。

第一节　俞根初著作及其学术思想

一、俞根初及《通俗伤寒论》原文选读

（一）俞根初简介

俞根初，名肇源，字根初，在家排行第三，人称俞三先生，浙江山阴（今绍兴）人。生于清雍正十二年（公元 1734 年），卒于清嘉庆四年（公元 1799 年）。俞氏世医，幼承家学，弱冠通《黄帝内经》《难经》，尤精仲景之学，多有发挥，注重临床，长于外感热病。一生忙于诊务，《通俗伤寒论》是其传世之作。《通俗伤寒论》内容包括了所有外感热病的因证脉治，具有较高的理论研究和临床应用价值。

（二）《通俗伤寒论》原文选读

《通俗伤寒论》原为俞氏手稿，共 3 卷。后经何秀山整理加按，初刻为 7 章，包括"勘伤寒要诀""伤寒本证""伤寒兼证""伤寒夹证""伤寒坏证""伤寒变证""瘥后调理"。后经何炳元勘订，于 1916 年起在《绍兴医药学报》上陆续刊出。后又经曹炳章补其缺漏，纳入"六经方药""表里寒热""气血虚实""伤寒诊法""伤寒脉舌"5 章，全书增为 12 章，名为《增订通俗伤寒论》。徐荣斋自 1944 年起，对原书予以删订，改名《重订俗伤寒论》，并于 1955 年出版，1956 年再版，从而广泛流传。该书集仲景学说与温病学说之长，主寒温兼容，以伤寒统括四时外感，以六经辨证统三焦、气血辨证，自成体系。其诊法、治法、方药及瘥后调理等论述，对临床诊治外感热病具有较高的指导意义。

【原文】伤寒，外感百病之总名也。有小证，有大证，有新感证，有伏气证，有兼证，有夹证，有坏证，有复证。传变不测，死生反掌，非杂病比。奈扁鹊《难经》但言伤寒有五：一曰中风，二曰伤寒，三曰湿温，四曰热病，五曰温病。仅载脉候之异同，并无证治之陈列，语焉不详，后学何所依据？唯中风自是中风，伤寒自是伤寒，湿温自是湿温，温热自是温热，已可概见。然皆列入伤寒门中者，因后汉张仲景著《伤寒杂病论》，当时不传于世，至晋王叔和，以断简残编，补方造论，混名曰《伤寒论》，而不名曰《四时感证论》，从此一切感证，通称伤寒，从古亦从俗也。（《重订通

俗伤寒论·伤寒要义》

【原文】以六经钤百病，为确定之总诀。以三焦赅疫证，为变通之捷诀。（《重订通俗伤寒论·伤寒要义》）

【原文】凡诊伤寒时病，须先观病人两目，次看口舌，以后用两手按其胸脘至小腹有无痛处，再问其口渴与不渴，大小便通与不通，服过何药，或久或新，察其病之端的。然后切脉辨症，以症证脉。必要问得其由，切得其象，以问证切，以切证问。查明其病源，审定其现象，预料其变症。

故胸腹为五脏六腑之宫城，阴阳气血之发源，若欲知其脏腑何如，则莫如按胸腹，名曰腹诊。其诊法宜按摩数次，或轻或重，或击或抑，以察胸腹之坚软，拒按与否，并察胸腹之冷热，灼手与否，以定其病之寒热虚实。（《重订通俗伤寒论·伤寒诊法》）

二、俞根初学术思想概要

俞根初对外感病理论的贡献主要体现在寒温统一，诊断上重视目诊、腹诊，对外感病的辨证治疗，以六经分证，并创新治法方药，设六经、三焦、六淫病用药法，列方组方，分汗、和、下、温、补、清六法，以应六经之治，进而以六法统领所有外感热病的治疗，对温病的临床诊治具有重要指导意义。

（一）广义伤寒论外感，开寒温统一之先河

俞氏学术思想上承《黄帝内经》《难经》《伤寒论》之旨，并结合历代医家有关外感病的诊治，从广义伤寒立论，提出"以六经钤百病"，认为"伤寒二字，统括了四时六气外感证"，莫若称"四时感证"为佳。并以此为基础，根据不同外感病因及其致病特点，将外感病分为伤寒本证、兼证、夹证、坏证和变证五大类型。对温病的命名，采取伤寒与温病相结合的方式，如风温伤寒、春温伤寒、湿温伤寒、秋燥伤寒、大头伤寒及伤寒兼痧、伤寒兼湿、风湿伤寒等。此种对外感病统一命名与分类的方法，可使学者对名为伤寒的四时感证"其间寒热杂感，湿燥互见，虚实相混，阴阳疑似"的复杂情况有较系统和清晰的了解，实则融伤寒温病于一炉，开创了寒温统一的先河。

（二）六经辨证为主的多维辨证，倡"三化"理论

俞氏认为伤寒为"外感百病之总名"，故对外感病和杂病辨证理论的运用上，主张以六经辨证为主，将三焦辨证、八纲辨证和气血辨证相互融合，形成了以六经辨证为主的多维辨证观。其中，六经形层说是其主要内容。另外，俞氏还创立"三化"学说以阐明四时外感病的演变规律。其主要内容是以寒热为纲，认为外感病初起有表寒证和表热证，但其传变较多，若证情发展变化，则"不越乎火化、水化、水火合化三端"，同时指出"从火化者，多少阳相火证、阳明燥实证、厥阴风热证；从水化者，多阳明水结证，太阴寒湿证、少阴虚寒证；水火合化者，多太阴湿热证、少阴厥阴寒热错杂证"。对于传变，认为"邪有但传少阳阳明而止者，有不传少阳阳明，越传三阴者，各随其人之体质阴阳，脏腑寒热，从火化者为热证，从水化者为寒证，从水火合化者为寒热错杂之证"。"三化"学说是俞氏对六经辨证反映脏腑经络、部位、气化理论，并结合温病辨证理论的优点，以形成六经辨证为主来指导临床证治外感病的多维辨证理论，是寒温统一思想的具体体现。

（三）诊病强调四诊合参，重视观目按腹

俞氏辨治外感，诊病细致全面，主张望闻问切四诊合参，重辨口舌，尤重观目和腹诊之法，并列有专篇论述。认为"凡病至危，必察两目，视其目色以知病之存亡也"。观目可分别阴阳，开目欲见人者属阳证，闭目不欲见人者属阴证；观目可断吉凶，凡目有眵有泪，精采内含者，为有神气，虽危多吉，凡无眵无泪，白珠色蓝，乌珠色滞，精采内夺者，为无神气，虽重多凶。此外，俞氏诊病，尤重腹诊，特列腹诊专篇"按胸腹"。对于按胸腹的原理，承《灵枢·胀论》"夫胸腹，脏腑之郭也"的理论，指出"胸腹为五脏六腑之宫城，阴阳气血之发源。若欲知脏腑何如，则莫如按胸腹，

名曰腹诊"，并推腹诊为第四要诀。提出腹诊的部位为"按胸必先按虚里……按腹之要，以脐为先，脐间动气，即冲任脉"。按腹方法为"宜按摩数次，或轻或重，或击或抑，以察胸腹之坚软，拒按与否，并察胸腹之冷热，灼手与否，以定其病之寒热虚实"。故通过按虚里可测吉凶，按冲任别真假寒热，按胸腹诊有形实积。徐荣斋赞曰："能补中医诊断之不逮，可法可传。"

（四）外感治法注重祛邪，方药宣通透达

对四时感证的治疗，俞氏注重祛邪，认为邪去病愈，指出"医必求其所伤何邪，而先去其病，病去则虚者亦生，病留则实者亦死。虽在气血素虚者，既受邪气，如酷暑严寒，即为虚中夹实，但清其暑，散其寒以祛邪，邪去则正自安"。治法以开郁透邪为主，给邪以出路。如"凡伤寒病，均以开郁为先"，并以六经为纲，制"太阳宜汗，少阳宜和，阳明宜下，太阴宜温，少阴宜补，厥阴宜清"的正治六法，每法之中，又列若干细法，计一百零一法，法下附验方，方药俱备。同时强调"伤寒证治，全藉阳明"的保胃津护胃气思想。如"邪在太阳须藉胃汁以汗之，邪结阳明须藉胃汁以下之，邪郁少阳须藉阳明胃汁以和之。太阴以温为主，救胃阳也，厥阴以清为主，救胃阴也，由太阴湿胜而伤及肾阳者，救胃阳以护肾阳，由厥阴风胜而伤及肾阴者，救胃阴以滋肾阴，皆不离阳明治也"。

在遣方用药方面，以六经、三焦为指导，结合六淫病因特点，组方用药具有宣通透达的特点。在方剂选择上，擅长经方时方并用，并相互结合，灵活加减，而且创制了诸多有效方剂，如导赤清心汤、犀地清络饮、阿胶黄芩汤、蒿芩清胆汤等。在用药方面，以轻灵见长，如伤寒邪气在表，郁于上焦，风邪致病者，用药轻则荆芥、薄荷，重则羌活、防风，意在轻清，用杏仁、橘红、蔻仁、枳壳、桔梗宣上焦之气。夹湿者加藿香、佩兰、茵陈、茯苓、泽泻以芳香疏气，甘淡利湿。郁久病热生痰者，又宜用清化痰湿之品。风既变热，灼伤阴液，又宜用润燥养液之药。综上，对四时感证的辨证立法及选方用药，俞根初均有独到的见解和临证经验，是中医外感病治疗的宝贵遗产。

第二节　吴坤安著作及其学术思想

一、吴坤安及《伤寒指掌》原文选读

（一）吴坤安简介

吴坤安，名贞，字坤安，约生于清乾隆年间，具体生卒年代不详，浙江吴兴县人。吴氏幼年多病，究心于医学，上自《黄帝内经》，下迄金元明清诸家，悉心研读。赞同叶天士、薛生白温热之治不混于伤寒之法。吴氏结合诊治外感病证的经验，兼收伤寒温病，著成《伤寒指掌》，意在将正伤寒与类伤寒分别辨治，从源流上分清伤寒与温病。《清史稿》载："同时归安吴贞著《伤寒指掌》，亦以明桂案之旨，与瑭相同。"故是与吴鞠通同时期的著名医家。

（二）《伤寒指掌》原文选读

《伤寒指掌》原名《感症宝筏》，成书于清嘉庆元年（公元 1796 年），于嘉庆十二年（公元 1807 年）刊印于世，名《伤寒指掌》。全书共 4 卷，卷一为类伤寒辨，首列类伤寒 19 症，次列察舌法、察目法，太阳、阳明、少阳本病述古及新法、兼经新法；卷二为三阴总辨，分述太阴、少阴、厥阴本病述古及新法，救逆述古及新法，瘥后诸病述古及新法；卷三为伤寒变证；卷四为伤寒类症。自序中指出"先古法，次新法，古法悉本《准绳》《金鉴》选注、《来苏集》注释；新法则参叶案第一书、温热全书之治焉"。全书将伤寒与温病从疑似处分析比较，以六经分证为纲，辨证施治准确，立法用药精当，切合临床实际。

【原文】凡感四时六淫之邪而病身热者，今人悉以伤寒名之。是伤寒者，热病之总名也。其因于寒者，自是正病。若夫因暑、因湿、因燥、因风、因六淫之兼气或非时之戾气，发为风温、湿温、温病、寒疫等症，皆类伤寒耳。热病虽同，所因各异，不可概以伤寒法治之。且伤寒正病绝少，类症尤多，苟不辨明，未免有毫厘千里之差。（《伤寒指掌·类伤寒辨》）

【原文】北方地厚天寒，人之禀气亦厚，风寒所感，只在本经留连，故多太阳正病。若大江以南，地势卑，天气暖，人禀薄，一感外邪，即从太阳而入阳明、少阳，或从太阳而入太阴、少阴，总属太阳兼症，不得以太阳正病治之。（《伤寒指掌·太阳兼经新法》）

【原文】凡处泽国水乡者，于湿证尤宜加察焉。如外感之湿，着于肌表者，或从雨雾中而得，或从地气潮湿中而得，或上受，或下受，或遍体均受，皆当以解肌法微汗之。兼风者，微微表散；兼寒者，佐以温药；兼热者，佐以清药，此外受湿邪之治也。如内生之湿，留于脏腑者，乃从饮食中得之。凡膏粱酒醴、甜腻厚味及嗜茶汤瓜果之类，皆致内湿。治法不外上开肺气，下通膀胱，中理脾阳为治。然阳体多成湿火，而阴体多患寒湿，又当察其体质阴阳为治。用药之法，当以苦辛寒治湿热，苦辛温治寒湿，概以淡渗佐之。苦酸腻浊之品，在所禁用。（《伤寒指掌·湿证》）

【原文】病之经络、脏腑、营卫、气血、表里、阴阳、寒热、虚实，毕形于舌。故辨证，以舌为主，而以脉证兼参之，此要法也。兹将舌之部位形色，详列于下，实临证者之金鉴焉。

部位：满舌属胃，中心亦属胃，舌尖属心，舌根属肾，两旁属肝胆，四畔属脾。舌尖属上脘，舌中属中脘，舌根属下脘。

形色：白苔肺经，绛苔心经，黄苔胃经，鲜红胆经，黑苔脾经，紫色肾经，焦紫起刺肝经，青滑肝经。（《伤寒指掌·察舌辨证法》）

二、吴坤安学术思想概要

吴氏从广义伤寒立论，将外感热病分为两类。一是感寒而病的正伤寒；二是因暑、湿、燥、风、寒、火之兼气或非时之戾气而病的类伤寒。类伤寒主要是温病。吴氏宗六经辨证，伤寒温病兼容，以"六经述古"明伤寒，倡"六经新法"辨温病。详辨寒温之异，阐述湿邪为患，强调辨舌，理法方药切合临床。

（一）以广义伤寒立论，详述温病之由

吴坤安从广义伤寒立论，参《伤寒准绳》《医宗金鉴》《伤寒来苏集》《临证指南医案》等内容，融合寒温病名，阐述外感病的病因病机。认为伤寒是热病的总名，合《素问·热论》"今夫热病者，皆伤寒之类也"之论。因感四时病因不同而有寒温之别，包括伤寒正病和伤寒类证两大类。而伤寒类证实属温病范畴，著作中论述了冬温、风温、春温、瘟疫、中暍、湿温、霍乱、湿痹、晚发等温病病种。并以六淫病因为主。详细论述了常见四时温病的病因病机。提出"盖六气为病，皆能发热，故善治伤寒者，必能穷究六淫之气。凡温热暑湿疫疠之类伤寒者，无不一一辨晰明白，而施治各当"。如认为春温乃春时木火司令，天道温暖，新邪引动，温从内发，阴精内耗，强阳无制，新邪一触，则燎原之势，直从里发，故初起见壮热、烦渴、口干舌燥等症，而治存津液为要旨，切合实际。

（二）远宗六经之辨，近循叶氏之法

对外感病的辨证治疗，以六经分证，分"六经述古"和"六经新法"，统括伤寒温病辨证论治，创"六经自感说"补伤寒三阴表证之未逮。在辨证方法上，主张综合六经辨证、卫气营血辨证和三焦辨证来辨治外感热病。"六经述古"为《伤寒论》六经病证治，如太阳述古主要述及风寒在表证治，阳明述古论述里热证治等。"六经新法"多为温病的辨治。如太阳兼经新法，大江以南，人感外邪，总属太阳兼证，不得以太阳正病治之。如风寒初感有表寒见证，复兼舌苔白而燥，或兼微黄，口渴溲赤，脉浮滑者，为太阳感寒，阳明有火，治以羌活、防风、葛根、连翘、黄芩、栀子之类，外散表寒，清解里热。

吴氏虽以六经辨证为主,但灵活运用叶天士卫气营血辨证,治法用药遵循《临证指南医案》之例。如温热病(春温、冬温、热病)的辨证中标明参照叶案。论述手太阴气分证治,"凡温邪入肺,症见头疼、恶寒、发热、口燥舌干、脉数、胸闷气喘,治宜辛凉轻剂,栀豉、橘红、桑杏、连翘、薄荷、枳橘、黄芩之类",手少阴营分"温邪吸入,由卫及营者……宜犀角尖、鲜生地、淡竹叶、麦冬、连翘、石菖蒲、川石斛、丹皮之类。兼痰者,加川贝母、天竺黄之类"。由此可见,吴氏对温热病虽以六经辨证为主,但组方用药遵叶氏之法。

（三）辨证强调察舌,丰富温病诊法

吴坤安临证注重舌诊,对外感病舌象变化有较详细的记载。其辨舌内容多源于叶天士《温热论》,并在此基础上有所阐发,著中录察舌辨证歌 38 首。在用药上也有补充和发挥。如白苔属肺经,候卫分气分之邪,舌无苔而润或微白而薄者为风寒在表,外症必恶寒发热而口不渴,宜温散之。舌苔白而燥刺者为温邪在表,外症必微寒,继发热不已,此伤在手太阴肺经,宜凉散之。绛舌属心经,主候营血分之温热,舌绛燥乃邪已入营,宜清络中之热、血中之火,忌用气分药。凡温邪自口鼻吸入,上焦心肺先受,如舌苔先白后红者,为邪先入气分,后入营分,若初起舌即绛色者,邪不入气分而入营分,宜清解营分之热,药用犀角、鲜生地、牡丹皮、玄参之类。吴氏强调指出:总以舌苔黄燥为实热之凭,勿以脉象沉迟为虚寒之验。故吴氏对温热病的诊断,辨舌重于辨脉。

吴坤安还提出"内斑"之名,为前人所未及。指出瘟疫时感,每有内斑,并详述了证候病机和治法方药,提出宜用宣通气血、解毒化斑之法,药如连翘、紫花地丁、赤芍、紫草、金银花、人中黄、白僵蚕之类,临证可用。

第三节 雷少逸著作及其学术思想

一、雷少逸及《时病论》原文选读

（一）雷少逸简介

雷少逸,名丰,字少逸,一字存松,别号侣菊,祖籍福建浦城,幼年随父迁居浙江衢州。生于清道光十三年(公元 1833 年),卒于清光绪十四年(公元 1888 年)。其父雷逸仙,诗文医术俱佳,师从程芝田。雷丰自幼好学,承家学,继父悬壶济世,后入官医局,医名渐振。感于"一岁之中杂病少而时病多,若不于治时病之法研究于平日,则临证未免茫然无据""从古至今,医学充栋,而专论时病者盖寡",著《时病论》,是寒温兼容治疗外感病的重量理论著作。

雷少逸好读书,荟萃百家之长,能引申触类,躬身实践,所著颇丰,除代表作《时病论》外,尚有《医法心传》《方药玄机》《医家四要》《逸仙医案》等书。

（二）《时病论》原文选读

《时病论》成书于1882 年,全书 8 卷,附论一卷。卷一为"冬伤于寒春必病温大意";卷二为"春伤于风大意";卷三为"春伤于风夏生飧泄大意";卷四为"夏伤于暑大意";卷五为"夏伤于暑秋必痎疟大意";卷六为"秋伤于湿大意";卷七为"秋伤于湿冬生咳嗽大意";卷八为"冬伤于寒大意"。附医论 13 篇。现存版本主要有清光绪九年(公元 1883 年)汗莲书屋刻本、光绪柯城雷慎修堂刻本。该书"专为时病而设""首先论证,其次立法,其次成方,又其次治案",集四时六气之病,首先论述了时病的病因病机、证候特点及立法依据,次列自拟诸法成方,后附临证医案。全书遵仲景之说,兼取喻嘉言、程芝田之长,强调治病"按四时五运六气分治",有较高临床实用价值。

【原文】《内经》云：春伤于风。谓当春厥阴行令，风木司权之候，伤乎风也。夫风邪之为病，有轻重之分焉，轻则曰冒，重则曰伤，又重则曰中。（《时病论·春伤于风大意》）

【原文】夏伤于暑者，谓季夏、小暑、大暑之令，伤于暑也。其时天暑地热，人在其中，感之皆称暑病。夫暑邪袭人，有伤暑、冒暑、中暑之分，且有暑风、暑温、暑咳、暑瘵之异。（《时病论·夏伤于暑大意》）

【原文】大暑至白露，正值湿土司权，是故谓之"秋伤于湿"。鞠通先生列湿温于夏末秋初，诚有高见。丰谓因湿为病者有六：一曰伤湿，一曰中湿，一曰冒湿，一曰湿热，一曰寒湿，一曰湿温。（《时病论·秋伤于湿大意》）

【原文】《经》曰：冬伤于寒。谓交立冬之后，寒气伤人。其能固密者，何伤之有？一有不谨，则寒遂伤于寒水之经，即病寒热无汗，脉来浮紧，名曰伤寒是也。一交春令，便不可以伤寒名之。然冬令受寒，有浅深之别焉，深者为中，浅者为冒。（《时病论·冬伤于寒大意》）

【原文】《经》谓："冬伤于寒，春必病温"，是训人有伏气之为病也。……据丰论春时之伏气有五：曰春温也，风温也，温病也，温毒也，晚发也。盖春温者，由于冬受微寒，至春感寒而触发。风温者，亦由冬受微寒，至春感风而触发。温病者，亦由冬受微寒，寒酿为热，至来春阳气弛张之候，不因风寒触动，伏气自内而发。温毒者，由于冬受乖戾之气，至春夏之交，更感温热，伏毒自内而发。晚发者，又由冬受微寒，当时未发，发于清明之后，较诸温病晚发一节也。此五者，皆由冬伤于寒，伏而不发，发于来春而成诸温病者，当辨别而分治之。（《时病论·冬伤于寒春必病温大意》）

【原文】弗执定某证之常，必施某法，某证之变，必施某法，临证时随机活法可也。姑先论其常而通其用，如初起因于风者，宜以解肌散表法；因于寒者，宜以辛温解表法；因于暑者，宜以清凉涤暑法；因于湿者，宜以增损胃苓法；因于燥者，宜以苦温平燥法；因于火者，宜以清凉透邪法。此皆言初患六气之常证，通用之定法也。至于反常之变证，不定之活法，则又不可不知。（《时病论·附论》）

二、雷少逸学术思想概要

雷少逸对温病学理论的贡献主要体现在对时病的命名分类、鉴别辨证、治则治方和方药运用等方面。

（一）按时令辨别外感，主张寒温合一

雷氏强调对外感病的辨治，须先知时。如"是为时医必知时令，因时令而治时病，治时病而用时方，且防其何时而变，决其何时而解，随时斟酌"。知时，即指要了解一年之内时令季节的变化、气候特点、节气的更替及五运六气的变化等。雷氏基于《素问·生气通天论》四时邪气伤人的理论，主张寒温合一，系统论述了不同季节外感病的因证脉治，对寒温统一的外感病辨证论治颇有启发。认为时令是时病之关键，论治之前提。四季寒热温凉的变化均会影响时病之常和时病之变。每种时病均有相对严格的节气特点，如春温、风温发于大寒至惊蛰；温病、温毒发于春分至立夏；晚发发于清明至夏至等，即为按时分病。

（二）新感与伏邪并举，创四时伏气说

《时病论》中把新感学说和伏气学说融为一体，认为四时皆有新感和伏气的发生，其所述新感与伏气已超越了温病学的范畴，提出多种外邪都能伏而后发形成伏气时令病，进而提出"四时伏气"说，将新感与伏气并论。全书把所有外感病都分为新感与伏气两类，如新感时令病在冬季有伤于寒之伤寒、中寒、冒寒和感受非时之温气而发病的冬温等；春季有伤于风的伤风、冒风、中风和夹邪引起的风寒、风热、风湿和感受非时之气而引起的寒疫等。而属于伏气的时气病在冬季有因秋伤于湿伏至冬季而引起的各种咳嗽；春季有因冬伤于寒伏至春季而引起的春温、风温、晚发、温

病和温毒等。

（三）提倡以法统方，临证随机活法

雷氏提倡以法统方或以法代方，全书拟定治法 60 则，自拟之方均以法名之，提倡立法而不制方，如雷氏芳香化浊法。体现了临证方可以变化而法必须确立的治疗思想。其定临床辨证过程为"首先论证，其次立法，其次成方，又其次治案"。雷氏以法代方，法中有方，随证变化的制方形式，更符合临床实际和中医学三因制宜的辨证治疗学思想，亦更能体现临证组方用药的灵活性。

参 考 文 献

柯琴. 1978. 伤寒来苏集. 上海：上海科学技术出版社.

雷丰. 2012. 时病论. 北京：人民卫生出版社.

沈元良. 2016. 绍派伤寒名家学术精要. 北京：中国中医药出版社.

吴贞. 2016. 伤寒指掌. 周利等校注. 北京：中国中医药出版社.

俞根初. 1956. 重订通俗伤寒论. 上海：上海卫生出版社.

下篇　温病学临床研究

第九章 常见感染病温病学辨治思路

第一节 甲型 H1N1 流感

甲型 H1N1 流感是由甲型 H1N1 流感病毒引起的急性呼吸道传染病。甲型 H1N1 流感的潜伏期一般为 1～7 日，临床表现与季节性流感和普通感冒症状类似，主要表现为发热（腋温≥37.5℃）、流涕、鼻塞、咽痛、咳嗽、头痛、肌痛、乏力、呕吐和（或）腹泻，为自限性传染病。少数患者病情可迅速进展，突发高热、肺炎，重者可以出现呼吸衰竭、多器官损伤，导致死亡。

甲型 H1N1 流感病毒属于正粘病毒科（Orthomyxoviridae），流感病毒属（Influenza virus），该毒株包含有猪流感、禽流感和人流感三种流感病毒的基因片段，是一种新型猪流感病毒，可以人传染人。主要通过气溶胶直接和间接接触在人际间传播，也可通过口腔、鼻腔、眼睛黏膜等接触感染者分泌物传播。人群普遍易感，是否感染主要取决于接触机会、防护措施及个体的防御功能。2009年 3 月，墨西哥和美国等国家先后暴发"人感染猪流感"疫情，后被更名为甲型 H1N1 流感，这次流感大流行在全球共造成 20%～30% 的人群感染，其中 10%～15% 的人群发病，死亡人数超过 28万。我国人群感染状况血清学横断面调查显示，普通人群抗体阳性率为 17.1%，发病率为 15.9%。甲流早期，发病儿童、未成年人、中老年人症状轻，但随着病情发展，有慢性基础疾病的感染病例可能存在病势急、疾病传变迅速、病情发展快的特点。重症和死亡病例多见于慢性病患者和孕妇。我国卫生部于 2009 年明确将甲型 H1N1 流感（原称人感染猪流感）纳入传染病防治法规定管理的乙类传染病，并采取甲类传染病的预防控制措施。

本病可归属于"瘟疫""春温""风温"范畴。

一、病因病机

甲型 H1N1 流感为感受风热疫毒之邪所致，疫毒犯肺是甲流的主要病机。外邪束表，卫阳被遏，体表经气不利，故见发热、恶寒、流涕、鼻塞、打喷嚏、全身肌肉酸痛；邪热深入，由卫至气，热毒壅肺致肺失宣降，痰热壅肺，可见高热、咽痛、咳嗽、气喘、咯痰等。风热疫毒致病力强，传入气分可见热毒壅肺，表现为壮热不已，或热势起伏不定，干咳，少痰，或痰中带血，舌质红，苔黄腻，脉滑数等症；如肺热腑实，症见发热或高热，热势较甚，喘促气短，痰涎壅盛，呛咳，面红烦躁，汗出，口渴欲饮，胸满腹胀，大便秘结，舌质红，苔黄腻，脉滑数等。痰浊瘀阻，热毒炽盛，可出现气营（血）两燔，亦可逆传心包，甚则邪毒内陷而气阴或阳气外脱致内闭外脱证，临床表现为高热持续不退，咳逆气急，喉中痰鸣，痰中带血，烦躁不安，时有谵语，甚至昏迷，口舌干燥，或体温骤降，伴冷汗，面色苍白，唇青肢冷，呼吸短促，咳而无力，喉中痰声如鼾，或见粉红色泡沫痰，神识模糊或烦躁，或至昏迷，舌质红绛，脉细数无力，细微欲绝等。后期邪热耗伤肺胃阴液可见低热，神疲乏力，纳差，口渴，舌红少津，脉细数。

二、温病学辨治思路

甲型 H1N1 流感可参照"风温"辨治。外邪多为感受风热疫毒之邪所致，风热疫毒闭遏肺之气机是病机关键。风热疫毒较风热邪气致病力强，由卫气分易进入营血分导致危重证候，清热解毒、宣通肺气是本病的主要治疗原则，应贯彻始终。治疗应抓住疾病早期正盛邪实的有利时机，治疗中配合截断疗法适当加强清热解毒药的使用，卫分或卫气同证，症见发热或未发热，咽红不适，轻咳少痰，无汗，舌质红，苔薄或薄腻，脉浮数，宜采用表里双解，以辛凉清解、宣肺透邪为法，因势利导，疏风清热，尽快驱邪外出。以银翘散等方加减；进展期多见气分或气营同证或热入心包，可宣肃肺气药与清热解毒药同用，热入心包配合清心开窍法。如肺热炽盛，症见高热，咳嗽，痰黏咯痰不爽，口渴喜饮，咽痛，目赤，舌质红，苔黄或腻，脉滑数。治以清肺解毒，以麻杏石甘汤加减；疫毒壅肺，症见高热，咳嗽咯痰、痰黄，喘促气短，或心悸，躁扰不安，口唇紫暗，舌质红，苔黄腻或灰腻，脉滑数，治以清热泻肺，解毒散瘀，以麻杏石甘汤合白虎汤、普济消毒饮加减；气营两燔，症见高热，口渴，烦躁不安，甚者神昏谵语，咳嗽或咯血，胸闷憋气气短，舌质红绛，苔黄，脉细数，治以清气凉营，以清瘟败毒饮加减；如发生内闭外脱，症见面青唇紫，身蜷肢冷，嗜睡，神昏，或躁动，张口呼吸，喘促，或气息微弱难以接续，汗出如涌，二便失禁，舌紫暗，苔白垢腻，或黄垢不鲜，脉细数或脉微欲绝，可使用固脱法，治以敛阴固脱或回阳固脱，可与温病"三宝"同时服用，以扶正祛邪，开闭固脱，并及时配合西医急救方法。后期多见肺胃阴伤，症见低热或不发热，神疲乏力，纳差，口渴，舌红少津，脉细数，治以甘寒清解余邪，益气养阴，以沙参麦冬汤等加减。

第二节　人 禽 流 感

人禽流感是由禽流感病毒引起的急性呼吸道传染病。潜伏期一般为 1～4 日，多在 7 日以内发病。急性起病，早期表现类似普通型流感，主要表现为发热，持续 38.5℃ 以上，咳嗽、少痰，可伴有头痛、肌肉酸痛和全身不适等症状，1～5 日后出现呼吸急促及明显的肺炎表现。重症患者病情发展迅速，可在 1 周内出现重症肺炎，体温大多持续在 39℃ 以上，出现呼吸困难，咯血痰，可快速进展为急性呼吸窘迫综合征、纵隔气肿、脓毒症、胸腔积液、感染性休克、意识障碍及急性肾损伤等。

禽流感是禽类流行性感冒的简称，是由甲型流感病毒某些感染禽类亚型引起的急性呼吸道传染病。以往的资料未发现禽流感病毒致人患病，禽流感病毒致人患病称为人禽流感。禽流感病毒属甲型流感病毒，基因组为分节段单股负链 RNA，依据其外膜血凝素（HA）和神经氨酸酶（NA）蛋白抗原性的不同，目前可分为 15 个 H 亚型和 9 个 N 亚型。禽流感病毒对乙醚、氯仿、丙酮等有机溶剂均敏感，常用消毒药容易将其灭活。H5N1 于 1997 年被首次肯定由禽到人的传播。H5N1、H7N7、H7N9 被认为是高致病性禽流感，H7N7 毒株感染者病情较轻，结膜炎是其主要临床表现；H5N1、H7N9 发病率和死亡率较高，自 2003 年冬季在东南亚再次暴发至 2008 年 6 月已发现 H5N1 人禽流感 383 例，死亡 241 例，病死率为 63%；自 2013 年 2 月以来，上海、安徽、江苏、浙江等华东地区确诊人感染 H7N9 禽流感 33 例，9 例死亡，病死率为 27.3%。人禽流感的主要传染源为患禽流感或携带禽流感病毒的鸡、鸭、鹅等家禽，但不排除其他禽类或猪、猫等成为传染源的可能性。经呼吸道传播，也可通过密切接触禽类分泌物或排泄物而感染，或直接接触病毒感染。人禽流感任何年龄均具有易感性，以儿童和青壮年发病者多，在发病前 1 周内接触过禽类者，如从事禽类养殖、贩运、销售、宰杀、加工业等人员为感染高危人群。最新的分子生物学研究表明，高致病性禽流感病毒尚不具备人传染人的感染能力，临床也无人际传播的确切证据。但由于人类对大多数 H 和 N 亚型没有免疫力，因此，禽流感病毒具有启动人类新的流感大流行的潜在威胁，尤其是人流感病毒发病期间，若禽流感病毒与人流感病毒交叉或变异将会导致灾难性的大流行。

禽流感属于"鸡瘟""鸭瘟"等范畴。人感染禽流感临床表现及发病特点,属于中医"疫病"范畴,"火""毒"之性明显,可参照温病学"风温""春温""瘟疫"辨治。

一、病因病机

人禽流感多发生于春季或冬春之交或春夏之际,正气不足,外感温热疫毒发病。初起可见短暂的肺卫表证,病程中里热炽盛,见高热、烦渴甚则神昏、痉厥、斑疹等表现。病变早期,里热炽盛而兼有阴津不足,以邪实为主,多见肺热壅盛证、燥热伤肺证,表现为发热,咳嗽,咳痰,恶寒轻或不恶寒,头痛、周身酸痛不适,而鼻塞流涕等外邪束表证少见,重症患者亦可在早期见热灼营阴证、热陷心包证等营分证候。继而邪热可迅速化火,多为3～6日后病至极期,见高热寒战,渐次出现痰中带血、短气、胸闷、呼吸困难,舌红苔腻,病情转重;6～14日患者痰中带血,胸闷喘憋、呼吸困难加重,并出现皮肤红疹、花斑,舌质深红或紫暗,少津。除肺热壅盛,燥热伤肺突出,或兼见腑实内结。此阶段邪热盛极,阴伤渐重,甚或出现气阴两伤,或传入营血分,呈现动风、动血、闭窍等虚实错杂之病理变化。病至后期,可见以虚多邪少为病理基础的气阴两伤证,多在发病10～14日后患者身热渐退,痰血减少甚则消失,进入恢复期,以倦怠乏力,舌质红、苔薄少津为特点。危重症患者可出现热陷心包证、闭证、脱证。

二、温病学辨治思路

人禽流感具有起病突然、发热明显、传染性和易出现危重症等类似瘟疫中"温热疫""春温""风温夹疫"的特点,故可参考卫气营血和三焦辨证思路。初发证候注意辨识发于气分者、发于营分者,同时还应辨别是否兼有恶寒、头痛等卫表证候,属卫气同病还是卫营同病。病程中应注重辨别邪热与阴伤的程度,在泄热祛邪的同时加强顾护阴液。疾病后期注意控制危重症的发生。人禽流感的治疗以泄热解毒为主,并注意顾护阴液,透邪外出,根据病情随证变法。病之初期如毒邪犯卫而症见发热恶寒,咽痛,头痛,肌肉关节酸痛,咳嗽,少痰,苔白,脉浮滑数,治以清热宣肺解毒,以小柴胡汤合银翘散、三拗汤加减;卫气同病,症见发热不恶寒,无汗,时显烦躁,周身皮肤扪之灼热烫手,气促,无头身疼痛,轻咳无痰,咽红肿不甚痛,口不渴,小便淡黄,大便难解,舌边尖红甚有芒刺,舌苔薄白黄,脉浮滑数,治以辛散透邪,解毒泄热,以银翘散合白虎汤加减;如兼夹湿邪,毒犯肺胃,症见发热,或恶寒,头痛,肌肉关节酸痛,恶心,呕吐,腹泻,腹痛,舌苔白腻,脉浮滑,治以清热解毒,祛湿和胃,以葛根芩连汤加减。邪热迅速转盛与阴液耗损交混,病至中期,热炽与阴伤并重。如疫毒壅肺,症见高热,汗出,口渴,咳嗽咯痰,痰黄稠或痰中带血丝,甚则气急鼻煽,胸闷胸痛,或腹满便秘,舌质红,苔黄,脉数,治以清热化痰,宣肺平喘,解毒化瘀,以麻杏石甘汤加减,舌苔厚腻者,合用三仁汤或千金苇茎汤;气(营)血两燔,症见高热,目赤头痛,口渴饮冷,心烦躁扰,咳嗽,痰中带血、质黏量少,胸闷较重,动则喘促,大便干,舌绛或深绛,苔黄燥,脉滑数或弦细,治以清肺解毒,凉血理气,以清瘟败毒饮加减;疫毒壅肺,内闭外脱,症见高热,咳嗽,痰少难咯,憋气,喘促,咯血,或见咯吐粉红色泡沫痰,伴四肢厥逆,躁扰不安,甚则神昏谵语,舌暗红,脉沉细数或脉微欲绝,治以解毒泻肺,益气固脱,以宣白承气汤合参萸汤、生脉散加减。

第三节　传染性非典型肺炎

传染性非典型肺炎是由 SARS 冠状病毒(SARS-CoV)引起的一种具有明显传染性、可累及多个脏器系统的特殊肺炎,世界卫生组织(WHO)将其命名为严重急性呼吸道综合征(severe acute respiratory syndrome,SARS),我国将本病命名为传染性非典型肺炎(infectious atypical pneumonia,IAP),并将其列为法定管理传染病。SARS 临床主要表现为发热、乏力、头痛、肌肉关节酸痛等全身症状和干咳、胸闷、呼吸困难等呼吸道症状，部分病例可有腹泻等消化道症状，胸部 X 线检查可见肺部炎性浸润影，实验室检查外周血白细胞总数不高或降低、抗菌药物治疗无效是其重要特征。重症病例表现为明显的呼吸困难，并可迅速发展成为急性呼吸窘迫综合征（acute respiratory distress syndrome，ARDS）。SARS 的潜伏期通常是 2 周以内，一般为 2～10 日。传染性强，病情重，进展快，对人类的健康危害较大。

　　SARS 冠状病毒是 SARS 的病原体，近距离呼吸道飞沫传播、气溶胶传播、手接触传播是重要的传播途径。本病人群普遍易感，呈家庭和医院聚集性发病，多见于青壮年，儿童感染率较低。季节因素与 SARS 在人与人之间的传播似无直接关系。SARS 于 2002 年 11 月至 2003 年 7 月全球首次流行，2004 年和 2005 年冬春季节曾有散发病例，以后未见报道。根据 WHO 2003 年 8 月 7 日公布的结果，全球共报告 SARS 临床诊断病例 8422 例，死亡 916 例，发病波及 32 个国家和地区，病例主要分布于亚洲、欧洲、美洲等地区。亚洲发病的国家主要为中国、新加坡等，中国共发病 7429 例，死亡 685 例，病死率为 9.2%；其他国家发病 667 例，死亡 89 例，病死率为 13.3%。

　　传染性非典型肺炎属于中医学"疫病"范畴，符合瘟疫中的"湿热疫""风温夹疫""湿温"范畴。学术界也从临床表现、病机认识、病变脏腑、传染性、流行性等方面，对 SARS 的中医病名进行了探讨，提出"时疫春温病""湿温疫""肺湿疫""肺痹疫""肺毒疫""肺瘟"等，均属于温病学研究范畴。

一、病因病机

　　疫毒之邪自口鼻而入，病位在肺，进而波及脾胃，后期累及心、肝、肾等多个脏腑。本病遵循卫气营血传变，也兼夹三焦传变的特点，主要病机与湿热阻遏、气机郁闭、瘀血内伏、肺气壅塞、气阴亏虚有关，严重者出现阴盛阳衰，内闭外脱。初起见寒热身痛，疫毒之邪致肺失宣肃，可见干咳、呼吸困难、气促胸闷等表现；深入气分，热盛壅肺，殃及胃肠，则高热汗出不解，伴见脘腹胀满、纳差、呕恶或便秘或泄泻等症；郁闭肺气，百脉失调，甚至可见喘憋发绀；逆传心包，导致神昏，甚至发生厥脱等变证。若疫毒之邪夹湿犯肺，湿蕴为痰，或肺气郁闭而津聚成痰，痰阻气滞，进而血瘀，则痰湿瘀阻闭于肺，损伤肺络，见干咳、喘憋、痰难咳出或痰中有血丝等。发病早期即可见肺之气阴亏虚的表现，如倦怠乏力，口干懒言，自汗神疲等症，而且气阴损伤越早出现，病情越重。随病程进展，肺之气阴进一步损伤，后期见口干口渴、五心烦热、动则汗出气喘等表现。若肺病及心、气病及血、肺病及肾、肾不纳气，可见不同程度的心悸心慌、喘憋欲脱，严重者心阳暴脱，可见四肢发凉，冷汗淋漓等。

二、温病学辨治思路

　　结合本病特点，可参照"风温""湿温""湿热疫"等辨治，以卫气营血辨证，结合三焦辨证为辨证思维模式，分期辨证施治。病变发展可单一证候出现，亦可呈现卫气同病、气营血同病等证。本病基本病机为邪热疫毒夹湿，与痰、瘀等病理产物相互作用，以肺为病变中心，进而累及心、胃、肠、肾等多个脏器。在治疗时以肺为中心，兼顾其他相关脏腑，并注意兼夹邪气的治疗及适时扶正祛邪。由于气阴亏虚病机始终存在，故在患病早期若有正气亏虚出现时，应及时扶正以助祛邪。发热期病机重点在清解热毒，喘憋期的关键是通瘀化痰，恢复期则主要以补虚扶正为主。SARS 的治疗要注意早诊断，早治疗，用药可先于病机，防范多脏器的损伤。

　　初期见卫分证，但很快出现气分表现，少数患者出现气营同病。如疫毒犯肺，症见初起发热，恶寒，头痛，身痛，肢困，干咳，少痰，或有咽痛，乏力，气短，口干，舌苔白或黄或腻，脉浮数，治以清肺解毒，化湿透邪，以银翘散加减。夹湿则多见卫气同病，如湿热遏阻卫气，症见发热，微恶寒，身重疼痛乏力，口干饮水不多，或伴有胸闷脘痞，无汗或汗出不畅，或见呕恶纳呆，大便溏泄，舌淡红，苔薄白腻，脉濡缓，治以宣化湿热，透邪外达，以三仁汤合升降散加减。湿重热不明显，亦可用藿朴夏苓汤加减化裁；表寒里热夹湿，症见发热，恶寒，甚则寒战壮热，伴有头痛，关节痛,舌偏红,苔薄黄微腻,脉浮数,治以疏风解表,清热解毒,宣肺化湿,以银翘散、麻杏石甘汤合升降散加减。

进展期气分阶段,如湿痰热毒壅肺,症见高热,汗出热不解,咳嗽,少痰,胸闷气促,腹泻,恶心呕吐,或脘腹胀满,或便秘,或便溏不爽,口干不欲饮,气短,乏力,甚则烦躁不安,舌红或绛,苔黄腻,脉滑数,治以清热解毒,宣肺化湿,豁痰平喘,治以麻杏石甘汤、葶苈大枣泻肺汤合苇茎汤加减;湿热蕴毒,症见发热,胸闷脘痞,口干饮水不多,干咳或呛咳,咽喉肿痛,口苦或口黏,舌红苔黄腻,脉滑数,治以清热化湿解毒,以甘露消毒丹合蒿芩清胆汤加减;邪阻膜原,症见发热、恶寒,或寒热往来,伴有身痛,口干苦,呕逆,纳差,或伴呛咳、气促,舌苔白浊腻或如积粉,脉弦滑数,治以疏利湿浊,透达膜原,以达原饮加减。

极期易出现邪毒内陷,闭阻肺气,内闭外脱的危候。热入营血,症见身热夜甚,咳嗽,烦躁不安,神昏谵语,口唇发绀,或衄血,齿龈出血,舌红绛,苔少,脉细数,治以清营泄热,清心开窍,以清营汤加减。辅用清开灵注射液、生脉注射液静脉滴注;湿热毒瘀闭肺,气阴亏虚,症见气促明显,喘促烦躁,呛咳少痰,胸闷,甚则不能活动,或言不成句,口干,气短乏力,汗出,舌红或略绛,苔薄微腻,脉细数或细促,治以清热解毒化湿,理气活血,泻肺平喘,佐以益气养阴。以五虎汤、葶苈大枣泻肺汤、苇茎汤合生脉散加减;内闭外脱,症见呼吸窘迫,憋气喘促,呼多吸少,语声低微,躁扰不安,甚则神昏,汗出肢冷,口唇紫暗,舌暗红,苔黄腻,脉沉细欲绝,治以益气敛阴,回阳固脱,化浊开闭,以清营汤合生脉散或参附汤加减。

后期出现气阴两虚,肝肾不足的表现。如气阴亏虚,痰瘀阻络,症见低热,自汗,纳呆,咳嗽,口干咽燥,胸闷、气短,神疲乏力,或焦虑不安,失眠,动则气喘,舌红或暗红少津,舌苔黄或腻,脉沉细无力,治以益气养阴,化痰通络,以生脉散或沙参麦冬汤加减;气虚夹湿夹瘀,症见气短,疲乏,活动后略有气促,纳差,舌淡略暗,苔薄腻,脉细,治以益气化湿,活血通络,根据虚实不同,可分别选用东垣清暑益气汤、参苓白术散、血府逐瘀汤等加减。

第四节　新型冠状病毒病

新型冠状病毒病(COVID-19,简称新冠病毒感染)是由新型冠状病毒引起的以肺损伤为主的新发急性呼吸道传染病,潜伏期1~14日,多为3~7日,临床以发热、干咳、乏力为主要表现,部分患者表现为鼻塞,流涕,咽痛,嗅觉,味觉减退或丧失,结膜炎,肌肉疼痛,腹泻等症状,依病情轻重分为轻型、普通型、重型、危重型。多数患者预后良好,少数患者病情危重,多见于老年人、有慢性基础疾病者、晚期妊娠和围产期女性、肥胖人群。重症患者多在发病1周后出现呼吸困难和(或)低氧血症,严重者可快速进展为急性呼吸窘迫综合征,脓毒症休克,难以纠正的代谢性酸中毒,出、凝血功能障碍,多器官功能衰竭等。极少数患者还可有中枢神经系统受累及肢端缺血性坏死等表现。部分重型、危重型患者病程中可为中低热,甚至无明显发热。

儿童病例症状相对较轻,部分儿童及新生儿病例症状可不典型,表现为呕吐、腹泻等消化道症状或仅表现为反应差、呼吸急促。极少数儿童可有多系统炎症综合征(MIS-C),出现类似川崎病或不典型川崎病表现、中毒性休克综合征或巨噬细胞活化综合征等,多发生于恢复期。主要表现为发热伴皮疹、非化脓性结膜炎、黏膜炎症、低血压或休克、凝血障碍、急性消化道症状等。一旦发生,病情可在短期内急剧恶化。

新型冠状病毒(SARS-CoV-2)属于β属的冠状病毒,与其他病毒一样,新型冠状病毒基因组也会发生变异。WHO提出的"关切的变异株"(VOC)有5个。传染源主要是新型冠状病毒感染者和无症状感染者,潜伏期即有传染性,发病后5日内传染性较强。经呼吸道飞沫和密切接触传播是主要的传播途径,在相对封闭的环境中经气溶胶传播,接触被病毒污染的物品后也可造成感染。人群普遍易感,新型冠状病毒病被纳入传染病防治法规定管理的乙类传染病。

本病可参考温病中的"瘟疫""湿温"等辨治，因地域和体质不同，又有夹风、夹寒、夹暑、夹热、化燥之不同。

一、病因病机

新型冠状病毒病属于中医学"疫病"范畴，病因是疫疠病邪，其根据地域和人体体质的不同，又有夹风、夹寒、夹暑、夹热、夹燥等不同，其中湿浊疫疠病邪是致病的主要因素，"寒、湿、热、毒、瘀、虚"等为本病的主要病机特点。初起湿浊疫疠遏阻卫气，太阴肺脾受病。阴盛之体则化为寒湿，而见发热乏力、周身酸痛、咳嗽、咯痰、胸紧憋气、纳呆、大便不爽、舌淡胖苔白腻、脉濡的寒湿郁肺证；阳盛之体则化为湿热，而见低热或不发热、微恶寒、乏力、头身困重、干咳痰少、咽痛、口干不欲多饮、大便黏滞不爽、舌淡苔白腻或薄黄、脉滑数或濡的湿热蕴肺证；或见寒热起伏，身重胸闷，手足疼痛，腹胀腹泻，舌红苔白腻如积粉的湿浊郁伏膜原。如患者正气不足，或失治误治，湿毒疫疠往往有化热、化燥、伤阴、致瘀，甚至闭脱之变，可进一步化燥化火，热入营血，痰热闭阻心包；也可湿毒伤阳致湿胜阳微，心肾阳衰，心阳暴脱。或症见发热、咳嗽、痰黄黏稠、喘憋气促、口干口渴、大便不畅、舌红、苔薄黄稍腻、脉滑数的湿热疫疠弥漫少阳三焦证，或大热烦渴、喘憋气促、谵语神昏，或发斑疹，或吐血、衄血，或四肢抽搐、舌绛少苔或无苔、脉沉细数或浮大而数的气营两燔证。甚者见呼吸困难、动辄气喘或需要机械通气、神昏烦躁、汗出肢冷、舌质紫暗、苔厚腻或燥、脉浮大无根的内闭外脱证。病情大多预后良好，恢复期主要表现为气短、倦怠乏力、纳差、痞满、便溏不爽、舌淡胖苔白腻的肺脾气虚证。也可见低热或不热、乏力、气短、干咳少痰、舌干少津、脉细或虚无力的气阴两虚证。

二、温病学辨治思路

本病为疫疠邪气兼夹湿、寒、热、风等六淫邪气致病，其中湿浊疫疠病邪是致病的主要因素，可参照湿温、瘟疫中的"湿热疫""风温夹疫""燥热疫"辨治。治疗应针对病变过程中出现的湿、寒、热、毒、痰、瘀、虚等病机变化，分期分型辨治，总的治疗原则是三焦分消，化湿败毒，但也要根据兼夹病邪和不同阶段灵活处变，治宜化湿、清解、散寒、解毒、豁痰、化瘀、补虚等法，减轻病情、缩短病程、阻断重症和并发症发生。初起湿热疫邪郁阻膜原，见寒热往来似疟状，寒甚热微，舌苔白厚浊腻如积粉。宜采用疏利透达之法，以疏利透达膜原湿热秽浊之邪，代表方如雷氏宣透膜原法或达原饮等；湿热疫邪郁肺证，症见发热，恶寒，头痛，胸闷不饥，乏力，周身酸痛，苔白腻等，宜采用芳香化湿，宣畅上焦气机之法，代表方如藿朴夏苓汤等；热象偏重，湿热蕴肺证，见发热，微恶寒，乏力，头身困重，肌肉酸痛，干咳痰少，咽痛，口干不欲多饮，苔黄腻等，宜芳香化湿，清热宣肺，方可用三仁汤等；湿热疫邪郁肺，痰热结胸证，见发热，咳嗽痰少，或有黄痰，憋闷气促，腹胀，便秘不畅，舌质暗红，舌体胖，苔黄腻或黄燥，脉滑数或弦滑，宜小陷胸汤加枳实等；夹风夹热则见发热，微恶风寒，干咳，口干，咽干，舌红苔黄腻，脉浮数等，可用清热解毒，宣肺止咳，方用银翘散合麻杏石甘汤等；疫毒闭肺证可见发热，面红，咳嗽，痰黄黏少，或痰中带血，喘憋气促，疲乏倦怠，口干苦黏，恶心不食，大便不畅，小便短赤，舌红，苔黄腻，脉滑数等症，治以宣肺豁痰，通腑泄热，方用宣白承气汤等；湿热疫邪还易弥漫三焦，见头晕，心烦，胸闷，咳嗽，甚则咳血，脘痞腹胀，大便溏，小便短赤，舌红苔黄腻，脉滑数等。可清利三焦湿热，方用甘露消毒丹、三石汤等；气营两燔，可选用加减玉女煎合麻杏石甘汤等两清气营，或用化斑汤合麻杏石甘汤等清气营血分之热；内闭外脱，症见喘喝欲脱，脉散大或微欲绝等，可益气敛阴固脱，方用生脉散合安宫牛黄丸，或回阳固脱，方用参附汤等。后期多肺脾气虚证，见气短，倦怠乏力，纳差呕恶，痞满，大便无力，便溏不爽等，方用六君子汤等。

治疗中要注意以下问题：一是配伍化湿辟秽之品，轻则如藿香、佩兰、白豆蔻之类，重则如厚朴、草果等。二是本病初起外邪郁肺困脾，虽有疫疠兼夹病邪不同，用药应以宣透达邪外出为主。三是初期不宜过用苦寒之品，以免遏伏病邪，也不宜过早滥用补益药，以免邪恋难解。四是要注意疏通肺络，痰瘀同治，早用化痰、化瘀通络，尤其对重症、危重症者，应注重凉血散血，可随症应用生地黄、水牛角、丹参、赤芍等以解肺络热毒血瘀，改善血行障碍。

第五节　社区获得性肺炎

社区获得性肺炎（CAP）又称医院外肺炎，是指在医院外环境中由于微生物入侵而引起的肺部炎症，包括在社区感染而处于潜伏期，因其他原因住院后始发者；同时需要排除在医院内感染而于出院后发病者。CAP通常急性起病，发热、咳嗽、咳痰、胸痛为最常见的临床症状，体温≥38℃。重症可有呼吸困难、缺氧、休克、少尿甚至肾衰竭等相应表现。CAP可出现如头痛、乏力、腹胀、恶心、呕吐、纳差等肺外症状，发生率为10%～30%。老年、免疫抑制患者的发热等临床症状发生率较青壮年和无基础疾病者低。CAP患病率约为12%，门诊患者病死率为1%～5%，住院患者病死率为6%～24%，收入ICU的患者病死率为22%～57%。年龄、社会地位、居住环境、基础疾病和免疫状态、季节等诸多因素可影响CAP的发病，尤其与CAP病原体的差异有关。

CAP常因感染肺炎链球菌、肺炎支原体、流感嗜血杆菌、肺炎衣原体、肺炎克雷白杆菌、金黄色葡萄球菌、流感病毒等发病。另还可少见铜绿假单胞菌、鲍曼不动杆菌等致病菌。正常的呼吸道免疫防御机制下，人体不会发病。若病原体数量多、毒力强和（或）宿主呼吸道局部和全身免疫防御系统受损，即可发生肺炎。病原体可通过上呼吸道定植菌的误吸、空气吸入、血行播散、邻近感染部位蔓延、既往的潜伏感染激活等进入人体。还可通过误吸胃肠道的定植菌（胃食管反流）和通过人工气道吸入环境中的致病菌引起。鼻咽或口咽分泌物的误吸是导致下气道被细菌污染的主要机制之一。另外还有吸入空气中含有致病微生物的小的、悬浮的飞沫，这些飞沫通常大小为0.5～1μm。由于这一方式携带的微生物数量不多，只有相对有侵入性、毒力强的病原微生物才能引起疾病，如结核分枝杆菌、嗜肺军团菌、鼠疫耶尔森菌、炭疽杆菌等，部分病毒感染也可通过这种方式传播。血行播散也可引起肺炎。血源性肺炎在感染葡萄球菌属或患右侧心内膜炎的患者中较为常见，以及静脉吸毒者，在免疫缺陷患者中革兰氏阴性菌血症较为常见。极少数情况下，肺部感染可直接由肺部穿透伤引起，或由邻近器官的感染蔓延而来（如细菌性或阿米巴肝脓肿、并殖吸虫病），或由邻近软组织感染蔓延而来。

CAP可归属于中医学"风温""咳嗽"等范畴。

一、病因病机

CAP的病因是风热毒邪趁人体正气不足时侵袭人体，关键病理因素可概括为热（毒）、痰、瘀、虚。其发病以本虚为主，热、毒、痰、瘀为其标。外邪由口鼻而入，累及肺胃。感受风热病邪，肺卫受邪，炼津为痰，痰热壅肺。邪实（痰热、痰浊）正虚（气阴两虚、肺脾气虚）贯穿整个病程中。老年人和体虚之人常以虚实夹杂为主。初起邪袭肺卫，肺卫失宣，故病变初起即见发热、恶风、咳嗽、口微渴等邪袭肺卫证。如肺卫之邪不解，病邪深入，肺气壅滞，肺气郁闭的病理改变，常有身热、咳喘、胸痛等肺热壅盛证。肺卫之邪未传入阳明气分而是直接内陷心包，闭阻心窍，出现神昏谵语、肢厥舌謇、舌绛的危重证候。病变后期，由于邪热久在肺胃，故多呈肺胃阴伤之象。同时，在本病的发展过程中，也可出现正气骤然外脱的变化，其既可发生于热闭心包之后，即"内闭外脱"，也可在病之早期或极期发生，病情极为危重。另外，在风温过程中，如肺气郁闭过甚，甚至导致肺之化源欲绝，出现喘急、大汗、面色青紫或苍白等症状，也是极为危重之象。如吴鞠通在《温病条辨》中提出："汗涌，鼻扇，脉散，皆化源欲绝之征兆也。"由此可见，此病的病变始终以肺为中心。

对于老年人，因宿疾易生痰湿、瘀血，若再次感受外邪，则以痰热壅肺或痰浊阻肺为主，常兼有气阴两虚、肺脾气虚、瘀血等。因此，"衰老积损、热毒损肺"为老年人患病的主要病机，衰老正虚、宿疾积损为其发病基础；热毒损肺为发病的关键因素，两者相互影响，成为老年患者病情复杂，临床表现隐匿，病情严重，恢复缓慢，预后差等的主要原因。

二、温病学辨治思路

CAP 临床可以运用卫气营血辨证方法。因其发病以本虚为主，热、毒、痰、瘀为其标。因此，治疗时，当以扶正为主，佐以祛邪。扶正或益气养阴或补肺健脾；祛邪则当分痰、热、毒、瘀，以痰、热、毒为主，佐以活血，注重宣降肺气。

风热毒邪初袭肺卫，肺卫失宣，见发热，微恶风寒，鼻塞，鼻窍干热，流浊涕，咳嗽，干咳，痰白干黏黄，舌苔薄白干，脉数等风热犯肺证，治以疏风清热，清肺化痰，方用银翘散、桑菊饮加减；邪气内传入气分，热邪壅肺，肺气郁闭，见发热，无汗，咳喘，舌质红，舌苔黄或黄腻，脉数，治以清热宣肺平喘，方用麻杏石甘汤加减；热邪灼津而成痰，痰热互结，壅滞在肺或胸脘，则见咳嗽，痰多，痰黄或痰白干黏，胸痛，或喘促不宁，大便干结，腹胀，舌质红，舌苔黄或腻，脉滑数等痰热壅肺或肺热腑实之证，治以清热解毒，宣肺化痰，或清肺化痰，通腑泄热，方用贝母瓜蒌散或小陷胸汤加枳实加减；若见痰浊阻肺，以咳嗽，气短，痰多白黏，舌苔腻等为主要临床表现，可用燥湿化痰，宣降肺气之法治之，方用半夏厚朴汤合三子养亲汤加减；后期见咳嗽，气短，乏力，纳呆，食少，舌体胖大、有齿痕，舌质淡，舌苔薄白，脉沉弱细缓等肺脾气虚之证，治以补肺健脾，益气固卫，方用参苓白术散加减；若耗伤气阴，见咳嗽，无痰或少痰，气短，乏力，舌体瘦小苔少，脉细，则治以益气养阴，润肺化痰，方用生脉散合沙参麦冬汤加减；若邪热逆传心包，则见咳嗽甚则喘息、气促，身热夜甚，心烦不寐，神识异常，舌红绛，脉数滑；或身灼热，神昏谵语，舌謇肢厥，舌绛等，治以清营热养阴，方用清营汤合犀角地黄汤或清宫汤加减，合三宝以清心开窍；后期可见内闭外脱之证，症见呼吸短促，气短息弱，神识异常，面色苍白，大汗淋漓，四肢厥冷，脉微细疾促等，偏于阴竭者可见面色潮红，舌绛少津，脉细数或疾促，方以生脉散加减，以益气敛阴固脱；偏于阳脱者可见面色苍白，四肢厥冷，舌质淡，脉微细欲绝，治以参附汤加减，以回阳固脱。

第六节　急性扁桃体炎

急性扁桃体炎（acute tonsillitis）是发生于腭扁桃体的非特异性急性炎症，往往伴有一定程度的咽部黏膜及其他淋巴组织的炎症，但主要表现为腭扁桃体的炎症。临床表现以咽部两旁红肿疼痛为主。

乙型溶血性链球菌为本病的主要致病菌，非溶血性链球菌、葡萄球菌、肺炎链球菌、流感杆菌及腺病毒或鼻病毒、单纯性疱疹病毒等也可引起本病。细菌和病毒混合感染者不少见。近年还发现有厌氧菌感染者，革兰氏阴性杆菌感染有上升趋势。正常人咽部及扁桃体隐窝内存留着某些病原体，当人体受凉、潮湿、过度劳累、烟酒过度、有害气体刺激、上呼吸道有慢性病灶存在等使机体抗病力降低时，使存在于机体内的病原体大量繁殖，外界的病原体也乘虚侵入诱发本病，严重者易形成化脓性扁桃体炎，并发肾炎、心脏病、风湿病等疾病。久治迁延不愈可转成慢性扁桃体炎，反复发作。急性扁桃体炎的病原体可通过飞沫或直接接触传染。通常呈散发性，偶有群体（如部队、工厂、学校）中暴发流行。

临床常将急性腭扁桃体炎分为两类，即急性卡他性扁桃体炎和急性化脓性扁桃体炎，后者包括急性滤泡性扁桃体炎和急性隐窝性扁桃体炎两种类型。急性卡他性扁桃体炎多为病毒引起。病变较轻，炎症仅局限于黏膜表面，隐窝内及扁桃体实质无明显炎症改变。急性滤泡性扁桃体炎炎症侵及扁桃体实质内的淋巴滤泡，引起充血、肿胀甚至化脓。可于隐窝口之间的黏膜下，呈现黄白色斑点。急性隐窝性扁桃体炎扁桃体充血、肿胀。隐窝内充塞由脱落上皮、纤维蛋白、脓细胞、细菌等组成的渗出物，并自窝口排出。有时互相连成一片，形似伪膜，易于拭去。

中医学称之为"乳蛾""喉蛾""风热乳蛾"。本病多发于儿童及青年。在季节更替、气候变化时容易发病，尤以春、秋两季多见。中医药对本病有较好的疗效。

一、病因病机

咽喉为胃之门户。本病多为感受风热邪毒所致，属实证、热证，肺胃受病，卫、气分为主。

急性扁桃体炎的外因为感受风热邪毒，首先犯肺，肺受风邪，卫外不固，上犯咽喉，咽喉脉络痹阻，黏膜受灼，喉核红肿，症状轻，属表证；卫表风热化火传里，进入肺、胃气分，导致肺、胃气分邪热炽盛，上灼咽喉，使喉核红肿更甚。或因肺胃热盛，风热邪毒侵袭，由于失治、误治、邪盛等原因，致使引动伏热之邪，火热蒸腾，灼腐黏膜，煎炼津液，热困阳明，出现肺胃热盛之证，内外邪毒交结，病情较重。亦有平素过食辛辣炙煿、烟酒过度，致肺胃蕴热，热毒上攻咽喉而发生本病。正如《济生方·咽喉门》所说："多食炙煿，过饮热酒，致胸膈壅滞，热毒之气不得宣泄，咽喉为之病焉。"胃经邪热进一步搏结，亦可出现胃腑实热证，若邪毒过盛，正气不支，热毒亦可逆传心包，或深入营血，从而引起更严重的病变。

二、温病学辨治思路

急性扁桃体炎可参照"温毒""风温"辨治。风热毒邪首先从口鼻而入，侵袭肺卫；卫表风热化火传里，进入肺、胃气分，或外邪引动肺胃伏热之邪；气分邪热搏结不解，可腐肉化脓，甚至逆传心包，或深入营血，引起更严重的病变。本病治疗以清热解毒为大法。治疗应抓住疾病早期正盛邪实、进展期多见气分或气营同证或热入心包的病机特点，可宣肃肺气药与清热解毒药同用，热入心包配合清心开窍法。

风热毒邪初起，侵犯肺卫，上灼咽喉，症见咽部疼痛，逐渐加剧，吞咽或咳嗽时疼痛更甚，吞咽不便，咽喉干燥灼热感，喉核红肿，连及周围咽部。并见恶寒发热，头痛鼻塞，体倦，咳嗽有痰，舌边尖红，苔薄白或微黄，脉浮数。治以疏风清热，解毒利咽，使风热之邪从卫表而解，以疏风清热汤加减。风热邪毒内传肺胃气分，或由风热毒邪引动肺胃伏热之邪，初起即可见肺胃气分热证，肺胃热盛，内外充斥，火毒伤咽，症见咽部疼痛剧烈，痛连耳根及颌下，吞咽困难，有堵塞感，或有声嘶。喉核红肿，表面或有黄白色脓点，逐渐连成伪膜；甚或见咽峡红肿，颌下有肿核，压痛明显。全身症见高热，口渴引饮，咳嗽痰稠黄，口臭，腹胀，大便秘结，小便黄赤，舌质红，苔黄厚，脉洪数有力。以清透伏邪，解毒利咽，消肿止痛为治，以清咽利膈汤加减。

第七节　急性咽炎

急性咽炎（acute pharyngitis）是咽黏膜、黏膜下组织的急性炎症，多累及咽部淋巴组织。此病可单独发生，亦常继发于急性鼻炎或急性扁桃体炎。病变常波及整个咽腔，也可局限于鼻咽、口咽、喉咽的一部分。

急性咽炎主要由病毒、细菌感染和理化因素引起，其中以 A 组乙型链球菌感染者最为严重。病毒主要通过飞沫、密切接触传染，其中以柯萨奇病毒、腺病毒、副流感病毒引起者最多，咽痛较重；其次为鼻病毒、流感病毒等。细菌主要以链球菌、葡萄球菌和肺炎双球菌为主。其中以 A 组乙型链球菌引起的最为严重；细菌或毒素进入血液，甚或发生远处器官的化脓性病变，称为急性脓毒性咽炎。此外，高温、粉尘、烟雾、刺激性气体等均可引起咽部急性炎症。本病的发病常有一定的诱因，如机体抵抗力减弱，受冷受湿，工作、生活环境恶劣或患有其他疾病等。

中医学将本病归属于"风热喉痹"范畴，又称为风热喉、红喉。本病常见于秋、冬季及冬、春季之交时。中医学对本病的治疗积累了丰富的经验，具有较好的疗效。

一、病因病机

本病病邪以风火热毒为主，病位偏重于上、中二焦，病变以卫、气分为重心。风热之邪，多从口鼻而入，咽喉则首当其冲，风热邪毒侵犯，伤及咽部，此时邪在肺卫，证情尚浅，而出现咽部微红、微肿、微痛，干燥灼热感，因邪尚在表，正邪相争，故可见发热恶风；风热犯肺，肺失宣降，则可出现咳嗽有痰之症。病情进一步发展，则风热之邪化火传里，火热壅盛于肺胃，上灼咽喉，则出现咽喉红肿焮痛；火热邪毒结于颔下，则颔下起臖核；火热炽盛于阳明，故可见高热口渴、大便秘结等症；火热灼烁津液，则可见痰黄黏稠之证。如不及时治疗或治之失当，亦有少数患者邪热可进一步深入营血，逆传心包，引动肝风，出现神昏抽搐等症。

二、温病学辨治思路

急性咽炎可参照"风温""温毒"辨治。外邪多为感受风热疫毒之邪所致，风热毒邪闭遏咽喉之气机是病机关键。故清热、解毒、利咽是本病的主要治疗原则，应贯彻始终。

初起多表现为风热犯表的卫分证候，症见发热恶风，咽部微红微肿微痛，干燥灼热感，吞咽不利，头痛，咳嗽有痰，舌质淡红或边尖略红，苔薄白而干或微黄，脉浮数。故应治以清热利咽、疏风透表，以银翘散加减。若卫表失治，或内热邪毒炽盛，或素有肺、胃蕴热，内外火热交炽，导致邪入气分，热毒侵犯肺胃气分，上灼咽喉为患，症见咽喉红肿、疼痛加剧，吞咽困难，咽间如有物阻塞感，咳嗽，痰黄而黏稠，头痛，高热，口干渴饮，颈部或有结核，按之疼痛，或见大便秘结，小便黄赤，舌质红，苔薄黄而干，脉弦数。治当以清解肺、胃热毒，利咽化痰为主，以普济消毒饮加减。

第八节　手足口病

手足口病（HFMD）是由肠道病毒引起，主要经粪—口和呼吸道途径传播的儿童常见急性传染病，本病终年散发，以夏秋季多见。多数患者临床症状轻微，以发热和手、足、口腔、臀部等部位斑丘疹或丘疱疹为主要临床表现，少数患者可累及神经系统并出现心肺损伤，甚至导致死亡，重症患者主要因肠道病毒71型（EV71）感染所致。本病多发生于5岁以下儿童，重症患者多见于3岁以下婴幼儿。成人手足口病临床表现主要为发热、皮疹、脱甲、脱屑等，少数病例可出现急性单眼黄斑病变、假膜性结膜炎、睾丸-附睾炎、纵向广泛性脊髓炎等罕见并发症。

肠道病毒（EV）为RNA病毒，属小RNA病毒科，除脊髓灰质炎病毒以外的EV被分为A～D四个组别，属成员已超过90种血清型。HFMD主要由柯萨奇病毒A16（Cox16）和EV71引起，其他肠道病毒如柯萨奇病毒A5、A7、A9、A10及B2、B5亦可引起。主要经粪—口途径传播，也可经呼吸道或由污染的手、食品、衣服及用具等传播。手足口病易复发主要与各类肠道病毒血清型的多样性及各个血清型之间交叉免疫反应作用低下有关。目前，我国华南地区手足口病发病率最高，华北地区最低，相关研究表明手足口病的流行与气候、地理位置等环境因素相关，不同纬度地区的流行时段存在差异。手足口病被纳入传染病防治法规定管理的丙类传染病，参照乙类传染病管理。

手足口病可以参考温病中的"风温""暑温""湿温""疫疹""时疫"等辨治。

一、病因病机

手足口病的病因为外感疫毒时邪，病因以湿热为特点，或为温热夹湿，或为湿热病邪。外感疫毒时邪，内有脾胃湿热或蕴热，内外之邪相互搏结，上蒸口舌，内伤脾胃，外及四末，故见口舌生疮、溃疡及手足心疱疹。病位主要在肺、脾、心三脏。肺为娇脏，疫毒时邪由口鼻而入，首先犯肺，卫表被郁，肺气失宣，则见发热，头痛，咳嗽，流涕等；小儿脾常不足，邪气趁机犯脾，熏蒸口舌，则口腔疱疹，口痛，拒食，流涎；湿热熏蒸四肢，则手足疱疹；若毒热内盛，气营两燔，则四肢臀部疱疹分布稠密，全身症状深重；若邪热闭肺，肺气郁闭上逆，则气促，咳嗽，痰壅，鼻煽；气机不利，血行瘀滞，则颜面苍白，唇甲发绀；若邪毒逆传心包，内陷厥阴肝，可出现壮热、神昏、抽搐等毒热动风之危象；甚或邪毒炽盛，正气不支，出现四肢厥冷，脉微欲绝等阴竭阳脱之危候。疾病恢复期，常见气阴不足，络脉不畅之证。

二、温病学辨治思路

手足口病可以参考"风温夹湿""暑温夹湿""湿温""疫疹""时疫"等进行辨治。疫毒时邪由口鼻而入，内侵肺脾，卫表被遏，肺气虚失宣，则见发热，头痛，干咳，流涕，手掌指缝、指（趾）间红色丘疹，浆疱疹较少，臀部偶见红疹，口舌红苔薄白或薄黄，脉浮数等，治以疏风散热，清热解毒，方用银翘散，夹湿则用新加香薷饮、藿朴夏苓汤等；若为气分证不夹湿之证，邪正相争，里热炽盛，见壮热，不恶寒，恶热，手心、足底指（趾）出疹较多，疱疹浆液较多，大汗烦渴、腹痛、大便秘结、尿黄赤量少，舌红苔黄燥，脉洪大，治以辛寒清气，泄热祛毒为主，代表方为白虎汤、导赤散、清胃散等；若为气分夹湿之证，邪毒犯脾胃，蒸熏口角，由此可见口腔内部疱疹，口痛，食欲不佳，流涎，手足疱疹，大便干结，舌红苔黄腻等，治以清热解毒化湿，方用甘露消毒丹合升降散等；气分邪热不解，往里内传，形成毒燔气营之证，见壮热不解，入夜尤甚，手、足、口、四肢、臀部疱疹斑疹密集，色泽紫暗，或成簇出现，头痛，口痛剧烈难忍，大便干结，小便黄赤，舌质红绛，苔黄厚腻或黄燥，指纹紫滞，达气关，脉数，治以清热凉营，解毒祛湿为主，基本方为清瘟败毒饮加减。若以闭窍为主，则见身灼热，神昏谵语，舌謇肢厥，舌绛等，治以清暑涤暑热，清心开窍，方可用清宫汤合三宝；若邪热炽盛，引动肝风，则见高热，易惊，肌肉瞤动，瘛疭，或抽搐，或肢体痿软无力、坐立不稳，呕吐，吸吮无力，精神萎靡，嗜睡，甚则昏蒙、昏迷，头痛，眼球震颤或上翻，舌暗红或红绛，苔黄腻或黄燥，脉弦细数，指纹紫滞等毒热动风证，治以清热解毒，息风定惊，代表方为羚角钩藤汤等；如发生厥脱，症见壮热，神昏，手足厥冷，皮肤发花，面色苍白，口唇发绀，喘促，大汗淋漓，舌质紫暗，脉细数或沉迟，或脉微欲绝，指纹紫暗，方用生脉散或参附龙牡救逆汤合安宫牛黄丸加减，以解毒开窍，益气固脱，回阳救逆。恢复期多见气阴两伤或络脉不畅。若为气阴两伤证，见热已退，神疲乏力，口渴，纳差，皮疹消退或尚未退净，或见脱甲、脱皮，舌红少津，苔白少或花剥，脉细数，治以益气健脾，养阴生津，方用生脉饮合七味白术散加减；若气阴不足，络脉不畅，见乏力，纳差，肢体痿软，或肢体麻木，舌淡红，苔白，脉细，指纹色淡或青紫，治以健脾益气，育阴通络为主，基本方用参苓白术散合大定风珠等。

第九节　艾　滋　病

艾滋病，即获得性免疫缺陷综合征（acquired immunodeficiency syndrome，AIDS），是由感染人类免疫缺陷病毒（human immunodeficiency virus，HIV，也称艾滋病病毒）引起的以细胞免疫缺陷为主要特征的传染性疾病。临床表现为发热乏力、慢性腹泻、体重减轻、淋巴结肿大等多种症状。约95%以上的患者最终死于各种机会性感染及肿瘤。

参照中华医学会《中国艾滋病诊疗指南》（2021年版）将艾滋病的全过程分为三个期，即急性期、无症状期和艾滋病期。其中急性期通常发生在感染HIV后的6个月内。部分感染者在急性期出现HIV病毒血症和免疫系统急性损伤相关临床表现。临床表现以发热最为常见，可伴有咽痛、盗汗、恶心、呕吐、腹泻、皮疹、关节疼痛、淋巴结肿大及神经系统症状。大多数患者临床症状轻微，持续1～3周后自行缓解。在血液中可检测到HIV RNA和P24抗原，CD4$^+$T淋巴细胞计数一过性减少，CD4$^+$/CD8$^+$T淋巴细胞比值倒置。部分患者可有轻度白细胞和血小板计数减少或肝脏生化指标异常。无症状期可从急性期进入此期，或无明显的急性期症状而直接进入此期。持续时间一般为4～8年。其时间长短与感染病毒的数量和型别、感染途径、机体免疫状况的个体差异、营养条件及生活习惯等因素有关。此期由于 HIV 在感染者体内不断复制，免疫系统受损，CD4$^+$T 淋巴细胞计数逐渐下降，可出现淋巴结肿大等症状或体征。艾滋病期为感染 HIV 后的终末阶段。患者 CD4$^+$T 淋巴细胞计数多＜200 个/μl。临床常见持续 1 个月以上的发热、盗汗、腹泻；体重减轻 10% 以上。部分患者出现神经精神症状，如记忆力减退、精神淡漠、性格改变等，出现持续性全身性淋巴结肿大 3 个月以上。

艾滋病的传染源为 HIV 感染者和 AIDS 患者。HIV 主要存在于传染源的血液、精液、阴道分泌物、胸腔积液、腹水、脑脊液、羊水和乳汁等体液中。其传播途径主要有经性接触（包括不安全的同性、异性和双性性接触），经血液及血制品（如不安全、不规范的介入性医疗操作等），经母婴传播（包括宫内感染、分娩时和哺乳传播）。人群普遍易感，高风险人群主要有男男性行为者（men who have sex with men，MSM）、静脉注射毒品者、与 HIV/AIDS 患者有性接触者、多性伴者、性传播感染（sexually transmitted infection，STI）者。目前，我国艾滋病流行特征呈现全国流行率低、特定人群及局部地区高流行的趋势，主要特点为疫情上升速率减慢，流行因素广泛存在，性传播为主要传播途径，疫情地区分布差异较大。艾滋病已被纳入传染病防治法规管理的乙类传染病。

根据艾滋病病原学、病证特点、预后转归等特征，可参照中医学温病中的"疫病"辨治。

一、病因病机

艾滋病为艾滋病疫毒之邪所致，为伏气温病。发病总由邪毒和正气不足所致，病机为邪实与正虚共存为其特点。其中"艾毒伤元"的艾滋病病因及发病机制假说，研究者将艾滋病病因命名为艾毒。艾毒的性质具有疫、毒兼湿、热等特性，攻击靶位是元气。当嫖娼、同性恋等恣情纵欲、房事过度，或吸食毒品，耗伤肾精；或因气血不足而输血，均致正气亏虚，艾毒乘虚而入，伏于血络而发。艾毒蕴结，日久化毒，可见热毒内蕴，表现为不规则发热，皮肤红疹或斑块或疱疹或口疮，或有脓疱，或躯干、四肢有疖肿，或疮疡，伴红肿热痛，或咳嗽痰黄，口苦口臭；艾毒入肝，肝失疏泄，致肝郁气滞，症见胸胁胀满，善太息，情志抑郁，急躁易怒，失眠多梦，口苦咽干，全身淋巴结肿大；妇女月经不调，乳房胀痛，少腹结块。艾毒深伏于营血之舍，不断伤元，元气亏损，失于推动，日久诸脏虚损，呈现多脏腑气血阴阳虚损之候，如伤及肺脾之气，致肺脾两虚，症见声低懒言，神疲乏力，久咳不止，气短而喘，面白无华，食欲不振，食少，腹胀，腹泻等；如伤及阴，阴不制阳，阴虚内热，症见两颧发红，形体消瘦，午后潮热，或夜间发热，失眠盗汗，五心烦热，口燥咽干，大便干结，小便黄赤等；如气阴两虚，症见少气，懒言，神疲，乏力，自汗，盗汗，动则加剧，易感冒，或伴口干舌燥，五心烦热，形体消瘦等；如伤及脾肾之阳，致脾肾阳虚，症见畏寒肢冷，腰膝酸软，腹中冷痛，或腹胀肠鸣，腹泻剧烈或五更泄泻，下利清谷等。同时脏腑气化失常，继发痰饮、血瘀等病理产物，邪毒与痰瘀互结则成癥瘕、积聚等病证。如气虚无力推动血行，致气虚血瘀，症见面色萎黄或暗黑，乏力、气短，躯干或四肢有固定痛处或肿块等。病至终末期，邪盛正衰、元气衰竭，阴阳离决而死亡。

二、温病学辨治思路

参考 2016 年 4 月国家卫生健康委员会、国家中医药管理局组织王健等全国中医治疗艾滋病专家制订、更新的《艾滋病（成人）中医诊疗方案》试述如下。

艾滋病可参照"疫病"运用卫气营血辨证，结合气血辨证方法及伏气理论。本病主要是感受艾毒所致，艾毒侵袭人体后，正邪交争，元气渐亏，气血阴阳渐损，导致脾肾阳虚，最终阳损及阴、阴阳离决，故艾毒伤元是病机关键。艾毒直入血分，伏于血络，渐损元气导致各种证候，培元祛邪是本病的基本治则，在治疗中贯穿临床各阶段。辨治时既要认清邪之属性，又要辨明元气亏损的程度及其所损及脏腑，权衡邪实正虚的轻重而随证治之。

初期，如热毒内蕴，症见不规则发热，体温 38℃ 左右，皮肤红疹或斑块或疱疹（疼痛剧烈，面积大，反复难愈），或口疮（多发、易复发、面积大，缠绵难愈），或有脓疱，或躯干四肢有疖肿，或疮疡，伴红肿热痛，或咳嗽痰黄，口苦口臭。舌质红或绛，苔黄腻，脉滑数。宜清热解毒药与宣散透邪药同用，以驱邪外出，代表方如黄连解毒汤合升降散等。如肝郁气滞，症见胸胁胀满，善太息，情志抑郁，急躁易怒，失眠多梦，口苦咽干，全身淋巴结肿大（一般大于 1cm，多发于耳前、耳后、下颌、腋下、腹股沟等处）；妇女月经不调，乳房胀痛，少腹结块。舌苔薄白，脉弦。可采用疏肝理气法，代表方如柴胡疏肝散等。进展至中后期，艾毒伤元渐重，日久气血阴阳渐虚，脏腑功能受损，如肺脾两虚，症见声低懒言，神疲乏力，久咳不止，气短而喘，咯痰清稀，面白无华，食欲不振，食少，腹胀，便溏，以慢性腹泻多见，次数多于 3 次/日，持续时间长，抗生素治疗效果不明显。舌淡，苔白滑，脉弱。可用益肺健脾法，代表方如参苓白术散等。如气虚血瘀，症见面色萎黄或暗黑，乏力、气短，躯干或四肢有固定痛处或肿块，午后或夜间发热，遇劳复发或加重，自汗，易感冒，食少便溏，或脱发。舌暗红，或有瘀点、瘀斑，脉沉涩。采用补气药同活血祛瘀药合用，以益气活血，代表方为补中益气汤合血府逐瘀汤等。如阴虚内热，症见两颧发红，形体消瘦，午后潮热，或夜间发热，失眠盗汗，五心烦热，咳嗽，久嗽，乏力、气短，口燥咽干，大便干结，小便黄赤，舌红少苔，脉细数。可用养阴清热法，代表方为百合固金汤合六味地黄丸等。如气阴两虚，症见少气，懒言，神疲，乏力，自汗，盗汗，动则加剧，易感冒，或伴口干舌燥，五心烦热，形体消瘦，体重减轻，或见干咳少痰。舌体瘦薄，舌质淡，苔少，脉虚细数无力。可使用益气养阴法，代表方为参芪地黄汤等。如脾肾阳虚，症见面色㿠白，畏寒肢冷，腰膝酸软，腹中冷痛，或腹胀肠鸣，腹泻剧烈或五更泄泻，下利清谷，或小便不利，或面浮肢肿，或见小便频数，余沥不尽。舌质淡胖有齿痕，苔白滑，脉沉迟细弱。温补脾肾为主要治法，代表方为真武汤合附子理中汤等。

第十节　病毒性肝炎

病毒性肝炎（viral hepatitis）是由多种肝炎病毒引起的，以肝脏损害为主的一组全身性传染病。其具有传染性强、传播途径复杂、流行面广泛和发病率较高等特点。目前按病原学分类有甲型（HAV）、乙型（HBV）、丙型（HCV）、丁型（HDV）、戊型（HEV）五型肝炎病毒。各型病毒性肝炎临床表现相似，以疲乏、食欲减退、厌油、肝功能异常为主，部分病例出现黄疸。其中甲型和戊型主要表现为急性肝炎，乙型、丙型和丁型主要表现为慢性肝炎，部分患者可发展为肝硬化和原发性肝细胞癌。

甲型肝炎传染源主要为急性期患者及隐性感染者。HAV 经粪—口途径由粪便污染饮用水源、食物、蔬菜、玩具等传播，潜伏期 2～6 周。抗 HAV 阴性者均为易感人群，以儿童和青年多见。甲型肝炎全年均可发病，而以秋冬季为发病高峰。感染后可产生持久免疫力。

乙型肝炎传染源为急、慢性乙型肝炎患者和病毒携带者。含 HBV 体液或血液进入机体而获得感染，主要经母婴、血液、体液等途径传播，潜伏期 1～6 个月。HBsAb 阴性者均为易感人群。我国属于乙型肝炎高发地区，感染携带率最高。发病率南方高于北方，西部高于东部，无明显季节性，以散发为主，但常见家庭聚集现象，男性高于女性，婴幼儿感染多见。

丙型肝炎传染源为急、慢性患者及无症状病毒携带者。主要经血液（如输血、血制品、注射、血液透析、器官移植等）传播，性接触和母婴途径有较高的感染风险，潜伏期 2 周至 6 个月。人类对 HCV 普遍易感。发病无明显季节性，易成慢性。

丁型肝炎传染源和传播途径与乙型肝炎相似。其潜伏期为 4～20 周。易感者为 HBsAg 阳性的急、慢性肝炎和（或）病毒携带者。我国各省市均存在。

戊型肝炎传染源和传播途径与甲型肝炎相似。水源、食物被粪便污染可引起暴发流行，潜伏期 2～9 周。儿童和成人易感，夏秋季患病较多。

从流行特征看，病毒性肝炎分布遍及全世界，我国是高发区。甲型肝炎人群流行率约 80%。全球约 20 亿人曾感染 HBV，其中 2.4 亿人为慢性 HBV 感染者，我国约 9300 万人为慢性 HBV 感染者。全球 HCV 感染者约 1.85 亿，我国人群抗 HCV 阳性者约 1000 万人。丁型肝炎人群流行率约 1%，戊型肝炎约 20%。

根据病毒性肝炎病因、病证特点等特征，可参照中医学温病中的"湿温"辨治。

一、病机病因

病毒性肝炎主要是感受湿热疫毒之邪所致，为新感温病。湿为土之气，脾胃同属于中土，湿土之气同类相召，初期，湿热病邪从口鼻而入，易困阻中焦，土壅木郁，继则熏蒸肝胆而发为本病。病变脏腑涉及脾、胃、胆、肝，后期累及肾。其病初期湿热之邪困遏卫气，表现为身热不扬，微恶寒，身重肢倦，胸脘痞闷、恶心欲吐，舌苔腻等。随病情发展，湿热郁蒸气分，病变重心以中焦脾胃为主。由于体质的差异，湿邪可从热化或从寒化。若素体中阳偏盛者，则湿从热化，湿热交蒸，发为阳黄，可见身目发黄，黄色鲜明，纳呆，呕恶，厌油腻，右胁疼痛，发热，口干口苦，肢体困重，脘腹痞满，乏力，尿黄，大便干结等。根据湿和热偏盛的不同，阳黄病理呈现湿重于热或热重于湿。如湿热疫毒炽盛，充斥三焦，深入营血，内陷心肝，可见卒然发黄、神昏、谵妄、痉厥、出血等危重证，称为急黄。若素体中阳偏虚者，则湿从寒化，困阻脾胃，发为阴黄，表现为身目发黄，黄色晦暗如烟熏，纳呆，呕恶，腹胀喜温，口淡不渴，头身困重等。湿热阻遏气机，致肝郁而气滞，日久则入络而血行瘀阻，形成气滞血瘀，血不利则为水，气血水相因，水停腹中形成臌胀，可见胁肋刺痛，面色晦暗，或胁下痞块，赤缕红丝，舌质紫暗或有瘀斑、瘀点，脉沉涩等。病变过程中因正气耗损，后期可出现肝肾阴虚或脾肾阳虚的病理变化，肝肾阴虚，表现为胁肋隐痛，腰膝酸软，两目干涩，口燥咽干，五心烦热，舌红少苔，脉细数等；脾肾阳虚，可见畏寒喜暖，四肢不温，少腹腰膝冷痛，食少脘痞，腹胀便溏，舌淡胖，有齿痕，苔白滑等。

二、温病学辨治思路

病毒性肝炎可参照"湿温"运用卫气营血合三焦辨证方法。本病主要是感受湿热疫毒之邪所致，湿热疫毒郁滞脾胃、熏蒸肝胆是形成本病的基本机制。湿热疫毒从口鼻而入，困遏卫气，继而发展至气分，严重者可深入营血导致危重证候，清热祛湿解毒是本病的主要治疗原则，在临床上应贯彻始终。治疗应抓住湿热轻重程度、病邪所在部位及证候的虚实不同而分别施治。

如热重于湿，症见身目发黄，黄色鲜明，纳呆，呕恶，厌油腻，右胁疼痛，发热，口干口苦，肢体困重，脘腹痞满，乏力，尿黄，大便干结，舌红，苔黄腻，脉弦滑数，采用清热解毒、利湿退黄法，代表方如茵陈蒿汤等；湿重于热，症见身目俱黄，黄色不如热重者鲜明，头身困重，胸脘痞满，食欲减退，恶心呕吐，腹胀便溏，舌苔厚腻偏黄，脉弦滑或濡缓，可用淡渗利湿药与清热退黄药合用，代表方如茵陈五苓散等；湿热并重者，可选用甘露消毒丹以湿热并治。寒湿困脾，症见身目发黄，黄色晦暗，或如烟熏，纳呆，呕恶，腹胀喜温，口淡不渴，神疲乏力，头身困重，大便溏薄，舌质淡，苔白腻，脉濡缓或沉迟，可温化寒湿药与健脾和胃药同用，代表方如茵陈术附汤等。肝郁气滞，症见胁肋胀痛，胸闷不舒，喜太息，情志抑郁，食欲减退，或口苦喜呕，舌苔薄，脉弦，可采用疏肝理气法，代表方如柴胡疏肝散等。若疫毒炽盛，阻滞三焦，深入营血，化燥化火，迫血妄行，内陷心包，蒙蔽清窍，形成气营（血）同证，出现黄疸迅速加深，色如金黄，神识异常及出血现象，可用气营（血）两清药配合清心开窍药使用，代表方如犀角散、安宫牛黄丸等。若急性肝炎失治误治，病情迁延，正气耗伤，邪气留着不去，日久形成慢性肝炎。此期主要表现多见虚证或虚实夹杂之证。如湿热中阻，症见胁胀脘闷，恶心厌油，纳呆，尿黄，口黏口苦，大便溏或黏滞秽臭，口渴欲饮或饮而不多，困重乏力，或伴身目发黄，舌苔黄腻，脉弦数或弦滑数，治以清热祛湿解毒为主，代表方如王氏连朴饮、茵陈蒿汤等。如肝郁脾虚，症见胁肋胀痛，情志抑郁，身倦乏力，纳呆食少，脘痞，腹胀，便溏，舌质淡，有齿痕，苔白，脉弦细，治以疏肝理气药与健脾和胃药合用，代表方如逍遥散等。后期可出现伤阴证和伤阳证，如肝肾阴虚，症见胁肋隐痛，腰膝酸软，两目干涩，口燥咽干，失眠多梦，或头晕耳鸣，五心烦热，舌红少津，有裂纹，花剥苔或少苔，或光红无苔，脉细数无力，可使用滋补肝肾法，代表方如一贯煎等。脾肾阳虚，症见畏寒喜暖，四肢不温，面色无华，少腹腰膝冷痛，食少脘痞，腹胀便溏，或伴下肢浮肿，舌淡胖，有齿痕，苔白滑，脉沉细无力，温阳益气为主要治法，代表方如附子理中丸等。病程日久可有气滞血瘀，如瘀血阻络，症见胁肋刺痛，面色晦暗，口干但欲漱水不欲咽，或胁下痞块，赤缕红丝，舌质紫暗或有瘀斑瘀点，脉沉涩，可用活血化瘀药，以散结通络，代表方如膈下逐瘀汤等。

第十一节　肾综合征出血热

肾综合征出血（hemorrhagic fever with renal syndrome，HFRS），又称流行性出血热（epidemic hemorrhagic feer，EHF），是由汉坦病毒引起的自然疫源性疾病。肾综合征出血热的潜伏期为4～46日，一般为7～14日，主要病理变化为汉坦病毒直接作用于全身小血管和毛细血管引起广泛性损害，以发热、休克、出血和肾损害为主要临床表现。其典型病程经过，临床上一般分为五期，即发热期、低血压休克期、少尿期、多尿期和恢复期。轻型和非典型病例可出现越期现象，重型可出现前三期重叠。

汉坦病毒属布尼亚病毒科，目前 WHO 认定血清型只有四型，即Ⅰ型、Ⅱ型、Ⅲ型、Ⅳ型，我国流行的主要是Ⅰ型、Ⅱ型。啮齿类动物是汉坦病毒的主要宿主动物和传染源，其他动物包括猫、猪、犬和兔等，我国以黑线姬鼠、褐家鼠为主，林区则为大林姬鼠为主。经流行病学观察，人不是主要的传染源。汉坦病毒主要经呼吸道、消化道、接触等途径由宿主动物的血及尿、粪、唾液污染尘埃、食物、伤口等传播。人群普遍易感，一般以男性青壮年发病较多，感染后可获得持久免疫力。本病流行区域较广，主要分布在亚洲，其次为欧洲和非洲。我国除青海、新疆外，其他省市均有病例报告，是疫情最严重的国家。一年四季均可以散发，但在流行季节有明显发病高峰期，其中黑线姬鼠传播多在秋冬季节（10月至次年1月）出现高峰，家鼠传播在春夏间（3～5月）有一发病高峰，林区姬鼠传播以夏季为高峰。根据宿主动物种类的不同，我国的流行类型主要分为姬鼠型和家鼠型。姬鼠型病情一般较重，而家鼠型临床病例以轻型和普通型为多。近年疫情趋势家鼠型逐年增多。

肾综合征出血热因多发于春、秋冬季节，可参照中医学温病中的"春温""伏暑"辨治。

一、病因病机

肾综合征出血热为感受温热或湿热疫毒之邪所致，发于春季的多为温热疫毒病邪，发于秋冬季的多为湿热疫毒之邪，为伏气温病。里热炽盛、肾精不足为肾综合征出血热的基本病机。素体正气亏虚，主要是肾精不足，温热或湿热疫毒之邪乘虚而入，正虚不足以抗邪外出，导致邪气伏藏于里，逾时而发，或复感时令之邪所诱发。病发时，邪郁卫分，可见恶寒、发热、头身痛等卫表证，但此过程极为短暂，随后邪气迅速入里，传气或入营者，多见卫气、卫营同病，可兼见心烦口渴，小便短赤，或心烦不寐，口干，但不甚渴饮，或有斑疹隐隐等。传入气分可见热盛阳明，表现为壮热、烦躁口渴、汗出等症；若病邪夹湿，内阻脾胃，可见食欲不振、恶心呕吐、腹胀腹泻，身重肢倦，苔黄腻，脉滑数等。病后不久，疫毒进一步深入，毒燔气营（血），激气动血，伤络迫血，可出现气营（血）两燔的证候，症见高热持续不退，面部、颈部和上胸部发红，眼结膜充血，皮肤斑疹，甚则吐衄便血等。若热毒内炽，瘀毒内壅，闭郁气机，或邪伤气阴，营运阻滞，气不顺接，发为热厥，甚则正气虚败，阳气衰竭，无力布达，机体失于温煦，形成寒厥，临床表现为身体灼热，烦躁不安，神识昏愦，四肢厥冷，汗多，舌红绛，苔黄燥，脉细无力或细数，或高热骤退，面色苍白，肢厥，冷汗淋漓，神疲气微，舌淡，脉微欲绝。若邪热内盛，耗损营血，津液衰少，血瘀津枯，蕴结下焦，膀胱气化不利而少腹满，小便赤涩，继则少尿、尿闭；或肾水枯竭而尿少尿闭，唇焦齿槁，皮肤干燥，也可出现肾阳衰败，气化无能而尿少；甚则邪陷厥阴，心肝受病而见神昏、痉厥、抽搐或水无出路，上凌心肺而成心悸、胸满喘急、痰涎壅盛。若疫毒伤肾，肾气亏损，膀胱失约，固摄无权，出现多尿，口渴引饮、腰酸肢软，头晕耳鸣，舌淡，脉沉弱等。后期邪热渐衰，正气不足，阴阳气血亏损，可见低热不退，少气多汗，口干思饮，舌红少苔，脉虚数。

二、温病学辨治思路

肾综合征出血热可参照"春温""伏暑"，运用卫气营血辨证方法。外邪多为感受温热或湿热疫毒之邪所致，素体本虚，肾精不足，外邪乘虚而入，正虚抗邪无力，邪气伏藏于里，致里热炽盛是病机关键。疫毒之邪郁卫气分，迅传气或入营进而导致危重证候，清热解毒，顾护阴津为基本治疗原则，可贯穿疾病始终。本病初起正盛邪实，治宜祛邪为主，中期邪盛正虚，治以扶正祛邪，后期邪退正虚，治以扶正为主，佐以祛邪。

如卫气同病，症见发热，恶风寒，头痛，周身酸痛，无汗或少汗，心烦口渴，小便短赤，舌红，苔黄，脉数，宜采用表里双解，以解表清里，驱邪外出，代表方如增损双解散等。卫营同证，临床表现除表证外，兼见心烦不寐，口干，但不甚渴饮，或有斑疹隐隐，舌赤少苔，脉浮细数，可清营泄热药与辛凉透表药同用，代表方如银翘散去豆豉加细生地丹皮大青叶倍玄参方等。阳明热炽，症见壮热持续，烦躁口渴，汗出气粗，面红目赤，头痛，腰痛，眼眶痛，舌红苔黄，脉洪大而数，可用辛寒清气法，透解邪热，代表方如白虎汤等，若邪热与燥屎相结，形成阳明腑实证，见潮热、便秘、苔黄厚燥裂者可加大黄、芒硝通腑泄热。若毒热夹湿，居于气分形成气分湿热，可见身热不扬、口渴不欲饮、身体困重、头痛、腰痛、乏力纳呆、胸脘满闷、恶心呕吐、小便短黄、舌质红、苔黄腻、脉滑数或濡缓，可用清热祛湿法，代表方如三仁汤等。气营（血）两燔，症见壮热口渴，烦躁不安，甚者神昏谵语，面部、颈部和上胸部发红，眼结膜充血，皮肤斑疹隐隐或显露或密布成片、吐衄血或尿血、便血，舌红绛，苔黄燥，脉弦数。可使用清营凉血法与清解气热法配合，双解气营（血）之邪热，代表方如化斑汤、清瘟败毒饮等。进入低血压休克期，此期热毒内炽，气机闭郁，气阴两伤，易发厥逆。如热厥，症见恶热，身体灼热，烦躁不安，神昏谵语、四肢厥冷，汗多，皮肤有斑疹，舌红绛，苔黄燥，脉细无力或细数，可使用益气敛阴固脱法，代表方如生脉散等，配合安宫牛黄丸等运用。寒厥，症见身热骤退，面色苍白，肢厥，口唇发绀、冷汗淋漓、烦躁不安、舌质淡、苔黄、脉微欲绝，可使用回阳固脱法，代表方如参附汤等，并及时配合西医急救方法。若病情进一步发展，出现尿少尿闭，则为少尿期。此阶段毒无出路，变证丛生，根据具体病情分别论治。如肾阴亏耗，症见唇焦齿枯，皮肤干燥，烦渴欲饮，精神萎顿，或烦躁谵语，尿少或尿闭，舌红苔少，脉沉细数，滋阴补肾为主要治法，代表方如知柏地黄丸等。肾阳衰败，症见腰膝酸软，畏寒蜷卧，尿少或滴沥不畅，舌淡胖有齿痕、苔白腻，脉沉无力，采用补肾温阳法，以利尿祛湿，代表方如济生肾气丸等。若肺热壅盛，表现为胸满咳喘，咯血，痰涎壅盛，烦躁不安，尿少尿闭，大便秘结，舌胖苔黄腻，脉数或洪大，宜使用清热泻肺法，代表方如桃核承气汤、葶苈大枣泻肺汤等。热盛动风配合凉肝息风法，代表方如羚角钩藤汤等。少尿期过后，进入多尿期。如肾气不固，症见口渴引饮、尿频量多、腰酸肢软，头晕耳鸣，舌淡，脉沉弱。可采用温肾固摄法以缩尿，代表方如固肾汤、金匮肾气丸、缩泉丸等。进入恢复期，邪热渐衰，诸脏俱虚。如余邪未尽，气阴不足，症见低热不退，少气多汗，口干思饮，舌红少苔，脉虚数，可清热药与益气养阴药合用，代表方如竹叶石膏汤等。

第十二节　麻　疹

麻疹是由麻疹病毒引起的急性发热、出疹性传染病。是我国传染病防治法规定管理的乙类传染病。临床以发热、咳嗽、鼻塞流涕、畏光多泪、口腔两颊近白齿处可见麻疹黏膜斑、周身皮肤布发麻粒样大小的红色斑丘疹、疹退时皮肤有糠麸样脱屑和色素沉着斑等为特征。是儿童最常见的急性病毒感染性传染病之一，在古代被列为儿科四大要证之首。成人麻疹中毒症状较重，发热多在39～40℃，有麻疹黏膜斑，半数患者皮疹有出血倾向，常伴有嗜睡等症状，但并发症较少，预后良好。

麻疹患者为唯一传染源，经呼吸道飞沫传播是主要的传播途径。传染性强，一般认为出疹前后5日均有传染性。人群普遍易感，发病前1～2周有与麻疹患者接触史，病后可获得持久免疫力，含麻疹成分疫苗的接种，可有效控制麻疹。麻疹病毒的基因型分布具有一定的地域特征，目前随着我国麻疹疫苗的预防接种，已经处于接近麻疹消除阶段，麻疹发病率逐年降低，本土传播病例明显减少，但散发病例和局部流行仍时有发生。输入相关的B3基因型已经成为全世界范围内流行和传播较为活跃的麻疹病毒基因型。婴幼儿麻疹与成人麻疹的临床特征具有差异性，大部分婴幼儿的麻疹病情较重，一旦未能及时有效控制病情，则容易引起肺炎、喉炎、心衰等严重并发症，成人麻疹的喉炎、肺炎等并发症发生率低于婴幼儿，但是成人麻疹的低钙血症、肝功能损害发生率均高于婴幼儿。近年来临床上常见到非典型麻疹患儿，多见于曾接种过麻疹疫苗，或潜伏期内接受过丙种球蛋白注射者，或<8个月婴儿体内尚留存母亲抗体者。表现为低热，轻度上呼吸道卡他症状，麻疹黏膜斑不明显，皮肤红色斑丘疹稀疏、色淡，起没较快，疹退后无色素沉着或脱屑，病程1周左右，无并发症。

麻疹一年四季均可发生，冬春季节多发。可参照中医学温病中的"风温"辨治。

一、病因病机

中医学认为本病为感受麻疹时邪所致，为新感温病。病邪主要侵犯肺脾，涉及心营及肝。发病机制为时行疫毒上受，首先犯肺，肺气失宣，邪热炽盛，内窜于营，血络受损，毒泄肌肤，发而为疹。病变过程中有顺证、逆证之不同。顺证首见初热期，麻疹时邪从口鼻而入，首先犯肺，肺卫失宣，可见发热恶寒、咳嗽、打喷嚏、流涕、多泪等肺卫症状；继之麻毒入里，从肺传胃传脾，内窜营分，毒泄肌肤，而见高热、出疹等，此为出疹期；末尾进入收没期，疹随热出，毒随疹泄，疹点透齐后，邪退正虚，肺胃阴伤，可见皮肤脱屑、舌红少津等。若麻毒炽盛，或失治、误治，或发疹期间复感外邪，则易发生逆证。若麻毒壅肺，肺气闭郁，可见咳喘痰鸣的肺炎喘嗽证。若麻毒壅盛，痰火互结，上攻咽喉，可见喉肿声嘶的热毒攻喉证。若麻毒下迫肠腑，可见肠热下利的热移大肠证。若麻毒不能外达，内陷心肝，闭窍动风，可见神昏抽搐的邪陷心肝证。若正不胜邪，还可出现内闭外脱等危证。

二、温病学辨治思路

麻疹时邪兼具风热之邪首先犯肺、伤肺胃之阴、逆传心包和疫邪传染性强的特点，故麻疹可参考"风温"运用卫气营血辨证方法。临证时应重视肺经证候及肺与相关脏腑证候的辨析。同时，注意辨别顺证、逆证。

麻疹治疗素有"麻不厌透""麻喜清凉"之论，以透为顺，以清为要，故麻疹治疗以透疹清热为基本大法。顺证注意宣透、清解、养阴之序，初热期邪袭肺卫，麻毒郁表，症见发热，微恶风寒，咳嗽，打喷嚏，流涕，两目红赤，畏光流泪，精神不振，纳呆，幼儿可伴有腹泻、呕吐，口腔颊黏膜可见麻疹黏膜斑。舌尖红，苔薄白或黄，脉浮数，指纹红浮，治宜辛凉宣透，以银翘散加减；出疹期热炽肺胃，症见发热，3～4日后于耳后、发际、颈项、头面、胸腹、四肢顺序出现红色斑丘疹，稠密，色紫红。舌红，苔黄，脉数，指纹红紫，治宜清热解毒透疹，以清解透表汤加减；收没期肺胃阴伤，症见出疹后3～4日，皮疹按出疹顺序逐渐消退，皮肤呈糠麸样脱屑和色素沉着，热退神倦，干咳，纳呆。舌红少津无苔，脉细数，指纹淡紫，治宜甘凉养阴，轻透余邪，以沙参麦冬汤加减。逆证以透疹、解毒、安正为治则，如热毒闭肺，症见壮热不退，烦躁不安，咳嗽频剧，喘急痰鸣，唇周青紫，皮疹融合、稠密、紫暗或见瘀斑，乍出乍没。舌红，苔黄，脉滑数，指纹紫滞，治宜清热透疹，宣肺平喘，以麻杏石甘汤加减；若热毒攻喉，症见高热不退，咽喉肿痛或溃烂，咳嗽气急，声音嘶哑，状如犬吠，呼吸困难，甚或窒息，面唇青紫，皮疹融合、稠密、紫暗或见瘀斑。

舌质红，苔黄，脉数，指纹紫滞，治宜清热解毒，利咽消肿，以普济消毒饮加减；若毒迫肠腑，症见疹出不透，泻利频作，黄赤热臭，肛门灼热，小便短赤，腹痛，口渴。舌红，苔黄，脉数，指纹紫滞，治宜清热止利，透疹达邪，以葛根芩连汤加减；若毒陷心肝，症见高热不退，烦躁不安，神昏谵妄，四肢抽搐，喉间痰鸣，皮疹融合、稠密、紫暗或见瘀斑。舌紫绛，苔黄燥起刺，脉弦数，指纹紫、达命关，治宜清心开窍，凉肝息风，以羚角钩藤汤加减；若气阴两虚，症见身热不退，口渴少汗，疹出不透，干咳气促，气短懒言，咽干舌燥，皮疹隐退。舌红干少津，脉细数结代，指纹淡红，治宜益气生津，扶正透疹，以生脉散加减。

第十三节　病毒性肠道感染

　　病毒性肠道感染即病毒性胃肠炎，又称病毒性腹泻，是感染肠道内病毒引起的一组急性肠道传染病，临床主要表现为急性起病，呕吐，腹泻水样便，日数次及数十次不等，腹泻持续时间因病原体不同而有差异。可伴有轻中度发热、轻度腹痛、肌痛、头痛、乏力及食欲减退，以及偶有咳嗽、流涕等呼吸道症状。重者伴脱水及代谢性酸中毒，若未能及时治疗可导致循环衰竭和多器官功能衰竭。临床主要根据流行病学资料、临床特点及实验室检查明确诊断。

　　引起病毒性肠道感染最常见的病原体为轮状病毒、诺如病毒、肠道腺病毒、诺如病毒和星状病毒。其主要传染源是患者及带病毒者，传播途径为粪—口或人—人传播，如轮状病毒和诺如病毒等在外环境稳定，主要通过粪—口途径传播，经污染的食物、水、玩具等接触传播，也可通过呼吸道飞沫间接传播。不同病毒引起的肠道感染流行病学特点有所不同。A 组轮状病毒主要感染 6～24 个月龄的婴幼儿，在温带和亚热带地区以秋季多见。B 组轮状病毒易感染青壮年，以 20～40 岁人群多见，主要发生在我国，通常引起暴发流行，且季节性明显，多发生于 4～7 月份。C 组轮状病毒主要感染儿童，成人发病少见。诺如病毒感染多以成人和大龄儿童为主，全年均可发病，但秋冬季较多，易在人口聚集的公共场所引起疫情暴发，传播途径多，疫情扩散快。肠腺病毒多感染 2 岁以下幼儿，夏秋季发病率较高，以散发和地方性流行为主。星状病毒感染以冬春季为主。本病为自限性疾病，大多预后良好，一般能在 7～10 日或更短时间自愈，在免疫功能正常的人病程较短，通常 2～5 日症状消失，在免疫功能低下或器官移植者中，可出现迁延性或慢性腹泻，少数病例可因严重脱水导致电解质紊乱而致死亡。目前，各种疫苗研发工作正在进行，轮状病毒疫苗通过充分的评估后，有望纳入免疫规划，诺如病毒疫苗的研发也在快速推进，以期有效防控病毒性肠道感染。

　　病毒性肠道感染全年均可发病，尤多见于夏秋冬季。可参照中医学温病中的"湿温""暑湿""伏暑"辨治。

一、病因病机

　　中医学认为本病为外感湿热或暑湿病邪所致，太阴脾土内伤为内在因素。外来诸邪与脾虚内生之湿相合，困阻脾胃，以致脾失运化，胃失和降，升降失司为本病基本病机。病位以中焦脾胃（肠）为主，湿重病变以太阴脾为主，热重以阳明胃肠为主。初期湿浊阻遏，卫气同病，故见恶寒发热，身重肢酸，恶心呕吐，泄泻，苔白厚腻，脉浮等湿郁卫气之象。若湿郁化热，湿热内蕴，困阻中焦，则见身热，腹痛腹泻，泻下急迫，或泻下不爽，质黏味臭，肛门灼热，苔黄腻，脉濡数或滑数。若兼夹积滞，导致肠腑传导失司，则可见腹痛，便溏不爽，臭如败卵，呕吐酸腐，不思饮食，舌苔垢腻，脉滑。亦可因吐泻而伤及胃中阴液，而见干呕时作，胃中嘈杂，隐隐作痛等症。若邪气久羁，脾胃受损，以致中焦运化无权，脾胃虚弱，升降失司，可见形体消瘦，面色萎黄，纳呆，恶心欲呕，大便溏泄等症。或久病入肾，命门火衰，脾失温煦，运化失司，水谷不化，升降失调，亦可致腹泻，呕吐等症。病重者可因频繁吐泻导致气随液泄，而成厥脱之证。

二、温病学辨治思路

病毒性肠道感染可参照"湿温""暑湿""伏暑"运用卫气营血及三焦辨证方法。外邪多为感受湿热或暑湿病邪所致，脾胃升降失司是病机关键。治疗总以祛邪扶正为原则，祛邪以淡渗分利湿热为主要治法。临证时须重视辨别湿和热的轻重及邪之偏盛部位。

病变初期正盛邪实，湿浊阻遏卫气，湿浊下迫，症见腹痛泄泻，便质清稀，甚如水样，恶心呕吐，身重困倦，胸闷脘痞，或兼发热恶寒，头痛，肢体酸重，舌苔白腻，脉濡缓，治宜芳香辛散，宣化表里之湿浊，以藿香正气散或三仁汤加减。进展期多见气分湿热蕴结，若湿热中阻，肠热下利，症见身热，恶心呕吐，腹痛泄泻，泻下急迫，或便溏不爽，质黏味臭，肛门灼热，小便短赤，口渴，苔黄腻，脉濡数或滑数，治宜清热化湿，升清降浊，以葛根芩连汤加减；若湿热积滞搏结肠腑，症见身热，嗳腐吞酸，纳呆，脘腹胀满，便溏不爽，色黄如酱，臭如败卵，舌苔垢腻，脉濡数或滑数，治宜清热化湿，导滞通下，以枳实导滞汤加减。后期若正气耗伤，脾胃气虚，症见腹泻稀水便，或完谷不化，或有白色奶瓣，于食后作泻，食欲减退，面色萎黄，精神萎靡，乏力，舌淡，苔薄白，脉沉无力，小儿指纹淡，治宜健脾益气，温中止泻，以七味白术散加减。若病久及肾，脾肾阳虚，症见久泻不止，甚者滑脱不禁，食入即泻，完谷不化，面色苍白，精神萎靡，四肢清冷，畏寒形瘦，舌淡，苔薄白而润，脉沉缓，小儿指纹淡红，治宜温补脾肾，固涩止泻，以附子理中汤合四神丸加减。若病情急重，邪盛亡阴，症见吐泻频繁，腹泻日数十次，眼窝下陷，皮肤干燥，精神萎靡或烦躁不安，唇干齿燥，口渴引饮，尿少色浓，甚则昏迷，舌红绛干枯，脉细数，治宜救阴存津，益胃汤合生脉散加减；若邪盛亡阴，症见吐泻频繁，腹泻日数十次，面色苍白或青灰，眼窝下陷，精神萎靡，表情淡漠，气息低微，四肢清冷，甚则厥冷昏迷，舌淡，苔白，脉沉微，治以回阳救逆固脱，以参附龙牡救逆汤加减。

第十四节　病毒性脑炎

病毒性脑炎是由多种嗜神经性病毒引起脑膜或脑实质弥漫性、多发性炎性病变，并引起明显的神经功能障碍或异常表现，是中枢神经系统感染和死亡的主要原因之一。临床表现与病变的部位、范围及程度有关，其症状及体征多种多样，轻重不一。主要表现为急性或亚急性起病，发热、头痛、恶心、呕吐、全身不适，可有意识障碍、抽搐、偏瘫、失语等。临床根据具备致病病毒感染的流行病学特点、典型临床表现及脑脊液中细胞数增多、蛋白轻度增高等可明确诊断。病情轻重与致病病毒的种类及损害的部位等有关，大多数病毒性脑炎的预后较好。病情轻者，1～2周可完全恢复，病情重者可持续数周或数月，甚至可致残或致死。10岁以下儿童是高发人群。

引起病毒性脑炎的常见病原体约130种，包括流脑病毒、人类肠道病毒、单纯疱疹病毒1型和2型、水痘-带状疱疹病毒、流行性腮腺炎病毒等。在我国引起病毒性脑炎的病毒主要有肠道病毒、乙型脑炎病毒、单纯疱疹病毒和腮腺炎病毒，其中以肠道病毒感染的比例最大，肠道病毒71型是我国病毒性脑炎主要的致病类型。病毒性脑炎因感受病毒不同，好发季节、地区有所不同。肠道病毒性脑炎常年发生，发病以儿童为主，流行期主要为夏秋季，一般为散发，较少发生大流行；流脑具有明显的季节性，多发生于蚊虫活动的夏秋季，症状以高热、意识障碍、惊厥、呼吸衰竭及脑膜刺激征为主；单纯疱疹病毒引起的脑炎多为散发。

病毒性脑炎一年四季均可发生，可参照中医学温病中的"暑温""湿温""暑湿""伏暑"辨治。

一、病因病机

中医学认为本病为外感暑热、暑湿、湿热病邪所致。基本病机是热极生风，风火相煽，痰热互结，闭窍动风，阻滞经络。体现出卫气营血传变规律及热、痰、风的病理演变，但卫气营血界限常不分明而见多层次同病，急性期以热、痰、风为病理基础，日久累及气血津液，以致气虚、阴虚等证。病位在心、脑、肝、肾。本病外邪侵袭人体，初见卫分证，因温邪传变较快，卫分证持续短暂，邪毒迅速里传，很少存在单纯的卫、气、营、血单一证候，多见卫气同病、气营两燔、热陷营血、痰热闭窍等。若痰热互结，则易动风生惊，蒙闭清窍，表现为发热，头痛，项强，嗜睡或烦躁，甚至昏愦不语，痉挛抽搐。若热势不盛，而痰浊壅阻，内闭机窍，阻滞脑络，则神明异常，可见抑郁痴呆，神情淡漠，喃喃自语，或狂躁不安，打人毁物，哭喊无常等，也有如癫痫样发作者。痰浊阻滞经络，则血运不畅，肢体失养，而见肢体麻木无力，步履不稳，甚至瘫痪。

二、温病学辨治思路

病毒性脑炎可参照"暑温""湿温""暑湿""伏暑"运用卫气营血辨证方法。治疗总以祛邪扶正为原则，祛邪以清热解毒为主要治法。临证时重视热、痰、风的辨析。病变初起多致卫气同病，症见发热，微恶风寒，或但热不寒，头痛，颈项稍强，无汗或少汗，口渴引饮，常伴恶心呕吐，偶有抽搐，心烦或嗜睡，舌红，苔薄白或黄，脉浮数或洪数，治宜解表透邪，清热解毒，以银翘散合清络饮加减。若邪在气分，症见壮热，面红目赤，烦躁，汗多，头痛，气促，口渴，舌红，苔黄燥，脉洪数，治宜清气泄热，以白虎汤加减。若气营（血）两燔，症见壮热不解，头痛剧烈，呕吐频繁，口渴引饮，颈项强直，烦躁不安，或神昏谵语，四肢抽搐，舌红绛，苔黄燥，脉细数或弦数，治宜清热解毒，凉心开窍，镇惊息风，以清瘟败毒饮合羚角钩藤汤加减。若邪入心包，症见身热，呼吸气粗，神昏谵语，喉间痰鸣，言语謇涩，肢体厥冷，舌红绛，苔黄燥或少苔，脉滑数或细数，治宜清心开窍，以清宫汤加减，送服安宫牛黄丸。若痰瘀内阻，闭阻心窍，或阻滞经络，症见神情痴呆，精神异常，言语障碍，肢体不用，或僵硬强直，或震颤抖动，肌肉痿软无力，神疲倦怠，容易出汗，面色萎黄，舌暗红，苔薄白，脉细弱或细涩，治宜化痰通络，开窍逐瘀，以犀地清络饮加减。

参 考 文 献

毕文俊，许姜姜. 2020. 儿童病毒性腹泻病原体流行病学特征分析. 中国公共卫生，36（09）：1371-1373.

陈晓蓉，杨宗国，陆云飞，等. 2013. 新型人感染 H7N9 禽流感中医证候分布规律及辨证论治思路. 中华中医药杂志，28（10）：2825-2829.

邓铁涛. 1971. 中医学新编. 2 版. 上海：上海科学技术出版社.

邓鑫. 2018. 中西医结合传染病学. 长沙：湖南科学技术出版社.

杜家玺，秦永发，李嘉懿，等. 2023. 1952—2021 年上海市杨浦区麻疹疫情季节性特征变迁. 首都公共卫生，17（3）：129-132.

方辉，张红梅，徐智寅，等. 2022. 2014—2020 年上海市闵行区病毒性腹泻流行特征. 热带医学杂志. 22（8）：1163-1166.

葛均波，徐永健，王辰. 2018. 内科学. 9 版. 北京：人民卫生出版社.

谷晓红，马健. 2017. 温病学说理论与实践. 北京：中国中医药出版社.

谷晓红，杨宇. 2017. 温病学理论与实践. 2 版. 北京：人民卫生出版社.

郭会军，杨建宇，刘志斌. 2014. 中西医结合传染病. 北京：中医古籍出版社.

郭敏. 2019. 现代呼吸内科常见病诊治学. 长春：吉林科学技术出版社.

郭选贤，谢世平，郭会军，等. 2012. 关于"艾毒"若干理论问题的探讨. 中华中医药杂志，27（9）：2274-2276.

黄象安. 2017. 传染病学. 2 版. 北京：中国中医药出版社.

黄玉连，舒先定. 2023. 麻疹流行特征及其发病影响因素的研究进展. 婚育与健康，29（13）：89-92.

汲泓，王志飞，谢雁鸣，等. 2022. 真实世界喜炎平注射液治疗病毒性肠道感染数据挖掘及分析. 中国药物警戒，19（2）：117-120.

姜之炎，赵霞. 2020. 中医儿科学. 上海：上海科学技术出版社.

李建智，谢世平，张海燕，等.2014. 艾滋病病因病机说探析. 中医研究，27（7）：4-5.

李金松，李静欣.2021. 病毒性腹泻相关监测系统介绍及提升建议. 疾病监测，36（8）：763-768.

李想，谢璐，胡静.2018. 手足口病中医治疗方药的温病学思考. 中国中医基础医学杂志，24（8）：1134-1136.

厉俊，彭瑶，罗香姣，等.2022. 三种指标与病毒性脑炎患者病情严重程度及预后的相关性研究. 中国医刊，57（8）：874-876.

梁腾霄，吴畏，解红霞，等.2011. 甲型 H1N1 流感的中医证候特点. 中医杂志，52（5）：392-394.

廖建湘.2010. 病毒性脑炎的诊断与治疗. 儿科药学杂志，16（4）：13-16.

凌云，李会，周福明，等.2023. 2012—2021 年成都市新都区麻疹流行病学特征及监测系统运转质量分析. 预防医学情报杂志，39（7）：758-763.

刘纳文，才真.2008. 流行性出血热中医辨治体会. 新中医，5（40）：103-104.

马小珍，任敏，廖雪春，等.2022. 2011—2020 年成都某哨点医院 5 岁以下病毒性腹泻患儿 A 组轮状病毒病原学特征分析. 预防医学情报杂志，38（9）：1256-1260.

毛青.2013. 科学认识 H7N9，有效防控人感染禽流感病毒. 第三军医大学学报，35（8）：693-695.

彭勃，李华伟，谢世平，等.2010. 论艾毒伤元.中华中医药杂志，25（1）：17-19.

彭胜权，林培政.2011. 温病学. 北京：人民卫生出版社.

彭胜权.2000. 温病学. 北京：人民卫生出版社.

彭胜权.2003. 中医对非典型肺炎的认识及论治. 新中医，35（7）：3-5.

仇付丽.2011. 肾病综合征出血热的中医命名及病因分型探讨. 河南中医，31（6）：616-617.

任继学，宫晓燕.2003. 中医对非典治与防. 天津中医药，（3）：9-11.

田德禄，蔡淦.2013. 中医内科学. 2 版. 上海：上海科技出版社.

田勇泉.1979. 耳鼻咽喉头颈外科学. 北京：人民卫生出版社.

仝小林.2003. 非典治疗思路. 中华实用中西医杂志，3（16）：882.

仝小林，陈晓光，李爱国，等.2003. 中西医结合治疗 SARS 的临床疗效分析. 中国医药学报，18（10）：603-608.

汪受传.2021. 中医儿科学. 北京：人民卫生出版社.

王德鉴，干祖望.1985. 中医耳鼻喉科学. 上海：上海科学技术出版社.

王军，原跃礼.2023. 2019—2021 年河南省焦作市健康人群麻疹和风疹及流行性腮腺炎抗体水平监测. 现代疾病预防控制，34（6）：452-456.

王卫平，孙锟，常立文.2018. 儿科学. 9 版. 北京：人民卫生出版社.

王雨薇，郭爱松，蔡俊燕，等.2019. 病毒性脑炎发病机制的研究进展. 中国实用神经疾病杂志，22（17）：1966-1972.

王正敏.1998. 耳鼻咽喉科学. 上海：上海科学技术出版社.

卫生部，国家中医药管理局.2006. 人禽流感诊疗方案（2005 年修订版）. 现代医学，6（2）：8-10

徐金辉，杨艳萍.2022. 病毒性脑炎和细菌性脑炎患儿血清学指标和脑脊液指标的变化观察. 中国医学创新，19（13）：20-24.

许前磊，谢世平，郭会军，等.2012. "艾毒伤元"假说与艾滋病中医发病机制研究. 中医学报，27（9）：1080-1082.

许前磊，徐立然，郭会军，等.2015. 艾滋病发病与防治中医理论的初步构建. 中医杂志，566（11）：909-910.

许玉珉.2022. 马云枝教授分期治疗病毒性脑炎经验. 中医研究，35（2）：88-93.

闫军.2019. 实用儿科常见疾病诊疗实践. 长春：吉林科学技术出版社.

于宏杰，钟培松，彭谦，等.2023. 2005—2021 年上海市嘉定区麻疹发病趋势分析. 中国初级卫生保健，37（6）：49-52.

余学庆，谢洋，李建生.2019. 社区获得性肺炎中医诊疗指南（2018 修订版）. 中医杂志，60（4）：350-360.

张伯礼，王晓晖.2003. 非典的中医命名、分期及病机. 天津中医药，20（3）：12-14.

张伯礼.2019. 中华医学百科全书（中医药学中医内科学）. 北京：中国协和医科大学出版社.

张国华.2010. 甲型 H1N1 流感的中医病证特点及防治. 中国中医急症，19（9）：1540-1541.

张梅芳，李云英.2000. 眼科与耳鼻喉科专病中医临床诊治. 北京：人民卫生出版社.

张婷，邹文菁，徐军强，等. 2023. 湖北省 2016—2021 年麻疹病毒流行株基因型特征. 中国疫苗和免疫，29（1）：35-40.

张玮，陈昕琳. 2020. 发热门诊的标准化管理和中医药防控. 北京：中国医药科技出版社.

张艳妮，熊英，龚甜，等. 2023. 南昌市 2301 例 5 岁以下儿童病毒性腹泻病原检测结果分析. 实验与检验医学，41（1）：91-94.

赵铁华. 2014. 半枝莲总黄酮抗甲型 H1N1 流感病毒感染的药效学研究. 中国药理学通报，30（1）：147-148.

郑志攀，叶放，朱垚. 2017. 基于辨证思维探讨周仲瑛教授对流行性出血热病机辨治方法. 南京中医药大学学报，33（2）：180-181.

中华人民共和国国家卫生健康委员会. 2018. 手足口病诊疗指南（2018 年版）.

中华人民共和国卫生部. 2009. 甲型 H1N1 流感诊疗方案（2009 年第三版）. 中华危重症医学杂志，2（1）：19-23.

中华医学会感染病学分会艾滋病丙型肝炎学组中国疾病预防控制中心. 2021. 中国艾滋病诊疗指南（2021 年版）. 中国艾滋病性病，27（11）1182-1201.

中华中医药学会. 2003. 传染性非典型肺炎 SARS 中医诊疗指南. 中医杂志，44（11）：865-871.

中华中医药学会肝胆病分会. 2017. 病毒性肝炎中医辨证标准. 临床肝胆病杂志，33（10）：1840-1841.

钟嘉熙，林兴栋. 2010. 温病学临床运用. 北京：科学出版社.

周丹妮，吴霖光缙，齐凤军等. 2020. 基于“治未病”理论探讨新型冠状病毒无症状感染者的防治策略. 湖北中医药大学学报，22（6）：43-47.

周红，黄宏强，张忠德，等. 2011. 中医辨证治疗甲型 H1N1 流行性感冒 2015 例临床观察. 新中医，43（1）：24-26.

周平安. 2009. 甲型 H1N1 流感中医病因病机治法述要. 北京中医药，28（9）：667-668.

周平安，焦扬，杨效华，等. 2003. 传染性非典型肺炎中医病因病机治则述要. 中国医药学报，18（7）：388-389.

第十章 临床各科疾病温病学辨治思路

第一节 系统性红斑狼疮

系统性红斑狼疮（systemic lupus erythematosus，SLE）是一种多发于青年女性的累及多脏器的自身免疫性炎症性结缔组织病，常见于15～40岁的女性。本病的病因至今尚未完全清楚，但遗传、感染、内分泌、环境等因素与其发病相关。系统性红斑狼疮早期症状往往不典型，主要表现为发热、疲倦、乏力、面部红斑、关节疼痛、光过敏、脱发、多系统受损等。由于症状多种多样，系统性红斑狼疮的诊断常常是个复杂的过程，需要医生结合患者的临床症状、实验室检查及组织活检等综合评估。若未能及时诊治，系统性红斑狼疮可能导致不可逆的脏器损害，其中肾脏、关节、皮肤、心脏和肺部等器官易受到侵害，严重者甚至危及生命。因此，早期诊断和有效治疗对于系统性红斑狼疮患者至关重要。

古籍中没有"系统性红斑狼疮"中医病名的确切记载，根据症状描述，将其归属于"蝴蝶斑""日晒疮""阴阳毒""温毒发斑""痹证"等范畴。本病总由先天禀赋不足，真阴亏虚，腠理不密，复感外邪而成。外热侵袭，热毒入里，内传脏腑，气血津液代谢异常，瘀阻于肌肉、关节、皮肤，发为系统性红斑狼疮。中医治疗多从清热解毒、凉血化斑、活血化瘀、补益肝肾入手，针对不同的证候，中医会采取针灸、中药、调整饮食和生活方式等多种综合治疗方法以祛除体内热毒、调和气血阴阳。

一、病因病机

本病病因病机复杂、虚实相见，外邪侵袭、情志失调、劳倦内伤、日光暴晒、内服药物都可成为发病的诱因。真阴不足，热毒内盛，痹阻脉络，内蚀脏腑为系统性红斑狼疮的病机关键。

外邪侵袭：因热毒炽盛，致燔灼营血、阻塞经络，而见高热、关节肌肉疼痛；若邪热渐退，可见低热无力、自汗盗汗等阴虚火旺、肝肾不足之候。

情志失调：若肝气郁结，日久化火，致木旺乘土、气血凝滞，见倦怠乏力、头昏头痛、红斑暗滞等气滞血瘀、脾虚肝旺之证。

劳倦内伤：病久多损阴伤阳，累及脾肾，以致脾肾阳虚，见腰膝酸软、面热肢冷、尿少或尿闭等症。

二、温病学辨治思路

系统性红斑狼疮虽不属于温病范畴，但其发病过程符合风温病卫气营血辨证传变规律，尤以营血辨证为要，可参考辨治。本病在卫气营血各个阶段有各自的证候特点，应根据其症状及邪气深浅来分期诊治。如叶天士所云"入营犹可透热转气，如犀牛、玄参、羚羊角等物；入血就恐耗血动血，直须凉血散血，如生地、丹皮、阿胶、赤芍等物"。本病在急性活动期时，发病急，病情重，多见热入营分及血分证。邪热由表入里，热毒炽盛，燔灼营血，溢于皮肤，多见面部蝶形红斑色鲜艳，伴高热烦躁，口渴尿赤，舌红苔黄，脉数有力，为热毒炽盛证，治宜清热凉血、化斑解毒，方用犀角地黄汤合黄连解毒汤加减；若热入心营，扰神窜络，轻者心烦不寐，重者高热神昏，治宜清热解毒开窍，加凉开三宝（安宫牛黄丸、紫雪、至宝丹）。热毒久滞，耗血动血，灼伤血络，迫血妄行，溢于脉外，可见多部位、多窍道的急性出血和斑疹密布，瘀血内阻可见斑色紫暗、舌暗红，治宜化斑汤加减。气滞血瘀证多见红斑暗滞，皮肤萎缩，伴倦怠乏力，舌暗红，苔白或光面舌，脉沉细涩，治宜疏肝理气、活血化瘀，方用逍遥散合血府逐瘀汤加减。

本病缓解期久病伤及五脏六腑，脏腑虚损皆归于脾肾。脾肾阳虚证，可见眼睑、下肢浮肿，胸胁胀满，尿少或尿闭，面色无华，腰膝酸软，面热肢冷，口干不渴，舌淡胖，苔少，脉沉细。治宜温肾助阳、健脾利水，方用附桂八味丸合真武汤加减。脾虚肝旺证，见皮肤紫斑，腹胀纳呆，头昏头痛，耳鸣失眠，月经不调或闭经，舌紫暗或有瘀斑，脉细弦。治宜健脾清肝，方用四君子汤合丹栀逍遥散加减。温病后期邪热已退，阳明热毒易留伏阴分，津伤气耗，虚火内扰，见不规则发热或持续性低热，手足心热，心烦失眠，疲乏无力，自汗盗汗，面浮红，舌红，脉细数之症。属阴虚火旺证，治宜滋阴降火，方用六味地黄丸合大补阴丸、清骨散加减。

第二节　周围血管病

周围血管病（peripheral vascular disease，PVD）是指发生于心、脑血管以外的包含动脉、静脉及淋巴管三个系统的血管疾病。包括动脉、静脉及淋巴管三个系统的疾病，主要涉及脉管的闭塞、狭窄、扩张、损伤及畸形等病变。临床常见血栓闭塞性脉管炎、动脉硬化性闭塞症、动脉瘤、雷诺病、静脉曲张、淋巴水肿等。本病常见症状表现有疼痛、酸胀、麻木、皮肤感觉和颜色异常、水肿、溃疡甚至坏疽等，疾病发展后期甚至有截肢风险。近年来，周围血管病的发病率持续上升，主要受吸烟、高血脂和高血糖等危险因素的影响。因此，加强健康教育，倡导健康的生活方式，以及定期体检和早期干预对于控制周围血管病的流行趋势具有重要意义。

古籍中没有关于"周围血管病"中医病名的记载，因其发病主要在"脉管"，故中医将其统称为"脉管病"。周围血管病的发病无论是寒湿热外邪侵袭，还是体内气血阴阳不足，都离不开血瘀这个基本病机。因此，活血化瘀为本病的总治则。此外，须根据患者具体的临床症状，结合使用温阳散寒、清热利湿、益气解毒等治法，或与其他外治法联合应用。

一、病因病机

本病病因病机复杂多端，禀赋不足、脏腑失调，感受六邪、外伤、特殊邪毒，郁藏而成伏邪，皆可致病。病位在血脉、脉络，常累及脑、肾、脾胃等；病机特点是血瘀，脉络瘀阻破坏了人体气血的正常运行，血行凝涩，出现各种不同的病理变化。

禀赋不足：先天脾胃虚弱，气血生化乏源，气不足则推动无力，血少则脉管失养，血液凝滞于脉中，见乏力、面色少华、短气懒言等症。

脏腑失调：脏腑功能失调，则运血无力，统摄无权，血液运行不畅而发生瘀阻；相反，血脉瘀阻导致各脏腑失于濡养，脏腑虚损，气血虚衰，脉道不利，加重瘀阻。如此反复，病难速解。

感受六淫：外邪入体，可即发，也可伏而后发，这与机体的正气强弱密切相关。寒邪、湿邪袭脉，致血液凝滞不通，出现脉管病变。寒湿致病可表现为畏寒肢冷、喜暖、下肢沉重、酸痛等。温热之邪入脉耗伤营阴，使血液黏稠，临床表现为发热、口渴、斑疹、紫癜，舌绛等。

外伤：外伤可能损伤脉管，导致出血、瘀血或血栓形成。血栓可部分或完全阻塞血管，引发缺血或坏死，加重或诱发周围血管病。

特殊毒邪：烟毒、药毒入血易损伤脉络，致不通或不荣，发为本病。

二、温病学辨治思路

周围血管病虽不属于温病范畴，但其证候特点与温病学中的"营血分证"密切相关，后期容易入血动血，导致血热血瘀。热与血结，血遇寒凝，湿与热阻，本病以脉道瘀阻为本。邪伤血络，致瘀生毒，特别是在继发感染阶段往往表现出典型的温病营血热盛的证候，营分邪热灼血成瘀，形成血热瘀阻之证，症见患部皮肤发红、灼热，瘀斑色红或紫，舌红绛，脉数等。治宜清热凉血、活血化瘀，方用凉血解毒汤加减。

本病早期阶段，外感寒湿之邪，伏邪盘踞体内久郁化热，而复外感寒湿之邪，内外相引。热毒瘀滞证，除有血瘀征象外，还可伴发溃疡，发红肿胀疼痛，舌红，苔黄厚而干，脉弦滑数等，治宜清热解毒、活血化瘀，方用解毒活血汤加减。血脉瘀阻证，症见患肢肿胀，皮色紫暗，舌质暗或有瘀斑，苔白，脉弦，治宜活血化瘀、通络止痛，方用活血通脉汤加减。疾病中期阶段，湿热蕴结、气血阻络，热毒炽盛致肢体溃烂严重，可见明显营血分证候。湿热毒盛证或湿热下注证，症见患肢肤红灼热，瘀斑色红或紫，水肿，或疮面湿烂，舌红，苔黄腻，脉滑数等，治宜清热利湿、解毒活血，方用四妙勇安汤加减。寒湿阻络证，症见肢端发凉怕冷，皮肤颜色苍白或苍黄，舌质淡紫，脉紧，治宜温阳散寒、活血通络，合乎"寒者热之""血得温则行"之义，方用阳和汤加减。周围血管病后期，正邪交争，耗伤气血。气虚血瘀证，除有血瘀征象外，多为病久且伴体倦、纳差、气短、心悸、舌淡苔白、脉虚弱无力等，治宜益气活血化瘀，方用补阳还五汤合四妙汤加减。

第三节 类风湿关节炎

类风湿关节炎（rheumatoid arthritis，RA）是一种常见的慢性自身免疫病，主要表现为侵蚀性、对称性、持续性的多关节炎。可发生于任何年龄，30～50 岁为高峰期，以女性患者居多。类风湿关节炎的发病机制尚不完全清楚，目前研究认为，其病理过程与自身免疫反应、炎症反应及血管翳形成相关。在免疫攻击的过程中，关节滑膜细胞受刺激，释放炎症因子，进而导致软骨和骨的破坏，最终可能引发关节畸形和功能丧失，其中以双手、腕、膝、距小腿和足关节等小关节的受累最为突出。此外，类风湿关节炎患者还可能表现出一系列关节外症状，如发热、贫血、皮下结节及淋巴结肿大等。类风湿关节炎的并发症也相当复杂，包括肺部疾病、心血管疾病、恶性肿瘤及抑郁症等多种疾病。

古籍中没有关于"类风湿关节炎"中医病名的记载，根据类风湿关节炎患者关节疼痛、肿胀、屈伸不利，甚则变形、僵直等临床症状，将其归属于"痹证""历节病""顽痹""尪痹"等范畴。中医学认为，本病的发病主要与风、湿、寒、热等外邪有关。外邪侵袭人体，导致气血运行不畅，经络受阻，引发疼痛和关节功能障碍。此外，类风湿关节炎的发病与气滞、血瘀、痰凝、体虚等因素密切相关，邪气留滞引动体内病邪，或体虚无力祛邪而深入经络，日久痹阻肢体、经络、关节等。故中医学在治疗中，侧重于舒筋活络、祛风除湿、活血化瘀。常用的治疗方法包括针灸、中药煎剂、推拿按摩等，以促进气血运行，舒缓关节疼痛，减轻关节肿胀。

一、病因病机

类风湿关节炎的病因病机是多种因素相互作用的结果，包括外邪侵袭、情志不畅、脾胃失调、肝肾不足等，导致气血失调、脏腑失养、经络阻塞。治疗以祛除外邪、调气和血、疏通经络、健脾护胃、补益肝肾等为主。

外邪侵袭：《临证指南医案》曰"风寒湿三气合而为痹，然经年累月……化为败瘀凝痰，混处经络，盖有诸矣"。风寒湿热等邪气相互夹杂，气血运行不利或痰瘀阻滞，不通则痛，久痛入络，致肢体关节及络脉受损，发为本病。

　　情志因素：长期处于抑郁、忧虑等情绪不畅状态，会阻滞气机，致气滞血瘀，阻碍气血的正常运行。因"经主气、络主血"、留滞不通，经络受阻，发为本病。

　　脾胃失调：脾胃为后天之本，关系到气血的生成和运行，若脾胃功能失调，致气血不足，经络、肢体、关节失于濡养，不荣则痛，形成痹证。或脾虚生湿，聚湿成痰，痰瘀互结，痹阻经络，发为本病。

　　肝肾不足：肝主筋，肾主骨。《素问·评热病论》曰"正气存内，邪不可干""邪之所凑，其气必虚"。正气不足，肝肾亏虚，风寒湿等邪内舍肝肾，筋骨同病，关节、筋骨及肌肉受累，而发为本病。

二、温病学辨治思路

　　类风湿关节炎虽不属于温病范畴，但也可从温病学卫气营血辨证方法加以分析，并运用温病治湿的方法进行辨治。从临床来看，类风湿关节炎大致分为活动期与缓解期，治疗时应分期辨治其深浅、轻重、虚实，急则治标，缓则治本，或标本兼治。活动期多以邪实为主，风、寒、热、湿邪夹杂出现，相兼为患，诸邪滞留于经络、肌肉、筋骨、关节，造成经络壅塞，气血运行不畅，筋脉失养，肢体关节屈伸不利。若邪气初犯，多见卫气分证特点，治疗以"祛除外邪"为主。风湿类用祛风活络之品；寒湿类用温热散寒之品；湿热类用香化祛湿之品，湿重者主以芳化，热重者主以寒凉，湿热并重者以寒凉芳化为宜。外邪伤人，可致机体气血津液和脏腑功能紊乱，形成气郁、痰生、血瘀、正虚的病理变化。邪气在里，病变范围较广，病在气分、营分，或气血同病。可结合三焦辨证，以定病位、审虚实。缓解期多见痰瘀痹阻、瘀血阻络、气血两虚、肝肾不足及气阴两虚证，治宜扶正祛邪法，以调和气血、逐瘀通络、扶正固本。

　　本病活动期可见风湿痹阻证，症见关节疼痛肿胀，游走不定，时发时止，伴随恶风或汗出、头痛、肢体沉重，舌质淡红，苔薄白，脉滑或浮，治宜祛风除湿，通络止痛，代表方为羌活胜湿汤、蠲痹汤、大秦艽汤。寒湿痹阻证，症见关节冷痛，触之不温，皮色不红，疼痛遇寒加重，得热痛减，伴随关节拘急，屈伸不利，肢冷，或畏寒喜暖，口淡不渴，舌体胖大，舌质淡，苔白或腻，脉弦或紧，治宜温经散寒，祛湿通络，代表方为乌头汤、桂枝芍药知母汤加减、麻黄附子细辛汤。湿热痹阻证，症见关节肿热疼痛，关节触之有热感或自觉热感，伴随关节局部皮色发红、发热，心烦、口渴或渴不欲饮，小便黄，舌质红，苔黄腻或黄厚，脉弦滑或滑数，治宜清热除湿，活血通络，代表方为宣痹汤、当归拈痛汤、二妙散等。缓解期可见痰瘀痹阻证，症见关节肿痛日久不消，关节局部肤色晦暗，或有皮下结节，伴随关节肌肉刺痛，关节僵硬变形，面色暗黧，唇暗，舌质紫暗或有瘀斑，苔腻，脉沉细涩或沉滑，治宜化痰通络，活血行瘀，代表方为双合汤。瘀血阻络证，症见关节刺痛，疼痛部位固定不移，疼痛夜甚，伴随肢体麻木，关节局部色暗，肌肤甲错或干燥无泽，舌质紫暗，有瘀斑或瘀点，苔薄白，脉沉细涩，治宜活血化瘀，通络止痛，代表方为身痛逐瘀汤、桃红饮。气血两虚证，症见关节酸痛或隐痛，伴倦怠乏力，面色不华。伴随心悸气短，头晕，爪甲色淡，食少纳差。舌质淡，苔薄，脉细弱或沉细无力，治宜益气养血，通经活络，代表方为黄芪桂枝五物汤、十全大补汤、归脾汤。肝肾不足证，症见关节疼痛，肿大或僵硬变形，腰膝酸软或腰背酸痛，伴随足跟痛，眩晕耳鸣，潮热盗汗，尿频，夜尿多，舌质红，苔白或少苔，脉细数，治宜补益肝肾，蠲痹通络，代表方可选如独活寄生汤、三痹汤、虎潜丸。气阴两虚证，症见关节肿大伴气短乏力，肌肉酸痛，口干眼涩，伴随自汗或盗汗，手足心热，形体瘦弱，肌肤无泽，虚烦多梦，舌质红或有裂纹，苔少或无苔，脉沉细无力或细数无力，治宜养阴益气，通络止痛，代表方为四神煎。

第四节　干燥综合征

　　干燥综合征（sicca syndrome，SS）是一种病变部位以泪腺、唾液腺等外分泌腺为主的慢性自身免疫病，又称为自身免疫性外分泌腺体病。主要表现为眼干燥性角膜、结膜炎，口腔干燥症或伴发类风湿关节炎等其他风湿性疾病，它可累及其他系统如呼吸系统、消化系统、泌尿系统、血液系统、神经系统及肌肉、关节等造成多系统、多器官受损。

本病可以单独存在，亦可出现在其他自身免疫病中，单独存在者为原发性干燥综合征，而继发于类风湿关节炎、系统性硬皮病、系统性红斑狼疮等其他自身免疫病者为继发性干燥综合征。本病发病率高，多发于 40 岁以上女性。其病理机制主要是由于自身免疫的过度应答反应，造成外分泌腺体大量淋巴细胞、浆细胞浸润，使腺体细胞破坏，功能丧失，从而出现一系列临床症状与表现。

本病对呼吸系统的影响：由于上、下呼吸道黏膜的淋巴细胞浸润和其外分泌腺体萎缩造成了呼吸道损害。约 25%的患者气管及支气管因干燥而出现干咳，反复出现支气管炎和肺不张，最常见的表现是间质性肺炎和肺间质纤维化，出现咳嗽和呼吸困难，胸部 X 线片可见细网状及结节状阴影，肺功能以小气道障碍为主，其次为弥散功能和限制性功能异常，肺功能异常通常早于肺部 X 线表现。

本病对肾脏的影响：约 50%的患者有肾脏损害，以远端肾小管损害最为多见，表现为肾小管性酸中毒，其尿液 pH 增高，尿浓缩功能障碍，肾性尿崩症，肾性软骨病，泌尿系结石和肾组织钙化，低血钾性麻痹和钙磷代谢障碍。有相当部分的无症状患者只有通过氯化铵试验才能发现亚临床型的肾小管性酸中毒。

干燥综合征可归属于中医学"燥痹"范畴。

一、病因病机

燥痹为感受燥热之邪，或湿、寒内伏化燥，耗伤阴液，痹阻气血，脏腑、官窍、皮肤、筋骨失养所致的痹病。刘河间《素问玄机原病式》曰："诸涩枯涸，干劲皴裂，皆属于燥。"清初喻嘉言又有"诸气膹郁，诸痿喘呕皆属于燥"之说，燥的发病病因除外感燥邪外，多是阴亏、血虚失于濡养所致。如胃阴亏虚、阴血不足、肾阴受损等皆可致燥。中年及更年期后妇女好发此病，多与肾阴不足有关。如《素问·上古天真论》说"七七，任脉虚，太冲脉衰少，天癸竭"。另外，痰、湿、瘀、水饮、燥屎等邪气阻滞气机；热邪消灼阴液；元气不足，运化无力等皆可导致津液失于敷布，不能发挥正常的濡润作用，出现明显燥象。

二、温病学辨治思路

外感主要是燥热病邪引起；内伤阴伤、湿阻为干燥综合征发生的主要相关因素，透热、养阴、化湿等治法为温病学中的常用治法，因此，温病学的理、法、方、药可以应用于干燥综合征的治疗，概略分为以下几种证治分型：燥热袭卫证，症见口眼干燥，涎腺腺体肿胀，腺体导管口有混浊型雪花渗出物，伴见发热微恶寒，头痛，无汗少汗，舌边尖红苔薄白，脉浮数等肺卫表证表现。治以疏风清热，宣肺布津，少佐养阴生津。代表方为桑杏汤（《温病条辨》）加减。阴液亏虚证，症见口舌干燥、口唇干裂，咀嚼吞咽困难，进干食需水，目干无泪，声音嘶哑，形瘦神疲，时有低热，苔黄燥少津，脉弦细。肺阴虚者可兼见干咳无痰，呛咳，或痰黏不易咯出，甚则咳喘气急；偏于胃阴虚者，兼见伴口渴、大便干；偏于肾阴虚者，兼见面色潮红，五心烦热，少寐多梦，阴道干涩不适。方选增液汤（《温病条辨》）加减。营热阴伤证，症见口角炎、口角皴裂、口干欲饮。或见牙龈炎，枯齿，舌质红绛有裂痕，苔光剥，或见舌尖红绛如草莓。方以清营汤（《温病条辨》）加减为主。湿热内蕴证，症见涎腺肿大，口眼干燥，伴见口渴不欲多饮，口中黏腻不适，口角有白色黏涎，困倦乏力，干呕，食少，舌红苔白腻等湿阻气分的表现。方选三仁汤（《温病条辨》）加减。另外诸证候中常见兼有脉络瘀滞者选用桃红四物汤；兼气阴两亏者，选生脉饮、参苓白术散加减。

第五节　尿路感染

尿路感染是由各种病原微生物侵入尿路并在尿路中生长繁殖所引起的感染性疾病,多见于育龄期妇女或年老、免疫力低下及尿路梗阻畸形者。根据感染部位可分为上尿路感染(主要是肾盂肾炎)和下尿路感染(主要是膀胱炎);根据有无尿路结构和功能异常分为复杂性尿路感染和非复杂性尿路感染。复杂性尿路感染指伴有尿路引流不畅、结石、畸形、膀胱输尿管反流或肾实质疾病基础上发生的尿路感染。不伴上述因素者称为非复杂性尿路感染。

现代医学病因和发病机制可从三方面探讨。①致病菌。细菌:最常见的为大肠埃希菌,占尿路感染的 80%～90%。其他依次为变形杆菌、克雷白杆菌等;5%～10%由革兰氏阳性细菌引起,主要是粪链球菌和凝固酶阴性的葡萄球菌;变形杆菌常见于伴有尿路结石者,铜绿假单胞菌多见于尿路器械检查后,金黄色葡萄球菌则常见于血源性尿路感染。腺病毒可引起急性出血性膀胱炎,甚至引起流行。结核分枝杆菌、衣原体、真菌等也可导致尿路感染。②感染途径。上行感染:病原菌经由尿道上行至膀胱,甚至输尿管、肾盂引起的感染称为上行感染,约占尿路感染的 95%。血行感染:指病原菌通过血运到达肾脏和尿路其他部位引起的感染。不足 3%。多发生于患有慢性疾病或接受免疫抑制剂治疗的患者。常见的病原菌有金黄色葡萄球菌、沙门菌属、假单胞菌属和白色念珠菌属等。直接感染:泌尿系统周围器官、组织发生感染时,病原菌偶可直接侵入泌尿系统导致感染。淋巴感染:盆腔淋巴与双肾淋巴相通;回肠淋巴与右肾淋巴相通;故盆腔及回盲部炎症可通过淋巴感染到双肾。③易感因素。梗阻与回流:结石、前列腺增生、狭窄、肿瘤等均可导致尿液积聚,细菌在局部大量繁殖引起感染。泌尿系畸形:膀胱输尿管反流,输尿管壁内段及膀胱开口处的黏膜形成阻止尿液从膀胱输尿管口反流至输尿管的屏障,当其功能或结构异常时可使尿液从膀胱逆流到输尿管,甚至肾盂,导致细菌在局部定植,发生感染。机体免疫力低下,如长期使用免疫抑制剂、糖尿病、长期卧床、严重的慢性病和艾滋病等。医源性因素:导尿或留置导尿管、膀胱镜和输尿管镜检查、逆行性尿路造影等可致尿路黏膜损伤,将细菌带入尿路,易引发尿路感染。泌尿系统结构异常:如肾发育不良、肾盂及输尿管畸形、移植肾、多囊肾等,也是尿路感染的易感因素。遗传因素:尿路黏膜局部防御能力降低。

现代医学认识的病理机制:急性膀胱炎者的局部病理往往呈现为膀胱黏膜血管扩张、充血、上皮细胞肿胀,黏膜下组织充血、水肿及炎性细胞浸润,点状出血甚至黏膜溃疡。急性肾盂肾炎表现为局限或广泛肾盂肾盏黏膜充血、水肿,表面有脓性分泌物,黏膜下有细小脓肿,病灶呈楔形,尖端指向肾乳头、基底指向肾皮质;可见肾小管上皮细胞肿胀脱落,肾间质水肿,内有白细胞浸润。肾小球一般无形态学改变。慢性肾盂肾炎的病理特征为双侧肾脏病变常不一致,肾脏体积缩小,表面不光滑,有肾盂肾盏变形,肾乳头瘢痕形成。

临床表现:①膀胱炎。占尿路感染的 60%。主要表现为尿频、尿急、尿痛、排尿烧灼感或排尿困难。尿液浑浊,有异味,约 30%有血尿。②肾盂肾炎:急性肾盂肾炎,以育龄女性最多见,临床表现与感染程度有关,通常起病较急;慢性肾盂肾炎,临床表现复杂,全身及泌尿系统局部表现均可不典型。约半数以上有急性肾盂肾炎病史。本病属淋病、中医湿热性质疾病范畴。

一、病因病机

尿路感染,从中医病因学来分析,其发病与湿热毒邪侵袭、脏腑功能失调有关,病位主要在肾与膀胱,病机主要为肾气亏虚,膀胱湿热。特别是在急性发作期,湿热病邪往往是其主因。明代王肯堂《证治准绳·杂病》指出:"淋病必由热甚生湿,湿生则水液浑,凝结而为淋。"究其湿热的成因,大多受自于外,如外阴不洁,秽浊之邪上犯膀胱,酿成湿热;也有因过食肥甘酒辛,湿热由内而生,蕴结下焦;或因郁怒伤肝,肝失疏泄,积湿生热,下注膀胱,或患丹毒疮疖,热毒波及膀胱。

凡此，均可引起膀胱气化失司，水道不利，发为淋证。湿热久羁下焦，若热偏盛，会耗伤肾阴，若湿偏盛，会损害肾阳，导致正虚邪恋的病理变化。据临床观察，在急性或慢性病程急性发作病例中，一般以邪实为主；在慢性病例中，大多以正虚为主，但湿热病邪亦不可忽视，因为邪气留恋，往往导致症状反复发作，使病情逐渐加重或恶化。总而言之，湿热病邪贯穿本病始终，在发病学上占有极其重要的地位。

二、温病学辨治思路

中医治疗尿路感染属于防治"淋病"范畴，尤其长期反复性尿路感染，重视扶正与祛邪并举。益气养阴、清热利湿等治法为温病学中的常用治法，概略分为以下几种证治分型：湿热侵袭，蕴阻膀胱证，症见恶寒发热，小便频数，淋漓不尽，尿道涩痛，小便赤热，小腹拘急，腰部酸痛，舌红苔黄腻，脉滑数。此乃湿热蕴结下焦，膀胱气化不利，治予清利湿热，方以蒿芩清胆汤为代表。肝胆湿热，流注下焦证，症见寒热往来，口苦心烦，恶心呕吐，腹胁腰痛，尿急，尿频，尿痛，小便黄赤灼热，舌红苔黄腻，脉弦数。方用龙胆泻肝汤加减，或小柴胡汤合五苓散去桂枝，加清利湿热之药。水热互结膀胱证，症见阳明气分高热汗出，口渴欲饮，或心烦不安，小便不利，尿频、尿急、尿道口刺痛，小便颜色浑浊，泡沫多，或色黄，严重时如洗肉水一样，又治血淋，小便涩痛，点滴难出，小腹满痛者，舌红少苔，或舌红苔黄腻，脉细数。治以利水清热养阴，方以猪苓汤为代表。若症见小便色黄赤，泡沫多，湿热严重者加车前草、玉米须、白茅根、赤小豆合滑石加强清利膀胱湿热；若症见尿色红如洗肉水样者，加生地黄或赤芍、丹参、牡丹皮清热凉血。病久不已，或反复发作，使正气受损，特别是脾肾两脏的功能失调。脾虚者，可见面色不华，四肢倦怠，少气懒言，食欲不振，腹胀便溏，舌质嫩红苔薄白，脉濡缓，方用参苓白术散合五苓散加减。肾虚者，一般以肾阴虚多见，症见面色潮红，腰痛绵绵，足膝无力，五心烦热，口干咽燥，尿有热感，舌红少苔，脉细数，方用知柏地黄丸加清热利湿活血之品。肾阳偏虚者，则见面色㿠白无华，畏寒却冷，四肢不温，腰膝酸痛，尿频清长，遇劳即可急性发作，出现尿急、尿频、尿痛等排尿异常的症状，宜扶正祛邪并用，标本兼治。在扶正的同时，均应加入清利湿热之品，切勿一味滋补，使湿热锢结，病必难愈。在反复发作中，病根未除，每遇劳累及感冒即发，常伴有尿频涩痛，腰膝酸软，手足心热，口干饮水不多，舌红苔淡黄薄腻，脉沉细等症，方用知柏地黄丸加减。

第六节　盆　腔　炎

盆腔炎又称女性盆腔生殖器炎，泛指女性内生殖器（包括子宫体、子宫内膜、输卵管、卵巢）及其周围的结缔组织、盆腔腹膜等处发生的炎症，为妇科常见病之一。盆腔炎可分为急性盆腔炎与慢性盆腔炎两种。中医学认为，盆腔炎主要是由于热毒或湿浊为患，胞宫胞络气机受阻，影响冲任功能所致。盆腔生殖器官（子宫体部、输卵管、卵巢）及盆腔腹膜与子宫周围结缔组织的急性炎症称为急性盆腔炎。急性盆腔炎多见于已婚妇女，常发生于流产、分娩及月经期机体抵抗力减弱时，或生殖器手术创伤后引发的急性炎症，有可能引起弥漫性腹膜炎、败血症以致感染性休克等严重后果。

慢性盆腔炎是盆腔生殖器官及周围结缔组织、盆腔腹膜发生的慢性炎症。一般为急性盆腔炎未能彻底治愈，或因体质较差，抵抗力低下，病程缠绵或反复感染所致。但相当多的患者无急性盆腔炎的病史，而常有流产、分娩、宫腔内不洁操作史，或经期、产褥期性交史，病情比较顽固，当身体抵抗力较差时，可有急性发作，本病是导致不孕的常见原因。

本病属"热入血室""带下病""月经不调""癥瘕""不孕"等病证范畴。

一、病因病机

本病的主要病因是湿热邪毒,《素问玄机原病式·热类》在论述带下病因时说:"下部任脉湿热甚者,津液滴溢而带下。"《傅青主女科·带下》亦说:"带下而色黄者……其气腥秽……乃任脉之湿热也。"盖湿热之形成,有因感受六淫之邪,如暑湿外袭,或淋雨涉水,或居处潮湿,致湿邪侵入体内,郁久化热,湿热下注胞门,带脉失约,发为带下;有因饮食失节,或劳倦过度,脾气受伤,运化失健,水谷精微不能生化气血,反聚而为湿浊,蓄而成热,湿热下注,损伤任带二脉,遂致带下、腹痛诸证乃作;更有因经期产后,忽视卫生,或洗澡用具污染,或房事不洁,以致感染湿热邪毒,侵犯胞宫,而为带下。由是观之,湿热是本病的基本病因,诚如《类证治裁·带下》所说:"带下系湿热浊气流注于带脉,连绵而下。"

二、温病学辨治思路

本病属湿热型者,症见恶寒发热,少腹疼痛拒按,带下色黄质稠,或呈脓性,或夹血液,气味臭秽,心烦不宁,口苦咽干,小便黄赤灼热,或有尿急、尿频,尿痛,大便偏干或溏滞不爽,舌质红,苔黄腻,脉滑数或濡数。多见于急性或慢性病程急性发作时。

本病迁延日久,常呈正虚邪恋,虚实兼夹,临床除见湿热的征象外,还出现面色不华,头晕目眩,神疲乏力,饮食减退,腰骶酸痛,足膝无力等脾肾虚弱的症状。临床急性盆腔炎多从以下证型论治:热毒壅盛证,症见高热寒战,少腹一侧或双侧疼痛拒按,带下量多色黄,质稠,臭秽,口干喜饮,或恶心呕吐,或腹胀满,大便燥结,尿短少或频急,舌质红,苔黄厚,脉滑数或洪数,治宜泻热解毒,凉血消瘀,方以大黄牡丹皮汤合银翘红酱解毒汤加减为代表。热毒内陷证,症见高热、神昏,谵妄狂躁,斑疹隐隐,或喘咳、吐,或腰痛尿血,或面色苍白,四肢厥冷,舌红绛,脉细数或微弱,治宜清营凉血,透热解毒,方以清营汤合五味消毒饮加减为代表。湿热瘀结证,症见身热不甚,或低热起伏,少腹一侧或双侧疼痛拒按,腰痛,带下量多色黄,质稠臭秽,困乏纳差,大便或溏,小便短黄,舌暗红,苔黄腻,脉濡或濡数,治宜清热利湿,解毒消瘀,方以解毒活血汤加减为代表。慢性盆腔炎则从以下几个方面论治:湿热内蕴证,症见一侧或双侧小腹时有疼痛,拒按,或下腹坠胀,腰胀痛,带下量多色黄,质稠秽臭,月经量多,或低热起伏,纳差,尿短黄,大便或溏,苔黄腻,脉濡或濡数,治以清热利湿,方以解毒止带汤加减为代表。气机郁滞证,症见少腹一侧或双侧疼痛,或小腹胀痛,时轻时重,行经或劳累后加重,月经涩滞不畅,色暗有块,经前乳房、胸胁胀,或带下增多,舌质暗,边有瘀点,苔薄白或薄黄,脉弦或涩。治宜化瘀散结,行滞止痛,方以血府逐瘀汤合活络效灵丹加减为代表。寒凝气滞证,症见小腹冷痛,得热则舒,腰酸冷痛,带下量多,质稀色白,或月经后期,量少色暗,面白肢冷,舌淡苔白润,脉沉细或沉紧。治宜温经散寒,活血止痛,方用温经汤加减。痰湿瘀结证,症见下腹一侧或双侧疼痛,腰酸,带下色白黏稠无臭,或量多,月经后期,量少,或面白体胖,或婚久不孕,倦怠纳差,呕恶痰多,舌苔白腻,脉细滑或强滑,治宜理气化痰,破瘀散结,方用开郁二陈汤加减。

第七节　银　屑　病

银屑病(psoriasis)俗称牛皮癣,是一种常见的慢性复发性炎症性皮肤病,典型临床表现为鳞屑性红斑或斑块,局限或广泛分布,无传染性,治疗困难,常罹患终身。根据临床特征,银屑病分为寻常型、关节病型、脓疱型及红皮病型四种类型,其中寻常型占 90% 以上,其他类型多由寻常型银屑病转化而来。

银屑病的确切病因尚未清楚,目前认为银屑病是在遗传因素与环境因素(如感染、精神紧张、应激事件、外伤手术、妊娠、肥胖、酗酒、吸烟和某些药物作用等)相互作用下,最终导致疾病发生或加重。另外，免疫介导的炎症损伤在银屑病的发病中有重要作用，通过以 T 淋巴细胞介导为主、多种免疫细胞共同参与的免疫反应引起角质形成细胞过度增殖或关节滑膜细胞与软骨细胞发生炎症。银屑病发病率在世界各地差异很大，与种族、地理位置、环境等因素有关，欧美患病率为1%～3%，我国 1984 年报告银屑病患病率为 0.123%，2008 年调查 6 个城市患病率为 0.47%，依此推算，我国银屑病患者在 600 万以上。银屑病可发生于各年龄段，无性别差异。30%的患者有家族史，多数患者冬季复发或加重，夏季缓解。银屑病不仅是一种皮肤病，也是一种自身免疫，特别是中、重度患者，其发病与人体多个系统器官相关，可罹患高脂血症、糖尿病、代谢综合征、克罗恩病和动脉粥样硬化性心血管疾病等系统性疾病。

银屑病属中医学"白疕"范畴，其发病过程与温病的发展有很多相似之处，可参考温病的理论进行辨治。

一、病因病机

银屑病由内外合邪所致，内因主要与患者血热、血燥、血瘀、血虚相关，外因则与风、湿、热、毒等邪气相关。其病机多属血分热毒炽盛，营血亏耗，瘀血阻滞，化燥生风，肌肤失养。患者多为素体热盛的青壮年，或因七情内伤，肝失调达，气失疏泄，郁久而化火；或恣食肥甘厚腻，伤及脾胃，酿生湿热；或性情急躁，心火亢盛，兼之外受风邪或夹燥热之邪，内不能疏泄，外不得透发，使血分蕴热，甚至郁久化毒，血热毒邪怫郁肌腠，发为本病。热邪燔灼血液，充斥脉络，故见红斑、丘疹；热盛生风，肌肤失养，故皮肤瘙痒，鳞屑叠起；热盛伤津，则鳞屑干燥易脱。血热如得不到及时清解，日久则耗伤阴血，以致阴血亏虚，生风化燥而成血燥；或因毒热煎熬阴血日久，气血郁结，以致经脉阻塞而转为血瘀，可导致皮损经久不愈。

二、温病学辨治思路

温病的卫气营血理论可用于指导银屑病的辨治，清热凉血、解毒化斑是银屑病主要的治疗原则。本病传变过程较快，多数患者就诊时营血之证已初见端倪，故注重卫分、气分的辨证并及时治疗，有助于遏制病情进展。在卫分时注重透表，气分时清解气分热邪，若邪热深入营血，宜清营凉血、透热转气、解毒化斑。在银屑病的治疗过程中，还应密切观察斑疹的变化，通过辨斑疹可以判断邪气的轻重和正气的盛衰。

银屑病初起常因呼吸道感染诱发，见发热、恶寒、咳嗽、咽痛等卫分表证，皮损多呈点滴状红斑疹，不断增多，自觉瘙痒。此型多见于寻常型银屑病，治宜疏风泄热，凉血化斑，可予银翘散化裁治疗。若邪正交争剧烈，或失治误治，如早期盲目滥用激素，使部分银屑病患者病情激惹，邪气可从卫分进一步深入，全身症状突出，出现高热、烦渴、尿赤等气分证的特点，结合陆子贤《六因条辨》中"斑为阳明热毒"的论述，斑多为热毒炽盛，郁于阳明，内迫营血，灼伤血络，血从肌肉外溢而致，提示可予白虎汤加味治疗银屑病气分热盛证。气分证多见于寻常型进行期、红皮病型早期、脓疱型和关节病型。斑疹显露、皮损鲜红或暗红甚至紫赤等营血分证的表现在急性发作期尤为突出，故血分证是治疗银屑病的基础证型，宜清营凉血、透热转气、解毒化斑，可予清营汤、犀角地黄汤等。若呈现气血两燔，皮损鲜红加剧，扩展很快，全身为弥漫性焮红，或呈暗红色，甚稍有肿胀，鳞屑较少，皮肤灼热，或密布小脓疱，伴有头痛寒战、壮热口渴、便干尿赤或关节酸痛，舌红绛苔薄或黄腻，脉弦滑洪数，治宜清热泻火，凉血解毒，方可选清瘟败毒饮加味。若久病不愈，耗伤营血，阴血亏虚，肌肤失养，化燥生风，皮疹不扩大发展，或仅见少数新疹，皮肤干燥明显，皮损肥厚或有苔藓样变。关节伸侧皲裂疼痛偏于血热阴亏，可见明显红色皮疹、时时作痒、舌红或绛少苔，脉细数；偏于血亏者，可伴有头晕目糊、面色淡、舌淡红苔薄、脉细濡，治宜滋养阴血，祛风润燥，可用清营汤加味等。银屑病鳞屑的出现多由于血热炽盛，伤及阴液，阴血不足，肌肤失于濡养，"留得一分津液，便有一分生机"，故治疗银屑病的过程中还应注意时时顾护阴液。

若属湿热性者，见红斑糜烂、浸液渗出，瘙痒，皮损多发于腋窝、腹股沟等皮肤皱襞处，或掌跖部生脓疮，遇阴雨病情往往加重，伴胸闷纳呆，神疲乏力，下肢沉重，或女子白带量多色黄，舌红，苔黄腻，脉滑数，应清热解毒，燥湿泄浊，方可选甘露消毒丹加味等。在治疗过程中还要注意防止寒凉过度，阻遏气机，使湿热更加闭阻。

对于本病，亦有按伏邪理论辨治者，有医家认为邪热伏藏血分是其主要病机，治疗时以治血分伏邪为要，使血分热邪透发于外，同时注意顾护阴液和气分治疗。也有医家认为肾不藏精是内生伏邪的根本原因，热邪主要伏于足少阴肾经而发于血络，治疗以扶正祛邪为原则，运用清透滋肾养阴之法，清热凉血为先，佐以透邪。

第八节　湿　疹

湿疹是由多种内外因素引起的一种具有明显渗出倾向的炎症性皮肤病，具有对称分布的多形性皮损、易于渗出、自觉瘙痒、反复发作、易成慢性等特点。根据临床表现，湿疹可分为急性、亚急性和慢性 3 期，其中急性期皮损以丘疱疹为主，有渗出倾向，慢性期以苔藓样变为主，易反复发作。

湿疹的发病机制尚未完全阐明，一般认为是内、外多种因素相互作用的结果。机体内因包括免疫功能异常（如免疫失衡、免疫缺陷等）和系统性疾病（如内分泌疾病、营养障碍、慢性感染、肿瘤等）及遗传性或获得性皮肤屏障功能障碍；外因如环境或食品中的过敏原、刺激原、微生物、环境温度或湿度变化、日晒等，均可以引发或加重湿疹。社会心理因素如紧张焦虑亦可诱发或加重本病。免疫性机制如变态反应和非免疫性机制如皮肤刺激均参与发病过程。微生物可以通过直接侵袭、超抗原作用或诱导免疫反应引发或加重湿疹。本病是皮肤科常见病，有关数据显示，我国一般人群患病率约为 7.5%，美国为 10.7%，可发生于任何年龄、性别和季节，严重影响患者生活质量。

湿疹归属于中医学"湿疮""浸淫疮"等范畴，虽不属于温病，但可参照温病学理论进行辨治。

一、病因病机

湿疹总由禀赋不足，风、湿、热邪客于肌肤所致。急性者以湿热为主，常因饮食不当或情志失调，损伤脾胃，致使湿热内蕴，复感外界风湿热邪，内外两邪相搏，充于腠理，浸于肌肤而发。湿为阴邪，其性趋下，易侵袭人体下部，尤以阴部、小腿为主，表现为丘疱疹、糜烂；湿性黏滞，侵袭肌表，可见皮损渗出、浸渍；湿性缠绵则致使病情长久，反复难愈。风性开泄，易袭阳位，表现为人体上部瘙痒、脱屑；风善行而数变，此正与湿疹皮损的多样性、病情变化迅速相吻合。风为百病之长，其致病最易兼夹其他病邪，如寒、热、湿、火等，从而出现相应的症状。亚急性者与脾虚湿恋有关，素体虚弱，脾虚不运，湿邪留恋，肌肤失养。慢性者因湿热蕴久，耗伤阴血，血虚生风生燥，瘀阻经络，肌肤失去濡养而成。

二、温病学辨治思路

湿邪贯穿本病始终，因此，温病的湿热证治法对湿疹的辨治具有重要的指导作用，如清热燥湿、清热利湿等，但在使用过程中应辨清湿热孰轻孰重。湿疹的发病过程及皮损表现与温病的病证发展也有相似之处，故亦可从卫气营血进行论治，分别以清热疏风、祛湿止痒、透热清营、养血祛风为基本治法。

湿疹初起，外邪侵袭，先犯卫表，卫分邪热波及营络则外发皮疹。症见发热微恶风寒，头痛，皮损多为丘疹、风团，色泽鲜红，瘙痒，咳嗽，胸闷，舌红苔薄黄，脉数。其病变较为表浅，全身症状较轻，治宜宣肺泄热、凉营透疹，方可选《温病条辨》银翘散去豆豉加细生地丹皮大青叶倍玄参方，并可随邪气兼夹而加减用之。若风湿热相搏，浸淫肌肤，湿热蕴结，病患皮肤多呈现红斑、丘疹、丘疱疹及水疱，密集成片，瘙痒剧烈，抓破后糜烂、渗出，伴身热汗出，心中烦闷，口渴不多饮，溺赤，脘痞呕恶，便溏色黄，舌红苔黄腻，脉濡数，治宜清热燥湿，祛风止痒，方可选王氏连朴饮加味。若湿热之邪久郁不解，可蕴酿成毒，症见皮肤红、灼热、红斑、丘疹、丘疱疹及水疱，密集成片，瘙痒极甚，抓破后有糜烂、渗出，身热，心烦，口干，大便秘结，小便短赤，舌红苔黄腻，脉滑数，治宜清热利湿，解毒止痒，以甘露消毒丹加减。若湿热化燥化火深入营血，表现为周身或局部成片红色粟疹，瘙痒无度，抓破后出血，血痕累累，伴心中烦热，口干欲饮，舌红绛，苔薄黄或薄白，脉数等症，治宜凉血解毒祛风，可选清营汤加减。若呈现气血两燔，皮疹表现为弥漫性红斑，色泽深暗或紫赤，全身症状较重，舌深绛，治疗可参考温病清气凉血法，选用化斑汤、清瘟败毒饮等方化裁治疗。

本病后期，余邪未尽，阴血亏虚可呈现阴亏血虚风燥型，症见形体偏瘦，皮损色暗或色素沉着，病患皮肤肥厚，表面粗糙，伴鳞屑痂皮，瘙痒时作，口干，大便燥结，小便色黄，舌红苔少，脉细数。治宜滋阴养血，祛风止痒。代表方如当归饮子。若脾胃虚弱则病程缠绵，可呈现脾虚湿盛型，症见皮损潮红，明显瘙痒，抓后糜烂，渗出较多，神疲纳呆，胸闷腹胀，大便溏薄，舌质淡胖或有齿痕，舌苔白腻，脉濡缓，治宜健脾除湿，祛风止痒，方可选四君子汤合雷氏芳香化浊法加减。

第九节　痤　疮

痤疮（acne）俗称青春痘，是一种毛囊皮脂腺单位的慢性炎症性皮肤病。临床表现以好发于面部及胸背部的粉刺、丘疹、脓疱、结节或囊肿为特征，多为对称性分布，易反复发作。本病是皮肤科的常见病，各年龄段人群均可患病，以青少年发病率为高，一般青春期后逐渐减轻、自愈。

痤疮的发病机制仍未完全阐明。遗传体质因素、雄激素诱导的皮脂大量分泌、毛囊皮脂腺导管角化、痤疮丙酸杆菌繁殖、免疫炎症反应等因素都可能与之相关。部分患者的发病还受内分泌、情绪及饮食等因素影响。进入青春期后，人体雄激素水平增高或雄、雌激素水平失衡使皮脂腺增大及皮脂分泌增加，皮脂为以毛囊内痤疮丙酸杆菌为主的微生物的生长提供油脂及厌氧环境，使痤疮丙酸杆菌大量繁殖，痤疮丙酸杆菌产生的脂酶水解皮脂中的甘油三酯为游离脂肪酸，刺激毛囊导管处角质形成细胞增殖与角化过度，进而使皮脂排泌受阻，当皮脂、角质栓等堆积在毛囊口时即形成粉刺。同时，痤疮丙酸杆菌产生的一些低分子多肽可趋化中性粒细胞，最终诱导并加重炎症反应，进而引起从炎性丘疹到囊肿性损害的系列临床表现。

本病属中医学"肺风粉刺"范畴，虽不属于外感温病，但可参照温病学理论进行辨治。

一、病因病机

痤疮常见病因为风热邪气或风热毒邪侵袭；或感受湿热邪气、暑湿之邪；嗜食辛辣刺激、肥甘厚味。大多认为肺胃血热，上熏头面是其主要病机。本病多见于青少年，素体阳热偏盛，外感风热、湿热之邪犯于肺、胃，肺胃蕴热，进而导致血脉郁热，而面部有多条经脉分布，邪热可循经上扰，蕴而成毒，发于肌肤而成粉刺、丘疹。亦可因过食辛辣刺激、膏粱厚味之品，导致湿热郁结于胃肠，上蒸颜面、胸背等处肌肤，则肌肤出油，红疹粉刺累累。若湿热蕴毒，热盛肉腐，有化脓之势，可见痤疮成脓疱，连接成片。部分患者因脾胃失调，运化失健，酿生湿浊，湿聚成痰，凝滞肌肤而成结节坚韧之痤疮呈成囊状。有些女性痤疮与肾阴不足、肝失疏泄，以致冲任不调有关，冲为血海，任主胞胎，冲任不调，经血不能畅达，故表现为月经紊乱及月经前后面部粉刺增多或加重。

二、温病学辨治思路

风热、湿热、血热在痤疮发病过程中具有重要意义，其病位涉及上、中、下三焦，因此可参照三焦辨证、卫气营血辨证、湿热证治法等温病学理论进行辨治，基本治法有疏风泄热、清热祛湿、清热解毒、凉血活血等。

病初邪在上焦，多与肺经风热有关，风热侵犯肺卫，邪郁卫表，肺卫失宣，郁热波及营分窜入血络发于头面部，症见面部皮疹以红色或皮肤粉刺、丘疹为主，伴顶部脓疱，红色结节，口干口渴，心烦，大便干结，小便短赤，舌红苔黄，脉数。此时重在治肺，以疏风泄热为主，可用花类、叶类轻清之品，正如吴鞠通所云"治上焦如羽，非轻不举"，兼以清营解毒，代表方如银翘散去豆豉加细生地丹皮大青叶倍玄参方。

病至中焦脾胃，湿热病邪致病以脾胃为病变中心，脾失运化，内湿停聚，外感湿热乘机侵袭，循经上扰发为痤疮，症见暗红色结节，脓头明显，瘙痒，颜面肤质油腻，病情缠绵，皮疹此起彼伏，口干不欲饮，神倦体乏，大便秘结，舌红，苔黄腻，脉滑数。治宜清热利湿，宣畅气机，以三仁汤加减治疗。如湿热蕴毒，症见颜面丘疹红肿焮痛、起脓疱，口干，便结尿黄，舌红，苔黄腻，脉滑数，治宜清热解毒，化痰溃坚，以甘露消毒丹加减治疗。若邪热进一步发展，深入营分，劫灼营阴，扰神窜络，导致丘疹色红，瘙痒或不痒，皮肤潮红，伴见身热夜甚，心烦少寐，口干，舌绛少苔，脉细数。治疗遵叶天士"入营犹可透热转气"治则，以清营汤透热解毒、清营养阴。若营热入里深传血分，血热炽盛，迫血妄行，瘀热互结，症见瘀点、瘀斑、血疱或斑色暗红，压之不褪色，或伴身热、烦躁不安，谵语，或见吐、衄、便血，舌质紫绛，脉沉数。此类痤疮治疗可以从血分入手。遵叶天士"入血就恐耗血动血，直须凉血散血"之法，治疗宜清热解毒，凉血散瘀，选用犀角地黄汤加减。而临床中湿热和血热常相兼为病，治疗时可祛其湿热，散其血热，使气血两清，痤疮得愈。

后期若湿热化燥伤阴，导致阴虚相火妄动，症见面部皮疹以红色或皮色粉刺丘疹为主，或伴有小脓疱、小结节，口干、心烦、失眠多梦、大便干结、小便短赤，舌红少苔或薄黄苔，脉细数，则以清下焦相火，滋肝肾之阴为治本之法，兼以凉血解毒，以滋水清肝饮合消痤汤加减治疗。

第十节 带状疱疹

带状疱疹（herpes zoster）是一种由水痘-带状疱疹病毒（varicella-zoster virus，VZV）所引起的，累及神经和皮肤的急性疱疹性病毒性皮肤病。临床表现为皮肤上出现红斑、水疱或丘疱疹，累累如串珠，排列成带状，沿一侧周围神经分布区出现，局部刺痛或肿大。本病水疱常发生于身体一侧，以胸胁或腰胁部最为多见，可发生于任何年龄，多见于青壮年。好发于春秋季节，一般愈后不再复发。

原发性 VZV 感染可引起水痘或隐性感染，病毒潜伏于背根神经节或脑神经的感觉神经节内。当机体细胞免疫功能下降时，潜伏的病毒被激活，并沿感觉神经下行，到达该神经支配的皮肤细胞内增殖，引起皮肤病变，并出现神经痛。15%的 VZV 感染者可发生带状疱疹。带状疱疹发生率在一般人群中为 0.2%～0.3%，而在 80 岁以上老年人中为 50%。

带状疱疹属中医学"蛇串疮""缠腰火丹""火带疮""蛇丹""蜘蛛疮"范畴。可参照温病当中的"伏气温病"进行辨治。

一、病因病机

对于带状疱疹的中医病因病机大多认为本病为内外合邪致病。外因是由于感受湿热毒邪，内因或是情志内伤，肝气郁结，气郁日久化火；或因脾失健运，湿邪内生，湿郁化热，湿热内蕴；或禀赋不足，正气亏虚，外感病邪侵入人体，使局部湿热火毒蕴结致水疱蔓延。由此可见，其发病是邪气内伏，又感受外邪而诱发。因此属于温病中的"伏气温病"范畴。

从本病的发展过程来看，初起多为湿热困阻，中期多为湿毒火盛，后期多为火热伤阴，经络阻塞，气滞血瘀，余毒不清。本病病位在肝胆，与心、肺、脾有密切联系，病性多属实证、热证。湿热内蕴，兼感邪毒为带状疱疹的主要病机特点。

二、温病学辨治思路

本病可按卫气营血理论分型辨治，部分患者初起外感风热湿毒之邪，郁于卫表，此时当清热解毒，辛凉透表；如火热毒盛，热毒深入血分，当凉血泻火解毒；湿热较甚，蕴酿成毒，治以清热解毒，利湿化浊。带状疱疹后遗神经痛可参考叶天士"久病入络，血瘀作痛"之论述治以清热解毒，活血化瘀，通络止痛。本病总的治疗原则应以解毒、泻火、利湿、凉血、通瘀为主，从而透邪外出，与伏气温病学的治法相似。出现下列证候类型，可根据温病学的理法论治。

风火犯卫证，症见皮疹初起，发热重，恶寒轻，头身重痛，口渴心烦，局部灼热刺痛，瘙痒，红色斑丘疹如针尖大小水疱，舌尖红，苔薄白或微黄，脉浮细数，治以辛凉透表，清热解毒，以银翘散加减。火毒炽盛证，症见水疱较大，疱壁紧张，破溃后渗液，疹色深红，局部灼热、刺痛，头痛、发热，口苦口干，大便干结，小便短赤，舌质红绛，苔黄，脉滑数，治以清热解毒，凉血泻火，以清瘟败毒饮合龙胆泻肝汤加减。脾经湿热证，症见皮肤起大疱或黄白水疱，疱壁松弛易于穿破，渗水糜烂或化脓溃烂，重者坏死结痂，纳呆，口不渴，腹胀，便溏，女性患者常见白带多，舌质淡胖，苔黄腻或白腻，脉濡或滑，治以健脾利湿，解毒止痛，以除湿胃苓汤或三仁汤加减。肝胆湿热证，症见皮疹多发于胸胁和头面部，疹色鲜红，疱壁紧张，灼热刺痛，口苦咽干，烦躁易怒，食欲不佳，大便干结或不爽，小便短赤，舌红苔黄或黄腻，脉弦数，治以清泄少阳，解毒利湿，以龙胆泻肝汤加减。气滞血瘀证，症见疱疹基底暗红，疱液成为血水，疼痛剧烈难忍，或皮疹虽干涸，结痂，脱落，但疼痛不止，痛如针刺或隐痛绵绵，动则加重，舌紫暗或有瘀斑，苔白，脉沉弦，治以活血化瘀，行气止痛，以血府逐瘀汤加减。

第十一节　复发性口腔溃疡

复发性口腔溃疡是口腔黏膜上生黄白色圆形或椭圆形溃烂点的疾病，又称复发性阿弗他溃疡（RAU）、复发性阿弗他口炎（RAS）、复发型口疮。是口腔黏膜疾病中发病率最高的一种疾病，以10～30岁女性多见。

本病内因主要为内分泌失调，自身免疫力降低，遗传因素等；外因多为精神紧张、工作疲劳、失眠等；大部分女性患者在月经来潮前后发病或加重。溃疡的发作周期长短不一，可分为发作期（前驱期-溃疡期）、愈合期、间歇期。按 Lehner's 分类，RAU 可分为轻型、重型、疱疹型三类。其诊断主要以病史特点（复发性、周期性、自限性）及临床特征（黄、红、凹、痛）即溃疡表面覆盖假膜，周围有红晕，中间凹陷，疼痛明显为依据，一般不需要做特别的实验室检查及活检。

目前国内外均以对症治疗为主，将减轻疼痛、促进溃疡愈合、延长复发间歇期作为治疗目的。可用药物治疗、物理治疗、心理疗法和中医辨证论治等方法进行治疗。

复发性口腔溃疡属于中医学"口疮"范畴，又称为"口糜""口破""口疡"等。可参照温病当中的"湿温""温毒"进行辨治。

一、病因病机

中医学对本病的形成有热乘心脾、虚火上炎、阳虚、湿热等认识。其口疮之名始于《素问·气交变大论》，其曰："岁金不及，炎火乃行……民病口疮，甚则心痛。"《素问·至真要大论》有"火气内发，上为口糜""诸痛痒疮，皆属于心"的记载。《幼幼集成·口疮证治》曰："口疮者，满口赤烂，此因胎禀本厚，养育过温，心脾积热熏蒸于上，以成口疮。"其中与温病有关的证型有心脾积热、虚火上炎、脾虚湿困。心脾积热多由于饮食不节，嗜食辛辣肥甘，煎炒酒酪，损伤脾胃，内蕴化热或忧思郁怒，情志不遂，致使心脾积热，循经上冲，熏蒸口舌，热腐肌膜，故《外台秘要》曰："心脾中热，常患口疮。"其中亦有夹风热外感者，如《寿世保元·口舌》说："口疮者，脾气凝滞，加之风热而然也。"阴虚火旺证多见于素体阴虚，又加饮食不节，或情志不遂，或热病后期虚火上炎，损伤肌膜，此证多见于糖尿病、肺结核及患有结缔组织病的患者。脾虚湿困证多见素体脾虚或气虚，复因饮食劳倦，更伤脾气，以致湿浊内生，邪浊积蕴，久困中州，郁久化热，上凌于口发为此病，《医学摘粹》中曰："脾胃湿寒，胆火上炎，而口舌生疮。"此类患者因湿性重着黏滞，故病情缠绵难愈，反复发作。

二、温病学辨治思路

本病可按照三焦进行辨治。在病证过程中，不仅涉及心、脾、肾等脏腑，疱疹性复发性阿弗他溃疡，还伴有头痛、低热等全身不适，病损局部的淋巴结肿痛等症状，颇似温病中温毒局部红肿热痛甚则溃烂的特点，所以在治疗时，应注意清热泻火解毒与滋养阴津。对心脾积热者，治宜清热泻火，生肌疗疮；虚火上炎者，治宜养阴生津，滋阴降火；脾虚湿困者治宜健脾益气，化湿敛疮。

心脾积热证，症见舌尖、舌边、舌面，或齿龈，或两颊部口疮反复发作，溃疡表面覆盖黄苔，中间基底凹陷，四周隆起，红肿热痛，口苦口臭，心烦躁热，小便短赤，大便秘结，舌红苔黄，脉弦滑，治以清热泻火，生肌疗疮，以泻黄散加味；虚火上炎证，症见口疮反复发作，疼痛不堪，溃疡表面覆盖白苔，中间基底部凹陷，四周隆起，色不红，气短乏力，烦热颧红，口干不渴，小便短赤，舌尖红苔少或有裂纹，脉略细数，治以养阴生津，滋阴降火，以知柏地黄丸加味；脾虚湿困证，症见舌边、两颊黏膜、齿龈可见多处溃疡，其周围黏膜水肿，中间色白，局部灼痛难忍，发无间隔，伴口苦、口中黏腻、神疲乏力、失眠，大便不尽感等症，舌色偏红，边有齿痕，苔腻或黄腻，脉濡细或弦滑，治以健脾益气、敛疮化湿，以参苓白术散、宣湿导浊汤或藿香正气散加减。

第十二节　疮　疡

疮疡有广义和狭义之分，广义是指一切体表浅显的外科疾病。《外科启玄》谓："疮疡者，乃疮之总名也……所包者广矣，虽有痈疽疔疖、瘰疬疥癣、疳毒痘疹等分，其名亦止大概而言也。"狭义是指各种致病因素侵袭人体后引起的体表感染性疾病，包括急性和慢性两大类。本节论述的是狭义疮疡，是中医外科最常见的疾病。

疮疡主要是由于细菌感染所引起的，局部多见红、肿、热、痛、溃脓等症状，甚则伤口久溃不愈。根据其临床特征，疮疡可分为痈、疽（有头疽、无头疽）、疖、疔、发、丹毒、流注、流痰、瘰疬，以及走黄、内陷、褥疮、窦道等。根据疮疡病理变化过程中的表现分为初、中、后三期。

本病常需内外合治。较轻或范围较小的浅部疮疡，可仅用外治收功；而疡科大症则需要内治、外治相结合；至于走黄、内陷及烂疔、疫疔、瘰疬、流痰，不仅需要内外治并举，还要配合西医治疗，并给予一定的支持疗法。

本病相当于西医学的"体表外科感染"。可参照温病中的"温毒""伏气温病""湿温"进行辨治。

一、病因病机

中医学对疮疡的认识源远流长，早在《黄帝内经》中就有"痈疽"的记载。中医学认为，疮疡的病因主要包括外感（六淫邪毒、特殊之毒、外来伤害等）和内伤（情志内伤、饮食不节、房事损伤等）两大类。风、寒、暑、湿等外邪引起的疮疡，有的初起并不都具有热毒、火毒为患的红热现象，常在中期才能显现，此即前人所说"五气过极，均能化热生火"。可见，外邪作用于人体，通过化火化毒的病理过程外发为疮疡，其最终表现大多为火毒、热毒之象。因此，《医宗金鉴》明言"痈疽原是火毒生"，其中起病急，发展快，多属阳证，如疔、痈、发等；疮疡漫肿不高，微红微热，似冷非冷，不肿而实，似热非热，虽肿而实虚，不易溃脓，溃后仍痛，疮口闭合迟缓者，属寒热虚实错杂的半阴半阳证；而五脏不调所引起的疮疡，因虚致病，慢性者居多，多为阴证，如肾虚络空，易为风寒痰浊侵袭，而成流痰；肺肾阴亏，虚火上炎，灼津为痰，而成瘰疬等。因饮食不节、内伤脾胃导致火毒内生而引起的疮疡，虽然有时正气尚未虚衰，但较之单纯外邪侵袭所引起者严重，如消渴痈合并疔、有头疽、内陷等。此即"从外感受者轻，因脏腑蕴毒而内发者重"。

以上各种致病因素侵入人体，均可引起局部和全身一系列的病理反应，且以局部为主。一般表现为局部气血凝滞、营卫不和、经络不畅，产生肿痛症状，即为疮疡初期（肿疡期）阶段。若正能胜邪，可拒邪于外，热壅于表，使邪热不能鸱张，渐而肿势局限，疮疡消散，乃至无形；若正不胜邪，不能及时内消外解，邪毒深壅，滞而不散，久则郁而化热，热胜肉腐，血肉腐败，蒸酿为脓，导致脓肿形成，即为疮疡中期（脓疡期或成脓期）阶段。此时若人体正气不衰，治疗得当，则脓肿溃后，脓液畅泄，毒随脓泄，形成溃疡，腐肉渐脱，新肉生长，最后疮面愈合，即为疮疡后期（溃疡期）。但有些急性疮疡，如颈痈、附骨疽、流注等，在初起时表现为皮色如常、漫肿、热、痛，除由于部分疾病尚未化热外，主要由于病位较深，邪热一时不能反映于体表，不能误认为阴证或病情轻浅。若疮疡病邪炽盛，通过经络的传导影响或侵犯脏腑，导致脏腑功能失和，则可产生一系列全身症状，甚则危及生命。因此，观察有无脏腑的病理反应，也可作为判别疮疡轻重的重要依据。

二、温病学辨治思路

疮疡可参照温病的卫气营血理论辨治。疮疡毒邪，初袭人体，可表现为卫分证，继则通过经络传导，由表传里，或直入营血，或郁于经络，或内传脏腑；如初起以里热证为主者，属伏气温病，可表现为由里及表。病程不同，病情的轻重程度不一。轻症小恙可无全身症状，火毒、热毒较重者常有发热、头痛、全身不适、乏力、呕恶、食欲减退、大便秘结、小便短赤等气分证；严重者可发生疮毒内陷，出现烦躁不安、神昏谵语、四肢发厥等营血分证；病程长者，还可出现气血虚损、脏腑不足、正虚邪恋的表现，尤其是素体羸弱多病或年迈体虚者，因无力御邪，病情虽然沉重，全身症状可能并不明显，需要引起重视。此外，在疮疡疾病的不同阶段，辨明脉象的有余与不足，以及脉率的变化，对分析疾病的病因、确定病证的性质、判断疮疡的转归均有一定的临床价值。

疮疡的内治法以消、托、补为总则。初起尚未成脓之时，宜用消法，并针对病因、病情，运用清热解毒、和营、化瘀、行气、解表、温通、通里、理湿、祛痰等治法。其中清热解毒为疮疡最常用的治法，方剂如五味消毒饮、黄连解毒汤、犀角地黄汤等。如初起风热袭表证，症见局部红肿热痛，伴有恶寒轻、发热重、少汗、口干等临床表现，治宜辛凉轻解，疏透表邪，以银翘散或牛蒡解肌汤加减。火毒炽盛证，症见局部红肿高突、灼热疼痛、根脚收束，伴有全身发热、口渴、尿赤等，治宜清热解毒、消肿止痛，以普济消毒饮加减；热毒内闭证，症见肿硬痛深，身热、口干、便秘、脉实，治宜泻热导滞、解毒透邪，以内疏黄连汤或内消沃雪汤加减；热入血分证，症见局部脓点稠密、焮红灼热、疼痛剧烈，伴身热灼手、心烦、口干、口苦、小便短赤、大便秘结、舌深绛等表现，治宜凉血散血，透邪外出，以犀角地黄汤加减；虚中夹实证，症见疮形平塌、肿势散漫、难溃难腐、舌淡、少苔、脉细，治宜益气活血，透脓速溃，以托里消毒散或托里排脓汤加减；火毒伤阴证，症见疮疡脓成不能早溃、潮热、失眠多梦、皮肤干燥、身体消瘦、口干口渴或干咳无痰或痰少而黏、大便干燥、尿少、舌红少苔等症状，治宜养透兼施、标本兼顾，收养阴不恋邪，祛邪不损正之功，以《外科真诠》顾步汤加减；如疮疡高热之后，或慢性疮疡见有阴伤者，可用补阴之法，以增液汤加减；气血亏虚证，症见溃疡作痛，倦怠少食、无睡、口干或发热，久不愈，治宜益气养血，托毒外透，以内托黄芪汤加减。补阳法一般很少应用，可用于阳虚证，常用方剂有附桂八味丸、右归丸。疮疡各期的病情复杂多变，需根据全身和局部情况，以及脓尽与否，合用不同的外用药物或外科手段治疗。

第十三节　抽动秽语综合征

抽动秽语综合征（tourette syndrome，TS）又名多发性抽动症，为一种慢性神经障碍性病变，TS 主要症状可见反复迅速、突然发作的不自主、无节律性一处或者多处的运动抽动，发作时可伴发暴发性的以秽语为主的发声表现，伴见眼睛、鼻子、颈、嘴的抽动最为常见，其次为上肢、肩、腹肌、下肢、舌头及眉毛、耳朵抽动。患儿往往合并有情绪障碍、强迫症、注意力缺陷、躁狂症及人格障碍等精神系统症状，病情严重者甚至可能发生自杀倾向，对患儿的生理、心理发育成长均造成不良影响。

本病以儿童及青少年为主要发病群体，其中 2～12 岁患儿占患者总数的 90% 以上，6～8 岁为发病高峰。男性发病明显高于女性，比例约为 5.4∶1。最常见的并发症为情绪障碍，其后依次为睡眠障碍、学习障碍。TS 的发病机制目前尚未完全清晰，现多认为与遗传、自身免疫、心理及环境因素、神经代谢等因素相关。研究发现，中枢神经的免疫反应全程参与 TS 的形成与演进过程。反复呼吸道感染及过敏性鼻炎与本病关系密切，外感、情绪刺激及学习紧张可诱发本病加剧。围产期损伤及孕母先兆流产、偏食、嗜好游戏及电视、管教严厉、厌食、个性急躁亦为 TS 的危险因素。

抽动秽语综合征中医古籍有相关描述，但无完整记载。其描述散见于相关文献，如"肝风证""慢惊风""瘛疭""梅核气""抽搐""风痰症""震颤""胸痹""郁证"等。

一、病因病机

《小儿药证直诀》中肝风证："风病或新或久，皆引肝风，风动而上于头目不能任，故目连札也。"为本病症状较早的记载。《证治准绳·幼科·慢惊》中记载的证候、病机与本病十分相似，"水生肝木，木为风化，木克脾土，胃为脾之府，故胃中有风，瘛疭渐生，其瘛疭症状，两肩微耸，两手下垂，时复动摇不已，名曰慢惊"。本病病因与先天禀赋不足、情志损害、劳倦过度、饮食失宜、外伤等因素有关。先天禀赋不足，肾气肾精亏虚，肝失滋养，甚或水不涵木，肝木升发失度，则易发为本病。难产、产伤史或头部外伤，致血脉受损，瘀血留滞，脑络气血运行不畅亦可导致本病发生。《王氏医存》曰："若儿早开知识，所愿难偿，或失去耍玩，欢爱久别，期许永久，畏憎常遭，此等懊闷，郁于柔嫩之肝胆，儿既不会告语家人，医人又难察而忽之。"又如张从正《儒门事亲·过爱小儿反害小儿说》曰："贫家之子，不得纵其欲，虽不如意而不敢怒，怒少则肝病少，富家之子，得纵其欲，稍不如意则怒多，怒多则肝病多矣。"可能发为此病。

本病基本病机是脏腑功能不足，水不涵木，脾虚肝亢，风动痰扰，病位涉及五脏，核心当责之于"肝"，与脾肾密切相关，同心、肺也有一定的关联。标在风痰，本在肝脾肾三脏，虚实并见，风痰并存。儿童脏腑娇弱，形气未充，各种原因易致脏腑阴阳气血失调。小儿脾常不足，肝常有余，饮食不知自节，易致脾胃虚损。肝常有余，易横逆犯脾，影响脾胃升降，又可加重脾虚，或患儿好食辛香厚味，积热渐蓄，痰浊暗生，且热助肝阳，风痰阻于上窍，则有秽语，火旺风生，夹痰走窜，则出现四肢肌肉抽动。小儿脏腑娇弱，易于感邪。《小儿药证直诀·伤风兼变证治》云"伤风兼肝则发搐烦闷"，外风可引动内风，内外风邪相合，风邪充斥，常夹痰流窜，致风痰相搏，上犯清窍，流窜经脉，抽搐时作。总之，"风盛则动。""诸风掉眩，皆属于肝"。故本病病位主要在肝，关联脾肾，属本虚标实。而外邪袭肺，肝为肺制，故病位亦与肺相关；另心主神明，肺金可制约肝木，故与心肺也有一定关系。

二、温病学辨治思路

临床辨治本病，应首辨虚实标本，临床挤鼻、眨眼、努嘴、耸肩、肢体抖动强劲有力，秽语声大者多为实证，徐缓无力，秽语声低者，多为虚证；口干口苦，急躁易怒者，则为肝火上炎；呕恶纳呆，便黏不爽，舌苔厚腻者为痰湿内蕴；若先天禀赋不足，发育迟缓，汗多纳少便干，或极易外感者，则为脾肾亏虚，虚实夹杂。实证为主者，清肝泻火、息风止痉、化湿运脾为主，虚证为主者，健脾补肾，平肝潜镇为益。

痰火内扰者，症见挤鼻、眨眼、努嘴、耸肩或有肢体抖动，多有异常喉声，口苦眩晕，夜惊梦呓，或时有呕恶。舌体胖，苔黄腻，脉滑或滑数。治法以化痰息风为主，方选黄连温胆汤。肝热动风者，症见头部、躯干或肢体不自主地抽动，性情急躁，心烦易怒。舌质红，苔薄黄，脉弦或弦数。治法宜凉肝息风，方药选羚角钩藤汤加减。肝肾亏虚，虚风内动者，症见热病久病之后，渐现挤眉眨眼，点头伸颈，撅嘴吐舌，手足时有抖动，形体憔悴，手足心热，容易出汗，大便干结，舌光红绛、少津，脉细数。治疗须育阴潜阳，滋水涵木。主方选择三甲复脉汤或大定风珠。兼烦躁易怒，夜寐不安者，为肾水不能上济心火，心肾不交，可改用黄连阿胶汤；若消渴不已，须滋水救焚，可改用连梅汤。

第十四节 糖 尿 病

糖尿病（diabetes）是由遗传因素、免疫功能紊乱、微生物感染及其毒素、自由基毒素、精神因素等各种致病因子作用于机体导致胰岛功能减退、胰岛素抵抗等而引发的糖、蛋白质、脂肪、水和电解质等一系列代谢紊乱综合征，临床上以高血糖为主要特点，典型病例可出现多尿、多饮、多食、消瘦等表现，即"三多一少"症状，控制不理想会引发并发症，包括急性并发症如酮症酸中毒或高渗性昏迷，或慢性并发症如心、肾、眼、神经、皮肤等病变。

糖尿病临床类型可分为1型糖尿病和2型糖尿病，1型糖尿病多发生于青少年或幼儿，临床特点是起病急，多食、多尿、多饮、体重减轻等症状较明显，有发生酮症酸中毒的倾向，必须依赖胰岛素治疗维持生命。起病初期血中胰岛细胞自身抗体阳性率高。口服葡萄糖胰岛释放试验可见基础胰岛素水平明显低于正常，葡萄糖刺激后胰岛素分泌曲线低平，显示胰岛素缺乏。2型糖尿病可发生在任何年龄，但多见于40岁以后的中、老年人。大多数患者起病缓慢，临床症状相对较轻或缺如。在一定诱因作用下，也可发生酮症酸中毒或高渗性昏迷。一般可用口服降糖药控制血糖，但在饮食和口服降糖药治疗效果欠佳时，或因并发症和伴发病时，亦需要用胰岛素控制高血糖。胰岛细胞自身抗体常阴性。空腹血浆胰岛素水平可正常、轻度降低或高于正常。胰岛素对葡萄糖刺激的反应可稍低、基本正常或高于正常，分泌高峰延迟。糖尿病的现代医学治疗包括糖尿病教育、饮食治疗、运动治疗、药物治疗、血糖监测及其他危险因子的检测和控制几个方面。

糖尿病属于中医学"消渴""脾瘅"病范畴。

一、病因病机

本病病因多为禀赋不足、饮食失节、情志失调、劳欲过度等。自《临证指南医案》提出消渴"阴虚为本，燥热为标"观点后，一直流传至今，是消渴病机认识的主流。虽然目前对于糖尿病中医病机的认识尚未统一，还涉及从气虚、气阴两虚、血瘀、痰浊、湿热、毒邪立论等多元化的观点，但历代医家对于糖尿病基本病理又存在一个共同的理念，即阴虚贯穿本病始终，是影响糖尿病发生发展的内在因素。

在糖尿病早期，患者"消渴"症状往往并不明显，辨证亦无明显阴虚，反而因过食肥甘而导致肥胖、苔腻，病机为湿邪内蕴或湿热蕴结，中期血糖明显上升，湿热化燥伤津，"三多一少"症状出现或加重，肺为水之上源，喜润而恶燥，肺中津液亏虚，津不上呈，则症状主要为口干多饮，为"上消"；湿热化燥化火，现于中焦，胃热亢盛，胃火上炎，则消谷善饥，症状主要为多食易饥，则为"中消"；燥热损伤下焦肝血肾阴则气化无源，封藏失职，症状主要为小便量多频繁，则为"下消"。病程进一步发展，日久则易出现阴损及阳，阴阳俱虚及久病入络，血瘀痰滞的结果，或因阳不化气，水液停滞，或痰瘀阻结，化火成毒，从而出现多种变证，如水肿、雀目、胸痹心痛、中风、坏疽等。

二、温病学辨治思路

本病辨治应重视区分阶段、虚实、脏腑、阴阳。本病早期若无明显口干多饮，又或因过食肥甘而表现为舌苔厚腻者，不可一味养阴，而应化湿运脾，若兼见面赤汗多，舌苔黄腻，脉滑数或濡数者，更应治以清热化湿；中期口干多饮，多食易饥明显者，清泄阳明，辅以益气养阴、生津止渴；后期肾阴耗损，形消神倦，腰膝酸软，耳鸣耳聋者，须区分肾阴肾阳虚损侧重，从而温肾填精或滋肾养阴；糖尿病患者多兼见血瘀证，如口唇青紫，手足麻木刺痛且夜间加重，故治疗常须配合活血散瘀药物。

湿热内蕴者，多见于糖尿病早期，患者常体型肥胖，症见头重身痛，困倦乏力，脘闷纳呆，口淡乏味，便溏不爽，舌红苔黄腻，脉濡数。正如《素问·奇病论》曰："此肥美之所发也。此人必数食甘美而多肥也，肥者令人内热，甘者令人中满，故其气上溢，转为消渴。"故不可一味养阴，应以健脾化湿，恢复脾胃功能为主，为阻断糖尿病发展之重要环节。临床以清热、健脾、祛湿为治疗大法，选用三仁汤加减。热偏盛者，可选择王氏连朴饮，辛开苦降、清热祛湿。兼口苦胁痛者，可选蒿芩清胆汤。大便黏滞不爽者，可予枳实导滞汤加减治疗。对湿热蕴毒者，可与甘露消毒丹合方加减。若热象不显，舌苔白腻者，可选雷氏芳香化浊法，或薛生白治疗湿热阻于中焦、湿重于热之方：藿梗、蔻仁、杏仁、枳壳、桔梗、郁金、苍术、厚朴、草果、半夏、干菖蒲、佩兰叶、六一散。若湿已寒化，损及脾阳，症见脘痞腹胀，纳呆便溏，神疲乏力，甚则畏寒肢冷者，亦可选薛氏扶阳逐湿汤。消渴症状典型，确为肺燥津伤者，临床表现为烦渴多饮，口干咽燥，小便频数、量多，舌边尖红，苔薄黄，脉洪数。治以清热润肺，生津止渴的沙参麦冬汤。肺热较为显著者，亦可选择竹叶石膏汤。肺中燥热偏盛者可选用清燥救肺汤加味。肺胃热甚者可用白虎汤，或白虎加人参汤，以清热滋阴，除烦止渴。另有胃热津伤者，临床可见烦渴多饮，消谷善饥，尿多，形体消瘦，大便干燥，苔黄，脉滑实有力。治以清胃泻火，养阴增液，辛凉合甘寒法的玉女煎去牛膝熟地加细生地玄参方。胃阴虚者，吴鞠通说："盖十二经皆禀气于胃，胃阴复而气降得食，则十二经之阴皆可复矣。欲复其阴，非甘凉不可。"可加用益胃汤。若出现腹胀、恶心、烧心等糖尿病胃轻瘫的症状，属郁热内伏，可用升降散（僵蚕、蝉衣、姜黄、大黄、米酒、蜂蜜）加减，调气机、泄郁火、化瘀滞。本病后期，肾阴亏虚，临床常见烦渴多饮，尿频尿多，浑浊如脂膏，或尿甜，腰膝酸软，乏力，五心烦热，头晕耳鸣，口干唇燥，皮肤干燥，瘙痒，舌红苔少，脉细数。治以滋阴补肾，润燥止渴的加减复脉汤。原方用于阳明热结阴伤，下焦真阴欲竭者。以甘润存津法，滋补肝肾，肾阴充足，燥渴自止。肾水亏于下，则不能上济心火，故伴见心火上炎，表现为"心中烦，不得卧"者，可选择黄连阿胶汤；表现为消渴不已，麻痹者，可选用连梅汤。单纯阴液亏损严重或可合用增液汤。糖尿病后期，以虚损为主者，另亦可予乌梅丸（《温病条辨》）加减。瘀血内阻者，症状除口渴、尿多、消瘦外，肢体或胸中刺痛，口唇、舌质紫暗，舌边有瘀点或瘀斑，舌下静脉黑紫怒张等。治以活血化瘀、益气养阴的加味桃核承气汤。糖尿病周围神经病变表现为皮肤麻木刺痛者，可选择三甲散。

第十五节　脂　肪　肝

脂肪肝（fatty liver disease，FLD）是由于各种原因引起的以肝细胞脂肪变性和脂肪蓄积为病理特征的一类疾病，FLD 依据是否长期过量饮酒分为酒精性脂肪肝（alcoholic fatty liver disease，AFLD）和非酒精性脂肪肝（nonalcoholic fatty liver disease，NAFLD）。非酒精性脂肪肝是以弥漫性肝细胞大泡性脂肪变和肝细胞脂肪过度贮积为主要特点的病理综合征，属于遗传-环境-代谢应激性疾病。脂肪在肝细胞内积聚超过肝脏湿重的 5%，或者在组织学上单位面积 1/3 以上的肝细胞发生脂肪样变性，进一步发展会导致非酒精性肝炎和非酒精性肝硬化，这些改变不仅会影响患者的肝胆系统，还与胰岛素抵抗、血脂紊乱、动脉粥样硬化、脂肪栓塞、血液系统疾病等密切相关。包括非酒精性肝脂肪变、非酒精性脂肪性肝炎、肝硬化和肝细胞癌。

饮食结构和生活方式的改变、高脂类高能量食物摄入量的增多、运动量减少等因素是造成FLD的主要因素，其发病率逐年提高，并有低龄化趋势，业已成为肝病临床研究的热门课题。由于其发病机制不明确，从而导致目前治疗脂肪肝并没有特效药物，临床治疗上往往采用保肝、降脂的方法。目前有很多研究表明，中药相对于西药，具有多层次、多靶点、多途径、整体性、改善胰岛素抵抗（IR）、调节脂质代谢、调节肠道菌群、改善炎症反应及调节免疫、减轻氧化应激水平（OS）等作用，且不良反应少。

脂肪肝是现代医学中的病名，古医籍及文献中没有系统的记载。结合其病因病机及临床表现，可归属于中医学"胁痛""癥瘕""积聚""痰浊""肝积""肥气"等范畴。

一、病因病机

本病病因常为饮食不节、过逸恶劳、情志失调、久病体虚，病理因素为湿热、气滞、血瘀，其病位在肝，与脾胃肾关系密切，病机为痰湿蕴结，气滞血瘀，久而瘀阻肝络而作本病。

患者常因饮食过度，或偏嗜肥甘厚味，过逸恶劳导致气机阻滞，痰湿内蕴，湿邪困脾，日久脾气虚损更无以运化水谷水湿，水谷精微（脂质）不能正常布散，停聚成痰，从而呈现脾虚湿胜，继而肝气来乘，肝郁脾虚；湿邪内蕴，阻滞气机，日久亦可郁而化热，湿热相搏，困阻中焦，反侮肝胆，肝胆失于疏泄，肝气郁滞，瘀血渐成，气滞血瘀，又或痰湿与瘀血搏结，相互胶结，聚滞为积，久则损耗气血，子病及母，或加先天肾气肾精不足，肝肾亏虚，肾虚则又无以化气行水，且不能资助后天脾胃，从而导致痰湿益甚，最终形成虚实夹杂的严重病证。故本病总以脾肾亏虚为本，气滞、痰湿、瘀血为标，标本之间相互影响，互为因果。

二、温病学辨治思路

本病辨治应首辨虚实，形体肥胖，胁肋胀满，舌苔厚腻者，多为湿邪内蕴，胁肋刺痛，舌暗伴见瘀斑瘀点者，为瘀血内阻，均为实证，治以化湿理血为主；若见体弱乏力甚则形消羸瘦，则以虚为主，纳少乏力，大便溏泄者为脾虚，治以健脾补气，兼以祛湿；胁肋隐痛、腰膝酸软、头晕耳鸣者为肝肾亏虚，则应治以滋补肝肾，兼以化痰消瘀。

痰湿内阻者，形体肥胖，面有油脂，喜食肥甘，胁肋胀满不适，口苦口黏，胸闷纳呆，腹胀，恶心呕吐，小便黄赤，大便油滑，或黏腻不爽，舌红，苔白腻，脉弦滑。治法应理气化痰，祛湿泄浊。方选雷氏芳香化浊法合茵陈五苓散。临床上以本证型最为多见。证有寒湿之象者宜加干姜、草豆蔻以温化寒湿，甚或合用薛氏扶阳逐湿汤。湿热内蕴者，胁肋满或痛，口渴不欲饮，口苦，烦闷不适，心中懊恼，体胖困倦，厌食腹胀，甚则黄疸，小便黄赤，大便秘结或溏垢，舌质红，舌苔黄腻，脉弦数。治宜清热利湿化痰，方选三仁汤、王氏连朴饮加疏利肝胆之品；若口苦胁痛明显者，可选择蒿芩清胆汤；黄疸已发者，可选择甘露消毒丹加减。若大便溏垢，便下不爽者，可选择枳实导滞汤。气滞血瘀者，多见于病程日久，胁肋刺痛，痛有定处，痛处拒按，入夜痛甚，胁肋下或见痞块，舌质紫暗，脉沉涩。治宜行气活血，通络止痛。方用三甲散加减。若身热夜甚，烦躁，口干而漱水不欲咽，或兼齿衄、鼻衄，脉细涩而数，可用犀角地黄汤加减。若兼大便干结者，色黑易下，可合用桃仁承气汤。痰瘀互结者，胁下肿块，胀满不适，胀痛或刺痛，按之痛甚，纳差乏力，口腻而干，渴不欲饮，脘胀痞闷，甚则黄疸，便干或大便溏黏而恶臭，舌质红或紫暗，苔黄腻，脉濡数或滑数或弦。治应活血化瘀、清热利湿、化痰。肝肾亏虚者，症见面色晦滞，形瘦神疲，两胁隐痛不适，或有肿块，头晕目眩，腰膝酸软，烦热口干，甚则潮热盗汗，急躁易怒，失眠多梦，腹部膨隆，青筋暴露，小便短赤，大便干，舌质红，舌苔少而干，脉弦细数。治应补益肝肾、活血消瘀。方药可选加减复脉汤或三甲复脉汤。

第十六节　慢　性　胃　炎

　　慢性胃炎是由多种原因引起胃黏膜的慢性炎性反应，是消化系统常见病之一。最常见的是慢性浅表性胃炎和慢性萎缩性胃炎，慢性萎缩性胃炎伴肠上皮化生、上皮内瘤变者发生胃癌的危险度增加。本病缺乏特异症状，多以胃脘部痞满、疼痛不适为常见症状。胃脘部痞满每于食后、午后或夜间加重，胀满重者连及两胁胸背，常伴嗳气频作，嗳气或矢气后得减；疼痛位于腹部，一般为轻度疼痛或中度疼痛，其性质为隐痛、闷痛、胀痛、灼痛、刺痛，尤以隐痛、闷痛为常见，饮食不慎、情志不畅及劳累过度可加重病情。本病病程缓慢，反复发作而难愈。

　　慢性胃炎发病无明显季节性，世界任何地区都有发病，其发病率在各种胃病中居首位，年龄越大发病率越高。50 岁以上者更为多见，男性高于女性。根据本病的临床表现，可归属于中医学"胃脘痛""痞满""吞酸""嘈杂"等病证的范畴，后期可归于"虚劳"范畴。

一、病因病机

　　本病与脾胃虚弱、饮食不节、七情内伤、外邪等多种因素有关，外邪、饮食不节等因素，损伤脾胃，或脾胃本虚，运化失司，升降失常，而导致湿热内生，引发本病。

　　（1）外感寒湿之邪，郁久化热，或感受湿热之邪，侵犯脾胃。

　　（2）饮食不节，如恣食肥甘辛辣，过饮烈酒，以致湿热内生，或因嗜饮茶水和瓜果生冷之物，以致湿邪内积，久蕴化热。

　　（3）七情所伤，肝气郁结，木郁土壅，气机郁滞，湿饮停聚，郁而化热。外感或内生湿热之邪，侵犯中焦，损伤脾胃，导致脾失健运，胃失和降，则发本病。

　　本病病机可分为本虚和标实两个方面，本虚主要表现为脾气虚和胃阴虚，标实主要表现为湿热，而湿热又可导致气机郁滞，血行不畅，湿热、气滞、血瘀等可相互影响，且本虚和标实亦可相互影响。早期以实证为主，病久则变为虚证或虚实杂夹证；早期多在气分，病久则兼涉血分。

二、温病学辨治思路

　　湿热为慢性胃炎病机中的关键因素，可借鉴温病学中湿温章节内容进行辨证论治，其中 *Hp* 相关性胃炎表现为湿热蕴阻者多见。湿热困阻中焦之证，需辨别湿与热之偏重，并兼顾患者体质偏阳虚和偏阴虚之不同而用药不同，《温热论》云"面色白者，须要顾其阳气，湿胜则阳微也，法应清凉，然到十分之六七，即不可过于寒凉""面色苍者，须要顾其津液，清凉到十分之六七，往往热减身寒者，不可就云虚寒而投补剂，恐炉烟虽熄，灰中有火也"。素体阳虚之人，感受湿邪，阳气更易被湿邪所伤，如需用清凉之法，勿过用清凉，即在药性、药量、用药时间等方面少于常规用法。素体阴虚火旺之人，感受湿热病邪，易化燥伤阴，治疗时应顾护津液，切忌盲目温补。

　　本病可由湿热之邪引起，或在病变过程中产生湿热，而病情进展出现血瘀，本病早期病在气分，病久则涉及血分，可将温病中"湿热致瘀"理论用于本病辨证治疗中。薛生白《湿热病篇》34 条中，论述湿热病后期络脉凝瘀，气血呆滞，灵机不运，"此邪入厥阴，主客浑受，宜仿吴又可三甲散"，以活血通络，破滞散瘀之法治疗。此理论也与叶天士"久病入络"之说相一致。"久病入络"之说，既包括外感温邪、湿热之邪日久耗阴伤津，血不荣络，出现络脉郁阻，也包括慢性病日久，气血阻滞络脉不通。与本病早期以实证为主，病久则变为虚证或虚实夹杂证，早期多在气分，病久则兼涉血分的病机较为贴合。

　　本病临床常见的证型有肝胃气滞证，症见胃脘胀满或胀痛，胁肋部胀满不适或疼痛，症状因情绪因素诱发或加重，嗳气频作，舌淡红，苔薄白，脉弦。治宜疏肝理气和胃。代表方用柴胡疏肝散。或见肝胃郁热证，临床表现为胃脘灼痛，两胁胀闷或疼痛，心烦易怒，反酸，口干，口苦，大便干燥，舌质红，苔黄，脉弦或弦数。治宜清肝和胃。代表方用化肝煎合左金丸。若湿热困阻中焦，出现脾胃湿热证，症见脘腹痞满或疼痛，身体困重，大便黏滞或溏滞，食少纳呆，口苦，口臭，精神困倦，舌质红，苔黄腻，脉滑或数。治宜清热化湿。代表方用王氏连朴饮，若兼痰热扰心用黄连温胆汤。若损伤脾胃，出现脾胃气虚证，临床可见胃脘胀满或胃痛隐隐，餐后加重，疲倦乏力，纳呆，四肢不温，大便溏薄，舌淡或有齿印，苔薄白，脉虚弱。治宜益气健脾。代表方用香砂六君子汤。或导致脾胃虚寒证，症见胃痛隐隐，绵绵不休，喜温喜按，劳累或受凉后发作或加重，泛吐清水，精神疲倦，四肢倦怠，腹泻或伴不消化食物，舌淡胖，边有齿痕，苔白滑，脉沉弱。治宜温中健脾。代表方用黄芪建中汤合理中汤。或出现胃阴不足证，临床可见胃脘灼热疼痛，胃中嘈杂，似饥而不欲食，口干舌燥，大便干结，舌红少津或有裂纹，苔少或无，脉细或数。治宜养阴益胃。代表方用一贯煎。久病入络，瘀血阻胃，可致胃络瘀阻证，症见胃脘痞满或痛有定处，胃痛日久不愈，痛如针刺，舌质暗红或有瘀点、瘀斑，脉弦涩。治宜活血化瘀。代表方用失笑散合丹参饮。

上述证候可单独出现，也可相兼出现，本病在临床上常表现为本虚标实、虚实夹杂之证，对于临床症状复杂、多个证候相兼的患者，可在单一证候的基础上辨别复合证候，可将上述证型合并，组成合方治疗，可提高治疗的效果。

第十七节　溃疡性结肠炎

溃疡性结肠炎（ulcerative colitis，UC）是一种由遗传背景与环境因素相互作用而产生的疾病，呈慢性的炎性反应状态，病变呈连续性，可累及直肠、结肠的不同部位，具体病因尚未明确，临床以发作、缓解和复发交替为特点。UC 典型的临床表现为黏液脓血便或血性腹泻、里急后重，可伴有腹痛、乏力、食欲减退、发热等全身症状，病程多在 6 周以上。

目前认为其发病机制与遗传易感性、免疫调节紊乱、感染及环境等因素有关。流行病学资料显示，UC 的发病率和患病率在世界范围内呈上升趋势，过去 40 年间，亚洲地区一些国家的发病率和患病率增加了 1.5～20 倍。本病治愈难度大，且愈后常易复发，并与结肠癌关系密切。

古代文献中并没有"溃疡性结肠炎"一病，根据溃疡性结肠炎的临床表现，可归属于中医学"痢疾""泄泻""久痢""休息痢""肠癖"的范畴。

一、病因病机

素体脾气虚弱是本病发病基础，且与感受外邪、饮食不节、情志失调等多种因素有关，上述因素可致脾虚，脾虚生湿，湿郁生热，湿热酝酿成毒，损伤肠络，气血壅滞，基本病理因素有湿热、气滞、血瘀等，病机以湿热壅滞大肠与气血相搏为主，脂膜血络受损，最终血肉腐败形成溃疡。

（1）外感湿热之邪侵犯胃肠，湿热郁蒸，湿热壅滞大肠，运化失司，气血阻滞，腑气不通，气血相搏，灼伤脉络，下痢赤白，发为本病。

（2）饮食不节（洁），恣食生冷或肥甘厚腻之味，酿生痰湿，壅滞脾胃，嗜食辛辣刺激之品可助湿生热，湿热下注大肠，灼伤肠络而发本病。正如《类证治裁·痢证》所云"症由胃腑湿蒸热壅，致气血凝结，挟糟粕积滞，进入大小腑，倾刮脂液，化脓血下注"。

（3）情志失调，气机郁滞，脾胃运化失常，脾不升清，胃不降浊，湿浊内生，与腐食相合，郁而化热，湿热阻滞肠道，气血相搏，脂膜血络受损，便下脓血而发本病。

本病活动期多属实证，主要病机为湿热蕴肠，气血不调，而湿热久稽肠腑，湿郁热蒸，郁而化热，熏灼血络，耗伤阴血，本病重度以热毒、瘀热为主。又湿热壅滞，气血阻滞，可致气滞痰浊血瘀，反复难愈者应考虑痰浊血瘀的因素。缓解期多属虚实夹杂，主要病机为脾虚湿恋，运化失健。

二、温病学辨治思路

溃疡性结肠炎虽不属于温病范畴，但因湿热为本病发病过程中的关键因素，可参考温病湿温章节内容辨证论治，将温病"水湿三焦辨证"理论拓展运用于本病辨证论治中。本病活动期主要病机为湿热蕴肠，亦需衡量湿热偏重而酌情用药，病情严重者亦可产生热毒、瘀热，温病治法中的祛湿清热法、清热解毒法、凉血化瘀法等治法可用于本病的辨治。本病缓解期主要病机为脾虚湿恋，运化失健，或因患者体质禀赋不同，或湿热后期的转化，可出现伤阳或伤阴之变，与温病中湿温以脾胃为病变中心，病变后期可出现寒化、燥化的特点相似。且随着病情演变，可出现虚实、寒热及气血的病机转化。在病程中可出现气血转化和气血同病，大便白多赤少，病在气分；大便赤多白少，病在血分。此气分、血分虽不同于温病气血辨证，但可借鉴叶天士"其初在经在气，其久入络入血""初病湿热在经，久则瘀热入络"的理论，将温病"入血就恐耗血动血，直须凉血散血"的血分证的治法灵活运用于本病的治疗。

本病活动期可见大肠湿热证，症见腹泻，便下黏液脓血，腹痛，里急后重，肛门灼热，腹胀，小便短赤，口干，口苦，舌质红，苔黄腻，脉滑。治宜清热化湿，调气和血，代表方为芍药汤。热毒炽盛证，临床常见便下脓血或血便，量多次频，腹痛明显，发热，里急后重，腹胀，口渴，烦躁不安，舌质红，苔黄燥，脉滑数。治宜清热祛湿，凉血解毒，代表方为白头翁汤。缓解期可见脾虚湿蕴证，症见黏液脓血便，白多赤少，或为白冻，腹泻便溏，夹有不消化食物，脘腹胀满，腹部隐痛，肢体困倦，食少纳差，神疲懒言，舌质淡红，边有齿痕，苔薄白腻，脉细弱或细滑。治宜益气健脾，化湿和中，代表方为参苓白术散。若出现寒热错杂证，症见下痢稀薄，夹有黏冻，反复发作，肛门灼热，腹痛绵绵，畏寒怕冷，口渴不欲饮，饥不欲食，舌质红，或舌淡红，苔薄黄，脉弦，或细弦。治宜温中补虚，清热化湿，代表方为乌梅丸。肝郁脾虚证，症见情绪抑郁或焦虑不安，常因情志因素诱发大便次数增多，大便稀烂或黏液便，腹痛即泻，泻后痛减，排便不爽，饮食减少，腹胀，肠鸣，舌质淡红，苔薄白，脉弦或弦细。治宜疏肝理气，健脾化湿，代表方为痛泻要方。本病后期可见脾肾阳虚证，症见久泻不止，大便稀薄，夹有白冻，或伴有完谷不化，甚则滑脱不禁，腹痛喜温喜按，腹胀，食少纳差，形寒肢冷，腰酸膝软，舌质淡胖，或有齿痕，苔薄白润，脉沉细。治宜健脾补肾，温阳化湿，代表方为附子理中丸。阴血亏虚证，症见便下脓血，反复发作，大便干结，夹有黏液便血，排便不畅，腹中隐隐灼痛，形体消瘦，口燥咽干，虚烦失眠，五心烦热，舌红少津或舌质淡，少苔或无苔，脉细弱。治宜滋阴清肠，益气养血，代表方为驻车丸。

第十八节　急性胆囊炎

急性胆囊炎是由胆囊管梗阻、化学性刺激和细菌感染等引起的胆囊急性炎症性病变，临床症见发热、右上腹疼痛，或右胁肋胀痛放射至肩背部，伴恶心呕吐，或轻度黄疸、墨菲征阳性、外周血白细胞计数增高等表现。80%～95%的急性胆囊炎由于胆囊结石引起；另有10%左右的患者并无胆囊结石，而是因细菌感染、创伤、化学刺激所致，称为非结石性急性胆囊炎。本病是急腹症的常见病因之一，其发病率仅次于急性阑尾炎。男女发病比例为1∶3左右。

中医学虽无急性胆囊炎的病名，但早在《黄帝内经》中便有相关论述。《灵枢·五邪》曰："邪在肝，则两胁中痛。"《素问·缪刺论》曰："邪客于足少阳之络，令人胁痛不得息。"《灵枢·本脏》谓"胆胀者，胁下满而痛引小腹"。根据急性胆囊炎右上腹疼痛的主要临床表现，归属于中医学"胁痛""胆胀""黄疸"的范畴。

一、病因病机

本病的基本病机是胆失通降，不通则痛。情志不遂、饮食失节、感受外邪、虫石阻滞，均可致肝胆疏泄失职，腑气不通，发病多为实证。

（1）情志不遂：若因情志所伤，暴怒伤肝，抑郁不舒，致肝气郁结，胆失通降，胆液郁滞，不通则痛，发为本病。

（2）饮食失节：嗜食肥甘厚味，或嗜酒无度，损伤脾胃，致中焦运化失职，升降失常，土壅木郁，肝胆疏泄不畅，胆腑不通，发为本病。

（3）感受外邪：外感湿热毒邪，湿热由表入里，内蕴中焦，肝胆疏泄失职，腑气不通；或热毒炽盛，蕴结胆腑，使血败肉腐，蕴而成脓，发为本病；或外感寒邪，邪入少阳，寒邪凝滞，肝胆疏泄失职，胆腑郁滞，不通则痛，发为本病。

（4）虫石阻滞：蛔虫上扰，枢机不利，胆腑通降受阻；或因湿热内蕴，肝胆疏泄失职，胆汁郁积，排泄受阻，煎熬成石，胆腑气机不通，不通则痛，发为本病。

因情志不遂、饮食失节、感受外邪、虫石阻滞等，导致肝气郁滞，临床可见右上腹绞痛阵作，疼痛向肩背放射，每因情志之变动加剧，口苦、嗳气等肝郁气滞症状；肝气郁滞，可致胆失疏泄，脾胃失和，升降失司，中焦运化无能，湿热蕴阻，气机不畅，不通则痛，临床见到患者右上腹胀痛或绞痛，脘腹胀满，恶心呕吐，纳呆等湿热蕴阻表现；而后可由于气机郁滞、湿热蕴阻而致血瘀，瘀血与湿热相搏结，入于血分，阻与脉道，壅塞胆道，胆汁不能循其常道，浸渍肌肤而发黄疸，患者表现为胁痛如刺，疼痛部位可触及积块，黄疸不退，舌质紫暗等气滞血瘀症状；甚至上述病因胶结不解，久之蕴毒化火，毒入营血，毒火攻心，而出现脘腹、胁肋绞痛拒按，黄疸，甚则神昏谵语，舌质红绛等热毒壅滞症状。

二、温病学辨治思路

急性胆囊炎病位在胆腑，与肝失疏泄、脾失健运、胃失和降密切相关，其致病因素与气滞、湿热相关，又可因湿阻、气滞而致血瘀，可将温病中的"湿热致瘀"理论应用于临床辨治中。

急性胆囊炎临床常见肝郁气滞证，症见右上腹绞痛阵作，疼痛向肩背放射，每因情志变动加剧，饮食减少，或有口苦、嗳气、恶心、呕吐，可伴轻度发热恶寒，舌稍红苔腻，脉弦紧，以柴胡疏肝散合四磨饮加减。肝胆湿热证，症见持续性右上腹胀痛或绞痛，痛引肩背，脘腹胀满，身热口渴或恶寒发热，或恶心呕吐，纳呆，多有目黄，身黄，舌偏红，苔黄腻，脉弦数，以大柴胡汤合茵陈蒿汤加减。气滞血瘀证，临床可见胁痛如刺，持续不解，入夜尤甚，痛引肩背，疼痛部位可触及积块，胸腹胀满，黄疸不退，寒热时发，便秘尿黄，舌质紫暗，唇舌有瘀斑，脉弦数，以血府逐瘀汤加减。热毒壅滞证，可出现脘腹、胁肋绞痛拒按，痛引肩背，持续不止，胸腹满闷，壮热寒战，汗出，黄疸，甚则谵语神昏，便秘溲黄，舌质红绛，苔黄糙，脉细数，以大柴胡汤合犀角地黄汤加减。

急性胆囊炎日久不愈，反复发作，邪伤正气，加之邪恋不去，后期可致肝肾阴虚或脾肾阳虚的正虚邪实之候，可参考温病学湿温的后期证治进行辨证论治。

第十九节 肛 肠 病

肛肠病是指一切与肛门直肠有关的疾病，常见的肛肠疾病包括痔、肛隐窝炎、肛裂、肛痈、肛漏、脱肛、息肉痔、锁肛痔等。痔是直肠末端黏膜下和肛管皮肤下的直肠静脉丛发生扩大、曲张所形成的柔软的静脉团，男女老幼皆可患病，其中20岁以上的成年人占大多数。根据发病部位不同，又可分为内痔、外痔、混合痔。肛隐窝炎是肛窦、肛门瓣发生的急慢性炎症性疾病，又称肛窦炎，常并发肛乳头炎、肛乳头肥大。肛裂是指肛管的皮肤全层裂开，并形成溃疡的炎症性疾病，其特点是肛门周期性疼痛，出血，便秘，在肛门部疾患中，其发病率仅次于痔疮。肛痈是指直肠周围间隙发生急慢性感染而形成的脓肿。肛漏是指直肠、肛管与周围皮肤相通所形成的瘘管。脱肛是直肠黏膜、肛管、直肠全层和部分乙状结肠向下移位，脱出肛门外的一种疾病，其特点是以直肠黏膜及直肠反复脱出肛门外伴肛门松弛。

上述肛肠病常见的临床症状以便秘、肿痛、流脓、脱垂、便血等为主，病因不同，表现的症状及轻重程度也不一致。便秘常见于痔、肛裂、肛痈等，临床症见腹满胀痛拒按，大便秘结，伴口臭、身热、心烦、溲赤、舌红苔黄燥、脉数等。肿痛常见于肛旁脓肿、外痔水肿等，多表现为肿势高突，疼痛剧烈，伴有胸闷腹胀、体倦身重、食欲不振、发热、苔黄腻、脉濡数等症状。流脓常见于肛痈或肛瘘，多表现为脓出黄稠带粪臭，伴有发热等症状。脱垂多见于痔疮、脱肛等，痔核脱出，或黏膜脱出，不易复位。便血多于内痔、直肠息肉、直肠癌等，临床症见便血鲜红，血出如箭，伴有口渴、尿赤、舌红、脉数等。

一、病因病机

肛肠病的发病与脏腑虚衰或功能失常有关，"魄门亦为五脏使"，魄门的启闭功能受五脏之气的调节，脏腑虚衰或功能失常，阴阳失调，气血虚弱运行不畅而致病。饮食不节、起居不慎、外感六淫、内伤七情是发生肛肠病的重要因素。

（1）饮食不节，起居不慎：饮食不节，饥饱不均，恣食肥甘厚味醇酒、炙煿、辛辣等刺激之品，或饮食不洁，恣食生冷等，损伤脾胃，导致脾胃运化失常，水湿运化不利。又饮食不节，生湿生热，导致湿热瘀血壅结肠道，而形成痔、瘘等肛肠病。

（2）外感六淫：外感风、寒、暑、湿、燥、火是导致肛肠病发生的重要原因。外感风、寒、暑、湿、燥，可入里化热，导致火热之证，热与湿结，湿热下注聚于大肠阻于经脉，蕴久为毒，结聚肛门，则可成痔、瘘、肛痈等肛肠病。

（3）内伤七情：喜、怒、忧、思、悲、恐、惊七种情志失调，可导致脏腑气血功能紊乱，脾虚运化无力，则湿热蕴结；肝失疏泄条达，横逆损伤脾胃，可致湿热内生；肺失升清肃降，气血运行失常，则湿热内生，瘀血壅结，邪毒下注于大肠肛门致病。

综上所述，饮食不节、起居不慎、外感六淫、内伤七情、脏腑虚衰等因素，可导致湿热瘀血壅结肠腑、肛周，形成痔疮、肛周脓肿、肛瘘、肛门湿疹等疾病，可出现肛周瘙痒、肛门潮湿、皮肤增生肥厚等。

二、温病学辨治思路

肛肠病虽不属于温病范畴，但其致病关键因素与湿热相关，病机为湿热瘀血壅结肠道，可将温病理论中的"湿热致瘀"理论应用在本病的辨治中。湿热之邪有其两面性：一为湿郁日久黏滞，阻碍阳气、气机，进一步还会导致血行不畅；正如吴鞠通《温病条辨》中所言"湿之质即水也……盖水能生木，水太过，木反不生，木无生气，自失其疏泄之任"，气机疏泄不利，由血行不畅，瘀血乃生。二为热邪稽留伤阴损络，最终使得脉络瘀滞。明代李梴在《医学入门》中提出"盖阳气无形，阴血有质，必湿热涩血，而后发为痛疽"。在本病辨证治疗过程中，可辨湿热轻重而酌情用祛湿清热法，同时也不可忽视活血化瘀之法。本病后期既可发展成伤阳之证，也可发展成伤阴之证，可参考温病中湿温后期证治，采用温阳逐湿或滋补阴液之法。

肛肠病常见的临床证型可见大肠湿热证，症见身热不扬，或汗出热减，继而复热，或午后热甚，肢体困重；胸脘痞闷，呕恶不饥不食，渴不多饮，便溏不爽或大便不通，或腹泻，下痢脓血黏液，里急后重，肛门灼热或肿痛成痈，或痔核外嵌疼痛，苔灰白黄腻，脉濡数。治宜清热化湿，代表方用甘露消毒丹或三仁汤合黄连解毒汤或葛根芩连汤。或发展成气滞血瘀证，临床常见胸胁胀满，走窜疼痛，性情急躁；或闷胀疼痛，或见癥块刺痛拒按，或发生肠覃，痛处不移，或粪中夹污秽之物，或夹紫黑血块，或气滞胀满，大便困难，舌紫暗，或有瘀斑，脉细涩或弦细涩。治宜行气活血，代表方用桃红四物汤，或血府逐瘀汤合逍遥散。病久耗气伤阳可导致大肠虚寒证，症见纳减腹胀，口淡不渴，四肢不温或形寒肢冷，面色㿠白，气短声低，小便不利，腰膝酸软，或少腹冷痛，溏泄或久泻不止，便下清冷，或下利清谷，或五更泄泻，腹满时痛，喜温喜按，或面浮肢肿，或肛坠下脱，舌淡，苔白滑，脉沉细或迟弱。治宜温阳散寒，代表方用理中丸、当归四逆汤或桂附理中丸。本病还可因热盛伤津，或阴虚津亏等导致大肠液亏证，症见大便秘结干燥，难以排出，数日一行，状如羊粪，或口臭咽燥，或头昏腹胀，或食少乏味，五心烦热，里急后重，欲便不出，舌红少津，苔黄燥，脉细或细涩。治宜滋阴补液，润肠通便，代表方用六味地黄丸合增液汤。

第二十节　变应性亚败血症

变应性亚败血症又称成人 Still 病（adult onset Still disease，AOSD），是一种原因未明可能与感染有关的自身免疫病。本病是以长期持续或间歇性发热，一过性多形性皮疹、关节炎症或疼痛，并伴有周围血白细胞总数及粒细胞增高和肝功能受损等系统受累为主要特点的临床综合征。少数患者可发生内脏淀粉样变，累及肾脏则出现蛋白尿和水肿，严重者出现肾病综合征，乃至尿毒症。神经系统可出现脑膜刺激症状及脑病的表现，如头痛、呕吐、抽搐、脑脊液压力增高及脑电图改变。5岁以下幼儿长期发病者可致生长发育障碍。

变应性亚败血症的病因和发病机制尚不清楚。不论取关节腔的渗出液或血液做培养，均未证实有肯定的致病菌。因此，不能认为本症的病变是细菌或病毒感染直接引起的，同时，抗菌药物治疗完全无效。鉴于本症的临床表现具有急性炎症过程，多侵犯关节和浆膜组织，累及全身，加上肾上腺皮质激素疗效较佳，因此可能属于变态反应性疾病。

变应性亚败血症的发生无明显季节性，病情反复发作，发热时间长，可参照中医学温病中的"湿温""热痹""斑疹"辨治。

一、病因病机

变应性亚败血症的发生，主要是外感湿热邪毒，而且多为素体气阴亏虚之人。由于素体气阴亏虚，正气不足，导致湿热邪毒侵犯人体，故而发病。初起湿中蕴热，邪遏卫、气分，邪正相争，湿热郁抑肌表，则见身热不扬，恶寒，头胀痛等卫分证；湿热阻遏脾胃，运化失常，则见口淡乏味，胸闷脘痞，纳食减少，苔腻等气分证；随着病情发展，气分湿热逐渐加重而卫分证消失，其病理又表现为湿热郁蒸气分，留恋不退。湿热互结于气分，则见发热起伏，缠绵不退，胸闷呕恶等。气分湿热邪毒不解，则可以化燥、化火而内逼营血，可出现气营（血）两燔证候，则可见全身布满红疹，或者烦躁谵语等。湿邪伤阳，素体中阳不足者，可见气虚发热，面色萎黄，神疲懒言，唇淡无华，舌质淡等中气虚弱证候。邪热久羁，病变后期多表现为阴虚邪恋、余热不清之证。

二、温病学辨治思路

变应性亚败血症可参照"湿温""温疟"辨治。病变初期，邪毒侵袭卫气，邪正相争是病机关键。湿热毒邪较湿热邪气致病力强，邪毒进一步深入壅遏中焦，湿热留恋不退；甚则深入营血分导致危重证候，清热祛湿解毒是本病的主要治疗原则，应贯彻始终。疾病早期以祛邪为第一要务，邪遏卫气者治以芳香化湿，透表清热；进展期湿热郁阻者，治以清热解毒，利湿化浊；气营两燔者，治以清营凉血，透热转气；病变后期，根据气虚、阴虚之不同，分别予以补益中气、养阴清热等法。

邪遏卫气，症见身热不扬，恶寒，头胀痛，肌肉关节酸痛，口淡乏味，口渴不欲饮，纳呆不饥，舌红、苔黄腻，脉濡或弦数。宜以芳香化湿，透表清热为法，因势利导，清轻芳化，尽快祛湿于外。以藿朴夏苓汤等方加减。如湿热郁阻，症见发热汗出不解，继而复热，缠绵不退，脘痞呕恶，胸闷，纳呆，口中黏腻，便溏色黄，小便短赤，舌红、苔黄腻，脉滑数。治以清热解毒，利湿化浊，以王氏连朴饮加减。气营两燔，症见壮热不退，口渴，头痛，烦躁不安，肌肤疹出色赤，甚则谵语，舌质红或绛，苔黄，脉细数。治以清营凉血，透热转气，以凉营清气汤（生石膏、水牛角、知母、生地黄、赤芍、牡丹皮、玄参、黄连、连翘、芦根、甘草）加减；如中气虚弱，症见发热以上午为甚，面色萎黄，唇淡无华，神疲乏力，胃脘胀满，纳呆，肢节酸软，舌淡苔薄白，脉虚弱。治以补中益气，甘温除热，以补中益气汤加减。阴虚邪恋，症见低热稽留，或不发热，颧红，时感烘热，形体消瘦，头晕，关节酸楚，口干，不欲多饮，舌红少苔，脉细数。治以养阴清热，以青蒿鳖甲汤加减。后期余热不清，症见发热渐退，或手足心热，头晕，盗汗，夜寐不安，口干纳少，大便干，舌红苔少，脉细。治以养阴生津，清解余热，以竹叶石膏汤加减。

第二十一节　甲状腺功能亢进症

甲状腺功能亢进症（hyperthyroidism）简称"甲亢"，是由于甲状腺激素分泌过多所致的一种常见的内分泌疾病，其临床表现主要以烦躁易激动、消瘦、乏力为主的高代谢症候群或伴有甲状腺肿大、突眼为特点。可伴发周期性麻痹和近端肌肉进行性无力、萎缩，后者称为甲亢性肌病。少数老年患者高代谢的症状不典型，相反表现为乏力、心悸、厌食、抑郁、嗜睡、体重明显减少，称之为"淡漠型甲亢"。引起甲亢的病因包括 Graves 病、多结节性甲状腺肿伴甲亢（毒性多结节性甲状腺肿）、甲状腺自主性高功能腺瘤、碘甲亢、垂体性甲亢、人绒毛膜促性腺激素（hCG）相关性甲亢。其中以 Graves 病最为常见，占所有甲亢的 85%左右。

甲状腺功能亢进症属于中医学"瘿病""瘿瘤"范畴，中医治疗甲亢具有一定的优势。

一、病因病机

根据甲亢临床表现不同，应纳入中医学不同病证范畴，如"瘿病"（无甲状腺肿大和突眼征者）、"瘿气"（仅甲状腺肿大而无突眼征者）、"瘿瘤"（甲状腺肿大、坚硬者）、"心悸"（伴甲亢性心脏病者）、"自汗"（伴泌汗功能异常者）、"消渴"（伴多饮、多食、多尿、形体消瘦者）等。多认为甲亢的病因主要是情志内伤、水土失宜、饮食不节、禀赋不足及劳欲过度。病变部位在肝脾，常涉及心肾，与肝经有密切的关系。瘿病初期肝气郁结，久则化火，肝木侮土，出现肝脾不和，气阴不足为本，以肝郁气滞、痰瘀互结、阳亢火旺为标的虚实夹杂之证。

二、温病学辨治思路

甲亢可参照"春温""暑温""温毒"等温热病辨证论治。热在上中焦，多伤肺胃之津，症见身热汗出、面红目赤、口渴喜饮、心烦失眠、舌绛光亮、脉细数。治宜甘寒轻清之品，用沙参、麦冬、石斛、玉竹、芦根、桑叶等生养津液，以金银花、连翘、栀子等清宣郁热。甲亢之热象在临床表现上与温病相似，但其病机则有差异，甲亢之热多为内生之热，常无外邪之虑，故治疗时可加稻根须、浮小麦等敛汗保津。热居下焦，则耗肝肾之液，且易动风，症见双手或周身颤抖、心悸怔忡、身热汗出、形消神倦、舌干枯而萎，脉虚。治宜咸寒厚浊之剂，可用大定风珠加减。阴虚内热，"壮火食气"，可致气阴两虚，此证多见于高代谢症状得到控制之后，症见乏力神疲、口干口渴，舌淡红少苔，脉细。治宜益气养阴，方用生脉散酌加生黄芪、山药等。若热象较重，口渴、身热甚者，治以王氏清暑益气汤。治疗甲亢甲状腺肿，应采用软坚散结药（夏枯草、连翘、牡蛎等）、活血化瘀药（莪术、桃仁、红花等）、化痰药（胆南星、浙贝母、海浮石等），不能应用含碘量丰富的海藻、昆布，这些已成为治疗上的共识，在此基础上加用薛氏三甲散，治疗甲亢甲状腺肿病久瘀血深滞络脉，病情缠绵者，疗效明显。甲亢时部分患者可出现荨麻疹，皮损为风团，呈鲜红色，风团大小形态不一，可逐渐蔓延，融合成片；也有一些患者出现皮肤瘙痒伴局部皮肤粟粒样红色小丘疹。这些皮肤病变可发生于未用西医抗甲状腺药之前，也可见于用药以后，可参考温病辨斑疹法治疗。

第二十二节　白塞综合征

白塞综合征（Behçet's syndrome，BS）又称贝赫切特综合征、口-眼-生殖器三联征，是一种以血管炎为基础病理改变的慢性、复发性自身免疫/炎症性疾病。临床以反复发作的口腔溃疡、生殖器溃疡、葡萄膜炎和皮肤损害等为主要特征，亦可累及皮肤黏膜、胃肠道、关节、心血管、泌尿、神经等系统，部分患者伴有疲劳、睡眠障碍、体重减轻、发热等非特异性临床表现。皮肤黏膜为基本临床表型，预后良好；重要脏器累及尤其是出现葡萄膜炎、心脏或大血管累及、脑干梗死或肠道巨大溃疡是主要致残，甚至致死原因。

本病具有地理差异特征，东亚、中东和地中海地区发病率较高，故又被称为"丝绸之路病"。发病年龄多为 15～50 岁，中位发病年龄 34 岁，男女发病率相似，但男性早期发病者更易出现重要脏器受累，预后较差。本病目前尚无公认的有效根治药物，主要治疗目标是迅速抑制炎症，防止复发，防止不可逆的器官损伤，延缓疾病进展。

白塞综合征属于中医学"狐惑病"范畴，多认为是由于脏腑功能失调导致湿热内生，蕴热化毒或外感毒邪，流注于诸窍或蕴结脏腑、关节而发病。中医药对本病的治疗具有一定优势。

一、病因病机

白塞综合征是由于脏腑功能失调导致湿热内生，蕴热化毒或外感毒邪，流注于诸窍或蕴结脏腑、关节而发病，为虚实夹杂、本虚标实之证。湿热久伏，酿毒弥漫三焦是白塞综合征的主要病机。湿之为患在本病的发病中有着重要作用，一旦侵犯人体，深入脏腑，隐匿经隧，化热酿毒生瘀，遇因而发，伺机作变。外湿侵袭人体，加之平素饮食不节，损伤脾胃，或热病后余热未尽，或情志不畅，郁久化火，抑或是素体脾虚，均可致脾胃运化失司。湿浊内生，渐而化热，湿热为患，易困阻脾胃，可见恶心、呕吐、腹胀等症状；久而酿毒生瘀，湿热毒邪内蕴，病及血分，毒瘀互结，弥漫三焦，流注五官七窍。上熏口眼诸窍，则见口舌生疮，溃烂不愈，两眼红赤；流窜关节经络，则见关节肿痛；下注前后二阴，则见生殖器、尿道口、肛周等处糜烂。湿热邪毒久稽，耗伤阴血，则见低热、头晕耳鸣、眼干目涩。

二、温病学辨治思路

白塞综合征可参照"伏气温病""湿温""温毒"，运用三焦辨证辨治。湿热毒瘀互结弥漫三焦是病机关键。湿热为患，瘀毒互结，病势反复缠绵，治宜利湿清热，解毒化瘀，还应根据各阶段证候特点配合用药。

病在上焦者，症见咳嗽、胸闷、口渴、双眼红赤、视物模糊、口舌生疮等，如湿困太阴肺经，症见胸闷疼痛、发热、气喘、咳嗽、咳痰，甚则咳血，治以宣肺化湿，以银翘散、藿朴夏苓汤、三仁汤等方加减；如里热炽盛，症见溃烂处红肿灼痛，发热，烦躁不安，口渴，大便秘结，腹胀腹痛，舌质红，苔薄黄或黄腻，脉滑数，当清热解毒，分消湿热，以导赤散、蒿芩清胆汤、白虎汤、承气汤等方加减；如湿热、热毒上扰心神，症见烦躁不宁、谵语、虚烦不寐、舌謇肢厥，舌质红绛，治以清热化湿，凉血解毒，清心开窍，以犀角地黄汤、清宫汤、温病"三宝"等加减。病在中焦者，症见口舌溃烂、恶心、呕吐、腹痛、便秘或腹泻、便血，舌质红，苔黄腻，脉滑数，应清热化湿，以防湿热胶结，日久化燥酿毒伤津，以连朴饮、甘露消毒丹、枳实导滞汤等方加减；若湿热化火，内迫营血，灼伤血络，症见斑疹、昏谵、便血，舌质红绛，脉滑数，应清营凉血，以犀角地黄汤、清营汤等方加减；若湿胜阳微，从寒而化，症见胸闷痞满，畏寒，四肢逆冷，舌淡有齿痕，苔滑腻，当温阳健脾，燥湿理气，以加减正气散、真武汤等方加减治疗。病在下焦者，如肝胆湿热毒邪炽盛，症见发热面赤，眼红眼痛，视物模糊，心烦口苦，口腔溃疡，咽喉肿痛，胁肋胀痛，二阴溃烂、灼痛，舌红，苔薄黄或黄腻，脉弦数或弦滑，治宜清利肝胆实火与湿热，以龙胆泻肝汤、丹栀逍遥散等方加减；如肝肾阴虚，虚火上炎，症见低热，眼干目涩，视物模糊，口腔溃疡，皮下结节，头晕耳鸣，身热潮红，手足心热，口干舌燥，甚则齿黑唇裂，神倦，心悸，舌质红绛，苔少，脉虚，治宜滋养肝肾，以杞菊地黄丸、二至丸等方加减；如邪伏阴络，病情趋于稳定，症见口腔和（或）外阴溃疡好转，低热，舌红苔少，脉弦细，邪未去而正已伤，治以入络搜邪，用青蒿鳖甲汤加减；如脾肾阳虚，症见神疲乏力，四肢浮肿，腹胀，腰膝酸软，尿少，宜健脾温肾，化气行水，方用五皮饮、肾气丸等加减。

本病治疗需注意以下几点：一是要注意透邪外出。清热多用青蒿、鳖甲、白薇、地骨皮等微苦寒芳香清热透络之品，养阴每用女贞子、旱莲草、生地黄、玄参等养阴透邪之品，忌用人参、高丽参等大补气血之品以助邪。且在清热时常佐以玉米须、珍珠草等利小便之品使湿热之邪有出路。二是要注意活血化瘀通络。本病是慢性顽固性疾病，湿热内蕴成毒，熏腐气血而成瘀浊，湿毒与瘀血相互交错，深入脏腑、经络，活血化瘀在本病治疗中必不可少。常用药有当归、川芎、红花、赤芍、丹参、鸡血藤、泽兰等。三是要注意内服外治同用。如根据本病病灶小、病位浅的特点，可配合外用药，如运用锡类散、冰硼散、黄柏和细辛研末局部吹敷，金银花、甘草等煎汤漱口，野菊花、地肤子、苦参等煎汤坐浴熏洗。四是要注意饮食调护。平时要注意保护口腔卫生，多吃蔬果，忌辛辣及温燥之物如辣椒、生葱、生姜、大蒜、烟、酒、羊肉等，忌劳累，保持心情愉快和大便通畅。

第二十三节　急性白血病

急性白血病（acute leukemia，AL）是造血干细胞的恶性克隆性疾病，发病时骨髓中异常的原始细胞及幼稚细胞（白血病细胞）大量增殖，蓄积于骨髓并抑制正常造血，广泛浸润肝、脾、淋巴结等髓外脏器，表现为贫血、出血、感染和浸润等征象。

急性白血病的病因目前尚未完全阐明，较为公认的因素有电离辐射、化学因素、病毒、遗传因素及其他血液病。根据受累的细胞类型，急性白血病通常可以分为急性淋巴细胞白血病（acute lymphoblastic leukemia，ALL）和急性髓细胞白血病（acute myeloid leukemia，AML）两大类。我国 AML 的发病率约为 1.62/10 万，而 ALL 则约为 0.69/10 万。成人以 AML 多见，儿童以 ALL 多见。急性白血病若不经特殊治疗，平均生存期仅 3 个月左右，短者甚至在诊断后数日即死亡。

急性白血病属于中医的多种病证范畴，根据其临床表现及发病特点，可归属于中医学"虚劳""热劳""湿病""瘀积""痰核""血证"等证范畴。

一、病因病机

患者发病前常有劳累过度，受寒，精神忧郁，外伤或接触有毒物质等诱因，造成机体抗病能力下降，同时感受温热毒邪所致。急性白血病兼见发热者多属温病范畴，部分学者认为本病属伏气温病。大多由于感受温热毒邪所致，因新感温热邪毒所致者，多素体健壮；因伏气所致者，素体亏虚，病邪潜伏较深，病情较重；因胎毒所致者，多有染色体改变，即受胎毒又感受邪毒而发病。持白血病属于伏气温病观点的学者认为：其伏邪为胎毒、热毒。胎毒为母亲妊娠期间，内热过盛，或热邪入中，热毒内着于胎，蕴郁不散，日久便深伏于胎儿骨髓之内，为日后白血病的发病奠定了基础。患者临床常有持续高热，但少见卫分证候，开始即见壮热、口渴、大汗等气分证候，烦躁、表情淡漠、嗜睡、神昏等营分证，以及伴有出血倾向的血分证。在高热时若舌苔见黄腻、黄褐、黑褐厚腻、少津等，说明温热中夹有湿浊之邪，湿热相融，故高热常缠绵难退，此时若用退热药，虽可暂时退热，但易形成"汗出辄复热"。若舌苔干腐少津，说明湿热之邪已伤元阴，形成邪毒伤阴，肾精亏损及里有伏热的虚实夹杂之证。出血是本病常见的临床表现，初期多因热毒迫血妄行，日久热邪伤阴，"阴虚则内热"，虚热迫血妄行。此外，瘀血阻络也可加重出血倾向。本病瘀血的形成，多因热毒所致，故古有"血受热则煎熬成块"之说。患者后期常因热毒入髓伤阴，表现出气阴两虚以阴虚为主的证候。

二、温病学辨治思路

急性白血病具有伏气温病的特点，可用卫气营血辨证，参考何廉臣"伏气温病，邪从里发，必先由血分，转出气分"的治疗思路，病之初起以实证为主，病因多为热毒、瘀血、痰浊，治以清热解毒、活血化瘀、淡渗利湿、芳香化浊、升清降浊等法。疾病后期以正虚或虚实夹杂为主，治以益气养阴，佐以清热解毒、活血化瘀等法。

在本病的治疗中应注意以下几点：①宜用甘寒养阴清热解毒之剂。急性白血病之病因为温热毒邪，最易伤阴，而阴液的存亡是治疗温病生死的关键，故在驱邪时必须时刻照顾到养阴保津。苦寒之药虽可清热解毒，但亦可化燥伤阴，如黄芩、黄连、黄柏、栀子等宜慎用，宜用甘寒养阴退热之品如生石膏、生地黄、元参等。②不宜用温热劫津的药物。急性白血病属热毒伤阴之疾，虽有湿浊之邪也不宜用温热燥湿之品。对发热而兼有湿浊之邪者，用芳香化浊，淡渗利湿之品如藿香、佩兰、芦根、滑石、白茅根等。③对急性白血病之瘀血证候，因其血小板计数低，易造成出血，故不宜用破血化瘀之品，如红花、桃仁、三棱、水蛭等，而宜用既活血散瘀又凉血止血之品，如三七、牡丹皮等。④急性白血病属毒邪伤髓入血之证，可用以毒攻毒之品，如雄黄、干蟾皮、蟾酥、青黛等。⑤急性白血病缓解期虽有气阴两虚或阴阳两虚之证候，因其为热毒所致，故大温大热之药宜慎用，而应以养阴为主，少加益气活血解毒之品。⑥急性白血病虽属温病范围，但和一般温病不同，卫分证候少见而短暂，开始即有气营两燔之证，且易入营血，治疗宜清气透热或清营透泄为主。总之，急性白血病之病因为温热毒邪，且最易伤阴，兼见湿浊、瘀血之邪，因此在治疗中时刻注意养阴保津，大温大热之药宜慎用，否则既可伤阴，又可引发热毒之邪复燃，犯虚虚实实之戒。

参 考 文 献

安家丰，张凡. 1994. 张志礼皮肤病医案选萃. 北京：人民卫生出版社.

北京中医医院. 1970. 赵炳南临床经验集. 北京：人民卫生出版社.

曹培晨，付新利. 2022. 张鸣鹤教授清热解毒法对类风湿关节炎达标治疗的影响. 中医临床研究，（1）：88-90.

曹莹，张丹君，张芹，陈慕芝，杨科朋. 2022. 从温病学说卫气营血辨证论治系统性红斑狼疮. 中国医药科学，12（9）：91-93，138.

陈达灿. 2013. 岭南中医皮肤病名家：禤国维临床经验集. 广州：广东科技出版社.

陈红风. 2016. 中医外科学. 北京：中国中医药出版社.

陈红风. 2021. 中医外科学. 2 版，上海：上海科学技术出版社.

陈惠，倪青. 2013. 甲状腺功能亢进症中医病因病机探讨. 辽宁中医药大学学报，15（3）：76-78.

陈锦团，孙恒岩，洪青. 2009. 寒热并用法治疗复发性口腔溃疡 55 例. 中医研究，22（5）：19-20.

陈雷鸣，朱正阳，包洁，范永升. 2020. 从"斑为阳明热毒"论治系统性红斑狼疮. 中华中医药杂志，35（8）：3972-3974.

陈琳，项叶萍，王健，等. 2013. 中药治疗复发性口腔溃疡的体会. 山西医药杂志，42（11）：1303-1304.

陈咪咪，卢益萍. 2021. 三焦理论在痤疮中的应用. 实用中医内科杂志，35（1）：136-139.

陈淑长，葛芃. 2006. 周围血管疾病的中医治疗概况. 继续医学教育，（19）：78-80.

陈曦，曾亚军，李玲玲，等. 2017. 银屑病中医辨证认识的发展演变. 中国中西医结合皮肤性病学杂志，16（6）：560-564.

陈香涛，郭静. 2009. 甘露消毒丹治疗复发性口疮溃疡 48 例疗效观察. 中国社区医师，1（24）：156-157.

陈艳，龚婕宁. 2011. 温病活血化瘀法与糖尿病血管病变相关性研究. 辽宁中医药大学学报，13（10）：133-134.

陈泽冰，周晖，莫伟，等. 2018. 三仁汤治疗糖尿病及其并发症的临床应用举隅. 环球中医药，11（8）：1291-1293.

程聚生. 1982. 蒿芩清胆汤的临床应用. 江西中医药,（2）：35-36.

邓暖繁. 2011. 甘露消毒丹加减治疗湿热型面部痤疮 35 例. 光明中医, 26（6）：1158-1159.

邓鑫, 冯全生, 王倩, 等. 2021. 基于伏邪病机理论探讨带状疱疹诊疗思路. 中国中医基础医学杂志, 27（8）：
1332-1334, 1346.

杜雨楠, 杜彩霞, 赵献敏, 等. 2016. 中医辨证论治脂肪肝经验. 中医研究, 29（4）：43-46.

付广平, 刘萍, 林兴德. 2009. 中药贴穴联用锡类散治疗口腔溃疡临床观察. 中国现代医生, 47（2）：155.

葛均波, 徐永健. 2014. 内科学. 8 版. 北京：人民卫生出版社.

顾霜, 何伟明. 2022. 何伟明运用中医序贯疗法治疗尿路感染经验. 浙江中医药大学学报, 5（5）：574-578.

国家中医药管理局, 国家卫生健康委员会. 2020. 国家中医药管理局　国家卫生健康委员会关于印发《中医病证
分类与代码》和《中医临床诊疗术语》的通知.（2020-11-23）［2022-11-22］. http://yzs. satcm. gov.
cn/zhengcewenjian/2020-11-23/18461. html.

国家中医药管理局办公室. 2017. 国家中医药管理局办公室关于印发中风病（脑梗死）等 92 个病种中医临床路
径和中医诊疗方案（2017 年版）的通知.（2017-03-13）［2022-11-24］. http://www. satcm. gov.
cn/yizhengsi/gongzuodongtai/2018-03-24/2651. html.

胡骏, 谈钰濛, 倪青. 2021. 《温病条辨》"顾护阴液"思想在糖尿病中的应用. 吉林中医药, 41（10）：1273-1275.

胡莉文, 黄礼明, 丘和明. 2005. 中医论治急性白血病出血探讨. 中华中医药杂志, 20（8）：484-486.

黄彦, 何文莉, 任世明. 2009. 内服外敷综合治疗复发性口腔溃疡体会. 湖南中医药大学学报, 29（7）：12-13,
46.

纪春艳, 梅慧, 马拴全. 2022. 马拴全教授基于"卫气营血理论"辨治银屑病. 西部中医药, 35（3）：53-56.

贾凯. 2007. 中药穴位贴敷治疗复发性口腔溃疡临床观察. 中医中药, 4（11）：97.

姜楠, 白炜, 赵久良, 张上珠, 吴婵媛, 王立, 赵丽丹, 李菁, 胡朝军, 王迁, 徐东, 冷晓梅, 张文, 李梦
涛, 田新平, 曾小峰. 2021. 系统性红斑狼疮的诊治方向与研究前沿. 中国科学：生命科学, 51（8）：887-900.

姜泉, 王海隆, 巩勋, 罗成贵. 2018. 类风湿关节炎病证结合诊疗指南. 中医杂志,（20）：1794-1800.

姜泉. 2020. 国际中医临床实践指南类风湿关节炎. 世界中医药,（20）：3160-3168.

蒋春波, 金伟民, 孙伟. 2010. 复发性尿路感染免疫机制研究意义及进展. 中国中西医结合肾病杂志, 11（8）：
735-737.

金定国. 2004. 中西医结合肛肠病治疗学. 合肥：安徽科学技术出版社.

柯尚生, 田玉美. 2018. 田玉美以温病"卫气营血"理论辨治带状疱疹的经验. 世界最新医学信息文摘, 18（88）：
231, 233.

李丹. 2008. 滋肾调肝法治疗儿童抽动秽语综合征的疗效评价及的相关因素分析. 广州：广州中医药大学.

李东垣. 2017. 兰室秘藏. 文魁, 丁国华整理. 北京：人民卫生出版社.

李华伟. 2014. 滋肾通关胶囊对尿路感染的预防作用. 河南中医, 34（5）：971-972.

李慧, 庄海峰. 2021. 中医辨治急性白血病的理论集萃. 浙江中西医结合杂志, 31（5）：478-479, 494.

李江山. 2012. 中医治疗带状疱疹的临床体会. 内蒙古中医药,（8）：12-13.

李丽嫱, 陈娜, 高宝勤, 等. 2019. 硫必利联合羚羊角胶囊治疗儿童抽动秽语综合征. 长春中医药大学学报,
36（5）：476-479.

李邻峰. 2012. 中国湿疹诊疗指南（2011 年）解读湿疹治疗：控制症状, 减少复发, 提高患者生活质量. 中国
社区医师, 28（30）：7, 10.

李茂, 郝平生. 2020. 从伏邪学说论治寻常型银屑病. 四川中医, 38（1）：28-30.

李小叶, 李宝乐, 刘宏奇. 2020. 刘宏奇从瘀论治盆腔炎性疾病后遗症经验. 中国民间疗法, 28（17）：18-19.

李鑫辉, 李雅婧, 苏丽清, 等. 2015. 运用温病辨治理论指导痤疮治疗思路. 环球中医药, 8（3）：362-363.

林鹏, 李煜, 王红梅. 2021. 从卫气营血论治寻常型银屑病. 中医学报, 36（278）：1386-1391.

林网晟. 2005. 补肾化湿活血汤加减治疗慢性盆腔炎疗效观察. 河北中医, 27（11）：820-821.

刘晨璇, 宣铭杨, 饶向荣. 2022. 基于温病理论辨治血栓性微血管病. 中国中医药信息杂志, 30（2）：158-162.

刘家义，郭旭霞. 1998. 论阴虚夹湿证. 山东中医药大学学报，22（1）：19-21.

刘丽萍. 2006. 莫成荣教授治疗干燥综合征经验精粹. 中医药学刊，24（8）：1427-1428.

刘庆春. 1998. 泻火解毒汤治疗带状疱疹 61 例疗效观察. 实用中西医结合杂志，11（6）：566-567.

刘欣欣，刘林. 2017. 伏气温病理论指导当今疾病治疗的临床运用. 湖北中医杂志，39（3）：40-42.

刘艳芳，郭云协，薛黎明. 2016. 泌尿系感染的中医辨治体会. 光明中医，（9），2720-2721.

刘征堂，高普，袁锋. 2007. 中医药辨证论治干燥综合征研究进展. 辽宁中医杂志，34（5）：695-696.

吕文亮. 2004. "湿热致瘀"理论及其临床意义浅探. 湖北中医学院学报，6（3）：21.

吕文增. 2004. 三仁汤治疗原发性干燥综合征 80 例. 辽宁中医杂志，31（10）：862.

马超. 2011. 中医专家治疗慢性湿疹辨证分型和用药经验统计分析. 吉林中医药，31（12）：1186-1188.

马武开. 2003. 白塞氏病的中医病因病机探讨. 江苏中医药，（7）：7-8.

马璋玲. 2002. 侯平玺教授治疗带状疱疹经验举隅. 中医药研究，2（18）：32-33.

毛婷婷，王秀莲. 2009. 温病理论指导治疗糖尿病的思路. 天津中医药大学学报，28（3）：120-121.

孟萍，高晓静，傅淑清. 2014. 盱江医家傅淑清"和法"辨治慢性盆腔炎经验介绍. 光明中医，29（11）：2266-2267.

彭胜权，林培政. 2011. 温病学. 2 版. 北京：人民卫生出版社.

钱菁. 2005. 夏桂成教授辨治盆腔炎的经验与特色. 南京中医药大学学报，21（3）：182-183.

阙汀贤，沈维增. 2009. 银菊双花口服液治疗实火型复发性口腔溃疡疗效观察. 现代中西医结合杂志，18（15）：1745-1746.

盛增秀，庄爱文. 2020. 中医湿热病学. 北京：人民卫生出版社.

石惠晶. 2017. 宣湿导浊汤治疗复发性口疮（脾虚湿困证）的临床研究. 长春：长春中医药大学.

石宇. 2010. 复方青黛贴片治疗复发性口腔溃疡的药效研究. 保定：河北大学.

宋乃光. 2009. 温病学说在皮肤病诊治中的应用. 实用皮肤病学杂志，2（2）：88-90.

宋坪，李博鉴. 2004. 从血论治诸法合用：朱仁康研究员治疗银屑病经验（一）. 中国中西医结合皮肤性病学杂志，3（1）：1-2.

唐毅，周瑶. 2013. 普济消毒饮加味联合西药治疗眼部带状疱疹 70 例疗效观察. 湖南中医药大学学报，33（9）：85-87.

万健. 2007. 中医辨证治疗急性白血病发热临床观察. 辽宁中医杂志，34（12）：1757-1758.

万月强，殷鑫. 2010. 中医辨证治疗脂肪肝 32 例临床观察. 甘肃中医学院学报，27（1）：39-41.

王萍，李立群，魏传芳，等. 2010. 补中益气丸治疗复发性口疮临床研究. 医学研究与教育，27（2）：60-61.

王萍，张芃. 1999. 张志礼治疗湿疹经验. 中医杂志，40（2）：83-84.

王欣. 2005. 禤国维教授治疗慢性湿疹经验介绍. 新中医，37（2）：9-10.

王元甫. 1983. 试论急性肾盂肾炎从肝论治. 四川中医，（3）：22-23.

吴凌燕，熊秀萍. 2013. 熊秀萍治疗复发性口疮经验. 河南中医，33（10）：1641-1642.

吴志华. 2018. 皮肤性病诊断与鉴别诊断. 北京：科学技术文献出版社.

肖国仕，高积慧. 2019. 妇科病诊疗手册. 郑州：河南科学技术出版社.

徐静，张海娣，郭雅静，等. 2023. 盆腔炎性疾病后遗症患者中医体质与中医证型相关性研究，西部中医药，（6）：66-69.

许孟月，王子雯，李建伟，等. 2021. 冯宪章运用卫气营血截断法治疗银屑病血热证经验，中医杂志，62（11）：939-942.

许永楷，温雅. 2020. 周围血管疾病中医瘀毒病因论. 世界科学技术-中医药现代化，9：3318-3322.

许振宜，许晋生. 1996. 加减五味消毒饮治疗热淋 128 例. 福建中医药，27（2）：17.

严子兴，林振文，朱子奇，等. 2010. 三才封髓汤合甘露饮加味治疗复发性口腔溃疡 33 例. 福建中医药，41（1）50.

杨进. 2009. 温病学理论与实践. 北京：人民卫生出版社.

杨琦，刘兰林，郭锦晨，等. 2018. 刘兰林教授运用温病学理论治疗痤疮的处方用药规律及聚类分析. 山西中医学院学报，19（6）：8-10，20.

杨素清，陈嘉，王姗姗. 2021. 王玉玺教授从湿论治银屑病经验. 四川中医，39（10）：13-16.

杨星哲. 2016. 湿热在痤疮病因病机中的作用及调节免疫论治思路. 第三次全国温病学论坛暨温病学辨治思路临床拓展应用高级研修班论文集：221-228.

杨璇，朱明芳，刘娟，等. 2022. 朱明芳从卫气营血论治湿疹. 中医药临床杂志，34（7）：1249-1251.

俞婧，田蓓文，梁岩. 2022. 复发性口腔溃疡影响因素及证型临床调查研究. 陕西中医药大学学报，45（6）：54-57

曾劲松，范洪桥. 2020. 透法在外科疮疡中的运用. 辽宁中医杂志，47（9）：48-50.

詹宇坚，王慧娟，刘聪慧，等. 2009. 应用三焦辨证理论指导白塞氏病的治疗. 中国中医眼科杂志，19（5）：296-298.

张慧，张云松，姜璐，等. 2021. 以"络以通为用"为指导探讨溃疡性结肠炎的诊疗. 北京中医药大学学报，44（11）：1044-1048.

张平，吕文亮，刘林. 2013. 从温病学说论变态反应性皮肤病. 云南中医中药杂志，34（4）：9-11.

张少波. 2006. 加味桃红四物汤治疗带状疱疹后遗神经痛84例临床观察. 中国中西医结合皮肤性病学杂志，5（3）：169.

张声生，沈洪. 2017. 溃疡性结肠炎中医诊疗专家共识意见. 中华中医药杂志，32（8）：3585-3589.

张声生，唐旭东. 2017. 慢性胃炎中医诊疗专家共识意见. 中华中医药杂志，32（7）：3060-3064.

张声生，赵文霞. 2017. 胆囊炎中医诊疗专家共识意见（2017）. 中国中西医结合消化杂志，25（4）：241-246.

张文仲. 2000. 张醴泉治疗儿童抽动-秽语综合征经验. 江西中医药，31（3）：4-5.

张晓雪，张鹏，郝桂香. 2018. 杨铮辨治盆腔炎性疾病后遗症经验. 北京中医药，37（4）：3.

张学军，郑捷. 2018. 皮肤性病学. 9版. 北京：人民卫生出版社.

张之文，杨宇. 2004. 现代中医感染性疾病学. 北京：人民卫生出版社.

章敏. 2006. 中医药治疗急性白血病探讨. 中医药学刊，24（11）：2103-2104.

赵钢，吕勃川. 2013. 浅谈周围血管疾病的中医治疗. 中华中医药学会周围血管病分会第五届学术大会暨黑龙江省中医周围血管病2013年学术讨论会学术论文集：120-123.

郑文洁，张娜，朱小春，等. 2021. 白塞综合征诊疗规范. 中华内科杂志，60（10）：860-867.

郑学梅. 1993. 胆囊炎的中医辨证分型施治. 滨州医学院学报，（3）：62-63.

中国抗癌协会血液肿瘤专业委员会，中华医学会血液学分会白血病淋巴瘤学组. 2021. 中国成人急性淋巴细胞白血病诊断与治疗指南（2021年版）. 中华血液学杂志，42（9）：705-716.

中华医学会皮肤性病学分会免疫学组. 2011. 湿疹诊疗指南（2011年）. 中华皮肤科杂志，44（1）：5-6.

中华医学会皮肤性病学分会银屑病专业委员会. 2019. 中国银屑病诊疗指南（2018简版）. 中华皮肤科杂志，52（4）：223-229.

中华医学会血液学分会. 2011. 成人急性髓系白血病（非急性早幼粒细胞白血病）中国诊疗指南（2011年版）. 中华血液学杂志，32（11）：804-807.

中华中医药学会皮肤科分会. 2021. 湿疹（湿疮）中医诊疗专家共识. 中国中西医结合皮肤性病学杂志，20（5）：517-521.

中医研究院广安门医院. 1979. 朱仁康临床经验集. 北京：人民卫生出版社.

钟颖. 2002. 复方凤芪颗粒治疗泌尿系感染90例临床观察. 湖南中医杂志，18（2）：21-22.

周琴妹，陈晓斌，邵家德，等. 2007. 滋肾丸及其提取物的体外抑菌试验. 中国药师，10（5）：412-414.

周琼阁，王凯，席作武，等. 2022. 基于肠道微环境探讨中医药防治溃疡性结肠炎的机制. 中国实验方剂学杂志，29（7）：222-229.

周小军，卫金岐，鲁红云，等. 2010. 甘草泻心汤治疗复发性口腔溃疡的临床疗效. 中国实用医药，5（7）8-9.

周新尧，姜泉，唐晓颇，等. 2023. 干燥综合征中医证候共识. 北京中医药大学学报. 3：310-312.

朱慧渊. 2010. 寻常痤疮辨证分型及论治. 辽宁中医药大学学报，12（9）：116-117.

邹峻，陈永，曲环汝，等. 2021. 中国白塞综合征中西医结合诊疗专家共识（2020 年）. 老年医学与保健，27（1）：14-20，29.

邹蔚萌，李斌. 2022. 六经辨证治疗干燥综合征初探. 环球中医药，4：663-665.

Balaban VG，Voĭtenko VP. 1965. Allergicheskiĭ subsepsis Visslera-Fankoni ［Allergic Wissler-Fanconi subsepsis］. Vopr Okhr Materin Det，10（11）：52-56.

Giacomelli R，Ruscitti P，Shoenfeld Y. 2018. A comprehensive review on adult onset Still's disease. J Autoimmun，93：24-36.

附篇　温病学科科研常用技术与方法

第一节　温病学科研思路

一、科研选题

温病学的科研选题遵循传承与创新的原则。

1. 传承

研究温病学依然是加强对叶天士、吴鞠通学术思想的深入研究，研究的内容有五。

其一，基于温病学学术基础方面，分大类为理论、实验研究与临床研究。由于中医疫病学科从温病学科分化，温病经典理论的研究尤为重要。温病学是研究温病发生发展规律及其预防、诊断和治疗方法的科学。中医疫病学的基本核心理论来源于温病学等中医传统学科。温病学辨治思想是中医学防治疫病核心思想的重要组成部分，但中医疫病学与温病学研究对象的侧重点不同，疫病与外感热病两者之间有一部分交叉，但不重合，疫病的一部分属于温病。因此，研究叶天士、吴鞠通等温病学家的学术思想很重要。

其二，温病病因学说研究，包括传统的六淫致病学说，以及发病当中的新感与伏邪学说。要重视自然界气候和地域对人的影响，中医五运六气理论对临床用药有指导意义，但最重要的还是对中医疫病预防研究的思想溯源。"五运六气"是在古代天文等知识基础上基于天人相应的理论，来研究气候变化规律对于人体疾病发生的影响，是阐述自然与发病关系的中医理论。

其三，卫气营血辨证体系。作为叶天士温病学说的核心理论，过去的研究主要集中于三个方面。一是对温病卫、气、营、血辨证主症的客观定性定量、标准化研究，二是对卫、气、营、血辨证指导外感温病临床辨治定义和临床价值的研究。三是探测温病学中营、卫、气的应激反应，病证论治及其传承关系，对卫、气、营、血辨证各个阶段治疗的传变方法和方药进行内外定性研究。这些研究对初步探索有基础指导意义。

其四，温病治法与方证研究。温病的诸多治法均来自于临床实践，其代表方及温病诸多方证均来自叶天士、吴鞠通等医家，因此，传承前人学术思想也是重要的选题。

其五，温病学中的"未病防病、已病防变"的"治未病"学术思想研究。"先安未受邪之地"等具体原则应用对温病防治及理论扩展应用均有意义。

2. 创新

温病学是具有基础和临床双重属性的学科门类，科研选题可围绕温病相关的理论和临床问题而展开。通过文献和理论研究等方法，精研中医经典著作，结合临床体会，思考、分析、总结，开展温病学某方向的研究。①如对温病的基本病机认识，包括温邪入侵的正邪斗争和温病久病后的正气改变。正邪斗争中区分热炽与热郁；正气中区分温热类与湿热类疾病的不同影响。②对系统病机认识，温邪侵袭人体后，与卫、气、营、血或三焦所属脏腑经络等生理物质产生斗争所表现的病机病理。卫分：邪袭肺卫，肺卫失宣。气分：正盛邪实，正邪剧争，热盛津伤。营分：热入于营，营阴受损，扰神窜络。血分：动血耗血，热瘀互结。温病的发生发展及其病变过程中每一病证、每一症状体征的出现都有各自形成的病机病理改变，所以，卫、气、营、血证候规律及治则方药、温病用药治疗干预后相应的病理改变均可成为科研的选题方向。

二、科研源于临床，亦指导临床

科研的问题一般是来源于临床实践，通过科研的方法和手段解决或证实临床中的常见问题，其后，再将研究成果运用于临床诊疗的实际中，即科研来源于临床，其最终目的也是服务于临床。温病的临床研究方向：一是学科服务的外感热病，包括新发传染病的临床证候研究及防治规律的研究。二是运用温病理论指导急症、疑难杂症的治疗，探索其规律指导用方。例如，风湿性红斑狼疮从伏气温病论治，*Hp* 相关性胃炎从湿热伏邪论治，病毒性心肌炎从新感温病治疗，流行性出血热以温病论治，非典型肺炎从春温伏热、伏湿治疗，慢性乙型肝炎从肝肾不足，湿毒内伏治疗等。这些是在基础理论上的创新，对临床治疗有重要指导意义。

三、遵循中医自身规律

中医学现代科学研究目前主要处在被验证、被解释的状态。任何学科都存在着被其他学科理论和方法解释、验证和改造的可能。从中医学的发展史来看，中医学的理论构建正是在古代哲学、儒学、道教、天文学、历法、地理学、植物学、农学等学科无数次地渗透和改造中不断完善的，中医学充满了唯物辩证法和严谨的逻辑思维，有精巧的构思，特别是强调人与自然相应的整体恒动和辨证论治的临床思维方法，十分重视个体化的治疗原则。但也有部分科研工作，对中医科研方法的认识不足，走了一些弯路。譬如西方医学传入我国，我们可以吸收其所长，但主次不能颠倒，如把中医研究的集中点倾注在用西医实验的观点和方法来解释和说明具有几千年历史的中国传统医学，试图通过实验和分析的方法寻找治疗某些疾病普遍有效的方法和药物，这样的研究方法可以为西医扩展一些治疗手段和药物，为中医学理论提供某些证据。但要使中医学体系特别是强调个体化原则的辨证论治得以继承和有突破性发展很难。因此，这些研究不应成为传统的中医学科学研究的主体。

中医的科研应该按照中医学自身发展的规律来发展。首先要坚持中医的理论为指导，坚持临床实践，通过实践发现真理，通过实践证实和发展真理。要发扬，先要继承。中医学科的发展亦会遇到传承与创新的难题。温病学科的发展，反映学术内容都是在前人基础上的产物，特别是叶天士的温病学说是中医药发展史上温病发展的成功典范。科学研究要在继承和实践的基础上创新，要沿着我国古代中医学家开创的中医之路继续攀登。因此，系统、准确地诠释叶天士、吴鞠通等温病学家的学术理论，明确温病理、法、方、药可适用于指导当今哪些临床感染性疾病的治疗？其次，要认真总结国内外古代的、现代的中医学家创新立说的成功经验和失败的教训，探索未来发展中医学术的方法。任何一门科学都有自己独特发展的规律，中医学术本身就是通过临床，在始终保持人体的完整结构及其与自然密切相关条件下发展起来的，对其研究不能脱离其系统的、完整的重视临床实践的方法，现代西医的实验和分析方法，只应该成为我们更好地认识整体的一部分而不是代替一切。

此外，要在指导思想明确的情况下，尽可能多、尽可能新地借助现代科学手段，以期更深入、更准确地阐述中医学整体内在奥秘。在这方面，自然科学家包括西医在中医领域的研究，也是大有可为的，国内外对血瘀证及肾阴肾阳本质的研究步步深入便是一例。另外，也有研究根据中医"人与天地相应，与日月相参"的学说，考虑到日全食时，阳被阴侵，人体脏腑阴阳气血受累的假说和推断，对心血管病患者在日全食的反应作了多指标、多系统、多层次的研究观察，研究结果表明日全食时，患者的全身阴阳逆乱加重，除有明显的临床反应外，在血压、脉象仪、心电图、血环磷腺苷（cAMP）、环磷鸟苷（cGMP）、儿茶酚胺、唾液淀粉酶、微量元素等一系列指标上都有明显改变。最后，中医的科研要立足于创新，要破、要立、要经得起实践的检验，中医学术研究方法的研究须打破陈规，在征候规范化、诊断客观化、治疗系列化、观察标准化等多方面做出积极努力。

多学科研究温病学科研工作，文献研究、学术思想梳理，除了运用传统文化研究方法以外，现代技术应用方法，诸如中医防治包括疫病在内的温病文献整合、疗效评价、中药作用、解析分子结构及信息技术等技术方式也应充分应用。

　　重视研究思路和方法的创新，包括温病理论及部分临床工作，开展这些研究在技术应用上要有时代气息，研究思路上更重视创新，例如，对"截断疗法"的研究，此疗法在临床上遵循卫、气、营、血辨证的思维模式，不拘泥于"卫之后方言气，营之后方言血"的传变规律。在卫分阶段就运用清热解毒方法，这样才能有效、快速地截断病势，同时又重视扶正在温病治疗中的作用。例如，新冠病毒感染，临床上诸多方剂也体现了多法联用，有医者提出了"全程补虚"概念。在我们临床科研选题上，如何针对不同个体，设计常与变的治则治法，开展对比研究，这也是很有价值的科研。

　　在中医温病舌诊包括望诊的临床诊断研究方面，通过利用现代色谱仪等收集相关数字信息，探索症状、证候规律还有病势转变的研究。在温病病因研究中，湿浊痰瘀是难点，在温病过程中，湿邪形成湿浊，湿邪化热，湿浊酿痰，这些病理可以互结在一起形成痰证，这些可以通过辨证分析、药物反应，检测血栓形成等一系列现代技术方法进行分析，还有卫、气、营、血辨证中的瘀血证存在与其他临床学科中瘀血证形成的机制异同。如何实验研究，临床病例反证及疗效辨证评价均可通过多学科交叉支持应用来开展科研工作。

　　与此同时，由于动物实验可以模拟自然过程，且能够在较短时间内取得可治疗结果，所以动物实验可以应用于诸如伤寒与温病、新感与伏邪等一系列科研研究。在对临床疑难重危症的总结研究中，利用现代实验室检查，确定新的实验指标，对于开展病证的研究，具有较高的实用价值。另外，现代多学科研究方法，如生物信息学、网络药理学、分子生物学研究也是实验方法的重要组成部分。

第二节　温病学基础研究常用实验技术与方法

　　温病学科开展实验研究是必需的，临床上有不少危重证候，如气营两燔重症、痉厥、热闭心包、内闭外脱等。临床治疗中由于临床效果及急救需要，往往需要中西医并用。由于西医对急症治疗研究进展快，除诊断手段先进外，高效、专效的新型制剂不断产生也是一个主要原因。因此，运用实验方法，寻找有效方药，同时验证、筛选药物，探讨机制也是必需的。与此同时，由于动物实验可以缩短自然过程，简化次要因素，且能够在较短时间里取得可信的结果，所以动物实验可以在温病中特别是在对临床疑难重危症的总结研究中，利用现代实验室检查，确定新的、说理强的实验指标，对于开展病证的研究具有较高的实用价值。

　　另外，现代多学科研究方法，如网络药理学、系统生物学研究方法也是实验技术方法的重要组成部分。

一、常用实验技术

（一）高效液相色谱法

　　高效液相色谱法是一种用于分离、鉴定和量化混合物中的各组分的分析技术，利用色谱柱对混合物进行分离，然后用光谱法进行鉴定和定量。在 20 世纪 60 年代，采用低压玻璃柱的柱色谱（LC）进一步发展为采用高压金属柱的高效液相色谱（HPLC）。因此，高效液相色谱法基本上是一种高度改进的柱液相色谱法。溶剂不是在重力作用下通过色谱柱，而是利用高达 400 个大气压的输液泵送入色谱柱。高效液相色谱仪操作步骤大致如下。

　　（1）过滤流动相，根据需要选择不同的滤膜。

　　（2）对抽滤后的流动相进行超声脱气 10～20min。

　　（3）打开 HPLC 工作站（包括计算机软件和色谱仪），连接好流动相管道，连接检测系统。

　　（4）进入 HPLC 控制界面主菜单，点击 manual，进入手动菜单。

　　（5）有一段时间没用，或者换了新的流动相，需要先冲洗泵和进样阀。冲洗泵，直接在泵的出水口，用针头抽取。冲洗进样阀，需要在 manual 菜单下，先点击 purge，再点击 start，冲洗时速度不要超过 10 ml/min。

（6）调节流量，初次使用新的流动相，可以先试一下压力，流速越大，压力越大，一般不要超过 2000。点击 injure，选用合适的流速，点击 on，走基线，观察基线的情况。

（7）设计走样方法。点击 file，选取 selectusersandmethods，可以选取现有的各种走样方法。若需建立一个新的方法，点击 newmethod。选取需要的配件，包括进样阀、泵、检测器等，根据需要而不同。选完后，点击 protocol。一个完整的走样方法需要包括：①进样前的稳流，一般需 2～5min；②基线归零；③进样阀的 loading-inject 转换；④走样时间，随不同的样品而不同。

（8）进样和进样后操作。选定走样方法，点击 start。进样，所有的样品均需过滤。方法走完后，点击 postrun，可记录数据和做标记等。全部样品走完后，再用上面的方法走一段基线，洗掉剩余物。

（9）关机时，先关计算机，再关高效液相色谱仪。

（二）网络药理学

网络药理学最早是 2007 年由 Andrew L Hopkins 提出，是建立在高通量组学数据分析、计算机虚拟计算及网络数据库检索基础上，围绕生物学、生物网络构建和分析、连接性、冗余性和多效性等进行药物有效性、毒性、代谢特性的揭示。网络药理学的出现结束了"一个药物、一个靶标、一种疾病"为主导的传统药物研发模式，开启了一种多靶标与多种疾病间复杂网状关系的新研究模式。中医药复方多由两味或两味以上药味组成，具有所含化学成分复杂，药理作用多靶点、多途径、多层次的特点，致使中药复方药理研究往往遇到中药物质基础不清、作用机制不明、研究基础与临床应用脱节等问题。网络药理学讲究整体性、系统性、相互作用。因此，网络药理学的出现，为阐释中医药复方作用机制、发现中药药效物质及活性组合物，为新药的发现与研究提供了新思路。

网络药理学研究主要包括以下 3 个部分：数据收集、网络分析及实验验证。

（1）数据收集：①中药饮片/复方成分的收集：中药代谢组学检测和数据库，数据库主要包括 TCMSP、TCMID、TCM；②成分靶点收集主要通过数据库获取：TCMSP（结合 UniProt）、Swiss target Prediction；③疾病靶点收集主要通过数据库获取：GeneCards、DisGeNET、OMIM；④靶点通路分析：使用数据库 Metascape、DAVID、KOBAS 进行富集通路收集。

（2）网络分析：①通过 CytoScape 搭建中药-成分-靶点网络图；②通过 STRING 数据库进行蛋白质互作分析（PPI）。

（3）实验验证：具体可采用但不限于文献验证、计算化学实验验证、酶/蛋白水平实验验证、细胞模型实验验证、动物模型实验验证、临床实验验证等。

（三）蛋白免疫印迹

蛋白免疫印迹（Western blot，WB）是将蛋白样本通过聚丙烯酰胺电泳按分子量大小分离，再转移到杂交膜上，然后通过一抗/二抗复合物对靶蛋白进行特异性检测的方法。WB 是目前进行蛋白质分析最流行和成熟的技术之一。

（1）蛋白样本提取制备：①细胞或组织裂解；②蛋白酶和磷酸酶抑制剂；③蛋白定量；④电泳上样样品的准备。

（2）电泳：①PAGE 胶的制备；②蛋白分子量 Marker；③阳性对照；④内参对照；⑤上样与电泳。

（3）转膜与显色：①胶中蛋白的检测；②蛋白转膜；③膜上蛋白的检测：丽春红；④膜的封闭；⑤一抗的孵育；⑥二抗的孵育；⑦显色。

（四）反转录-聚合酶链反应

反转录-聚合酶链反应主要是通过提取组织或细胞中的总 RNA，以其中的 mRNA 作为模板，采用 Oligo（dT）或随机引物利用逆转录酶反转录成 cDNA。再以 cDNA 为模板进行 PCR 扩增，从而获得目的基因或检测基因表达。

（1）总 RNA 的提取：①获得高纯度、高质量的总 RNA；②可以满足生物学下游实验 Northern blot、核酸酶保护实验、RT-PCR、qRT-PCR 和阵列分析所需。

（2）cDNA 第一链的合成：目前试剂公司有多种 cDNA 第一链试剂盒出售，其原理基本相同，但操作步骤不一。现以 Gibco 公司提供的 SuperScriptTM Preamplification System for First Strand cDNA Synthesis 试剂盒为例，具体步骤如下：①在 0.5ml 微量离心管中，加入总 RNA 1～5μg，补充适量的 DEPC H$_2$O 使总体积达 11μl。在管中加 10μmol/L Oligo（dT）12～181μl，轻轻混匀、离心。②70℃加热 10min，立即将微量离心管插入冰浴中至少 1min。③取 0.5ml PCR 管，依次加入下列试剂：第一链 cDNA 2μl；上游引物（10 pmol/L）2μl；下游引物（10pmol/L）2μl；dNTP（2mmol/L）4μl；10×PCR buffer 5μl；Taq 酶（2U/μl）1μl。轻轻混匀，离心。42℃孵育 2～5min。④加入 SuperscriptⅡ1μl，在 42℃水浴中孵育 50 min。⑤于 70℃加热 15min 以终止反应。⑥将管插入冰中，加入 RNase H 1μl，37℃孵育 20min，降解残留的 RNA。-20℃保存备用。

（3）PCR：①取 0.5ml PCR 管，依次加入下列试剂：第一链 cDNA 2μl；上游引物（10pmol/L）2μl；下游引物（10 pmol/L）2 μl；dNTP（2 mmol/L）4 μl；10×PCR buffer 5 μl；Taq 酶（2U/μl）1μl。②加入适量的 ddH$_2$O，使总体积达 50μl。轻轻混匀，离心。③设定 PCR 程序。在适当的温度参数下扩增 28～32 个循环。为了保证实验结果的可靠与准确，可在 PCR 扩增目的基因时，加入一对内参（如β-肌动蛋白）的特异性引物，同时扩增内参 DNA，作为对照。④电泳鉴定：行琼脂糖凝胶电泳，紫外灯下观察结果。⑤密度扫描、结果分析：采用凝胶图像分析系统，对电泳条带进行密度扫描。

（五）MTT 比色法

MTT 比色法以活细胞代谢物还原剂噻唑蓝［3-(4, 5)-dimethylthiahiazo(-z-y1)-3, 5-diphenytetrazoliumromide，MTT］为基础。MTT 为黄色化合物，是一种接受氢离子的染料，可作用于活细胞线粒体中的呼吸链，在琥珀酸脱氢酶和细胞色素 C 的作用下 tetrazolium 环开裂，生成蓝色的 formazan 结晶，formazan 结晶的生成量仅与活细胞数目成正比（死细胞中琥珀酸脱氢酶消失，不能将 MTT 还原）。还原生成的 formazan 结晶可在含 50%的 N,N-二甲基甲酰胺和 20%的十二甲基磺酸钠（pH 4.7）的 MTT 溶解液中溶解，利用酶标仪测定 490nm 处的光密度（OD）值，以反映出活细胞数目。

（1）接种细胞：用含 10%胎小牛血清的培养液配成单个细胞悬液，以每孔 1000～10 000 个细胞接种到 96 孔板，每孔体积 200μl。

（2）培养细胞：同一般培养条件，培养 3～5 日（可根据实验目的和要求决定培养时间）。

（3）呈色：培养 3～5 日后，每孔加 MTT 溶液（浓度 5mg/ml）20μl，继续孵育 4h，终止培养，小心吸弃孔内培养上清液，对于悬浮细胞需要离心后再吸弃孔内培养上清液。每孔加 150μl 二甲基亚砜（DMSO），振荡 10min，使结晶物充分溶解。

（4）比色选择 490 nm 波长，在酶联免疫监测仪上测定各孔光吸收值，记录结果，以时间为横坐标，吸光值为纵坐标绘制细胞生长曲线。

（六）Annexin Ⅴ检测细胞凋亡

Annexin Ⅴ是检测细胞凋亡的灵敏指标之一。它是一种磷脂结合蛋白，可以与早期凋亡细胞的胞膜结合，而细胞质膜的改变是细胞发生凋亡时最早的改变之一。在细胞发生凋亡时，膜磷脂酰丝氨酸由质膜内侧翻向外侧。Annexin Ⅴ与磷脂酰丝氨酸有高度亲和力，因而与细胞外侧暴露的磷脂酰丝氨酸结合。由于在发生凋亡时，磷脂酰丝氨酸外翻的发生早于细胞核的改变，因此，与 DNA 碎片检测比较，使用 Annexin Ⅴ可以更早地检测到凋亡细胞。因为细胞坏死时也会发生磷脂酰丝氨酸外翻，所以 Annexin V 常与鉴定细胞死活的核酸染料（如 PI 或 7-AAD）合并使用，来区分凋亡细胞（Annexin V+/核酸染料−）与死亡细胞（Annexin V+/核酸染料+）。

（1）取 Falcon 试管，按标本顺序编好阴性对照管和标本管号。

（2）使用冷的 PBS 缓冲液洗细胞两次，再用 1×Binding Buffer 缓冲液制成 $1×10^6$ 细胞/ml 的悬液。

（3）Falcon 试管中加入 100 μl 细胞悬液。

（4）按检测试剂盒说明书加入 Annexin V 与核酸染料。

（5）轻轻混匀，室温（20～25℃）避光处放置 15 min。

（6）使用 Annexin V -Biotin 试剂进行检测时：①1×Binding Buffer 缓冲液洗细胞一次，去上清。②1×Binding Buffer 缓冲液 100 μl 溶解 SAv-FITC 试剂 0.5 μg，加入到细胞管中。③轻轻混匀。④加入 5 μl PI，室温（20～25℃）避光处放置 15 min。

（7）各试管中分别加入 1×Binding Buffer 缓冲液 400 μl。

（8）1 h 内上流式细胞仪测定结果。

（七）免疫组织化学技术

免疫组织化学技术是一项利用抗原抗体反应，通过使标记抗体的显色剂显色来确定组织细胞内抗原，对蛋白定位、定性的实验技术。免疫组织化学技术主要用的是组织标本和细胞标本两大类，组织标本包括石蜡切片（病理切片和组织芯片）和冰冻切片。石蜡切片，对组织形态保存好，保存时间也长，虽然对组织抗原暴露有影响，但可以抗原修复，所以石蜡切片仍然是首选的标本制作方法。

（1）60℃烤箱烤片 30～60min。

（2）脱蜡水化，依次放入二甲苯Ⅰ、Ⅱ、Ⅲ各 10min，乙醇梯度（高至低）各 2min，水。

（3）抗原修复。

（4）PBS 冲洗 3 次，每次 5min。

（5）滴加 5% BSA 稀释的一抗，每个组织约 20μl，用 200μl 的枪头尖端抹平，4℃过夜或者 37℃ 1～2h。

（6）PBS 冲洗 5min，3 次。

（7）滴加二抗，室温下静置 30min。

（8）PBS 冲洗 5min，3 次。

（9）DAB-H_2O_2 显色 10min。

（10）苏木素染液染色 30s，水洗，盐酸酒精分化 3 s，流水冲洗 15min。

（11）脱水，乙酸 2min，乙醇梯度（低至高）各 2min，二甲苯 5min。

（12）中性树胶封片。

二、温病证候模型与制作

（一）温病卫气营血证候动物模型与制作

卫气营血辨证是温病学的核心理论，有效地指导着外感热病的临床诊治，具有广泛的理论价值和临床意义。随着医学科学的发展和现代科学技术手段的出现，人们对卫气营血的研究已不囿于理论探讨和临床验证，开始进行实质的研究和论证。重庆医科大学新医病理学研究小组以病理生理学为基础，从病理解剖入手，探讨卫气营血传变规律；四川大学华西医学中心通过动物实验对卫气营血的病理变化进行了观察和研究；陕西中医药大学改变了单一静脉注药的感邪途径，采用接近于临床实际的复合因素（包括生物因素、化学因素、气候因素、体质因素等），建立了在证候上符合中医临床表现，较为稳定的证候模型，并对每一个动物模型进行了中药方剂的治疗性验证。以下是当前卫气营血辨证动物模型的制备方法。

1. 卫分证

中医原理：气分证是温热病的初期阶段，指温热病邪侵袭肌表，卫气功能失调，肺失宣降，以发热、微恶风寒、脉浮数等为主要表现的表热证候。

实验动物：健康中国白兔或新西兰大耳兔，雌雄各半，体重 2.10～2.75kg。

造模方法 1：在自然清醒状态下，按每千克体重 0.75ml 大肠埃希菌菌液计量，在无菌操作下，经兔耳缘静脉缓慢推注菌液；对照组则注入同剂量无菌生理盐水。动物感染后连续进行证候观察，在注菌感染后 15～25min 可出现卫分证候的典型症状。

造模方法 2：应用肺炎双球菌标准株 I 型，通过预试验选出最佳浓度 12×10⁹/ml 配制菌液。用 1% 的丁卡因 0.2ml 滴鼻，1min 后检查麻醉情况，若喷嚏反射消失，动物在无菌条件下，用吸管按每千克体重吸入 0.4ml 菌液滴入鼻内，对照组滴入等量的生理盐水冲洗的血液琼脂培养基（未接种肺炎双球菌）液。后连续进行证候观察，在鼻腔接种后 4h 左右出现典型的卫分证候，整个卫分阶段约持续 20h。至 20h 后，部分动物卫分症状有不同程度的减轻或消失，到 48h 趋向自愈；另有部分动物体温继续上升，出现典型的气分邪热壅肺证，表现为喘促气急、鼻煽、躁动不安、不食、痰鸣、湿啰音、舌面湿度降低、耳血管充血、蜷卧耸毛消失等。

模型评价：卫分证动物表现为蜷缩，耸毛，懒动，或打喷嚏，不饮，不食，耳血管收缩等证候。

2. 气分证

气分证是温病卫气营血辨证中最常见，波及面最广，证候最为复杂，病程较长的一个病理过程。气分证动物模型包括邪热壅肺证、阳明热盛证、阳明热结证、暑热动风证和气分湿热证。

（1）邪热壅肺证

中医原理：邪热壅肺证是指邪热内壅于肺所表现的证候。多因温热之邪由口鼻而入，或风寒、风热之邪入里化热，内壅于肺所致。

实验动物：健康新西兰大耳兔，雌雄各半，体重 2～2.5kg。

造模方法：采用符合"温邪上受"理论的肺炎双球菌标准株 I 型气管内接种法初步建立家兔邪热壅肺证动物模型。用浓度为 2×10⁹/ml 的肺炎双球菌标准株 I 型菌液，按 0.25ml/kg 计量，通过"气管内接种法"，缓慢（0.5ml/min）接种菌液。

模型评价：邪热壅肺证动物表现为发热、气喘、鼻煽等症状。实验室检查见白细胞、中性粒细胞、全血黏度、血浆比黏度、血清钾明显升高。脏器组织形态学变化显示动物肺泡腔内充满渗出物，内含大量纤维素及中性粒细胞，肺泡壁毛细血管扩张充血。

（2）阳明热盛证

中医原理：阳明热盛证多由卫分顺传入气分，亦有直接发于气分而为阳明热证者，是邪盛正旺，邪正交争，里热蒸腾，热盛阳明胃经所致。

实验动物：健康中国白兔，雌雄各半，体重 1.8～2.2kg。

造模方法：应用肺炎双球菌标准株 I 型，通过预试验选出最佳浓度 15×10⁹/ml 配制菌液。按 0.7ml/kg 计量，将菌液经兔耳缘静脉缓慢推注（1 ml/min）。动物在细菌感染后 2h 内体温升高缓慢，4h 后猛升到 39.8℃，后呈现气分阳明热盛证候，证候持续 10～36h。

模型评价：阳明热盛证动物表现为发热、躁动不安或嗜睡，食量增加，渴饮，大便略干，心跳增快、增强，呼吸粗大等症状。实验室检查见血液流变学、血钾、血浆、球蛋白指标均明显升高。

（3）阳明热结证

中医原理：阳明热结证是指肠道中邪热和糟粕相结，耗伤阴津，肠道传导失司的证候。

实验动物：健康日本大耳白兔，雌雄各半，体重 2.0～2.5kg。

造模方法：以化学和生物致病因素相结合的方法，口服次碳酸铋，皮下注射肺炎双球菌，建立兔温病气分阳明热结证动物模型。于实验前 48h 将次碳酸铋粉末按 2.5g/(kg·d) 分两次拌入饲料中，喂养 2 日，然后禁水 24h，在自然状态下，以大肠杆菌内毒素按 2.5μg/(kg·d) 由耳缘静脉注入，6h 后模型制作完成。

模型评价：阳明热结证动物表现为高热不退，蜷卧少动，少食或拒食，大便干燥、量少或无，腹围升高等。实验室检查见血钾、血钠降低，血浆内毒素明显升高。脏器组织形态学变化显示各脏器均有轻、中度充血、瘀血，其中肺、脾、肠的炎性细胞浸润较严重。

（4）暑热动风证

中医原理：暑热动风证是温病暑热亢盛，引动肝风出现以高热、痉厥为主要表现的一类证候。在气分、营分、血分证阶段均可出现，以气分热盛引动肝风尤为多见。

实验动物：8～16日龄SD大鼠，母鼠喂养。

造模方法：主要采用物理方法建立大鼠热盛动风证动物模型。将大鼠置于温度为45℃±2℃的人工气候箱中，后即开始用秒表计时，后肢抽动发生后立即取出，并以此时刻推算热耐受时间，记录每次抽搐的发生时刻、阵挛的持续时间，恢复活动的时刻。体温计测量动物离开人工气候箱时的口腔温度作为惊厥发生时的阈值体温，再测量右前肢掌内温度，求"口-掌温差"。

模型评价：暑热动风证动物表现为喘促，烦躁多动，鸣叫，体温明显升高，继而暑热炽盛，平衡失调，后肢抽搐甚，甚至全身阵挛、口噤，且无斑疹及出血等营血分见症。

（5）气分湿热证1

中医原理：湿热病的发病理论有"内外湿相合"之说，其病因可被归为外因和内因两方面，外因时令之湿，内因水谷之湿，即气候因素和饮食因素。近年来对湿热病的病因认识较为清晰，认为湿热交蒸，能够酝酿滋生"致病因素"，其概念包括了湿热气候和病原微生物等。因此，湿热病的发生与气候、环境、饮食、体质、病原微生物等因素有关，是由多因素综合诱发。

实验动物：健康雄性Wistar大鼠，体重为（180±20）g。

造模方法：采用人工湿热气候加饮食失节加生物因素建立大鼠气分湿热证1模型。给予高脂饲料喂养，自由饮用30%的蜂蜜水。从第15天开始，每日早上给予56°乙醇灌胃（10ml/kg），从第15天开始，每日放入湿热环境（温度32℃±2℃，湿度92%±2%）的人工气候箱中，8h刺激后取出，连续7日。将培养好的幽门螺杆菌菌液取出，菌液密度为$1×10^9$CFU/ml。从第22天开始，给予幽门螺杆菌菌液灌胃（1.5ml/只），灌胃前，禁食不禁水24h，灌胃后禁食禁水2h，隔日1次，灌胃3次，接种2周。

模型评价：气分湿热证1动物表现为高热，汗出黏臭而热不解，倦怠纳呆，口微渴，大便溏腥臭，小便短赤，舌红、苔腻等。

（6）气分湿热证2

中医原理：气分湿热证2是指湿热阻滞中焦，气机不利的病证。

实验动物：健康新西兰大耳兔，雌雄各半，体重2kg左右。

造模方法：采用饮食失节加苦寒药加气候加生物因子的综合造模法。具体方法：实验动物灌服油脂加大黄末10日后放入人工造模箱3日（温度36℃，相对湿度95%）后，兔耳静脉注射大肠埃希菌（2 ml/kg）。

模型评价：气分湿热证2动物表现为高热、饮食减少或不饮不食，嗜卧懒动，大便溏泄或带黏液，有腥臭味，小便短少，皮毛蓬乱无光泽，少数发生摇晃、震颤，全身衰竭，舌质红，苔白腻等。实验室检查见血钾降低，血钠升高，血浆丙二醛（MDA）明显升高，红细胞超氧化物歧化酶（SOD）明显降低。脏器组织形态学变化显示肝小叶内可见散在的小灶性坏死，汇管区静脉轻度充血，并因明显的淋巴细胞浸润而增宽，小肠黏膜上皮层淋巴细胞浸润增多等病理改变。

在人工造模箱环境下，气分湿热证1与气分湿热证2均采用"饮食失常+生物因子"造模，只是生物因子选择分别是幽门螺杆菌与大肠埃希菌，此部分内容造模方法可与下文"基于病证结合模式的脾胃湿热证模型与制作"互参。

3. 营分证

中医原理：营分证是热毒深入营分阶段劫灼营阴、扰乱心神而产生的证候类型。其病理表现为邪热亢盛、脏腑气血功能失调和实质损害，病情虽重，但病机演变却有转出气分而解或深陷血分而危两种趋势。热灼营阴证则是营分证中重要而又常见的证型之一。

实验动物：采用健康中国白兔，雌雄各半，体重 1.8～2.2kg。

造模方法：采用大肠埃希菌从耳缘静脉注入和皮下注射相结合的方法。造模动物在自然清醒状态下，每只按下列方法同时经两种途径接种细菌：①浓度为 $9×10^9$/ml 的菌液，以每千克体重 1ml 从耳缘静脉缓缓注入。②浓度为 $15×10^9$/ml 的菌液，以每千克体重 1ml 从皮下注射。全部过程均按无菌操作进行。

模型评价：热灼营阴证动物的发病有卫、气分经过，感染后 2h 发病，见发热、善卧、舌边尖红，呈卫分证，持续约 2h。接着动物发热甚，躁扰多动，饮食快，大便略稀、小便短少，耳血管收缩变细，耳壳苍白发凉，舌红欠润，呈气分证，持续约 6h。从病后 8h 开始，动物身热，神倦嗜睡，怠卧少动，食少不饮，粪稀尿短，心率增快，呼吸变粗，脉搏变数，眼球结膜微血管扩张变粗，充血鲜红，耳壳转温，部分动物耳缘静脉周围有少量紫色瘀点或斑片，界线隐约模糊，动物对木棒等刺激反应迟钝，舌红绛而干，此即热灼营阴证。入营 20h 后，身热夜甚，同时上述其他症状、体征亦更加显著。该证持续 26h 后，动物身热灼手，伏地而卧，不饮不食，神识昏迷，反应微弱，球结膜及耳壳充血、瘀血乃至出血，斑疹深紫而显露，舌质紫绛，病情呈现血分证。实验室检查见动物全血比黏度、血浆比黏度、血小板聚集率和纤维蛋白原均明显升高。各脏器组织形态学变化显示多种脏器组织广泛而严重的充血、瘀血及轻度出血。

4. 血分证

中医原理：血分证是温热毒邪深入血分阶段引起耗血动血之变而产生的证候。病情危重，死亡率极高。

实验动物：采用健康中国白兔，雌雄各半，体重 1.8～2.2kg。

造模方法：采用经耳缘静脉推注大肠埃希菌的方法。造模动物在自然清醒状态下，浓度为 $24×10^9$/ml 的大肠埃希菌菌液，以每千克体重 0.5ml 从耳缘静脉缓缓注入。

模型评价：血分证动物主要表现为体温升高、耳血管充血，周围渗血，眼结膜充血、出血，神昏，甚至昏愦不醒，或见肢体抽搐，符合温病临床血分证的典型表现。实验室检查见全血比黏度、血浆比黏度、纤维蛋白原含量等指标均明显升高。各脏器组织形态学变化示肺、肝、脾、肾、胃肠、心、皮下、腹膜、眼结膜、耳静脉、脑等多处见重度瘀血、水肿，肝脾肿大。肺有点片状出血，肺肝表面多处见有大小不等的脓点。

目前对卫气营血的动物模型复制工作已初见成果，且具有实用性，在动物模型中已看到在人体上出现的病理过程及其规律性，因此，上述动物模型的复制是较为成功的。但是还应看到现有的温病卫气营血的动物模型制作只能讲是基于温病理论指导与温病临床病证的多样性、复杂性，体现卫气营血证候层次还有差距。

（二）基于病证结合模式的脾胃湿热证模型与制作

脾胃湿热证指的是湿热内蕴、脾胃失调所致的以脘腹痞胀或痛，呕恶、不食，口腻或苦，渴不多饮，肢体困重，大便黏滞或溏泻，尿少色黄，舌质红，舌苔黄腻，脉濡数或滑为主要临床表现的一种脾胃实证。有关数据显示，脾胃湿热证涉及疾病种类繁多，约占循环系统疾病的 11.1%，泌尿系统疾病的 13.9%，呼吸系统疾病的 13.9%，消化系统疾病的 38.9%。随着现代生活水平的提高，饮食结构的改变，脾胃湿热证的患病率呈逐年上升趋势。但由于医学伦理学的限制和临床研究的局限性，动物模型目前成为了探讨消化系统脾胃湿热证的主要手段。所以病证结合模型主要是慢性胃炎脾胃湿热证、溃疡性结肠炎及一些急性感染性胃肠病脾胃湿热证的模型探索，也包括其他疾病的脾胃湿热证模型探讨。

（1）中医原理：脾胃湿热证属中医证候范畴，其理论经过历代医家临床实践的验证与探讨已趋于完善，主要有以下 5 点：①外因湿热，指湿热的气候、潮湿闷热的居住条件、起居不慎、淋雨涉水等湿热之气太过，形成湿热之邪。现在的人工气候箱即提供外因湿热形成的条件。②内因湿热，指嗜食肥甘厚味，湿浊内生，久而蕴热，脾胃受损的病理过程。高脂高糖饮食（普通饲料+油脂+白酒+蜂蜜水等）是模拟湿热内邪最常用的方式，操作简单，可控性好，重复性强，与发病机制符合度高。③感受湿热疫疬之气，指天地间一种特殊的，不同于六淫的湿热邪气，其致病性强，易侵袭机体，引起疾病。致病因子（如大肠埃希菌内毒素、大肠埃希菌、鼠伤寒沙门菌、幽门螺杆菌、新冠病毒等）的施加是模拟湿热疫疬之气的常用手段，也是造模成功的重要因素，以口服灌胃的方式为佳。④体质因素，辨体质是辨证的基础，对辨证的准确性及疾病预防起重要作用。个体体质具有多样性，每种体质易患与其相对应的疾病，而脾胃湿热体质的人群更易患与湿热相关的疾病，但对实验动物先天体质的模拟及鉴别较为困难。⑤脾胃虚弱，"邪之所凑，其气必虚"，脾胃虚弱是罹患湿热的前提，饥饱无常、劳倦过度等是引发脾胃虚弱常用的造模手段。

（2）实验动物：脾胃湿热证动物实验中，造模对象有啮齿类（鼠）、兔形类（兔）及灵长类（猴）3种。常用的啮齿类动物有 BALB/c 小鼠、KM 小鼠、SD 大鼠及 Wistar 大鼠等，其具有易繁殖、易饲养，维护费用低，与人体功能、代谢、结构和疾病相仿的特点。但小鼠对热的耐受性差，在温度超过32℃时易死亡，与脾胃湿热证外因湿热的造模条件冲突。SD 大鼠与 Wistar 大鼠造模特性相似，是目前脾胃湿热证动物造模最常用的品种。与 SD 大鼠相比，Wistar 大鼠的生活习性、繁殖规律更易受外界气温、气压、湿度、噪声的影响，且对高脂饲料的吸收反应更好，与脾胃湿热证外因湿热、内因湿热的造模条件相适应，是啮齿类动物中较佳的造模品种。常用的兔形类动物有家兔和新西兰兔两种，具有对环境敏感，耐寒不耐热、耐干燥不耐潮湿，且体温变化灵敏，发热反应典型的生理特性，可以较好地还原脾胃湿热证患者体温升高的临床特点，且在湿热环境下更易诱导疾病的产生。家兔抗病力强、耐粗饲、环境适应性好，但其体型较小，生长较慢，需进一步选育提高，而新西兰兔质量稳定、体格健壮、生长迅速、容易管理，是兔形类中较佳的造模品种。灵长类动物进化程度高，与人类的生理病理特点及药物代谢方式相似，疾病造模符合度高，但其价格昂贵，饲养成本高。

模型动物种类、性别及年龄的合理选择是实验结果科学、可靠的重要条件。截至目前，脾胃湿热证造模动物的年龄多选择为6～7周龄，性别多为雄性或雌雄各半。研究发现，人类男性与女性湿热质的谷峰在45～54岁，且与女性相比，男性不耐闷热潮湿的气候，可能更易受湿热邪气侵袭，故脾胃湿热证的造模动物应以6～7周雄性大鼠为宜，体重多集中于180～200g。

（3）造模方法：脾胃湿热证多以中医病因病机为原理进行造模，方法成熟，操作性强，重复性好，主要分为单因素造模法、复合因素造模法及病证结合造模法。

单因素造模法主要是模拟外因湿热或内因湿热造模。梁丹等采用单纯自由梯度饮酒法复制急性酒精性脂肪肝脾胃湿热证食蟹猴模型，酒精干预浓度与干预剂量每7日递增1次，共60日。食蟹猴出现饮食量减少、精神萎靡、倦怠懒动、毛发晦暗枯槁、面垢油光、大便时干时溏、湿疹、瘙痒、性兴奋等表现。此模型临床符合度高，选用与人类遗传物质、解剖结构、生理特性及发病机制相似的食蟹猴作为造模对象，提高了实验的效率及可靠性，但食蟹猴价格昂贵，饲养成本较高。

复合因素造模法是将外因湿热、内因湿热及致病因子相联系进行造模。曾蓉等采用内因湿热+外因湿热（6h/d，共24日）+接种幽门螺杆菌液（共3次，隔日1次），共36日的方式制备幽门螺杆菌相关性胃炎脾胃湿热证小鼠模型。小鼠出现精神萎靡，倦怠懒动，饮食水量减少，皮毛枯槁，小便黄，大便稀，肛温升高等表现。此模型操作性强，重复性好，临床体征还原度高，且接种幽门螺杆菌菌液不仅影响幽门螺杆菌相关性胃炎的形成，亦可能与中医湿热邪气相呼应，诱导脾胃湿热证的发生。黄琴等在采用"内因湿热（普通饲料+油脂与白酒隔日交替灌服+200g/L 蜂蜜水自由饮用，共10日）+外因湿热（温度30～34℃，相对湿度95%，24h/d，共5日）"制备脾胃湿热证的基础上，采用"灌服热盐水、2%水杨酸，饮用脱氧胆酸钠+饥饱失常"综合造模法制备脾胃湿热证胃癌前病变动物模型，大鼠出现皮毛枯槁、倦怠懒动、精神萎靡、食欲减退、大便时干时溏等现象。此模型操作性强，重复性好，先施加内因湿热后施加外因湿热的造模方法，较符合薛生白所述"湿饮停聚，客邪再至，内外相引"的湿热病病机。

病证结合造模法则将西医疾病与脾胃湿热证相联系进行造模。屈静等将卵清蛋白加入氢氧化铝中制成生理盐水混悬液给小鼠腹腔注射（14 日，隔日 1 次，共 7 次）后，选用 5%卵清蛋白点鼻（7 日，1 次/日）。同时于前 5 日单日禁食（自由饮水），双日正常饮食，第 6 天起给予 20%蜂蜜水饮用，隔日交替灌服白酒与油脂共 9 日制备脾胃湿热证变应性鼻炎动物模型。小鼠出现被毛稀疏无光泽，嗜睡懒动，不欲饮食，挠鼻、打喷嚏、流清涕频率升高等症状。此模型操作简单，在施加内因湿热因素造模前通过饥饱无常诱导小鼠脾胃虚弱，更符合脾胃湿热证的发病机制，并从基础实验角度证实了变应性鼻炎与脾胃湿热证关系密切。

（4）模型评价：单因素造模法模型评价主要集中于饮食量减少、精神萎靡、倦怠懒动、毛发晦暗枯槁、面垢油光、大便时干时溏、湿疹、瘙痒、性兴奋等表现。复合因素造模法的模型评价主要为精神萎靡，倦怠懒动，饮食水量减少，皮毛枯槁，小便黄，大便稀，肛温升高等表现。病证结合造模法模型评价主要从动物毛发光泽，是否嗜睡懒动，饮食、大小便情况，肛温是否升高等入手。脾胃湿热证动物模型评价还可从实验室相关检查（氧化应激、血脂水平、炎症细胞因子、免疫功能、水通道蛋白等指标）进行进一步佐证。

（三）新冠病毒感染疾病寒湿、湿热证小鼠模型

新冠病毒感染属于中医学"疫病"范畴，主要病性为湿毒病邪。受到发病地域和季节等影响，不同学者对其病机认识上有寒湿和湿热的不同，因此在临床上也开启了对新冠病毒感染疾病的实验研究。

新冠病毒感染寒湿证和湿热证小鼠模型制备方面存在差异，具体制备方法参考国家卫生健康委员会相关管理要求。

（四）胃肠积热动物模型与制作

（1）中医原理：胃肠积热是因无形之热或有形之热壅于胃肠，而致胃肠蕴热的病证。临床表现为易汗、手足心热、唇红、咽红肿、颌下结节、磨牙、小便黄、大便干、舌红苔黄、脉滑或数等。高热量饮食是形成胃肠积热的主要原因。随着生活水平的提高和食品工业的发展，人们易摄入肥甘厚味、辛辣燥烈等高热量饮食，导致胃肠积热。小儿处于生长发育阶段，胃肠功能薄弱，并且对食物的需求比较旺盛，常摄入高热量饮食而不知节制，故胃肠积热多见于小儿。

胃肠积热与肺系外感病的发生发展密切相关。胃肠之热可上熏于肺，导致肺经郁热，从而易感受外邪；胃肠之热也可引邪深入，导致肺热传入阳明胃肠。研究发现，小儿胃肠积热与肺炎、反复呼吸道感染的发生具有相关性。小儿肺炎存在胃肠积热的概率是空白对照组的 2 倍，胃肠积热及其危险因素与呼吸道感染发病具有正相关性。

（2）动物模型制备：胃肠积热动物模型主要通过高热量饲料的喂养进行制备，可选用小鼠或大鼠。高热量饲料有多种制作方法，可采用白糖、全脂奶粉、猪脂膏按 2∶1∶2 质量配制，加入蒸馏水搅拌为乳糜液，每次灌胃高热量饲料 5ml，早中晚每日 3 次，每次间隔 6 h，自由饮水。可采用奶粉、豆粉、鱼松、面粉按 1∶2∶1∶1 质量配制，加入适量的水做成条索状，状如普通小鼠颗粒饲料，随后用电热恒温鼓风干燥箱烘干；造模时高热量饲料连续喂养 5 日，实验第 2～5 天，按 0.2ml/10g 予 52%牛奶溶液灌胃，每日 2 次。可采用锅巴、巧克力、牛肉粒、面粉按 1∶2∶2∶1 质量配制，加入适量的水搅拌均匀，做成与普通饲料外观相同的条索状，随后烘干；造模时高热量饲料喂养，同时按 0.2ml/10g 予 52%牛奶溶液灌胃，每日 2 次，连续 3 日，目前这种造模方法较为常用。可以高热量饲料喂养 8 周，洛哌丁胺按照 12mg/kg 剂量连续给药 10 日，以加速积热证的形成。依据方肇勤主编的《大鼠/小鼠辨证论治试验方法学》，从动物的表征诊断胃肠积热，动物模型需同时具备如下标准：①饮食量降低、腹围增大、体重增加缓慢，2 项或以上；②大便间隔时间长、大便粒数减少、大便含水量降低、粪便中检出淀粉颗粒和脂肪球、大便不成形、大便黄臭，2 项或以上；③眵多黄浊、肛门污秽、小便色黄，2 项或以上；或舌（爪、尾、吻、耳）偏红、舌红点、

目赤、齿龈红肿、小便色赤、肛门红肿，2 项或以上。

胃肠积热合并肺炎模型是在胃肠积热模型的基础上再进行肺炎模型的制备。目前最常用的造模方法是：实验第 1～3 天予高热量饲料喂养，同时予 52%牛奶溶液（0.2 ml/10 g）灌胃，每日 2 次；实验第 4～6 天，予 0.5 mg/ml 的 LPS 溶液雾化，每日 2 次，每次 30 min。成功制备胃肠积热合并肺炎模型除应具备胃肠积热模型评价的标准外，还需依据参考文献取肺组织，采用 4%组织固定液固定、蜡块切片、HE 染色，通过光学显微镜观察肺组织病理结果进行模型评价。胃肠积热合并肺炎大鼠肺组织 HE 染色可出现肺泡壁弥散性增厚，炎性细胞浸润，肺泡腔结构基本消失的病理改变。

（3）动物模型评价与研究进展：胃肠积热动物模型的胃肠功能、肠道菌群、肠道机械和免疫屏障、机体免疫等方面存在异常。胃肠积热动物胃电图慢波形状不规则，振幅不齐，呈高频高幅；胃肠积热动物免疫球蛋 M（immunoglobulin M，IgM）、γ-干扰素（interferon-γ，IFN-γ）、白细胞介素（interleukin，IL）-1 水平异常；胃肠积热动物肠黏膜上皮细胞及杯状细胞排列紊乱，肠组织胞质紧密粘连蛋白-1（zonula occludens-1，ZO-1）水平显著下降，且肠组织分泌型免疫球蛋白 A（secretory immunoglobulin A，SIgA）水平明显降低。胃肠积热导致动物的肠道菌群失调，还可导致菌群代谢产物短链脂肪酸（short chain fatty acids，SCFAs）失调，影响肠道 5-羟色胺（5-hydroxytryptamine，5-HT）的分泌，导致血清 5-HT 水平降低。胃肠积热合并肺炎可打破肠道菌群有益菌与有害菌之间的平衡，增加特定有害菌，并抑制有益菌的定植与生长，大鼠 IL-1β、IL-6、TNF-α等炎性因子水平显著升高，肺组织病理损伤更加严重，说明胃肠积热可加重肺炎大鼠机体免疫炎性反应。

（五）其他病证模型

1. 气血两燔证（急黄-急性肝功能衰竭）

中医原理：气血两燔证是温病邪传气分，内陷血分以致形成气分邪热未解、血分热毒又盛的证候。而急黄临床上较多出现气血两燔证。

实验动物：采用 200 g 左右雄性健康纯种 Wistar 大鼠。

造模方法：将盐酸 D-氨基半乳糖用生理盐水调配成 10%的盐酸 D-氨基半乳糖溶液，再用 1nmol/L NaOH 将其 pH 调至 7.0，在动物自然清醒状态下，按每千克体重 1000 mg 计量，无菌操作下进行腹腔一次性注射，注射后严密观察 72 h，观察项目包括一般表现、死亡情况、实验室检验及病理形态学检查。以发热、昏迷、抽搐、黄疸、出血作为观察要点。

模型评价：气血两燔证动物表现为初期拒食、活动明显减少，萎靡、耸毛、嗜睡或昏睡状态，痛觉反应迟钝，也有呈激惹状态，刺激时出现尖叫、暴躁等乖戾表现；继而出现高热、全身皮毛为汗液浸湿，尿失禁、色深黄，上下眼睑及尿道肛门周围白毛黄染，肢体或全身抽搐、眼球震颤，口腔、泌尿、生殖道出血或尾部取血创口出血不止，个别动物可出现体温突然下降，皮肤冰冷，复正反射及头正反射丧失，最后角膜反射消失而死亡。实验室检查：血清胆固醇、血清胆红素、谷丙转氨酶都有升高。病检可见：胸腹腔均有瘀血，肺部可见出血点，肝组织体积缩小，表面被膜皱缩不平，呈黄色或红褐色，显微镜下可见肝细胞肿胀、嗜酸性变及水样变性，中央静脉及肝血突扩张瘀血，门脉区炎症反应及胆管增生，肝细胞坏死。

2. 气阴两虚证

中医原理：气阴两虚证是一种气虚证与阴虚证并见的中医复合证候，常因热邪亢盛灼伤阴液，导致气无以养而形成；或慢性消耗性疾病，病程日久致元气耗伤，阴液损伤造成气阴两虚证；或因体力消耗太过，或汗吐下太过而致。其基本病机是气虚无权生津、行津、摄津及阴虚无以载气、养气。

实验动物：采用 20g 左右健康雄性 KM 小鼠。

造模方法：采用饮食不节联合力竭游泳与热药灌胃的复合造模方法建立气阴两虚证模型。小鼠每日尾根部负重体重的 10%进行游泳（小鼠不动时用木棒驱赶），水温 23℃±1℃，水深 25cm，当小鼠力竭时（小鼠鼻尖没入水中 5 s）及时捞出，用干毛巾擦干；每日 8：00～20：00 禁食禁水，20：00 对小鼠用热药灌胃 1 次，给药剂量为含生药量 10g/(kg・d)，按照 0.1 ml/10g 灌胃给药；同时，单日自由饮食，双日禁食，造模 9 周。热药制备：取肉桂、干姜、花椒、辣椒各 125 g，置于圆底烧瓶中，加 10 倍蒸馏水浸泡 30 min，煎煮 50 min，滤出煎液，再次加入 10 倍蒸馏水煎煮 40 min，合并滤液，浓缩至生药浓度 1 g/ml。

模型评价：气阴两虚证动物表现为明显的体重减轻，消瘦，运动耐力下降，倦怠，懒动，弓背，大便干燥等。

3. 热厥证

中医原理：热厥证可因外感温热病，热毒过盛，邪毒内陷所致高热而厥。

实验动物：采用 2.4 kg±0.3 kg 健康雄性日本大耳白兔。

造模方法：用小剂量，以剂量梯度多次重复静脉注射大肠埃希菌内毒素，模拟感染时的毒血症过程，造成动物由发热进入热厥，继而发展成厥脱相兼，虚实并见的热厥气脱证，最后导致脱证（阴脱或阳脱）的动态过程。用大肠埃希菌内毒素粗制品，每毫升约含 1000 亿个菌，经高压蒸汽灭活后，反复冷冻融化，超声波击碎，制备成乳白色悬液，经耳静脉每小时注射 1 次，剂量从 0.1 ml/kg 增量，逐步增加（即 0.1 ml/kg、0.1 ml/kg、0.2 ml/kg、0.2 ml/kg、0.3 ml/kg、0.3 ml/kg、…），直至动物死亡。每次注射前观察动物的全身状态，记录血压、体温、尿量、心率、微循环、舌象、脉搏（耳动脉）。

模型评价：热厥证动物表现为血压进行性下降，肛温逐步升高后呈稽留热，而肢端体温逐渐下降，肛-趾温差呈"剪刀差"。尿量渐少、短赤，微循环观察显示微动静脉收缩，管径变细，毛细血管部分消失、变细，血流速度变慢，舌红唇干，心率速，呼吸急促，动物先烦躁后萎顿，喜饮等。

第三节　温病临床研究常用实验技术与方法

一、温病临床研究中常见问题

在新的形势下，温病学面临的挑战是严峻的。其理论与方法在许多方面不能适应现代临床的要求。目前应对传染病的中医辨证、治疗，做进一步标准化、规范化研究；力求运用现代科学理论、方法与手段加强针对不同病原体及其相关疾病的特异性治疗方药的研究并研制出高效、速效、使用方便、质量稳定、能多途径给药的新制剂、新品种以适应临床实际的需求；进一步加强对危重病患者抢救的探索，总结经验，充实与完善其抢救措施。

目前，临床研究的实施中也存在许多实际问题，如试验设计不严谨、样本来源单一、样本量小、不设盲等问题。这样导致的结果就是存在大量小样本、单中心、低质量的临床研究，这样的研究结果可重复性小、可靠性低、可参考性不强，是目前温病临床研究中存在的普遍问题。当然，其中部分原因是因为中医学本身的特殊性导致的，比如由于中药汤剂剂型和针灸方法的特殊性，临床当中往往无法很好地设盲；其次，由于温病学研究的许多疾病存在传染性强、危害性大等特点，急救要求高，也为临床研究增添了不少难度。

二、临床研究常用模式和方法

干预（intervention）性临床研究中，干预因素是研究者根据研究目的，主动对研究对象实施某项预先设计好的预防、治疗和行为指导等措施。包含随机对照试验、观察性研究、病例-对照研究、横断面研究等。

（一）随机对照试验

随机对照试验（randomized controlled trials，RCT）是临床研究中判断干预措施效果的金标准，它能提供有关某一干预在一个特定人群中平均效应的信息，包括随机和对照两个方面。

1. 随机的原则

随机（random）原则是医学实验的重要原则，是保证组间均衡可比的重要手段，应贯穿实验设计和实施的全过程。

2. 随机的定义与作用

随机是指通过随机方法使每一个受试对象有同等机会被抽取，并且有同等机会被分配到不同的组别。医学实验中的随机化原则主要包含三种含义，即随机抽样、随机分组和顺序随机。

随机抽样用来保证样本的代表性，使实验结果具有普遍推广性；随机分组可以获得有均衡性的实验组和对照组，提高组间可比性。

3. 随机的方法

（1）随机抽样方法：①单纯随机抽样：是指从总体全部研究对象中，利用随机方法（如随机数字）抽取部分个体构成样本，也称简单随机抽样，是其他各种抽样方法的基础。②整群抽样：是先将总体分成若干个互不交叉、互不重复的群，然后以群为单位抽取样本的一种抽样方式。进行整群抽样时，要求各群都有较好的代表性。整群抽样的抽样误差一般大于单纯随机抽样，故需增加50%左右的样本量。③系统抽样：又称等距抽样，是把总体观察单位按一定顺序分为若干个部分，从第一个部分随机抽取固定位次的观察单位，再从每一部分中抽取相同位次的观察单位，全部抽取观察单位组成样本。④分层抽样：是按总体人口学特征（如年龄、性别）或影响观察值变异较大的某种特征（如病情、病程）将观察单位分成若干层，不同层采用一定的抽样方法、独立进行抽样后组成样本。

（2）随机分组方法：①完全随机化分组：利用抽签、掷币、随机化数字表等方法直接将样本随机分配到各个实验组，完全随机化是随机分组方法的基础。应用随机数字表分组基本步骤如下：编号，将 N 个单位从 1 到 N 进行编号；获取随机数字，从随机数字表中任意一个数字开始，按同一方向获取每个实验单位的随机数字；求余数，随机数字除以组数求得余数，整除则余数取组数；确定组别，按余数分组；调整，例如共有 n 例待调整，需要从中抽取 1 例，则续查 1 位随机数，除以 n 后得到的余数作为所抽单位的序号（若整除则余数为 n）。②区组随机化分组：区组随机化也称为配伍组设计，是配对设计的扩大。它是先将受试对象组成配伍组或区组，然后每个区组内受试对象随机分配到各处理组，每组分别给予不同处理方式，比较组间及组内效应的差异。区组随机属于两因素设计，不仅能观察处理因素间的差异，也能评价区组间差异对实验效应的影响。③分层随机化分组：将研究对象按某些特征如年龄、性别等分成若干层，在不同的层中随机地将实验对象分配到实验组和对照组，以提高组间可比性。方法：①根据研究对象的某个非处理因素对样本进行分层；②各层进行随机分组，分别合并成为各处理组。

4. 对照的原则

没有比较就没有鉴别，任何事物间的差异都是比较出来的，比较的基准就是对照（control）。

（1）定义与作用：对照是指研究过程中，设定可供比较的组别。设置对照是控制混杂因素的重要手段，可以平衡非处理因素在实验中的影响，通过与对照组的比较能够准确地评价处理因素的效应。当处理因素作用于个体时，由于各种混杂因素的影响，产生的实验效应往往较为复杂，不能直接、准确地反映实验结果。个体的生物学差异如年龄、性别、职业等因素会导致同一疾病在不同个体的表现不一。除生物属性外，人还具有一定的社会属性，所以当研究对象是人时，其产生的效应可能更具复杂性。例如，霍桑效应是指研究对象因成为研究中受关注的目标，而改变行为的一种倾向，其改变与处理因素无关。当患者偏爱中医药治疗时，则中医药治疗往往更有效果。此外，安慰剂效应、疾病的自愈倾向等因素都会影响最终观察到的实验效应。鉴于上述问题，为避免偏倚，必须设立对照。医学研究中设立对照的意义主要包括以下几个方面：①科学地评定药物疗效或干预措施效果的有无及效果的优劣；②排除非研究因素对疗效的影响；③确定治疗的毒副作用；④控制各种混杂因素，消除和减少误差。

（2）对照的分类：①空白对照：即对照组不施加任何措施。如观察乙肝疫苗的预防效果，实验组接种该疫苗，对照组不施加任何干预，即空白对照。临床实验中，设置空白对照有时会违背医学伦理原则，不建议采用此种对照方式。②安慰剂对照：是指使用外形、颜色、大小等与实验组相似的药物干预对照组。安慰剂对照可以避免实验设计者和研究对象的心理因素所引起的偏倚，其在临床研究中常用于无有效药物治疗的疾病。③试验对照：是指对照组采用空白对照，但要对照组的操作与试验组一致。例如，评价板蓝根预防学生流感的效果，试验组服用该药，同时每日对教室进行紫外灯消毒；对照组不吃该药，但仍需每日对教室进行紫外灯消毒。④标准对照：是采用目前公认有效的常规治疗手段作对照组。标准对照是临床试验中最常见的一种对照形式，可在不违背医学伦理学原则的前提下，最大限度地控制混杂因素对试验效应的影响。⑤自身对照：是指对照和试验在同一受试对象的不同时间段实施。如用某药物治疗高血压，可以选择一组新发高血压患者，进行用药前、后血压测量值的比较，从而说明药物降压效果。自身前后对照设计简单，但不适用于有自愈倾向的疾病。⑥历史对照：是指用过去研究的结果作对照。一般是指适用于非处理因素影响较小的少数疾病。

5. 单病例随机对照试验

（1）单病例随机对照试验的概念与中医的联系：单病例随机对照试验（N-of-1 trial）是一种以单个病例本身作为随机、双盲、多次交叉的自身对照试验，这一病例既是试验者也是其自身的对照者。

辨证论治作为中医诊疗的最常用模式，形成了中医个体化治疗的特点，与以个体化评价为理念核心的单病例随机对照设计有机结合，为更合理地评价中医药的临床疗效提供了契机。

（2）适用范围：①慢性疾病：单病例随机对照试验可运用于病程相对较长，且在一段时间内病情稳定（包括中医证型相对稳定）需长期服用药物治疗的慢性非自限性疾病。②选择药物和调整剂量：从多种药物中，选择对个例患者"最"有效的药物或选择某种药物的"最"适剂量。③药物评价：使个例患者也有机会进入药物治疗试验，拓宽了药物使用的范围，特别是对早期新药的评价。

（3）原理与方法：单病例随机对照治疗试验，是随机安排治疗期和对照期顺序，进行3轮或3轮以上，应用于单个患者的自身对照双盲治疗试验。每一轮治疗间隔需要一段时间的空白期，也称为"洗脱期"，以消除前一次干预措施的残余影响。双盲法实施干预措施是该试验必不可少的重要条件。鉴于大样本RCT的最终结果可能不适用于单个或特殊患者。该试验的优点在于，不论患者情况如何特殊，所获得结果都对他有效，且可在短时间内从多种干预中选出最有效方案，使患者从该试验中直接获益，在医学伦理上也可减少争议。

（4）在中医药研究中的独特优势：①用于寻找个体最佳的中药剂量。中医临床不仅要有正确的辨证、治则治法，中药的使用剂量亦发挥着重要的作用。中药的使用剂量因医生的临床经验不同及各中医学派的独特理论而存在着较大差异。运用单病例随机对照试验以研究受试者对不同剂量中药的反应效果，选出符合受试者最佳的中药剂量并指导临床应用，可使受试者在得到最佳的临床疗效的同时又避免中药的浪费及过量中药所带来的毒副作用。②评价辨证论治的有效性及科学性。辨证论治作为中医的诊疗体系基本特点之一，对受试者进行辨证论治与辨病论治或相关的对症治疗进行疗效的对比，可用以验证辨证论治的疗效，证明其科学性，以此阐述患者对某一治疗措施疗效相关差异性的本质。③评价中药治疗效果。在选择合适的中药进行临床疗效的评价中，单病例随机对照试验可发挥其独特的优势，在新药研发中起到重要作用，如越来越多中药新药的Ⅱ期临床试验选择单病例随机对照试验对其安全性及疗效进行科学性的评价。

（二）观察性研究

1. 队列研究概念

队列研究（cohort study）是指将某一特定人群按是否暴露于某可疑因素或按不同暴露水平分组，追踪观察一段时间，比较各组发病率或死亡率的差异，以检验该暴露因素与研究疾病是否存在关联及关联强度的一种观察性研究方法。

2. 研究设计特点

队列研究是一种分析性流行病学研究方法，队列研究的"暴露"与"结局"存在时间上的先后顺序，便于进行因果推断。其研究目的可以是以下几种：①观察疾病的发生、进展、结局变化等全过程。②估计疾病的人群发病率与发病风险，寻找高危人群。③评价预防或干预措施在人群中的真实效果。④探索暴露与疾病的关联性，验证病因学假设，检验因果关联。

3. 研究设计类型

依据研究对象进入队列及终止观察的时间，队列研究可分为以下几种：①前瞻性队列研究：是研究对象进入队列的时间是"现在"，依据研究对象当前的暴露状况进行分组。研究结局尚不明确，需要通过前瞻性随访观察一段时间获得，所需观察时间长，样本量大，花费高，但偏倚较小，结果可信。②历史性队列研究：是指研究对象进入队列时，研究的结局已经出现，分组是依据研究对象过去某个时点的暴露状况/暴露水平进行的，暴露与结局信息均可从历史资料中获得。但研究数据可能会存在重要信息的缺失；结论的外推性和可靠性受限。双向性队列研究是在历史性队列研究基础上，继续前瞻性随访观察，弥补了历史性队列研究的不足。③巢式病例对照研究是建立在一个已有的研究队列基础上，在随访获得的病例与非病例中分别随机抽取一部分研究对象（或选取所有的病例或非病例）作为研究的病例组与对照组，进而比较病例组与对照组中暴露频率差异的一种研究设计。④病例队列研究：同样是基于一个已经存在的队列人群，目的是降低检测全队列样本所需的成本，提高研究效率；病例队列研究其实是从原队列非病例人群中按照特定的比例，随机抽取的一个样本，这个随机样本的个体数能满足该研究的需要。由于队列研究耗时长、花费多，所需样本量大，在实施前应该根据具体情况选择。

4. 研究设计要点

（1）明确研究假设：研究假设是队列研究的关键，提出的假设需要有一定的机制研究与人群研究的证据支持。通过队列研究，可以观察人群自暴露于某危险因素后，疾病发生、发展直到出现结局的全过程；评价某些预防和干预措施的效果；由因到果，检验暴露与疾病（或健康状态）之间可能的因果关联。

（2）人群选择：队列研究的人群是一个特定的人群，可以是一般人群、特殊暴露人群、职业人群或者有组织的人群。通常是通过随机抽样获得的有代表性的人群样本，也可考虑选择一些有组织的团体。队列研究可以选择来自同一队列中未暴露或者暴露水平较低的人群作为对照人群（内对照），也可以选择外部队列人群作为对照（外对照）。由于内对照人群与暴露人群均来自同一源人群，内对照与暴露人群的异质性小于外对照人群，便于比较。对于一些特殊暴露人群，很难获得同队列的内对照人群，可以选择外部对照人群。队列研究的人群选择需考虑：①随访是关键，失访会削弱研究的把握度和准确性。②人群的选择取决于研究目的。③选取研究人群时需考虑人群中的暴露比例及结局发生的比例。

（3）暴露及其测量：暴露因素在不同的研究中可以是危险因素，也可以是保护因素。测量方法主要有直接观察与测量、问卷调查及翻阅历史资料或档案记录信息。采用直接观察的暴露比较少见，实际中，多数的暴露需要通过仪器设备及实验室检测获得。更多的情况下，暴露因素的测量来自问卷调查，调查问卷收集的暴露信息非常广泛，主要分成面对面访谈与自填式问卷两种方式。另外，也可以通过翻阅档案及历史记录来获取研究对象的暴露信息。

（4）结局及结局指标的选择：队列研究的经典结局是疾病或者事件的发生与否，这类结局指标一般是二分类变量。另外一种常见的结局指标是一些能够指示人体健康或者疾病状态的生物标志物或者体检指标。结局指标的选择与暴露指标的选择同样重要，一般选择能够被直接观察或客观测量的、公认的规范化的指标。

（5）偏倚及其控制：偏倚是指研究过程中由于研究对象选择、资料收集、观察指标与测量方式不当等人为因素导致的研究结果偏离真实情况的现象。偏倚是由于研究中产生的系统性误差，不能在分析阶段被纠正，也不能确定其影响的大小；混杂是任何观察研究都不可避免的，是由暴露和结局变量之外的第三个变量引起的，可导致错误的研究结论。

1）选择偏倚：队列研究的选择偏倚主要见于一些拒绝参加研究的研究对象，可通过随机选取研究对象等方式增加样本的代表性，必要时在统计分析阶段进行敏感性分析。失访偏倚是队列研究特有的一种选择偏倚，由于各种主客观原因导致研究对象未完成随访而处于信息缺失状态，无法纳入统计分析。

2）信息偏倚：在各类型的研究中均可能存在信息偏倚，回顾性的信息偏倚较低，但是信息偏倚依然存在，需要通过严格的资料收集和质量管理方法以选择客观的指标来降低信息偏倚。

3）混杂偏倚：为了证实暴露与结局之间的关联性，除了需要明确暴露与结局指标，还需排除某些因素对暴露与结局关联的扭曲，这些影响称为混杂偏倚，来自混杂因素。混杂因素必须具备3个条件：①是所研究疾病的一个危险因素，并独立于暴露因素；②与暴露因素相关联；③不是暴露与疾病因果链条上的中间环节。潜在的混杂因素与暴露因素均需要在研究设计中考虑，并收集足够的混杂因素信息，以便于在统计分析过程中客观评价与合理校正，可以通过对研究对象进行限制、筛选比较组、进行混杂因素匹配等方法，保证混杂因素在暴露组和非暴露组分布均衡，进而来控制混杂效应。在统计分析阶段，通过直接标准化、倾向性评分匹配、分层分析和多因素分析等方法对混杂效应进行校正。

（6）随访：队列研究的结局需要通过前瞻性随访研究对象来确定，要确定研究对象结局的发生情况及结局发生的时间，以便于校正疾病发生时间早晚与暴露之间关联对结局的影响。随访的设定需考虑随访的对象、内容、方法、时间及频率，方法可以根据实际的情况选取，内容可进行调整，但是研究结局指标是必须要重点随访的内容，随访时长、终点及频率主要依据结局指标确定。

5. 队列研究设计的评价

（1）队列研究的局限性：①不适于发病率很低或潜伏期较长的疾病的病因学研究。②易发生选择偏倚和信息偏倚。③需要花费大量人力、物力、财力，研究时间较长。④设计要求较高，资料的收集和分析难度较大。⑤随访过程中，一些已知变量的变化或未知变量的引入会增加分析难度、影响研究质量。

（2）队列研究的优点：①队列研究可以直接获得暴露组和非暴露组的发病率、死亡率等指标，为进一步的研究提供重要的线索。②队列研究需要对研究人群前瞻性随访较长时间，并且没有人为给予干预措施，可以观察疾病在研究人群中的自然发生发展过程。③研究设计符合时间顺序，验证因果关系的能力强于横断面研究和病例对照研究。证据充足的情况下，队列研究的关联性可以作为因果关联。④队列研究可以同时研究一种暴露与多种结局的关系。⑤收集的资料完整可靠，回忆偏倚较小。

（三）病例-对照研究

1. 病例-对照研究概念

病例对照研究（case-control study）属于回顾性研究，是一种分析性流行病学研究方法，是在疾病发生之后去回溯调查对象是否暴露于某特定病因因素的观察性研究，由果及因，主要用于疾病的危险因素和病因学的探索性研究。以确诊的患有某特定疾病的患者作为病例，以不患有该病但具有可比性的个体作为对照，通过询问，实验室检查或复查病史，搜集既往各种可能的危险因素的暴露史，测量并比较病例组与对照组中各因素的暴露比例，经统计学检验，若两组差别有意义，则可认为因素与疾病之间存在着统计学上的关联。这种类型的研究从结局（如疾病）开始着手，从时间上向后看，寻找引起该结局的暴露因素。举例来说，研究者定义一组有一种结局（如卵巢癌）的人群和一组没有该结局的人群（对照），然后通过调查表、面谈或者其他方式确定两组人群某一危险因素的暴露情况（如口服避孕药、促排卵药物）。如果暴露因素在病例中的发生率高于对照组，暴露因素与该结局的危险上升有关。

2. 病例-对照研究设计要点

（1）研究目的：①探索疾病的可疑危险因素。经典的病例对照研究主要用于病因推论，调查疾病的致病因素或可疑危险因素，为进一步的研究提供病因线索。例如，在鼻咽癌发病的危险因素研究中，调查研究对象的饮食因素、职业、吸烟情况、饮酒情况、家族史等既往情况，探索鼻咽癌发生的可能病因。②药物不良反应的研究。药物上市后有可能会出现未知的或非预期的不良反应，当高度怀疑某种药物可能存在某些不良反应时，特别是发生率低的不良反应，可通过比较病例组和对照组中某种可能引起不良反应的药物的暴露率，从而判断该不良反应是否与药物相关。③评价治疗效果和判断预后。根据研究对象的临床结局，如治愈和未治愈、有并发症和无并发症等，分成病例组和对照组，调查其既往接受某治疗措施的情况，通过比较不同结局的研究对象其既往接受某治疗措施的情况，从而推断既往治疗措施与结局之间的关联关系。④评价防治措施的效果。当评价某疫苗预防某疾病的效果时，可根据研究对象是否患有该疾病分为病例组和对照组，调查和比较研究对象既往接种该疫苗的情况，从而判断疫苗的预防效果。

（2）研究对象：①病例来源。病例主要有两种来源，一是从医院中获得病例，这种研究称为以医院为基础的（hospital-based）病例对照研究，来源于某医院某时期内就诊或住院的患有研究疾病的全部病例。病例应由统一、公认的诊断标准确诊。使用医院来源病例，可节省费用，容易获得，患者依从性好，信息较准确完整，但容易发生选择偏倚。二是从某特定人群（如社区）选择病例，这种研究称为以人群为基础的（population-based）病例对照研究，以符合某一规定的人群在某时期内的全部病例作为病例组，当病例数过多时可随机抽取一定数量的样本作为研究对象。其优点是选择偏倚比前一种来源的小，代表性较强，结论推及该人群的可信度较高，但实施难度较大。②对照来源。对照应是未患有目标疾病但与病例人群具有可比性的人群。原则上，对照和病例应来源于同一人群，并且能代表产生病例的人群总体，如同一个社区、同一个医院、同一个单位等。在病例对照研究中，对照的选择十分关键，根据病例的定义可以确定病例的源人群（source population），对照是产生病例的源人群中未患该病的一个随机样本，反映的是源人群的暴露水平。在病例对照研究中，为保证研究的真实性，在选择对照时必须考虑对照的代表性、病例与对照的可比性及可能出现的选择偏倚等问题。如果病例组来自某一特定人群，则可以选择该人群的非病例（未患该种疾病的人）的一个随机样本作为对照，如果病例组来自某医院，则可从该医院中选择同时期就诊或住院的其他病例作为对照。根据研究需要，有时可设多组对照，可同时选择医院的患者和社区人群作为对照。

其他来源的对照包括病例的同胞、配偶、邻居、同事、朋友、同学等，不同来源的对照拟解决的问题不同。例如，兄弟姐妹对照可以控制早期成长环境的影响及遗传因素作用，配偶对照主要是考虑成年期环境的影响，邻居对照可控制社会经济地位这种难以确认和测量的混杂因素。

3. 病例-对照研究的优缺点

（1）优点：①适用于罕见病的研究。研究罕见病时，采用病例对照研究所需要的样本量比前瞻性队列研究所需的病例数少。②省力、省时、省钱，容易组织实施。③不仅用于病因学的探讨，而且可广泛用于其他研究。④当病因不明时，可以同时研究多个因素与某种疾病的联系，筛选病因，探索多种可能危险因素。⑤多采用调查询问、查询病历记录形式收集数据，不干预研究对象行为，对研究对象无损害。

（2）缺点：①发生选择偏倚的可能性大，以医院患者为研究对象时尤为明显。②通过收集既往信息获取数据，存在回忆偏倚，暴露与疾病发生的时间先后顺序难以确定，无法证实因果关系。

③无法获得暴露组和非暴露组某研究疾病的发病率。

（四）横断面研究

1. 概念

横断面研究（cross-sectional study）又称现况研究，是通过对特定时点（或时期）、特定范围内人群中的有关变量（或因素）与疾病（或健康状况）关系的描述，即通过调查某个特定群体中的个体是否患病和是否具有某些变量（或特征）等情况，从而描述所研究的疾病（或健康状况）及有关变量（或因素）在目标人群中的分布情况，进一步比较分析具有不同特征的暴露与非暴露组的患病情况或患病组与非患病组的暴露情况，为研究的纵向深入提供线索和病因学假说。从观察时间上来说，横断面研究所收集的资料是在特定时间段内发生的情况，一般不是过去的暴露史或疾病情况，也不是追踪观察将来的暴露与疾病情况，故称为横断面研究。

此外，研究者在同一总体人群中每隔一段时间进行的系列横断面调查可以用于推断研究因素与疾病（或健康状况）随时间变化的模式，即系列横断面研究（serial cross-sectional study）。这种系列横断面研究具有纵向的时间框架，但它不同于队列研究，每一次调查均在一个新的样本中进行，因此无法测量个体变化，结果会受到调查人群情况变化的影响（如出生、死亡、搬迁等）。

2. 横断面研究特点

（1）横断面研究开始时一般不设对照组：横断面研究在设计与实施阶段，往往根据研究目的确定调查对象，然后查明调查对象在某一特定时点（或时期内）的暴露（特征）和疾病状态，最后在资料处理与统计分析阶段才根据暴露（或特征）的状态或是否患病来分组比较。

（2）横断面研究的特定时间：横断面研究关心的是某一特定时点（或时期内）某群体中暴露与疾病的状况及两者之间有无关联。理论上，这个时间应该越集中越好，如人口普查的时点定在 11 月 1 日 0 时。一般来讲，时点患病率要比期间患病率更为精确。

（3）横断面研究在确定因果关系时受到限制：一般而言，横断面研究揭示的暴露与疾病之间的统计学关联，只能为建立因果联系提供线索，是分析性研究（病例对照研究和队列研究）的基础，而不能据此做出因果推断。原因包括以下两点：①在横断面研究中，疾病病程短的调查对象（如迅速痊愈或很快死亡）很难入选到一个时点或一个短时期的研究中，纳入研究的调查对象多是存活期长的患者。而存活期长与存活期短的患者，在许多特征上存在差异。这种情况下，经研究发现与疾病有统计学关联的因素有可能是影响预后的因素，而不是影响发病的因素。②横断面研究一般揭示的是某一时点或期间内暴露（特征）与疾病的关联，而不能确定所研究的暴露（或特征）与疾病发生的时间顺序。但是，对于诸如性别、种族、血型等不会发生改变的暴露因素，可以提示因果关系。这类不会因是否患病而发生改变的因素，横断面研究可以提示相对真实的暴露（或特征）与疾病发生的时间先后顺序。

3. 横断面研究目的

（1）了解目标群体中某种疾病（或健康状况）的分布：描述目标群体中某种疾病（或健康状况）在时间、地区和人群的分布情况（三间分布）是横断面研究最常见的用途。对此经常采用的方法是抽样调查（sampling survey）。例如，若要了解某区域内三甲医院住院患者的疾病分布状况，则可采用某种抽样方法，从这个区域的三甲医院住院患者（目标人群或总体）中，随机地抽取足够数量的合格调查对象（样本），逐一进行细致的调查与检测，并同时收集诸如年龄、性别、职业、受教育程度、居住地区、疾病的患病情况等研究因素，以期对目标人群常见疾病患病情况的三间分布做出适当的评估，为进一步的病因学研究提供线索。

（2）提供疾病病因研究的线索：横断面研究的结果可以为病因未明疾病的研究提供病因线索。通过描述疾病患病率在不同暴露状态（或暴露水平）下的分布差异，进行逻辑推理（如求同法、求异法、类推法等），进而提出该疾病可能的病因。例如，肥胖人群是否比非肥胖人群有更高的糖尿病患病率？横断面研究可以收集某特定时点或时期内个体的暴露状况与疾病（或健康）状况，也可以通过回顾调查或查阅历史资料来了解个体过去的暴露状况，以便获得更接近于事实的因果假设。

（3）确定高危人群：横断面研究是疾病预防控制中发现高危人群的重要措施。特别是随着疾病谱的改变，慢性非传染性疾病（简称慢性病）已成为威胁我国居民健康的重要因素。将慢性病防治的关口前移尤为重要，确定高危人群是早发现、早诊断、早治疗的首要步骤。例如，为了预防与控制冠心病和脑卒中的发生，需要将目标人群中患这类疾病危险性较高的人筛查出来。现有的研究发现，高血压是这类疾病的一个重要危险因素。据此，应用横断面研究可以发现目标人群中的高血压患者，确定为冠心病和脑卒中的高危人群。

（4）评价防治措施的效果：在疾病监测、预防接种的实施过程中，通过在不同阶段重复开展横断面研究，可以获得开展其他类型临床研究的基线资料，也可以通过对不同阶段患病率差异的比较，对疾病监测、防治策略、治疗措施的效果进行评价。

4. 横断面研究人群

在确定研究样本和选择调查对象时，主要考虑两个方面：①明确调查对象的纳入和排除标准，也就是定义目标人群。②如何从可获得的研究人群的子集中招募到足够数量的调查对象。其中纳入标准是根据研究问题对调查对象的人群分布特征、临床特征、地域范围及时间点形成的明确规定。年龄通常是需要考虑的重要因素，如将调查对象限定为某区域内≥50岁者。如果是针对男性或女性的专门研究，则调查对象只能选择男性或女性，否则研究人群中男女比例通常为1∶1。为了提高研究结果的外推性，研究者可能入选不同种族的调查对象，但需要注意的是，如果已有的其他研究证据显示所研究的问题存在种族差异，这种提高外推性的方法并不可靠。在这种情况下，研究者需要在每个种族都收集足够数量的样本，才能进行效应修饰作用（在一个种族的效应不同于在其他种族，也称为交互作用）的统计学检验。

5. 横断面研究调查内容及方法

收集与疾病分布、影响因素、疾病转归和防治效果等相关的数据资料是横断面研究的主要内容。准确的原始数据是获得可靠研究结果的前提条件。横断面研究所收集的数据资料可以从现有的资料（又称常规性资料）和专门组织的调查（又称专题调查资料）中获得。

（1）常规性资料：一般指医疗卫生工作的原始记录，是医疗机构不断积累和长期保存的可供随时查阅、提供医学研究信息、评价防治工作的资料，可分为日常填写的工作记录和定期归纳整理的统计报表。其中包括医院病案资料、传染病登记报告、疾病监测资料、职业病与地方病的防治资料、健康体检资料及公开的数据资源等。

（2）专题调查资料：在横断面研究中，研究者在深入研究某些专门问题而无常规资料可用时，如研究儿童的生长发育、描述疾病分布、分析致病因素等，必须设计专门研究来收集数据资料，是解决研究问题的常用方法。但收集这种来源的资料，需要花费较多的人力、财力等，且需要专门的研究设计与实施。横断面的专题调查研究是通过调查问卷或访谈等方式收集数据资料的。

（五）中医药真实世界研究方法

近年来，真实世界研究理念逐渐兴起，已成为临床研究的热点。真实世界研究是指基于医疗实践的场景所开展的贴近于现实情况的临床研究，其目的是力求使临床研究的结果更具有实用性，能够影响临床实践，改变医疗决策。提出真实世界研究的背景在于既往研究者们一直追求理想世界的研究，即所开展的临床研究是在严格控制的场景下进行，对试验条件有严格的要求和控制，最为经典的是随机双盲安慰剂对照试验，要求试验对象具有高度的同质性，由此，其纳入与排除标准十分严格，所选择的对象范围较窄，不具有患病群体的代表性，因此，其研究结果的外推性（临床流行病学所指的外部真实性）就受到限制。故其结论的代表性就不强。而临床实践当中这些被排除的试验对象也需要进行恰当的治疗，也需要循证医学的证据。此外，已经发表的大量临床研究并不能转化到临床实践，出现研究与实践脱节的现象，临床研究的价值难以体现。因此，也应当基于临床的现实情境开展临床研究，使研究结果具有更广泛的代表性。

1. 真实世界概念与分类

真实世界研究（real world study，RWS），也称现实世界研究，是指针对预设的临床问题或决策需求，在真实世界环境下收集与研究对象健康有关的数据（真实世界数据，real world data，RWD）或基于这些数据衍生的汇总数据，通过统计分析，获得药物（医疗保健干预措施）的使用情况及潜在获益-风险的临床证据（真实世界证据，real world evidence，RWE）的研究过程。真实世界研究的类型大致分为非干预性（观察性）研究和干预性研究。前者包括不施予任何干预措施的回顾性和前瞻性观察性研究，患者的诊疗、疾病的管理、信息的收集等完全依赖于日常医疗实践。而干预性研究与观察性研究最大的区别是研究者通过主动施予某些干预措施，来观察与评价这些措施的有效性和安全性，如实用性临床试验（pragmatic clinical trial，PCT）等。一般而言，真实世界研究分为三个阶段，第一阶段为真实世界数据的获取，研究者可以依赖已有的数据，比如电子医疗记录、医疗保险数据库、专病注册登记系统、生物样本库等，当然，也可以按照传统的临床试验那样通过填写病例报告表（CRF）来获取资料；第二阶段为梳理临床问题，最好是影响医疗决策的问题，采用合适的设计方案，如实用型随机对照试验、队列研究、巢式病例对照研究、建立疾病风险预测模型等，开展研究和数据分析；第三阶段为形成真实世界证据，其典型的特征是能够推断因果、能够显示剂量-效应关系、能够进行风险预测。

2. 中医药真实世界研究

中医临床实践的特点与西医有较大的不同，主要体现在整体观和辨证论治上，中医医疗实践将患病的人作为整体看待和治疗。由于中医的独特性和复杂性，其疗效的评价难以用单一的研究设计类型加以评价。加之中医的人文关怀和综合性干预手段，进而提出了中医疗效评价的多元化需求。因此，在评价的方法学领域，人们已经充分地认识到需要贴近临床的评价方法，而真实世界研究的方法为中医疗效评价提供了路径和手段。中医临床的治疗领域主要涉及以患者为中心的症状缓解。临床上寻求中医治疗的患者往往存在强烈的主观选择，或者是既往对西医治疗不够满意转而寻求中医治疗。此外，在随机对照试验中，部分患者会拒绝参与随机对照试验，或者研究对象存在有违伦理的情况，如具备手术指征、母乳喂养、更年期雌激素替代疗法、晚期癌症患者，或者常规的干预性研究（如随机对照试验）被排除在外的病患，如孕妇、儿童、老人、有合并症的患者。这些现实问题促使人们探索基于临床的研究方法，而真实世界的研究方法能够充分体现这些特点，并具有较好的可行性和患者对治疗的良好依从性。在中医药的临床评价领域，真实世界研究也可以用于中成药上市后评价，探索其临床应用的优势人群和适应病证，同时为中药药物不良反应提供长期使用的安全性证据；同时，结合社会学定性研究方法，允许人们探索中医实践的获益，充分体现以患者为中心的临床评价，而不仅限于理想场景下的特异性疗效评价。此外，真实世界研究也可以用于中西医结合优势互补的范式和方案优化，为临床疗效提高建立证据基础。最后，可以为研发新的治疗手段和方法提供前期临床研究的基础。

3. 真实世界在中医证候研究中的应用

中医学的主要优势是辨证论治。在辨证论治中，辨证是论治（立法、处方、用药）的前提。证指证候，是对疾病发展到一定阶段的病因、病性、病位、病势等的高度概括，具体表现为一组有内在联系的症状和体征。症状是中医诊断的基本要素，症状规范是建立中医诊断共同语言的重要基础之一。中医症状包括自觉症状和体征两部分。中医证候及症状的规范化、标准化，对于中医证候相关的研究，尤其是证候分布及演变规律的真实世界研究来说，是不能回避的关键基础问题。真实世界研究比随机对照试验面临更多的复杂性和多样性，RWS 一定要基于大数据才会有好的指导效果，而大数据的产生需要规范化，因此，中医术语标准化是获取高质量大数据的基础，也是证候分布及演变规律研究成败的关键。

此外，客观化、可重复及量化数据的获取，可以减少辨证论治过程中对医生技能及主观因素的依赖，提高信息收集、存储和利用的效率，也是未来真实世界证候研究利用中医大数据的重要需求和方向。其研究内容主要涉及利用西医检测指标进行中医微观辨证，以及开发和使用中医诊疗设备，进行"四诊"的量化、信息化、智能化并对其所采集到的信息进行综合分析研究等。

（1）证候及症状名称与名词术语标准化、规范化：近几十年来，中医学者持续开展中医证候及症状的规范化、标准化研究，编写了《中医药学基本名词术语》《中医症状鉴别诊断学》《中医证候鉴别诊断学》《实用中医诊断学》等专著，制定了常见疾病的证候诊断标准，如血瘀证、脾虚证、肾虚证等的诊断标准；在国家层面，相继颁布了《中药新药临床研究指导原则》《中医病证诊断疗效标准》《中医病证分类与代码》《中医临床诊疗术语》等。利用国际、国家、行业等中医药术语标准对实际诊疗中的术语进行规范，为中医证候研究、真实世界研究，以及更大范围的大数据积累奠定了基础。首先按照中医名词委颁布的《中医药学基本名词术语》对文献中辨证分型、症状的名称进行规范。对于《中医药学基本名词术语》中不涉及的证候、症状名称再按照《中医诊断学》《中医证候鉴别诊断学》进行规范。对于以上3种规范标准中没有叙述的证候、症状类型按原文献予以保留。

在操作层面，在以往的证候研究中，中医诊断学术语的规范化工作在两个环节必不可少，一是调查问卷和量表的制作环节，需要采用规范的术语来描述问题和作为备选症状；二是在数据处理环节，数据录入后，需要对不规范的术语进行标准化处理，以便得到准确的结果。在真实世界研究中，术语规范化作为基础性工作，已提前融入信息系统的构建、数据录入时的即时纠错等环节中，但由于涉及的数据量和面都更广更多，以术语规范化为代表的多源异构数据的处理和规范化，有可能会在人工智能的帮助下更快速高效地完成，在未来很长一段时间内，它将与信息系统的便捷性和人工智能的智能化程度高度相关，仍将是真实世界研究中的重要基础工作。

（2）症状的鉴别诊断与量化分级：

①症状鉴别诊断。症状鉴别诊断是对临床表现相类似的疾病所出现的症状进行鉴别比较。即根据"异病同症"的思想，对相似症状所代表的不同疾病和不同病机进行鉴别和判断。也就是说从临床症状的分析着手，以望、闻、问、切四诊为手段，应用中医辨证常用的八纲辨证方法，按照中医理论来确定疾病的阴阳、表里、寒热、虚实，病在哪脏哪腑、哪经哪络，按照中医的病因学说找出引起疾病的原始病因，从而拟定中医的治疗原则和选方用药。②症状量化分级。症状名称的内涵外延明确是对症状的定性，用量化的症状标明病情的轻重缓急也显得尤为重要。当然在中医典籍中已有对症状进行量化处理的范例，如《伤寒论》中就将汗出分为无汗、微似汗、微汗、汗出、汗多、大汗等情况，这些模糊定量及半定量的症状，主要用于反映病情的轻重，同时也成为辨证的组成部分，有时则成为辨证的关键。

总之，必须有整体观念，在掌握全部研究症状的整体高度的基础上，弄清楚症状相互之间的关系，才可以探讨对症状的量化处理，这些都需要组织相关专家进行讨论，然后进行规范与统一确定。只有科学的症状量化才能成为中医证候量化的前提和基础，运用于临床试验或者真实世界研究中才更科学。

4. 证候诊断标准的建立

（1）中医证候诊断标准体系：建立"中医证候诊断标准体系"的最终目的是区分不同的人体状态，以便于对其进行研究与干预。一个客观、可用的中医证候诊断标准体系应该是对现实中客观存在的各种人体状态之特征的客观、真实描述，其对任一人体状态分类下所属的任一子情况都应有所描述，且其可以确实地将人体不同状态区分开来，此外还需特征选择恰当，便于准确比对。

中医证候判断和临床疗效评价等均面临一个共同的难题，就是证候诊断"金标准"的缺乏。目前的研究中，常用的中医证候诊断标准有4种：用相关专业委员会制订的证候标准；总结专家经验建立辨证标准；应用流行病学方法建立初步辨证标准；以收集的病例资料中的临床医生做出的原始中医辨证为准；这些方法只能在一定程度上满足对于中医证候标准的需求，难以提供一致认可的辨证结果，更难以保证其准确性和客观性。

现阶段证候量化诊断研究模式初步概括为筛选相关因素范围、确立证候诊断条目及赋权、确立证候诊断阈值3个关键步骤（刘槟，2020）。在病证结合的基础上建立宏观与微观相结合、定性与定量相结合的证候诊断标准的模式既具有现实可行性，又具有一定的客观性和规范性，是中医标准化的一条途径。

（2）证候的量化诊断：现阶段证候量化研究普遍先对某一疾病的某具体证候可能涉及的相关因素（包括相关症状、体征、舌脉等四诊信息）进行筛选，然后再从筛选范围内收集临床数据并进行统计分析，以提高研究效率和准确度。临床上相关因素主要通过文献调研、临床信息采集及专家问卷的途径获得，涉及的主要方法包括频数法及德尔菲法等，即在脏腑辨证、气血津液辨证的基础上，采用单证的研究方法，将证候分层至不能再进一步划分，然后分别制订各个层级证候的诊断标准，最终形成一个完整的辨证体系。如肺气虚证的一级诊断为虚证；二级诊断区分表里，如里虚证；三级诊断在二级基础上再分气、血、津、液、寒、热，如气虚证；四级诊断加上病位因素，如肺气虚证，并逐级完善各级的诊断标准。结论显示四级层次诊断的思路具有较高的条理性，且与八纲辨证理论相契合，使研究结果能充分用中医理论进行解释；同时这种基于单证的研究起到了证候"降维升阶"的效果，也避免了复合证候易出现的概念界定困难而造成偏倚。

（3）证候要素和证素：为了建立能够揭示辨证普遍规律且操作性强的中医辨证理论体系和方法，更好地辨证而提高临床疗效，中医研究者提出了证候要素和证素的概念，其定义为中医辨证的最小分类单元，揭示辨证的基本规律、实质与关键。将辨证的基本内容规范为"病位"和"病性"，如肺脾气虚证，对应病位为肺和脾，病性为气虚，三个证候要素。可以将证候拆分成证候要素，也可以将证候要素组合成证候。相较于证候辨识的复杂、模糊和不规范，证候要素和证素的概念更易操作，因此是中医证候规范化、标准化研究的一个突破点。近年来已经有较多研究者采用证候要素建立证候诊断模型，进行证候分类、分布及演变规律研究。

证候要素和证素的概念略有区别，结合疾病进行辨证分型时，证候要素的概念更为精准和适用（梁昊，2015）。在病机层面，证候要素一共有 6 类 29 个，包括外感六淫：风、寒、暑、湿、火；内生五气：内风、内寒、内火、内湿、内燥；气相关：气虚、气滞、气郁、气逆、气脱、气陷；血相关：血虚、血瘀、血脱、血燥、出血；阴阳相关：阴虚、阳虚、阴盛、阳亢；其他：毒、痰、水。在病位层面，要在传统的脏腑、六经、经络、卫气营血、三焦等辨证方法的基础上，将证候要素进行病位层面上的交叉。在证候要素的提取和证候靶点的厘定后，辨证体系的初步框架基本形成，再应证组合回归完整的辨证体系。

5. 真实世界在名老中医经验传承中的应用

名老中医在长期的临床实践中积累了丰富的经验，为公认疗效最为卓越的人群。如何准确地开展名老中医临床宝贵经验研究，并把经验通过严格设计、要素解析与评价，使之上升为知识，进而实现传承精华的目的，是中医药传承者亟须解决的问题。

（1）名老中医真实世界研究常用的方法、我国的名老中医传承研究的方法，从传承载体和方法来看，可以归纳为手工病案汇总和各种信息技术两种主要形式。信息技术兴起以前的名老中医经验总结多以病案记录、分析总结为主要手段。真实世界研究围绕相关科学问题，整合来自真实世界的多种数据，综合运用临床流行病学、统计学、循证医学等多学科方法开展研究，从而获得更符合临床实际证据的科研方法。通过科学收集真实世界中医临床活动中产生的海量数据，并进行科学的规范、处理、分析，可以对中医药理论进行创新及对临床疗效进行评价。目前，用于名老中医经验传承的常用研究方法如下。

1）数据挖掘（data mining，DM）：又称数据库知识发现（knowledge discover in database，KDD），是指从数据库的大量数据中揭示出隐含的、未知的、并有潜在价值的信息的非平凡过程，旨在探索著名中医专家在实际临床诊疗实践中的经验和知识，组方配伍的潜在规律。基于医案、古籍等数据资源，应用数据仓库、人工智能、认知模型、数据挖掘等方法与思路，利用名医传承系统的研发，深入分析挖掘名医思维过程，已成为传承工作的主流。这些经验和知识的数据是在这些专家完成正常医疗服务后收集的。这一模式的发展也符合其自身的发展规律。该模型的建立是一个系统工程，涉及核心技术（临床术语应用与结构电子病历系统、数据存储与管理、数据挖掘与分析平台）的建设、临床研究方案与系统设计的建立、组织机构的建立、临床科研项目的建立与实施，管理和组建团队。当前主要以运用各种计算机技术、信息技术和数据挖掘等手段，对名老中医的经验进行整理和挖掘研究、提取知识、凝练经验。各种数据挖掘技术也成为当今名老中医经验传承的热点。对名老中医经验的传承从追求应用各种挖掘技术、复杂计算逐渐回归重视名老中医"原汁原味"的传承。

2）文献调研：中医是祖国的传统文化医学，几千年来都是在积累的基础上传承，多年保存下来的大量有价值的文献资料、众多名老中医多年积累的临床经验及行之有效的民间验方和特色疗法都急需整理挖掘，充分开发和利用宝贵资源是当代名老中医经验传承乃至整个中医学传承的重要途径。传统文献学的研究方法是实现对名家学术思想理解、传播和利用的有效途径，在中医学中，资料的收集、检索、统计和推理是专家进行学术研究的必要手段和重要方法。通过对名老中医相关研究及经验总结的文献查找，资料的收集、鉴别、整理、汇编等，形成整个研究工作的基础研究素材。综合运用归类分析、归纳演绎、传统阐释、相关对比等方法，如以《中医杂志》《中华医史杂志》《中医文献杂志》关于理论凝练研究方法为行业标准，按照其行文规范的要求，对名老中医的学术经验进行凝练对比。

3）定性研究：定性研究方法于 20 世纪初被广泛应用于人类学、社会学、心理学、民俗学等学科，当前已经被逐渐应用于医学研究领域。随着医学证据体系的不断丰富，人们发现医学本身不能用所有的科学规则进行限定，因为人作为生物体，还具有丰富的情感和心理活动，人与疾病都具备相当的复杂性。医学行为本身并不是仅仅为了解决客观世界的科学问题，还包含许多更为丰富的主观世界的哲学问题。沿用定量的方法对于探索人类的思维与思想具有局限性，因为这些信息是很难量化的。这不仅仅局限在医学研究领域，在许多社会人文学科中也面临同样的问题。

定性研究是指在自然环境中，通过现场观察、体验或访谈收集资料，对社会现象进行分析和深入研究，并归纳总结出理性概念，对事物加以合理解释的过程。定性研究包括四个基本要素：对纳入研究的对象必须合理、有目的地加以选择，应当与研究问题相关；资料收集的方法必须针对研究的目的和场所；资料收集的过程应当是综合的，能够反映一定覆盖面和代表性，能够对观察到的事件加以适当的描述；资料分析的手段恰当，分析结果与多种来源的信息进行整合，确保研究对象的观点得到合理的解释。

名老中医的诊疗过程是复杂性干预，体现在诊疗过程中多环节、分阶段、不同措施的干预，名老中医取得的疗效是由诊疗过程中许多不同的要素综合作用的结果，不仅仅是中药处方的作用，许多要素隐含在名老中医诊疗的过程中，不易被总结归纳，不易被从复杂的中医整体干预中抽提出来。名老中医治疗过程中对疗效有作用的因素包括开具处方实施中药或针灸的治疗，建立良好的医患关系，给予患者一定的心理安慰和鼓励，进行望、闻、问、切的信息采集和交流时与患者进行的接触、沟通和倾听，提供生活方式、饮食习惯、运动建议等。而且这些要素间并不是彼此相互独立，可能还有复杂的交互作用。定性研究可以通过访谈或观察获取以上信息。

（2）名老中医真实世界病例资料采集方法

1）个案病例：采用统一设计、标准规范、项目齐全、重点突出的个案信息采集表，突出名老中医注重的病、证、症项目及其信息表达方式，并注意病案采集重点在于保持诊疗过程的原貌，对于回顾性病例严格控制，过于简单或缺项过多的病例予以剔除。

病案采集过程要求客观反映临床诊治过程，尽量完整地记述或转录相关项目内容。观察、采集、转录如下。一般资料：包括姓名、性别、年龄、民族、职业、籍贯、住址、联系方式等；病史资料：包括现病史、既往史、个人史、家族史等；刻下症、体格检查与四诊资料：根据病例诊疗经过或病案记载，如实记录名老中医重点关注或描述的症状和体征，如实记录专家本人描述的面色、舌象、脉象、腹诊等中医学特有的辨证要素；理化检查资料：按照病例就诊当时或病案描述中所有的资料如实记录；中医诊断、证候诊断和立法：根据名老中医对实际病例的亲笔批注、讲解或病案的描述如实记录中医疾病诊断、证候诊断、治则治法等信息；处方用药：按照门诊病例或病案资料实际处方如实记录方名、药物组成、药物用量、处方剂量、煎服法等信息；辅助疗法与医嘱：记录名老中医采用的辅助疗法及医嘱；临证思辨、语录：根据名老中医门诊病例记录或批注、现场讲解、病案资料自按自评等内容记录、归纳名老中医临证思维与辨证信息，可按照辨证要点、病因分析、病机变化、治法思路、遣方用药特色与经验等不同内容进行分类。

2）病例系列（case series）：是对曾经暴露于某种相同干预（防治）措施的一批患者的临床结果进行描述和评价的报告方法，包括两种类型：仅有治疗后结果的病例系列和有治疗前后对比的病例系列。传统认为，病例系列是相对于单个病例报告的一种回顾的描述性研究方法，是指发生目标疾病或治疗结局的多个病例资料的归纳和总结，并被沿用至今。20 世纪 90 年代，病例系列方法被赋予了新的含义，即不同于传统意义上的多个病例报告的综合，特指自身对照病例系列方法（self-controlled case series method），简称病例系列方法（case series method）。同个案病例一样，病例系列中也有"全或无病例系列"，最典型的例子就是青霉素的使用。青霉素出现前，肺炎被视为绝症，而青霉素开始使用后，大多数病例得以治愈。在拥有高质量的"全或无病例系列"结果时，不需要再进行随机对照试验证明其疗效。目前尚缺乏高质量的名老中医全或无病例系列研究。国内发表的大量名老中医临证验案与经验总结或无对照的临床干预性研究均属于病例系列研究，用于观察某名老中医治疗病证效果的研究。

按照统一范式制订名老中医病例系列研究方案。连续纳入病例，根据诊断标准、纳入标准、排除标准筛选合规病案客观记录，符合要求诊次的诊疗记录并有后期随访的病案，组成病例系列。翔实记录名老中医诊疗过程。制订疗效评价指标，灵活通过单组目标值法与当前公认治疗的疗效相比和治疗前后比较进行疗效评价。

病例系列按照研究时间分为前瞻性和回顾性两种。回顾性研究是指把现有的病例资料进行收集整理，总结临床诊治规律，或者观察疾病的变化规律，通常是无对照的。这种类型的研究在国内的名老中医研究中一直占有重要地位，现有的名老中医临床经验总结大多属于回顾性病例系列。前瞻性研究是指不设对照组，有计划、前瞻性地对某名老中医的某种疾病患者使用同一种干预措施，观察一定的例数，进行前后比较，总结疾病发展变化规律或观察疗效。例如，名老中医在总结某些有效个案的基础上，发现一种治疗方法可能有效，并想进一步观察这种疗法的疗效时，可以有目的地设计前瞻性的病例系列研究，通过连续招募病例，观察这种疗法的疗效。

设计病例系列时要充分考虑对病种的选择。例如，自愈性疾病必须有对照。自愈性疾病的病例系列不足以提供可靠的、令人信服的证据，因为不能排除疾病自身的发展对患者结局的影响。例如，名老中医治疗流感，病例系列不能提供可靠的临床证据，必须设置对照组以评价疗效。但如果是比较罕见的或者慢性疾病、符合"全或无"规律的疾病，或者涉及伦理学的问题而不能设置对照，可以使用病例系列方法。

6. 真实世界研究面临的挑战

近年来真实世界研究已经成为临床研究的热点领域，尤其是在大数据时代人们希望通过分析大量临床数据指导医疗决策。然而，应当清楚地认识到，真实世界研究证据不能完全替代金标准证据的随机对照试验，但可以作为随机对照试验证据的补充和在缺乏随机证据时的替代。其次，"真实世界"不一定是合理的、规范的；数据量大不等于"大数据"（后者需要具备准确、完整、透明、代表性、可获取）；医疗数据存在标准化不够，不同系统难以兼容和集成；目前尚缺乏数据分析技术和专业化人员参与；研究组间基线不齐，混杂因素难以消除；决策证据仍然需要多元化（证据体）等。未来需要多学科、跨学科的人员合作，充分利用信息技术和大数据挖掘，产出能够影响医疗卫生决策的真实世界证据。

（六）叙事医学研究

1. 叙事医学研究的概念

叙事医学是一种现代医学的发展趋势，它倡导以人为本，认真倾听患者本身讲述病痛经历，了解患者的社会背景、家族病史等多方面的因素，以在身体之外建立一个全面、系统、可行的治疗方案。叙事医学认为，患者是一个完整的人，而不仅仅是一个身体，他们的病痛经历不仅受到身体状况的影响，更受到家庭环境、文化背景、社会观念等的影响。

叙事医学的专注点是患者的故事，它涵盖了患者的感受、思考和行为，以及患者的过去、现在和未来。叙事医学的目标是努力帮助患者从更全面的角度深入理解自己的病痛经历，努力更好地掌握对病情的控制，并促进患者与医护团队建立协作性治疗关系。叙事医学不仅帮助患者理解自己的经历，还有助于帮助医疗机构和治疗师更好地理解患者及提供贴切的护理，以提升患者的生存质量。叙事医学的语境主要有三个层面：医疗机构层面、患者层面和家庭层面。在医疗机构层面，叙事医学涉及为患者提供有效和针对性的治疗服务，形成更加完善的护理体系；在患者层面，叙事医学在通过倾听、沟通、理解等方式帮助患者更好地认知自身病痛经历，提高自我调节能力、克服强大的痛苦，以此减轻心理压力；在家庭层面，叙事医学从家庭协作和支持的角度探究多层次的护理场景，发现更好的全家庭护理模式。

2. 温病学与叙事医学

温病学结合叙事医学主要有理论研究和实践研究两大方向。理论研究上，叙事医学的人文伦理观念与中医"大医精诚"契合，都注重医患的主体间性，认为诊疗重在感知和体会而非机械分析。理论研究均强调了"共情"在中医学中的重要性：医生通过四诊共情来认识患者的生理、心理状态和对社会、自然环境的适应程度；针灸等治疗中对"神""气"的体察也属于共情。中医通过共情明确病痛对患者的深层意义，发展了形神并重，人与自然、社会相协调的时-空-生物-心理-社会医学体系。实践研究则旨在完善定性、定量结合的混合研究，使叙事医学应用更加具体、规范、清晰。定量研究的主要思路是医患共建和真实世界研究，前者可以评分方式记载平行病历，提升对主观症状的反馈效力；后者则培训医生建立叙事能力、将叙事实践看作真实世界证据分析其效能，并使针灸等中医学特色疗法的疗效评价更加统一。定性研究则主要负责通过访谈探索叙事实践的难点、痛点、文化背景特征等，从而厘清实践脉络、评析实践经验。例如，运用温病学进行叙事医学临床实践时，研究对象以患者自身为主体，通过访谈等形式对收集患者的病情资料，综合分析四诊资料，尤其叙事医学强调的时间性能够启发中医医生在辨证过程中把握患者病情故事与叙述的时间性特点，从而对于温病中卫、气、营、血的传变层次进行更为精准判断，明辨病机，预测病势，并且形成完整的病案记录。另外，在辨证过程中，增加对患者情绪、社交独特性的观察，容易让医生的证诊断中增加与情绪异常相关的元素。中医学认为，怒、喜、思、悲（忧）、恐分别对应肝、心、脾、肺、肾五脏。当某种情绪表达存在异常时，常提示相应脏腑发生了异常。无论何种异常的情绪都会影响气的运行，如让气的运行过快，或过于向上，或过慢，或过于下陷。当医生关注到患者不如意的社会地位变化与工作家庭状态时，容易将患者与气机不畅、肝气郁结、气郁化火扰心等病机进行关联，形成肝气郁结、气机不畅、心火实证等证诊断，进而增加疏肝理气、清降心火等药物的使用频率。患者的病情变化是极其复杂的，诊疗中医生要通过叙事医学的能力，灵活地应用司外揣内、见微知著、以常衡变等的技能，做到整体审察、诊法合参、病证结合，从而认识疾病的本质，把握疾病的核心病因病机，而后审因论治。

3. 系统评价

（1）系统评价的概念：系统评价（SR）是以某一具体临床问题为基础，系统、全面地收集全世界所有已发表或未发表的临床研究结果，采用临床流行病学严格评价文献的原则和方法，筛选出符合质量标准的文献，进行定性或定量合成，得出综合可靠的结论，并随着新的临床研究的出现及时更新。系统评价的过程与步骤包括：①确立题目；②收集文献；③选择文献；④评价文献；⑤收集数据；⑥分析数据；⑦解释结果；⑧更新系统评价。

系统评价和传统文献综述均是对临床研究文献的二次分析和总结，均受纳入原始临床研究质量的制约，易受系统偏倚、随机误差的影响。系统评价则采用科学方法减少偏倚或混杂因素的影响。传统文献综述常涉及某一问题的多个方面（如糖尿病的病理、病理生理、流行病学、诊断方法及预防、治疗、康复措施），也可仅涉及某一方面的问题（如诊断、治疗等），有助于广泛了解某一疾病的全貌。系统评价和 Meta 分析均为集中研究某一具体临床问题的某一方面，如糖尿病的预后，具有一定的深度，有助于深入了解具体疾病的诊疗。

（2）系统评价的研究进展：以 Meta analysis|（Title/Abstract）OR Meta analyses|（Title/Abstract）OR systematie review（Title/ Abstract）OR Meta-analysis（Publication m pe）OR Meta-analysis as Topic Mesh 检索 PubMed 数据库。自 1993 年正式提出"Systemalic Review"术语，时间截至 2017 年 12 月 31 日，PubMed 数据库共发表系统评价/Meta 分析相关研究 200 626 篇，数量庞大，而且呈逐年递增趋势。2011～2018 年，国内外已发表中医药类系统评价再评价研究 28 篇，均为中国研究者发表，发表类型均为期刊。首个系统评价再评价研究是关于"Cochrane 中医药系统评价"的再评价；纳入系统评价数量最多 69 个，最少 2 个；16 个系统评价再评价报告了纳入原始研究的样本量，最多达 90 244 例，最少 1012 例。经过近几年原始研究的积累，系统评价再评价研究的发表数量在最近 3 年出现明显上升，预计未来一段时间也将呈上升趋势。

系统评价 Meta 分析一度被作为循证医学证据分级中的最高级别证据，但并非所有的临床问题都能通过系统评价/Meta 分析研究，或者从当前的系统评价/Meta 分析研究中找到答案。针对临床实践问题而言，虽然有高质量的系统评价/Meta 分析研究，但可能由于纳入的原始研究质量较低或还缺乏相关原始研究，导致系统评价/Meta 分析研究尚无法得到确切结论。某些新的疗法，如新药物、新手术方案、新的护理手段等，由于在临床实践中使用时间较短，尚缺乏大量的原始研究，导致缺乏足够多的原始研究用于系统评价/Meta 分析的生产。罕见疾病多以个案报道为唯一的证据形式，缺乏进行系统评价研究的数据。评估不良反应时，由于系统评价/Meta 分析纳入的临床试验特别是随机对照试验样本量和研究时限往往有限，难以发现潜伏期长、罕见、对患者产生严重影响的不良反应，此时相关的不良反应监察数据库可提供更为全面的信息。

（3）温病学与系统评价：对温病学中的某种疾病、方剂、药物或理论等进行系统评价时，按照基础步骤进行定量或定性分析后可得出结论。数据挖掘是常用方法，其目的是自动或方便地提取隐藏或记录在数据中的代表知识的模式。随着数据挖掘技术的发展和中医信息化的逐渐深入，采用数据挖掘从整体观上入手的研究方法，有助于中医病证证候客观规律的研究。基于复杂系统的熵方法是一种非监督的模式发现算法，它能自发地组织从海量的数据中提取出信息量最大的组合，此方法特别适用于高度离散性类型的数据。目前常用的方法包括浆类分析和关联规则算法，研究工具有SPSS 软件的"bierarchicalcluster"功能、Cyloscape 的"MCODE"插件、中医传承辅助平台（TCMISS）的中药聚类分析等。

除此之外，还可应用澳大利亚循证方法学组织（Joanna Briggs Institute，JBI）研发的基于文本和专家意见的系统综述（the systematic review of text and opinion，SrTO）方法，其围绕来自期刊/杂志/专著/报告的专家意见、共识、评论、假设或断言进行综述，在定性和定量研究证据较少时，可作为经验性补充证据，也可以在缺乏定性与定量证据的情况下成为最佳证据。其中，文本证据（textual evidence）是指医学专业人员临床经验的叙述性（narrative）表达，也是一种叙述性的知识，即 narrative knowledge；专家意见（expert opinion）包括但不限于医学专家（群体）在理解知识经验的基础上，结合实践经验，以个人、学术机构或产生指南共识的形式所形成的语言或文字意见。中医医案医话记录古今医家经验，是中医学术交流、传承与传播的载体。医案医话记录患者疾病的治疗、预后与转归，描述患者背景、生存环境、情感关系，是叙事医学在中医学的具体体现。此外，它还可与叙事医学中的平行医案相互补充。因此，将文本和意见的综述方法引入中医医案医话和专家经验的系统总结中，有助于传统中医药中经验性证据的规范化评价和转化应用。

在中医药领域开展系统评价时，亦暴露出来很多问题：①一些原始文献质量不高，导致二次研究出现结果偏倚；②在研究后期缺少随访，可能会忽视疾病复发率，造成脱漏而不能分析；③如何把握好中药复方组方的特点也需要开展研究。研究者应当规范报告流程，将中医药特色融入到系统评价中，进一步完善中医药的循证评价。

参 考 文 献

白辰, 郑子安, 徐竞男, 等. 2018. 食积胃肠积热动物模型的探索与评价. 湖南中医药大学学报, 38 (2): 125-129.

陈玥, 苏丹, 贵文娟, 等. 2019. 实验动物与人类年龄相关性研究进展. 中国比较医学杂志, 29 (11): 116-122.

丁海燕, 李丽平, 扈海波, 等. 2014. 夏季高温天气类型与人体健康关系初探. 干旱区资源与环境, 28 (9): 122-128.

丁崧, 高长久, 卢芳, 等. 2023. 两种气阴两虚证小鼠模型制备方法比较. 中医杂志, 64 (4): 401-409.

董斐, 于河, 刘铁钢, 等. 2016. 中医病因学研究新模式下探索胃肠积热在小儿反复呼吸道感染发病中的作用. 中华中医药杂志, 31 (5): 1568-1571.

段继昌, 曹路, 柴晶美, 等. 2021. 湿热中阻方对脾胃湿热证小鼠氧化应激和炎症因子影响研究. 吉林中医药, 41 (5): 647-653.

方肇勤. 2009. 大鼠/小鼠辨证论治实验方法学. 北京: 科学技术出版社.

封聪, 殷晨晖, 金维缘, 等. 2020. 积热饲料喂食联合洛哌丁胺灌胃制作胃肠积热证大鼠模型的优化与验证. 山东医药, 60 (17): 34-40.

耿子涵, 鲍岩岩, 包蕾, 等. 2022. 葛根汤颗粒对人冠状病毒 229E 寒湿疫毒袭肺证病证结合小鼠肺炎模型的治疗作用. 中国实验方剂学杂志, 28 (19): 34-41.

郭姗姗, 李丹, 时宇静, 等. 2020. 基于冠状病毒肺炎寒湿疫毒袭肺证病证结合模型的金柴抗病毒胶囊疗效评价. 中国实验方剂学杂志, 26 (13): 1-7.

韩佳桐, 杨秋莉, 王昊. 2023. 中医叙事医学的反思与再现. 医学与哲学, 44 (12): 59-62.

黄琴, 魏瑄, 王和生, 等. 2016. 王氏连朴饮对脾胃湿热胃癌前病变大鼠胃黏膜 IL-6、NF-κb 表达的影响. 山西中医, 32 (2): 55-57.

季昭臣, 胡海殷, 李楠, 等. 2020. 国内外中医药系统评价再评价研究进展. 中国中药杂志, 45 (8): 1844-1850.

李浩, 侯辉, 高雪. 1999. 邪热壅肺证家兔鼻腔与肺部病理变化观察. 中国中医药信息杂志, (12): 37.

李济宾, 张晋昕, 洪明晃. 2020. 临床研究方法学. 北京: 科学出版社.

李威莹, 吴威, 孟岩, 等. 2021. 湿热证动物模型造模方法及评价研究. 世界科学技术-中医药现代化, 23 (12): 4441-4451.

梁丹, 李晓红, 唐耀平, 等. 2021. 食蟹猴急性酒精性脂肪肝脾胃湿热证模型的建立与评价初探. 中华中医药杂志, 36 (3): 1374-1378.

刘冬梅, 王庆苗. 2018. 胃息肉 "病" "证" "体" 相关性的研究进展. 四川中医, 36 (4): 199-201.

刘国强. 1992. 温病卫气营血证候动物实验研究. 西安: 陕西人民教育出版社.

刘建平, 张玫, 杨闵, 等. 2002. 单病例随机对照试验设计在中医药研究中的应用. 中国中医药信息杂志, (6): 66-68.

刘刃, 魏嘉纬, 孟月, 等. 2020. 叙事医学实践对中医辨证行为的影响. 中医杂志, 61 (17): 1521-1524.

刘铁钢, 于河, 张望, 等. 2014. 银莱汤对食积肺炎小鼠肠黏膜机械屏障的作用及机制. 中华中医药杂志, 29 (8): 2472-2475.

吕冠华, 劳绍贤. 2005. 脾胃湿热证动物模型的建立与评价. 广州中医药大学学报, 22 (3): 231-235.

吕国凯, 于河, 谷晓红. 2014. 银莱汤加减治疗小儿肺胃积热型感冒 40 例病例系列研究. 浙江中医药大学学报, 38 (8): 973-975.

吕文亮, 程方平, 黄廷荣. 2002. 燥湿运脾汤对脾胃湿热中阻证作用的实验研究. 湖北中医杂志, 24 (4): 8-9.

马彬. 2018. 系统评价 Meta 分析在基础医学领域的应用. 兰州: 兰州大学出版社.

马骋, 孙小玉. 1988. 家兔无创性耳动脉血压测定法及其在 "热厥证" 模型上的应用. 南京中医学院学报, (2): 35-37.

秦川, 魏泓, 谭毅, 等. 2015. 实验动物学. 2 版. 北京: 人民卫生出版社.

屈静，廉海红，刘畅，等. 2017. 脾胃湿热与变应性鼻炎模型小鼠相关性的初步研究. 中国中西医结合耳鼻咽喉科杂志，25（2）：4.

施金凤，于河，王上，等. 2013. 食积因素对 FM1 流感病毒感染小鼠免疫功能影响的实验研究. 世界中医药，8（9）：1085-1087，1090.

宋亚刚，李艳，崔琳琳，等. 2019. 中医药病证结合动物模型的现代应用研究及思考. 中草药，50（16）：3971-3978.

孙静，赵荣华，包蕾，等. 2021. 热毒宁注射液不同给药途径对幼龄小鼠副流感病毒肺炎的药理作用. 世界中医药，16（16）：2423-2426.

孙静，赵荣华，郭姗姗，等. 2020. 苦参碱氯化钠注射液对人冠状病毒肺炎寒湿疫毒袭肺证小鼠病证结合模型的治疗作用. 药学学报，55（3）：366-373.

谭裕洁，郭玲. 2019. 氟斑牙大鼠模型建立的影响因素. 口腔医学研究，35（4）：316-318.

仝小林，马骋，朱宏等. 1990. 热厥气脱证动物模型的建立及其动态观察. 中国医药学报，（2）：66-68.

王云辉. 2017. 银莱汤对食积肺炎小鼠结肠超微结构及血清中 DLA、DAO 影响的研究. 北京：北京中医药大学.

胥昕延，赖即心，蒋文静，等. 2023. 叙事疗法研究进展. 护理学报，30（3）：51-56.

徐竞男. 2019. 基于肠道菌群-免疫网络的银莱汤治疗胃肠积热合并肺炎的机制研究. 北京：北京中医药大学.

许烂漫，黄瑜，王晓东，等. 2011. 微囊化肝细胞移植对急性肝功能衰竭大鼠血管内皮生长因子表达的影响//中国中西医结合学会肝病专业委员会. 第二十次全国中西医结合肝病学术会议论文汇编. 第二十次全国中西医结合肝病学术会议论文汇编：235.

杨春波，黄可成. 1994. 脾胃湿热证的临床研究-附 400 例资料分析. 中医杂志，35（7）：3.

杨克虎，李秀霞，拜争刚. 2018. 循证社会科学研究方法系统评价与 Meta 分析. 兰州：兰州大学出版社.

杨琼，张思依，段妍君，等. 2020. 吕文亮运用湿热伏邪理论论治幽门螺杆菌感染. 时珍国医国药，（10）：2521-2523.

杨芸峰. 2021. 叙事医学临终关怀中的倾听与照护. 上海：上海科学技术出版社.

曾蓉，喻斌，徐寅，等. 2020. 灭幽汤对幽门螺杆菌相关性胃炎脾胃湿热证小鼠 PTEN-PI3K-Akt-FoxO 凋亡信号通路的影响. 现代中西医结合杂志，29（26）：2869-2875.

张贺，李秋忆，樊懿萱，等. 2020. 单病例随机对照试验在中医药临床研究中的探索与思考. 中西医结合心脑血管病杂志，18（18）：2945-2947，2954.

张乐，吴雪，景城阳，等. 2023. 基于文本和专家意见的系统综述方法在中医经验类证据整合评价中的应用. 北京中医药，42（5）：491-496.

张士成，王雪，刘君涵，等. 2022. 基于文献计量与 CiteSpace 的国内叙事医学研究热点与进展趋势分析. 医学信息，35（21）：9-15.

张思依. 2021. Hp 感染对胃微生态影响的临床观察及连朴饮对 Hp 相关性胃炎脾胃湿热证模型大鼠的作用机制研究. 武汉：湖北中医药大学.

张喜奎，杨克雅. 2009. 大承气汤证家兔动物模型的研制. 湖北中医学院学报，11（4）：17-19.

张亚平，张广平，苏萍，等. 2018. 不同途径吸入脂多糖致大鼠急性肺炎模型的优选. 中国实验方剂学杂志，24（7）：82-88.

赵进东，方朝晖，余婵娟，等. 2022. 循证医学指南与叙事医学在中医临床中的应用研究. 实用中医内科杂志，36（3）：27-29.

钟叙春. 2018. 湿热体质研究进展. 时珍国医国药，29（12）：3004-3006.

朱立鸣，郭谦亨. 1990. 温病气分阳明热盛证动物模型复制的实验研究. 青海医药杂志，（4）：40-43.

Schulz K F，Grimes D A. 2010.《柳叶刀》临床研究基本概念. 北京：人民卫生出版社.

Bai C，Liu T，Xu J，et al. 2020. Effect of High Calorie Diet on Intestinal Flora in LPS-Induced Pneumonia Rats. Sci Rep，10（1）：1701.

Dong F，Yu H，Ma J，et al. 2016. Exploring association between gastrointestinal heat retention syndrome and recurrent respiratory tract infections in children：a Prospective cohort study. Bmc Complementary & Alternative Medicine，16（1）：1-8.

Liu H，Bai C，Xian F，et al. 2022. A high-calorie diet aggravates LPS-induced pneumonia by disturbing the gut microbiota and Th17/Treg balance. J Leukoc Biol，112（1）：127-141.

Marques C，Meireles M，Norberto S，et al. 2015. High-fat diet-induced obesity rat model：a comparison between Wistar and Sprague-Dawley rat. Adipocyte，5（1）：11-21.